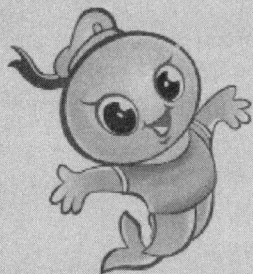

# 家庭饮食宜忌

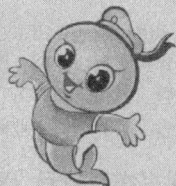

## 一本通

主　编　高晓平　孙灵霞

副主编　谢新华　黄现青

中国医药科技出版社

# 内 容 提 要

本书详细地介绍了近200种食材的饮食宜忌和内科、外科、骨科、妇产科、男科、儿科、五官科、皮肤科等各科常见病及肿瘤疾病的饮食宜忌、致病原因、临床症状，提供了科学的膳食调补宜忌注意事项，并列出了1000余种食谱以供选择。本书内容丰富、资料翔实、实用性强、通俗易懂，可作为从事中医食疗的医师、营养师、食品专业人员以及广大注重身体保健的烹饪爱好者的工具书，亦可作为大中专院校食品营养相关专业师生的参考书。

**图书在版编目（CIP）数据**

家庭饮食宜忌一本通／高晓平，孙灵霞主编 . —北京：中国医药科技出版社，2014.1
ISBN 978 - 7 - 5067 - 6376 - 9

Ⅰ. ①家… Ⅱ. ①高… ②孙… Ⅲ. ①忌口 - 基本知识 Ⅳ. ①R155

中国版本图书馆 CIP 数据核字（2013）第 211645 号

**美术编辑**　陈君杞
**版式设计**　郭小平
出版　中国医药科技出版社
地址　北京市海淀区文慧园北路甲 22 号
邮编　100082
电话　发行：010 - 62227427　邮购：010 - 62236938
网址　www.cmstp.com
规格　889 × 1194mm $\frac{1}{24}$
印张　16 $\frac{1}{4}$
字数　414 千字
版次　2014 年 1 月第 1 版
印次　2014 年 1 月第 1 次印刷
印刷　三河市腾飞印务有限公司
经销　全国各地新华书店
书号　ISBN 978 - 7 - 5067 - 6376 - 9
**定价　29.80 元**
本社图书如存在印装质量问题请与本社联系调换

# 前　言

　　"民以食为天"，在人类的生存历程中，没有比饮食更重要的事情了。但常言道：吃对食物浑身是劲，吃错食物浑身是病。饮食有益健康，不合理的饮食亦能损害健康。

　　饮食宜忌是在中医理论的指导下，从"医食同源"、"药食同用"的思想观念出发，研究饮食与保持、增进人体健康以及防治疾病关系的专门理论。饮食宜忌常称"食忌"、"食禁"，包括广义和狭义两种概念。广义的饮食宜忌概念涉及到食物与体质、地域、季节、年龄、病情以及饮食调配、用法、用量等方面。而狭义的饮食宜忌概念仅包涵饮食与病情方面的禁忌。

　　饮食宜忌历史源远流长，有着数千年的实践积累和经验总结，是我国优秀饮食文化及传统医学的一个重要组成部分。饮食宜忌始于先秦，经历代养生家、医学家在实践中不断加以发展总结，形成了一整套饮食宜忌理论，进而发展成为具有特点的中国食疗学。中国饮食宜忌学说的最大特点是"辨证施食"。它强调"五味调和"就是说各种不同性味的食物，吃的时候要恰如其分，不要太过和不及，应根据各人不同的体质，所生的不同疾病和所服的不同药物做到"气味相胜"，"寒者热之"，"热者寒之"，"虚者补之"，

"实者泻之"。这种体现辨证的饮食原则，不仅为无数实践所证实，而且从现代营养学和医学角度来看也是极为正确的。现代饮食医学亦证明，一日三餐饮食搭配得当，既能满足机体的营养需求，又能健体强身；而搭配不当，不但不能很好地吸收食物中的营养，而且会对健康产生不良影响，甚至致病或中毒。

　　饮食宜忌发展于汉晋。我国最早的医学经典著作《黄帝内经·素问·宣明五气》记载了食物的"五味所禁"，云："五味所禁：辛走气，气病无多食辛；咸走血，血病无多食咸；苦走骨，骨病无多食苦；甘走肉，肉病无多食甘；酸走筋，筋病无多食酸，是谓五禁，无令多食"。所谓"五禁"，是根据五味归经的理论，提出了相应疾病的药食禁忌原则。《神农本草经》是我国最早的中药专著，该书把药物分成上、中、下三品，在 120 余种上品药物的功用介绍中有几十种注有饮食禁忌的内容。东汉末年著名医家张仲景在《金匮要略》中也指出"所食之味，有与病相宜，有与身为害，若得宜则补体，害则成疾。"

　　饮食宜忌飞跃于唐代。隋代末年巢元方撰写的《诸病源候论》记载了内、外、妇、儿等 67 类病证，多数病证都附有饮食禁忌方法。唐代医学家孙思邈既重视药饵，又主张食补，特别注重饮食禁忌，其

曰："安生之本，必资予饮食。不知食宜者，不足以存生也"。他还开创了老年饮食禁忌的先河，说："善养老者，非其书勿读，非其声勿听，非其物勿行，非其食勿食"；强调了妇女胎孕和分娩的饮食禁忌，对怀孕、生育、产后等饮食禁忌作出了详细的介绍，如怀孕应禁酒等。孙思邈的饮食禁忌见解，不仅总结了唐代以前的饮食禁忌理论和方法，而且也对长期的实践经验进行了总结。

饮食宜忌繁荣于宋元时期。宋朝王怀隐等编《太平圣惠方》记载了多种运用药物和食物相结合的方法制作的药酒、药粥等。宋朝赵佶编《圣济总录》记载有食治食疗和饮食禁忌的方法。金、元间出现了历史上著名的"金元四大家"，各家用药立论虽不同，但都主张合理饮食是防治疾病的基础。如李东垣在其《脾胃论》中阐发了他的饮食禁忌与治疗康复的思想。朱丹溪著有《饮食箴》，十分重视饮食禁忌与疾病康复的关系，他还特别重视老年人的饮食禁忌，强调饮食禁忌与长寿的关系，著有《养老论》。元代贾铭在《饮食须知》中强调说"饮食，以养生，而不知物性有相宜相忌，纵然杂进，轻则五内不和，重则立兴祸患"。元朝太医忽思慧，编写了《饮膳正要》，书中有养生避忌、妊娠食忌、饮酒避忌、服药食忌、食物相反、食物中毒等专门章节，共载药膳菜肴94种，是我国古代比较完备的营养学专著。

饮食宜忌鼎盛于明清时期。明清时期随着东西方文化的交流。在医学上也出现了中西医并存的局面，此时也涌现出大量有影响有特色的养生饮食宜忌方面的著作。明代李时珍《本草纲目》中的记载则丰富了中医食疗和饮食禁忌的内容，其饮食禁忌和食疗经验集中在谷、菜、果三部，涉及300多种食物；在虫、介、禽、兽四部涉及营养饮食禁忌的有400多种。清代曹庭栋所著《老老恒言》对饮食养生学贡献很大，该书不仅把饮食禁忌方法与生活起居结合起来，还批判了古代所谓的"长生药"、"炼丹药"。正如医圣张仲景所说："饮食之味，有与病相益，有与病危害，若得益则益体害则成疾"。清代医家王孟英也说过："国以民为本，人以食为养，而饮食失宜，或以害身命"。

本书详细介绍了各类食材的饮食宜忌、各类人群之饮食宜忌、食时之饮食宜忌、常见病饮食宜忌等内容，列举了上千种宜食宜忌的条目，并专门针对各类人群、不同食时以及常见疾病列举了相应的配膳食谱，具有很强的可读性和实用性。为了方便读者查阅，本书按照谷薯类、豆类及坚果类、蔬菜类、水果类、畜禽肉类、鱼肉及水产类、蛋奶类的顺序对食材进行了排序，由于有些食物与其他食物所对应的宜忌关系较多，为避免重复，根据出现的先后，只列举了第一次出现的相宜相忌关系。

由于编写人员水平有限，本书可能存在一些纰漏，对于本书中的不妥之处和不足之处，恳请广大读者批评指正，给出好的建议。

编　者
2013 年 4 月

# 目　录

## 第一章　中国传统饮食宜忌

一、"药食同源"理论 … 1

二、食物的四气理论 …… 1

三、食物的五味理论 …… 2

四、食物归经理论 ……… 2

五、"以脏补脏"理论 … 3

六、发物"忌口"理论 … 4

七、饮食宜忌的整体辨证观
…………………… 4

## 第二章　常见食物饮食宜忌

**第一节　谷薯类** ……… 6

粳米 ……………………… 6

糯米 ……………………… 7

黑米 ……………………… 7

小米 ……………………… 8

小麦 ……………………… 8

大麦 ……………………… 9

燕麦…………………… 10

荞麦…………………… 10

玉米 ………………… 11

高粱 ………………… 11

薏米 ………………… 12

红薯 ………………… 12

马铃薯 ……………… 13

山药 ………………… 14

芋头 ………………… 14

魔芋 ………………… 15

**第二节　豆类及坚果类**…… 15

黄豆…………………… 15

绿豆…………………… 16

赤小豆………………… 17

黑豆…………………… 17

豌豆…………………… 18

蚕豆…………………… 18

扁豆…………………… 19

刀豆…………………… 19

豆腐…………………… 19

花生················ 20

芝麻················ 21

杏仁················ 21

葵花籽·············· 22

南瓜子·············· 22

松子················ 22

核桃················ 23

榛子················ 23

板栗················ 24

莲子················ 24

芡实················ 25

菱角················ 25

**第三节　蔬菜类**········ 25

白菜················ 25

油菜················ 26

菠菜················ 27

芹菜················ 27

生菜················ 28

苋菜················ 28

茼蒿················ 29

香菜················ 29

蕨菜················ 30

空心菜·············· 30

芥菜················ 31

韭菜················ 31

萝卜················ 32

胡萝卜·············· 32

芦笋················ 33

竹笋················ 33

莴苣················ 34

茭白················ 34

荸荠················ 35

藕················· 35

葱················· 36

洋葱················ 37

姜················· 37

大蒜················ 38

冬瓜················ 39

南瓜················ 40

黄瓜················ 40

苦瓜················ 41

丝瓜················ 42

西葫芦·············· 42

葫芦················ 43

番茄················ 43

茄子················ 44

青椒················ 45

豇豆················ 45

黄豆芽·············· 46

香椿················ 46

花椰菜·············· 47

黑木耳·············· 48

银耳················ 48

平菇················ 49

香菇················ 49

草菇················ 50

猴头菇·············· 51

海带················ 51

紫菜················ 52

发菜················ 53

**第四节　水果类**········ 53

苹果················ 53

梨················· 54

柿子················ 54

猕猴桃·············· 55

山楂················ 56

无花果·············· 56

白果················ 57

枇杷················ 57

杨桃················ 58

山竹················ 58

桃子················ 58

李子················ 59

杏················· 59

红枣················ 60

樱桃 ················ 60
杨梅 ················ 61
荔枝 ················ 61
龙眼 ················ 62
橄榄 ················ 63
芒果 ················ 63
葡萄 ················ 64
草莓 ················ 64
桑椹 ················ 65
石榴 ················ 66
香蕉 ················ 66
木瓜 ················ 67
榴莲 ················ 67
橘子 ················ 68
橙子 ················ 68
柚子 ················ 69
柠檬 ················ 70
西瓜 ················ 70
哈密瓜 ·············· 71
菠萝 ················ 71
椰子 ················ 72
甘蔗 ················ 72

**第五节　畜禽肉类** ······ 73
猪肉 ················ 73
猪肺 ················ 74

猪肚 ················ 74
猪血 ················ 75
猪脑 ················ 75
猪蹄 ················ 75
牛肉 ················ 76
牛肚 ················ 77
牛筋 ················ 77
羊肉 ················ 77
马肉 ················ 78
狗肉 ················ 78
兔肉 ················ 79
鹿肉 ················ 80
鸡肉 ················ 80
鸡血 ················ 81
鸭肉 ················ 81
鸭血 ················ 82
鹅肉 ················ 82
鹌鹑肉 ·············· 83
鸽肉 ················ 83
燕窝 ················ 83

**第六节　鱼肉及水产类** ··· 84
青鱼 ················ 84
草鱼 ················ 84
鲢鱼 ················ 85
鳙鱼 ················ 85

鲤鱼 ················ 85
鲫鱼 ················ 86
鲮鱼 ················ 87
鳜鱼 ················ 87
鲈鱼 ················ 87
鲥鱼 ················ 88
河豚 ················ 88
鲇鱼 ················ 88
刀鱼 ················ 89
银鱼 ················ 89
鲳鱼 ················ 90
鲑鱼 ················ 90
带鱼 ················ 91
黄鱼 ················ 91
鳝鱼 ················ 91
海鳗 ················ 92
鳗鲡 ················ 92
鱿鱼 ················ 93
乌贼 ················ 93
海参 ················ 94
海蜇 ················ 94
虾 ················· 95
螃蟹 ················ 96
甲鱼 ················ 96
鲍鱼 ················ 97

| | | | | | |
|---|---|---|---|---|---|
| 牡蛎 | 98 | 鸡蛋 | 99 | 皮蛋 | 101 |
| 蛤蜊 | 98 | 鸭蛋 | 100 | 牛奶 | 102 |
| 田螺 | 99 | 鹌鹑蛋 | 101 | 酸奶 | 103 |
| 第七节 蛋奶类 | 99 | 鸽蛋 | 101 | 豆浆 | 104 |

# 第三章　食物与器具搭配宜忌

| | | | | | |
|---|---|---|---|---|---|
| 一、铁质器具 | 105 | 四、铝质器具 | 107 | 七、彩釉瓷器具 | 108 |
| 二、铜质器具 | 105 | 五、不锈钢器具 | 107 | 八、塑料器具 | 108 |
| 三、镀锌器具 | 106 | 六、搪瓷器具 | 107 | | |

# 第四章　不同人群饮食宜忌

| | | | | | |
|---|---|---|---|---|---|
| 第一节 四季饮食宜忌 | 110 | 四、春分 | 116 | 十四、处暑 | 119 |
| 一、春季饮食宜忌 | 110 | 五、清明 | 116 | 十五、白露 | 119 |
| 二、夏季饮食宜忌 | 111 | 六、谷雨 | 117 | 十六、秋分 | 120 |
| 三、秋季饮食宜忌 | 113 | 七、立夏 | 117 | 十七、寒露 | 120 |
| 四、冬季饮食宜忌 | 114 | 八、小满 | 117 | 十八、霜降 | 120 |
| 第二节 二十四节气饮食 | | 九、芒种 | 118 | 十九、立冬 | 120 |
| 宜忌 | 115 | 十、夏至 | 118 | 二十、小雪 | 121 |
| 一、立春 | 115 | 十一、小暑 | 118 | 二十一、大雪 | 121 |
| 二、雨水 | 116 | 十二、大暑 | 119 | 二十二、冬至 | 121 |
| 三、惊蛰 | 116 | 十三、立秋 | 119 | 二十三、小寒 | 121 |

二十四、大寒 ………… 122
第三节　特殊人群饮食宜忌
　　　　………………… 122
一、婴幼儿饮食宜忌 … 122
二、儿童与青少年饮食
　宜忌 ………………… 124
三、孕妇饮食宜忌 …… 125
四、乳母饮食宜忌 …… 129
五、中青年女性饮食
　宜忌 ………………… 130
六、中青年男性饮食
　宜忌 ………………… 131
七、更年期女性饮食

宜忌 ………………… 132
八、老年人饮食宜忌 … 133
第四节　特殊职业饮食宜忌
　　　　………………… 133
一、高温环境 ………… 133
二、低温环境 ………… 134
三、接触电离辐射 …… 135
四、接触有毒物质 …… 136
五、缺氧环境 ………… 136
六、运动员 …………… 137
七、夜班族 …………… 138
八、电脑族 …………… 139
九、脑力劳动者 ……… 140

十、职业用嗓者 ……… 141
第五节　不同体质饮食宜忌
　　　　………………… 142
一、平和质 …………… 142
二、气虚质 …………… 142
三、阴虚质 …………… 142
四、阳虚质 …………… 143
五、痰湿质 …………… 143
六、湿热质 …………… 143
七、血瘀质 …………… 144
八、气郁质 …………… 144
九、特禀质 …………… 144

# 第五章　内科疾病饮食宜忌

第一节　呼吸系统疾病饮食
　　　　宜忌 …………… 145
一、感冒 ……………… 145
二、咽喉炎 …………… 148
三、慢性支气管炎 …… 150
四、肺气肿 …………… 153
五、哮喘 ……………… 154
六、肺结核 …………… 157

七、肺脓肿 …………… 160
八、尘肺 ……………… 164
九、胸膜炎 …………… 167
第二节　消化系统疾病饮食
　　　　宜忌 …………… 168
一、胃炎 ……………… 168
二、消化性溃疡 ……… 171
三、胃下垂 …………… 173

四、脂肪肝 …………… 175
五、肝炎 ……………… 177
六、肝硬化 …………… 179
七、胆囊炎 …………… 181
八、胆结石 …………… 184
九、胰腺炎 …………… 186
十、结肠炎 …………… 187
十一、痢疾 …………… 189

十二、便血 ……… 191

十三、其他相关症状饮食
宜忌 ……… 192

**第三节 心血管系统疾病饮
食宜忌** ……… 198

一、高血压 ……… 198

二、心律失常 ……… 201

三、心肌梗死 ……… 203

四、心力衰竭 ……… 206

五、动脉硬化 ……… 207

六、冠心病 ……… 209

**第四节 造血系统疾病饮食
宜忌** ……… 211

一、贫血 ……… 211

二、过敏性紫癜 ……… 213

三、血友病 ……… 214

**第五节 神经系统疾病饮食
宜忌** ……… 215

一、头痛 ……… 215

二、失眠 ……… 217

三、眩晕 ……… 220

四、脑卒中 ……… 222

五、中暑 ……… 223

六、神经衰弱 ……… 224

**第六节 泌尿系统疾病饮食
宜忌** ……… 226

一、肾炎 ……… 226

二、慢性肾功能衰竭 … 228

三、肾病综合征 ……… 230

四、肾结石 ……… 231

**第七节 内分泌及代谢系统
疾病饮食宜忌** ……… 233

一、甲状腺功能亢进 … 233

二、痛风 ……… 235

三、肥胖症 ……… 236

四、低血糖 ……… 237

五、糖尿病 ……… 238

六、高血脂 ……… 239

七、骨质疏松症 ……… 240

# 第六章 外科及骨科疾病饮食宜忌

一、急性阑尾炎 ……… 243

二、肠梗阻 ……… 243

三、疮疖 ……… 244

四、烧伤 ……… 245

五、脱肛 ……… 246

六、疝气 ……… 247

七、痔疮 ……… 247

八、肛裂 ……… 248

九、颈椎病 ……… 249

十、腰椎间盘突出症 … 250

十一、坐骨神经痛 ……… 251

十二、骨折 ……… 252

十三、骨质增生 ……… 253

十四、类风湿关节炎 … 254

# 第七章 妇产科疾病饮食宜忌

一、痛经 …………… 256

二、月经不调 ……… 259

三、功能性子宫出血 … 260

四、闭经 …………… 262

五、白带异常（带下病）
　　…………………… 265

六、妊娠呕吐 ……… 267

七、先兆流产 ……… 268

八、妊娠中毒症 …… 270

九、妊娠水肿 ……… 271

十、产后出血 ……… 272

十一、产后发热 …… 274

十二、产后缺乳 …… 275

十三、更年期综合征 … 280

十四、外阴瘙痒 …… 282

十五、乳腺增生和乳腺
　　腺瘤 …………… 283

十六、多囊卵巢综合征
　　…………………… 284

十七、盆腔炎 ……… 285

十八、外阴白斑 …… 286

# 第八章 男科疾病饮食宜忌

一、前列腺炎 ……… 288

二、性功能障碍 …… 290

三、生殖系统感染 …… 291

四、男性不育 ……… 292

# 第九章 儿科疾病饮食宜忌

一、麻疹 …………… 295

二、水痘 …………… 296

三、流行性腮腺炎 … 298

四、百日咳 ………… 299

五、婴幼儿腹泻 …… 301

六、疳积 …………… 302

七、小儿肺炎 ……… 303

八、遗尿症 ………… 305

九、佝偻病 ………… 306

十、流涎 …………… 307

十一、儿童多动症 … 307

十二、幼儿湿疹 …… 308

十三、小儿盗汗 …… 310

# 第十章　五官科疾病饮食宜忌

一、白内障 ……………… 312

二、急性扁桃体炎 …… 313

三、鼻窦炎 ……………… 314

四、中耳炎 ……………… 315

五、牙痛 ………………… 316

六、沙眼 ………………… 318

七、结膜炎 ……………… 319

八、口腔溃疡 …………… 320

九、唇疱疹 ……………… 322

十、失音 ………………… 323

十一、牙龈出血 ……… 325

十二、鼻出血 ………… 326

十三、面瘫 …………… 327

# 第十一章　皮肤科疾病饮食宜忌

一、皮肤粗糙 …………… 330

二、痱子 ………………… 333

三、痤疮 ………………… 334

四、黄褐斑 ……………… 336

五、白癜风 ……………… 338

六、玫瑰糠疹 …………… 339

七、单纯疱疹 …………… 341

八、疥疮 ………………… 341

九、冻疮 ………………… 342

十、秃发 ………………… 343

# 第十二章　肿瘤疾病饮食宜忌

一、肺癌 ………………… 346

二、胃癌 ………………… 348

三、原发性肝癌 ………… 351

四、鼻咽癌 ……………… 353

五、乳腺癌 ……………… 356

六、宫颈癌 ……………… 359

七、卵巢肿瘤 …………… 361

八、子宫肌瘤 …………… 362

九、肾癌 ………………… 363

十、胰腺癌 ……………… 365

十一、肠癌 …………… 369

十二、骨癌 …………… 370

十三、白血病 ………… 371

# 第一章　中国传统饮食宜忌

中国人的传统饮食宜忌观，是通过几千年来人民大众经历了无数次的亲身实践和历代医家长期的医疗临床实践逐渐总结发展而形成的，它积累了众多医药学家、养生学家、儒家、道家、佛家以及广大民众的宝贵经验，尤其是历史上的医学家们根据中国传统医学理论，把这些饮食宜忌的经验不断上升到医食理论的高度来完善。可以说，中医学理论是中国传统饮食宜忌理论的基础，其中包含了"药食同源"之说、食物性味归经理论、饮食宜忌的辨证观、"以脏补脏"学说，以及民间"发物"忌口等内容。

## 一、"药食同源"理论

在上古时代，食物与药物是分不开的。当时人们处于一种以觅食为生的最原始的生活方式，人们在寻找食物的过程中也发现了一些药物，而且认识到许多食物既可以食用，还可以作为药用，这类食物不但能补养身体，填腹充饥，还能医治一些简单的病症，也有一些能治病的中药，同时具有食养作用，至今仍被视为药食兼用之品。这就是"药食同源"理论的基础，也是食物疗法的基础。

我国最早的中药学专著《神农本草经》记载："上品120种为君，主养命以应天，无毒，多服久服不伤人，欲轻身益气不老延年者，本上经。中品125种为臣，主养性以应人，无毒有毒，斟酌其宜，欲遏病补虚羸者，本中经。下品125种为佐使，主治病以应地，多毒不可久服，欲除寒热邪气，破积聚愈积者，本下经"。直到今天，仍有很多食物被医家当作中药来广泛使用，如大枣、百合、莲子、芡实、山药、白扁豆、山楂、桑葚、生姜、葱白、肉桂等。同样，也有不少中药，人们也常当做食品来服用，如枸杞子、首乌粉、冬虫夏草、薏仁、金银花、西洋参等。正是由于食物也是药物，药物也作食用，食物也有性味归经之分，有着良好的食养食疗的效果，所以，古代医家也常把食物的功用主治与药物等同起来，甚至一味食物当做一首名方来看待。

## 二、食物的四气理论

中药有四气五味及归经之说，食物也是药物，所以食物也有寒热温凉、辛甘酸苦咸以及食物归经的理论。所谓四气，又称四性，即寒性、凉性、温性和热性，加上不寒不热的平性，又称为五性。

中医认为，能够治疗热证的药物，大多属于寒性或凉性；能够治疗寒证的药物，大多是温性或热性。

凡热性或温性的食物，适宜寒证或阳气不足之人服食；凡属寒性或凉性食品，只适宜热证或阳气旺盛者食用。或者说，寒证病人或阳气不足者，忌吃寒凉性食品；热证患者或阴虚之人，忌吃温热性食物。寒与凉，温与热，是区别其程度的差异，温次于热，凉次于寒。温热性的食物多具有温补散寒壮阳的作用，寒凉性食品一般具有清热泻火、滋阴生津的功效。平性食品是指性质比较平和的食物。

不懂得食物之性，就很难明白饮食宜忌的道理。凡寒性或凉性食品，如绿豆、芹菜、菊花脑、马兰头、枸杞头、柿子、梨子、香蕉、冬瓜、丝瓜、西瓜、鸭肉、螺蛳、金银花、胖大海等，都具有清热解暑、生津止渴的作用，对热性病证或者阳气旺盛、内火偏重者为宜。反之，对虚寒体质，阳气不足之人则忌食。同样的道理，食品中的羊肉、狗肉、雀肉、辣椒、生姜、茴香、砂仁、肉桂、红参、白酒等热性或温性食物，多有温中、散寒、补阳、暖胃等功效，对阳虚怕冷，虚寒病症，食之为宜，热性病及阴虚火旺者忌食之。

## 三、食物的五味理论

五味是指食物的辛、甘、酸、苦、咸五种味，实际上还有淡味、涩味，习惯上把淡附于甘味，把涩附于咸味。不同的味有不同的作用和功效。

辛味能宣散、行气、通血脉，适宜有外感表证或风寒湿邪者服食。如外感风寒感冒者，宜吃具有辛辣味的生姜、葱白、紫苏等食品以宣散外寒；对寒凝气滞的胃痛、腹痛、痛经之人，宜吃辣椒、砂仁、桂皮等食品以行气散寒止痛；风寒湿痹患者宜饮用辛辣的白酒或药酒，借以辛散风寒、温通血脉。

甘味有补益强壮作用，凡气虚、血虚、阴虚、阳虚以及五脏虚羸者，适宜多吃味甘食物，如栗子、南瓜、大枣等。甘味即能补充气血，又能消除肌肉紧张和解毒，但若过多食用甜食易发胖，是很多心血管疾病如动脉硬化症的诱因，故这类患者及糖尿病人应当忌食或少食。

酸味有收敛、固涩作用，如梅子、杏等，适宜久泄、久痢、久咳、久喘、多汗、虚汗、尿频、遗精、滑精等遗泄患者食用。酸味与甘味合用，还能生津止渴、健脾开胃、增进食欲。但过食酸物，又会导致消化功能紊乱。

苦味能清泄、燥湿，如苦瓜、青果、枸杞苗等，适宜热证、湿证病人服食。但多食易损伤脾胃阳气，导致腹泻。

咸味能软坚、散结、润下，如海蜇、海带、猪肉等，凡结核、痞块、便秘者宜食之。

中国传统医学的食物五味理论，正是指导传统饮食宜忌的重要依据。五味调和，脏腑得益，人体健康；五味偏嗜，或不遵宜忌，将导致五脏失调，产生疾病。

## 四、食物归经理论

食物的性能表现在归经上。食物归经，是指食物对于机体各部位的特殊作用。食物对人体所起的作用，有它一定的适应范围。

食物归经与四性相结合，则作用更加具体。如寒性食物，虽同样具有清热的作用，但其适应范围不同，有的偏于清肝热，有的偏于清肺热。以清热泻火食物为例，一般都属寒性或凉性食品，但有的偏于清肺热，有的偏于清心火，有的偏于清肝热。如梨子、香蕉、柿子、桑葚、芹菜、莲心、猕猴桃等，均为寒凉食物，但梨子、柿子偏于清肺热，香蕉偏于清大肠热，桑葚偏于清肝虚之热，芹菜偏于清肝火，莲心偏于清心热，猕猴桃偏于清肾虚膀胱热，这都是由于归经不同。食物的归经与五味的关系也很密切，总结为酸入肝、苦入心、甘入脾、辛入肺、咸入肾。也就是说，具有不同味道的食物在消化后，对各自对应的五脏有影响。日常生活中应当谨记这些规律，并注意控制饮食的平衡。食物同药物一样，有一药归两经或三经，也有一食归两经或三经。如山药能归肺经、脾经和肾经，故凡肺虚、脾虚及肾虚之人均宜食之。桑葚归肝经和肾经，肝肾阴虚者宜之。莲子归心、脾、肾三经，故心虚失眠多梦、脾虚久泻带下、肾虚遗精早泄者均宜食之。

因此，食物归经理论加强了食物选择的针对性。如传统养生学认为小麦、绿豆、赤小豆、西瓜、莲子、龙眼肉等归于心经，有养心安神的功效。小米、大米、薏仁、山楂、苹果、红枣等归于脾经，有健脾益胃的功效。西红柿、樱桃、油菜、香椿等归于肝经，有疏肝理气的功效。白萝卜、胡萝卜、芹菜、柿子、生姜、大葱等归于肺经，有益肺解表的功效，禽蛋肉类、桑葚、黑芝麻、枸杞子等归于肾经，有补肾益精的功效。

综上所述，食物的四气、五味、归经等学说，是中国传统饮食宜忌的重要理论依据。中医认为食物的养生调理作用，绝非专指珍奇美味，也不只是讲"营养素"的有无多少，而是根据病症、病位、病性和病人年龄性别、身体素质类型及四季天时、地理因素，结合食物的性味归经的理论，来分析并选择食物的宜与忌。

## 五、"以脏补脏"理论

中医以及民间习惯运用动物的内脏来调理补养人体内脏虚弱之证，如以肺补肺，以心补心，以肾补肾、以脑补脑等，已经有了相当悠久的历史。所谓"以脏补脏"，是指食用动物身体上的某种器官或部位，能促进人体相应部位的康复，或改善、增强其功能，又称以脏治脏、脏器疗法。

唐代医学家孙思邈发现动物的内脏和人体的内脏无论在组织形态还是在生理功能上都十分相似，他在长期临床实践中，积累了丰富的食养食疗经验，创立了"以脏补脏"和"以脏治脏"的理论。例如，肾主骨，他就利用羊骨粥来治疗肾虚怕冷；肝开窍于目，他又发明了以羊肝来治疗夜盲症。自唐代孙思邈以后，许多医家又发展了"以脏补脏"的具体运用，不少重要的医学著作中都记载了行之有效的以脏补脏疗法。如宋《太平圣惠方》介绍用羊肺羹治疗消渴病；元《饮膳正要》介绍用牛肉治疗脾胃久冷，不思饮食；明代李时珍主张"以骨入骨，以髓补髓"；清代王孟英介绍以猪大肠配合槐花治疗痔疮；现代医家叶橘泉教授以生羊胫骨治疗血小板减少性紫癜及再生不良性贫血。所有这些，都是对古代"以脏补脏"理论的进一步发展运用，而且逐渐揭示并证实了"以脏补脏"学说具有一定的科学性。但是各种动物脏器对人体脏腑器官的作用各有侧重，如有的偏于补气，有的重在补血，有的偏于养阳，有的重在养阴，因此，在具体运用时应根据其特点和人体脏腑器官的具体情况来考虑。而且要注意，并非所有的动物脏器都可以用来补养人体的脏器，特别是动物的腺体和淋巴组织，如猪的肾上腺、淋巴结等，均不可作为食物食用。

## 六、发物"忌口"理论

所谓"发物"，是指动风生痰、发毒助火、助邪之品，容易诱发旧病，加重新病。"发物"的范围较广。根据民间习俗和《随息居饮食谱》等一些文献资料归纳起来，常见的发物有猪头肉、鸡肉、鸡蛋、驴肉、牛肉、羊肉、狗肉、鹅肉、鹅蛋、鸭蛋、野鸡肉等肉类；鲤鱼、鲢鱼、鲅鱼、鱿鱼、黄鱼、乌贼鱼、鱿鱼、章鱼、比目鱼、带鱼、多鳍鱼、黄鳝、蚌肉、蚬肉、虾、蟹等水产类；香椿头、芸苔、芫荽、芥菜、菠菜、豆芽、葛芭、茄子、菱白、韭菜、竹笋、南瓜、山慈姑、香蕈、蘑菇等蔬菜；杏子、李子、桃子、银杏、芒果、杨梅、樱桃、荔枝、甜瓜等水果。有时还将荤腥膻燥之类食物一概视为发物，

特别是在患有疮疡肿毒，或慢性湿疹皮炎之类皮肤病人以及过敏性疾患者，发物忌口更显得重要。

发物之所以会导致旧病复发或加重病情，归纳起来认为有三种可能性，一是上述这些动物性食品中含有某些激素，会促使人体内的某些机能亢进或代谢紊乱。如糖皮质类固醇超过生理剂量时可以诱发感染扩散、溃疡出血、癫痫发作等，引起旧病复发。二是某些食物所含的异性蛋白成为过敏原，引起变态反应性疾病复发。如海鱼虾蟹往往引起皮肤过敏者荨麻疹、湿疹、神经性皮炎、脓疱疮、牛皮癣等顽固性皮肤病的发作，豆腐乳有时也会引起哮喘病复发。三是一些刺激性较强的食物，如酒类、葱蒜等辛辣刺激性食物，极易引起炎症扩散。

## 七、饮食宜忌的整体辨证观

中国传统医学最显著的特点是整体观念和辨证论治，在饮食宜忌方面，也应体现这两大特点。

所谓整体观念，有两层含义，第一层含义是指人是一个完整的有机体，其各个组织器官在结构上是紧密联系的，在功能活动上是密切协调的，在病理变化上是相互影响的。绝不可只看局部，不看整体。比如，在生理上，肝开窍于目，瞳仁属肾，肝肾同源，肾水能滋肝木；在功能上，肝藏血，肾藏精，目得血而能视。在病理上，肝肾不足，容易形成目暗。所以，虽然是夜盲症，视物昏花的眼睛局部病症，在饮食宜忌上则宜吃具有补益肝肾，养肝明目作用的猪肝、鸡肝、桑葚、枸杞子、首乌粉、黑芝麻等食品，

而忌吃辛辣香燥，助火伤阴的刺激性食物。第二层含义是，人与自然界同为一个整体，人体的内环境时刻受到外界自然环境变化的影响，这又叫做"天人相应"观。这些外环境的变化，在饮食宜忌方面也要综合考虑，因时因地制宜。比如，炎夏之季，适宜服食清凉、生津、止渴、除烦、解暑的食物，忌吃温热上火、辛辣肥腻、香燥损阴食物。到了寒冷的冬季，又宜多吃温补助阳之物，忌吃生冷大寒之品。北方天寒，宜吃温暖食物，南方多火，宜吃清淡食物。

所谓辨证论治，是指既要了解食物的性味归经及功用，又要考虑到不同人的身体素质、性别年龄、疾病属性等而有针对性地选择饮食的宜与忌。如凡属阴虚体质者，宜吃具有滋阴生津作用的清补食物，忌吃香燥温热的上火温补食品。而阳虚体质适宜吃温热补火的温补食物，忌吃大寒生冷的损阳食品。健康女性在月经期间切忌服食寒性凉性食物和各种冷饮，男性阳痿之人又适宜吃些温补壮阳之品。最常见的感冒患者，若属风寒感冒，则适宜吃些辛温散寒的生姜、葱白、红糖、紫苏等食物，属风热感冒时适宜吃些绿豆、薄荷、菊花脑、荷叶、金银花等凉性食物。这就是因人因病，辨证择食。

# 第二章　常见食物饮食宜忌

## 第一节　谷薯类

### 粳　米

粳米就是日常食用的大米，也称粳稻米、稻米。用粳米煮粥时浮在面上的浓稠液体叫做米油或粥油，其营养丰富，可滋阴强身，医家称之"可代参汤"。

---

**专家提示**

**营养特点**　粳米含有大量碳水化合物，是热量的主要来源，还含有蛋白质、脂肪、钙、磷、铁以及 B 族维生素等多种营养成分。

**性味归经**　性平，味甘；归脾、胃经。

**食疗功效**　补中益气、健脾和胃、除烦渴、止泻痢。

---

[相宜搭配]

1. 粳米＋豆类。粳米中赖氨酸含量较少，与豆类混合同煮成饭或粥，既营养互补，又有利于增强食欲。

2. 粳米＋菠菜。二者搭配食用，可润燥养血，适用于痔疮便血、高血压、大便秘结等症，老年人或体弱者也可食用。

3. 粳米＋莲藕。二者搭配食用，有健脾、开胃、止泻、益血等功效，适用于老年体虚、食欲不振、大便溏稀等症。

4. 粳米＋白萝卜。二者搭配食用，有止咳化痰、消食利膈、止渴、消肿胀等作用。

[相忌搭配]

1. 粳米＋马肉。二者搭配久食，轻则致人心痛，重则诱发旧疾。

2. 粳米＋蜂蜜。二者同食会引起胃痛。

[人群宜忌]　一般人群均可食用。适宜一切体虚者、高热者、久病初愈、妇女产后、老年人、婴幼儿消化力减弱者，病后脾胃虚弱或有烦热口渴者更为适宜；糖尿病患者不宜多食。

[食用宜忌]

1. 煮前宜浸泡 10 分钟。浸泡既可保留大米皮层、糊粉层的营养物质，又可祛除相当一部分可能对人体有害的物质。

2. 米忌多淘。因为米中含有的维生素和无机盐多存在于米粒外层，多淘或用力搓、过度搅拌会使米粒表层的营养素大量流失。

3. 煮饭宜"蒸"忌"捞"。"捞饭"去米汤的煮法损失了大量维生素。

4. 煮粥忌放碱。碱能破坏大米中的维生素 $B_1$，人体缺乏维生素 $B_1$ 会出现"脚气病"，而粳米是人体维生素 $B_1$ 的重要来源。

## 糯 米

糯米在中国南方称为糯米，而在北方则多称为江米，其质柔黏，是制造黏性小吃，如粽、八宝粥、各式甜品的主要原料，也是酿造醪糟（甜米酒）的主要原料。

---

**专家提示**

**营养特点** 糯米含有蛋白质、脂肪、糖类、钙、磷、铁、维生素 $B_1$、维生素 $B_2$、维生素 $B_3$ 及淀粉等。

**性味归经** 性温、味甘；归脾、胃、肺经。

**食疗功效** 补中益气、健脾养胃、止虚汗、缩小便。

---

[相宜搭配]

1. 糯米＋红枣。二者搭配，再适量添加点党参，有健脾益气的作用，适用于体虚气弱、心悸失眠等症。

2. 糯米＋莲子。二者同煮食用，可强健骨骼及牙齿，还有益气和胃、补养脾肺的功效。

[人群宜忌] 一般人群均能食用。适宜肺结核、神经衰弱、病后、产后、体虚自汗、盗汗、多汗、血虚、头晕眼花、尿频、脾虚腹泻者食用。脾胃虚弱所致的消化不良者慎用；糖尿病患者不食或少食；老人、小孩或病人慎食；凡湿热痰火偏盛、痰黄、黄疸、腹胀者忌食。

[食用宜忌]

1. 宜煮稀薄粥服食，不仅营养滋补，且极易消化吸收。

2. 糯米不宜多食，因其性黏滞，难以消化，多食可助湿生痰、损伤脾胃。

## 黑 米

黑米是一种药、食兼用的糯米类。黑米外表墨黑，营养丰富，有"黑珍珠"和"世界米中之王"的美誉，具有代表性的有陕西黑米、贵州黑糯米、湖南黑米等。用黑米熬制的米粥清香油亮，软糯适口、营养丰富，具有很好的滋补作用，因此被称为"补血米"、"长寿米"等。

---

**专家提示**

**营养特点** 黑米中赖氨酸含量是白米的 2~2.5 倍，还含有多种维生素和锌、铁、钼、硒等必需微量元素。黑米所含锰、锌、铜等矿物质比大米高 1~3

---

倍，更含有大米所缺乏的维生素C、叶绿素、花青素、胡萝卜素及强心甙等特殊成分。

**性味归经**　性平，味甘；归脾、胃经。

**食疗功效**　开胃益中，健脾暖肝，明目活血，滑涩补精。

[**相宜搭配**] 黑米＋大米。二者搭配具有开胃益中、缓脾明目的作用，用于须发早白、产后体虚者。

[**人群宜忌**] 一般人群均可食用。适宜产后血虚、病后体虚、贫血、肾虚、年少须发早白者食用；脾胃虚弱的小儿或老年人不宜食用。

[**食用宜忌**] 黑米外部有坚韧的种皮包裹，若不煮烂其营养成分未溶出，多食后易引起急性肠胃炎，最好先浸泡一夜再煮。

## 🌙 小米 🌙

小米又称粟米、黄粟、粟谷，我国北方通称谷子，其去壳后叫小米，是我国北方的主粮之一。小米的品种很多，按米粒的性质可分为糯性小米和粳性小米两类；按谷壳的颜色可分为黄色、白色、褐色等多种，其中红色、灰色者多为糯性，白色、黄色、褐色、青色者多为粳性。

---

**专家提示**

**营养特点**　小米无需精制，故保存了许多维生素和矿物质，有"民间第一养"之称。小米中维生素

---

$B_1$含量是大米的2倍，矿物质含量也高于大米；小米蛋白质的氨基酸成分中，苏氨酸、蛋氨酸和色氨酸含量高于一般谷类。

**性味归经**　性凉，味甘、咸；归肾、脾、胃经。

**食疗功效**　和中益肾，除热，安眠。

[**相宜搭配**]

1. 小米＋豆类或肉类。小米中赖氨酸的含量很低，最好与动物性食品或豆类搭配食用，可提高蛋白质的互补作用，提高二者的营养价值。

2. 小米＋桂圆。二者同食，再加少量红糖，可补血养颜、安神益智。

3. 小米＋胡萝卜。二者均富含类胡萝卜素，同食有助于保健眼睛、滋养皮肤、延缓衰老。

[**相忌搭配**] 小米＋杏仁。二者同食会致人呕吐。

[**人群宜忌**] 一般人群均可食用。小米是老人、病人、产妇宜用的滋补品；适宜于失眠、体虚、低热症状者食用。胃寒呕吐者不宜食用。

## 🌙 小麦 🌙

小麦又叫淮小麦，是面粉的原料，也是北方人的主食，有"主食半边天"之称。

---

**专家提示**

**营养特点**　小麦富含淀粉、蛋白质、脂肪、矿物质、钙、铁、硫胺素、核黄素、维生素$B_3$及维生素A等。

---

**性味归经** 性凉，味甘；归心、脾、肾经。

**食疗功效** 养心益脾，和五脏，调经络，除烦止渴，利小便。对于更年期妇女，食用未经精制的小麦还能缓解更年期综合征。

**[相宜搭配]**

1. 小麦＋肉类。面粉中赖氨酸含量很低，搭配动物性食品可使赖氨酸得到必要的补充。

2. 小麦＋大枣、黄芪。二者同食可治疗自汗、盗汗。

3. 小麦＋粳米。二者同食可养心神、止虚汗、补脾胃，适用于心气不足、怔忡不安、失眠、自汗、盗汗及脾虚泄泻等症。

4. 小麦＋山药。将小麦和山药捣碎后加水调成糊状，加蜂蜜调味，适用于小儿脾胃虚弱者食用。

5. 小麦＋红枣＋甘草。三者与水同煎，早晚分两次服用，可治疗失眠。

**[相忌搭配]**

1. 小麦＋枇杷。枇杷能助湿生痰，小麦性凉，二者同食易导致生痰过多。

3. 小麦＋杏仁。二者同食可导致上吐下泻。

**[人群宜忌]** 一般人群均可食用。体虚、自汗、盗汗、多汗者宜多食；患有维生素 $B_1$ 缺乏症、末梢神经炎者宜食；妇女回乳时宜食。糖尿病患者不宜多食。

**[食用宜忌]**

1. 与大米恰恰相反，小麦存放一定时间后，面粉的品质越好，因此在民间有"麦吃陈，米吃新"的说法。

2. 注意少放或不放碱，因为碱能破坏所有面食的 B 族维生素，尤其维生素 $B_1$、维生素 $B_2$、维生素 $B_3$ 等可破坏 50%～100%。

# 大麦

大麦，又名麰、稞麦、䄼麦、牟麦、饭麦、赤膊麦等，是我国青藏高原和西南地区的主要粮食作物。

## 专家提示

**营养特点** 大麦主要含碳水化合物、蛋白质、膳食纤维、脂肪，还含有少量钙、磷、铁以及 B 族维生素。

**性味归经** 性凉、味甘、咸；归脾、胃经。

**食疗功效** 益气宽中、消渴除热，并且有回乳的功效。

**[相宜搭配]**

1. 大麦＋红糖。二者煮粥同食，可益气调中、消积进食，适用于小儿消化不良、脾胃虚弱、面黄肌瘦、少气乏力等症。

2. 大麦＋苹果。二者煮粥同食，可温中下气、去腹胀。

3. 大麦＋羊肉。二者煮粥同食，既能健脾益气，又有消胀进食之功。

**[人群宜忌]** 一般人群均可食用。适宜胃气虚弱、消化不良者食用；凡肝病、食欲不振、伤食后胃满腹胀者、妇女回乳时乳房胀痛者宜食大麦芽。孕妇

和哺乳期妇女忌食。

[**食用宜忌**] 忌久食炒熟的大麦，因为大麦炒熟后性温热，久食多食易助热生火。

## 燕麦

燕麦又称雀麦、野麦，一般分为带稃型和裸粒型两大类。世界各国栽培的燕麦以带稃型的为主，常称为皮燕麦。我国栽培的燕麦以裸粒型的为主，常称裸燕麦。裸燕麦的别名颇多，在我国华北地区称为莜麦，西北地区称为玉麦，西南地区称为燕麦，有时也称莜麦，东北地区称为铃铛麦。

### 专家提示

**营养特点** 燕麦蛋白质的氨基酸组成比较全面，人体必需的 8 种氨基酸含量均居首位，尤其是含赖氨酸每 100g 高达 680mg；燕麦中维生素含量比较丰富，特别是维生素 E，每 100g 燕麦粉中高达 15mg。此外燕麦粉中还含有谷类粮食均缺少的皂甙，而皂甙具有抗氧化功效，美国、日本、韩国、加拿大、法国等国家称燕麦为"家庭医生"、"植物黄金"、"天然美容师"。

**性味归经** 性平，味甘；归肝、脾、胃经。

**食疗功效** 补益脾胃，润肠和血，止虚汗。

[**相宜搭配**]

1. 燕麦+冬菇。二者同食有助于防癌、抗衰老。
2. 燕麦+黄豆。二者同食有预防贫血的功效。
3. 燕麦+牛奶。二者搭配营养互补。

4. 燕麦+山药。二者同食具有健身益寿的作用，更是高血压、高脂血症患者的膳食佳品。

[**相忌搭配**] 燕麦+红薯。二者同食可能会导致胃痉挛、胀气。

[**人群宜忌**] 一般人群均可食用。适宜产妇、婴幼儿、老年人及空勤、海勤人员食用；适宜慢性病、脂肪肝、糖尿病、浮肿、习惯性便秘、心脑血管、肝肾功能不全、肥胖症等患者食用；适宜体虚自汗、多汗、易汗、盗汗者食用。

## 荞麦

荞麦也称花麦、三角麦，原产于中国北方地区，因其营养丰富和特殊的健康成分颇受推崇，被誉为健康主食。

### 专家提示

**营养特点** 荞麦中人体必需的 8 种氨基酸含量丰富，而且还含有对儿童生长发育有重要作用的组氨酸和精氨酸；含丰富的维生素 $B_1$、维生素 $B_2$、维生素 $B_6$、维生素C、维生素 $B_3$ 和胆碱以及磷、镁、铁、钾、钙、钠等矿物质。荞麦中油酸、亚油酸的含量很高，二者具有降低血脂的作用；还含有其他谷类食物中很少有的芦丁。维生素 $B_3$ 和芦丁具有降低血脂、胆固醇以及保护血管的作用。荞麦可杀菌消炎，有"消炎粮食"的美称。

**性味归经** 性凉、味甘；归脾、胃、大肠经。

**食疗功效** 清热利湿，开胃宽肠，下气消积；还可治疗湿热腹泻，或妇女带下病。

**［相宜搭配］**

1. 荞麦面＋蜂蜜。二者用水调匀饮用，有引气下降、止咳的功效。

2. 荞麦面＋蔗糖。将荞麦面用蔗糖水调和，有辅助治疗痢疾的功效。

**［相忌搭配］**

1. 荞麦面＋羊肉。荞麦性寒，而羊肉大热，二者功能相反，故不宜同食。

2. 荞麦面＋猪肝。二者同食会影响消化，易引发痼疾。

3. 荞麦面＋猪肉。二者同食，易使人脱发。

**［人群宜忌］** 老少皆宜，是糖尿病患者和肥胖病患者的理想食品；部分人食之可发生对光敏感症（又名荞麦病）或过敏性皮炎，此类人群不宜多食；脾胃虚寒、消化功能不佳及经常腹泻者忌食。

## 玉米

玉米又叫玉蜀黍、苞谷、棒子，是全世界总产量最高的粮食作物，也是人们日常生活中最重要的粗粮之一。

---

### 专家提示

**营养特点** 玉米含蛋白质、脂肪、碳水化合物，以及钙、磷、铁等矿物质，还含有胡萝卜素、维生素 $B_1$、维生素 $B_2$、维生素 $B_3$ 等。玉米是一种十分理想的抗癌食物，含有谷胱甘肽等多种抗癌物质，膳食纤维含量也很高，可减少结肠癌和直肠癌的发病率。

**性味归经** 性平，味甘；归胃、大肠经。

**食疗功效** 开胃，渗湿利水。

---

**［相宜搭配］**

1. 玉米＋松仁。二者同食不仅益寿养颜、祛病强身，还有预防心脏病、防癌抗癌的作用。

2. 玉米＋苦瓜。二者同食，有清热解暑的功效。

**［相忌搭配］** 玉米＋田螺。二者同食会导致中毒。

**［人群宜忌］** 一般人群均可食用，特别是那些长期食用精米精面和精制食品的人；遗尿患者应少食。

**［食用宜忌］**

1. 玉米面宜粗不宜细，粗磨玉米面中含有较多的赖氨酸。

2. 吃玉米时宜把玉米粒的胚尖全部食用，因为玉米的许多营养都集中在此。

3. 玉米蛋白质中缺乏色氨酸，单一食用玉米易发生癞皮病，故以玉米为主食的地区应多吃豆类食品以补充色氨酸。

## 高粱

高粱又名蜀黍、木稷、稷米、芦粟，主产于我国北部地区，谷粒供食用、酿酒（高粱酒）或制饴糖。

---

### 专家提示

**营养特点** 高粱含碳水化合物、蛋白质、脂肪、钙、磷、铁、维生素 $B_1$、维生素 $B_2$、维生素 $B_3$ 等。

**性味归经** 性温，味甘、涩；归脾、胃、肺经。

**食疗功效** 健脾止泻、化痰安神、温中、燥湿、收敛、止血、充饥养身。

---

[**人群宜忌**] 一般人群均可食用。

## 薏米

薏米，又名薏苡仁、薏仁、苡仁、土玉米、苡米、起实、薏珠子、草珠珠、回回米、米仁、六谷子，是常用的中药，又是普遍食用的食物。

> ### 专家提示
>
> **营养特点** 薏米含蛋白质16.2%，脂肪4.6%，糖类79.2%，还含有多种维生素和矿物质，其中硒、维生素E和维生素$B_1$含量丰富。此外，还含有薏苡仁酯、薏苡仁素、谷甾醇、生物碱等生物活性成分。
>
> **性味归经** 性微寒，味甘、淡；归脾、肺、胃、肾经。
>
> **食疗功效** 利水消肿、健脾去湿、补肺清热、抑癌抗癌、祛斑美白。

[**相宜搭配**] 薏米 + 银耳。二者同食可滋补生津，可治疗脾胃虚弱、肺胃阴虚等症。

[**人群宜忌**] 一般人群均可食用。薏米容易消化吸收，能促进新陈代谢，可作为病中或病后体弱患者的补益食品；适宜各种癌症患者、关节炎、急慢性肾炎水肿、癌性腹水、面浮肢肿、脚气病浮肿者、皮肤营养不良粗糙或有斑点患者食用；适宜肺痿、肺痈者、减肥者食用。孕早期忌食；汗少、便秘者不宜食用。

## 红薯

红薯又名番薯、甘薯、山芋、地瓜、红苕、线苕、白薯、金薯、甜薯、朱薯、枕薯等。红薯形态大小差别很大，颜色也不同，主要有红薯、白薯和紫薯。

> ### 专家提示
>
> **营养特点** 红薯含有丰富的淀粉、膳食纤维、胡萝卜素、维生素A、B族维生素、维生素C、维生素E以及钾、铁、铜、硒、钙等矿物质，被称为营养最均衡的保健食品。红薯经过蒸煮后，可增加40%左右的膳食纤维，能有效刺激肠道的蠕动，促进排便。
>
> **性味归经** 性平，味甘；归脾、肾经。
>
> **食疗功效** 补脾益气，宽肠通便，生津止渴。

[**相宜搭配**]

1. 红薯 + 莲子。二者煮粥，适宜大便干燥、习惯性便秘、慢性肝病和癌症患者食用，还具有美容功效。

2. 红薯 + 猪排。二者同烹可去除油腻感，并提供充足的膳食纤维。

3. 红薯 + 蜂蜜。二者同食可宽肠胃、通便秘。

[**相忌搭配**] 红薯 + 柿子。不宜在短时间内同时食用，如果食量多的情况下，应该至少相隔五个小时以上。因为食红薯时胃酸分泌增多，而且红薯含有较

多纤维素，胃酸与纤维素会和柿子中的鞣质、果胶结合，更易形成"柿石"，量多严重时可使肠胃出血或造成胃溃疡。

[**人群宜忌**] 一般人群均可食用。糖尿病、溃疡病、疟疾以及腹胀患者宜少食，胃溃疡及胃酸过多的患者不宜食，湿阻脾胃、气滞食积者应慎食，脾胃虚弱者不宜生食。

[**食用宜忌**]

1. 切红薯时渗出的白色液体不要洗掉，因其具有缓下作用，可用于治疗习惯性便秘。

2. 红薯一定要蒸熟、煮透再吃，因为红薯中的淀粉颗粒不经高温破坏，难以消化。

3. 红薯不宜多食，食用过多会使人腹胀、呃逆、放屁。

4. 红薯含糖量较高，吃多了可刺激胃酸大量分泌，使人感到"烧心"；同时，由于胃受到过量胃酸的刺激而收缩加强，胃酸即可倒流进食管，发生吐酸水。

5. 生了黑斑的红薯不可食。

## 🌙 马铃薯

马铃薯又名洋芋、山药蛋、洋番薯、土豆、山洋芋、地蛋、洋山芋、荷兰薯、薯仔、茨仔等，与稻谷、小麦、玉米、高粱一起被称为全球五大农作物。

---

### 专家提示

**营养特点** 马铃薯含有大量碳水化合物，同时含有蛋白质、矿物质如磷、钙等，以及 B 族维生素、维生素 C、胡萝卜素等。马铃薯水分多、脂肪少、单位体积的热量相当低，是理想的减肥食品。

**性味归经** 性平、味甘；归脾、胃、大肠经。

**食疗功效** 和胃健中，解毒消肿，宽肠通便，降糖降脂，活血消肿，益气强身，美容抗衰。

[**相宜搭配**]

1. 马铃薯＋豆角。二者搭配同食，能有效地防呕吐、腹泻和急性肠胃炎。

2. 马铃薯＋牛奶。马铃薯富含碳水化合物和维生素，牛奶富含蛋白质和钙，二者同食营养互补，可提供人体所需的营养素。

[**相忌搭配**] 马铃薯＋香蕉。二者同食容易造成面部色素沉着，形成雀斑。

[**人群宜忌**] 一般人均可食用。马铃薯对消化不良治疗有特效，特别适宜胃及十二指肠溃疡病人、减肥者食用；腹痛、腹胀者，哮喘病患者忌食。

[**食用宜忌**]

1. 吃土豆要去皮吃，有芽眼或青皮的地方一定要挖去，以免中毒。

2. 切好的土豆丝或片不能长时间的浸泡，泡太久会造成水溶性维生素流失。

# 山药

山药，别名怀山药、淮山药、土薯、山薯、玉延。因其营养丰富，自古以来就被视为物美价廉的补虚佳品，既可做主粮，又可作蔬菜，还可以制成糖葫芦之类的小吃。

## 专家提示

**营养特点** 山药营养成分甚为丰富，块茎富含多种人体必需氨基酸、蛋白质及淀粉，还含有黏液质、尿囊素、胆碱、纤维素、维生素A、维生素$B_1$、维生素$B_2$、维生素C以及钙、磷、铁、碘等矿物质。山药含有的大量黏液蛋白、维生素及微量元素，能有效阻止血脂在血管壁的沉淀。

**性味归经** 性平，味甘；归肺、脾、肾经。

**食疗功效** 健脾胃、补肺肾、补中益气、健脾补虚，固肾益精、益心安神。

[相宜搭配]

1. 山药+鸭肉。二者同食可消除油腻，补肺效果更佳。

2. 山药+苦瓜。二者均有减肥、降血糖的功效，同食可增强减肥效果。

3. 山药+桂圆+甲鱼。三者相配功在补脾胃、益心肺、滋肝肾。

[相忌搭配] 山药+鲫鱼。二者同食容易引起水肿。

[人群宜忌] 一般人群均可食用。最适宜于身体虚弱、精神倦怠、消化不良、慢性腹泻、遗精盗汗、虚劳咳嗽、夜多小便、糖尿病患者以及妇女白带多者食用。山药有较强的收敛作用，故大便燥结者不宜常食；有实邪者忌食。

# 芋头

芋头又称芋艿、里芋、香芋、芋芍、毛芋、山芋，是天南星科植物多年生草本芋的地下块茎。芋头口感细软，绵甜香糯，营养价值近似于土豆，又不含龙葵素，易于消化而不会引起中毒，是人们喜爱的根茎类食品。

## 专家提示

**营养特点** 芋头含碳水化合物达13%，主要为淀粉；含蛋白质约2%，脂肪很少；还含有钾、钙、胡萝卜素、维生素C、B族维生素、皂角苷等多种成分，其中氟的含量较高，具有保护牙齿的作用。芋头含有一种天然的多糖类植物胶体，能帮助消化，并有止泻的作用；同时又含有大量的膳食纤维，能润肠通便，防止便秘。

**性味归经** 性平，味甘辛、有小毒；归肠、胃经。

**食疗功效** 健脾补虚、散结解毒。

[相忌搭配] 芋头+香蕉。二者同食易导致腹胀。

[**人群宜忌**] 一般人群均可食用。特别适合身体虚弱者食用；过敏性体质（荨麻疹、湿疹、哮喘、过敏性鼻炎）者、小儿食滞者、胃纳欠佳者以及糖尿病患者应少食；食滞胃痛、肠胃湿热者忌食。

[**食用宜忌**]

1. 芋头烹调时一定要烹熟，否则其中的黏液会刺激咽喉。

2. 生芋汁易引起局部皮肤过敏，可用姜汁擦拭以解之。

## ☾ 魔芋

魔芋为天南星科魔芋属植物的泛称，又称蒟蒻芋，俗称魔芋、雷公枪、菎蒻。

---

**专家提示**

**营养特点** 魔芋主要成分为葡萄甘露聚糖，即魔芋多糖，葡萄甘露聚糖膨胀系数极大，少食即有饱

---

腹感，是理想的减肥食物。魔芋还含有膳食纤维、多种氨基酸和微量元素，经常食用能防治消化系统疾病、降低胆固醇、防治高血压、防治肥胖等，对糖尿病也具有较好的防治作用。

**性味归经** 性寒、味辛；归心、脾经。

**食疗功效** 消肿散结，解毒止痛，宽肠通便，化痰软坚。

[**人群宜忌**] 一般人群均可食用，尤其是糖尿病患者和肥胖者的理想食品。魔芋性寒，有伤寒感冒症状者应少食。

[**食用禁忌**]

1. 忌生食。生魔芋有毒，必须煎煮 3 小时以上才可食用。

2. 消化不良的人，每次食量不宜过多。

# 第二节　豆类及坚果类

## ☾ 黄豆

黄豆别名大豆、黄大豆。中国是黄豆的故乡，其种植历史约有4000多年。

---

**专家提示**

**营养特点** 黄豆有"豆中之王"、"田中之肉"之称，营养价值非常丰富。干黄豆中含优质蛋白质约40%，其氨基酸组成接近人体所需要的氨基酸，尤以赖氨基酸含量最高；含大量脂肪，主要为不饱和

---

脂肪酸如亚油酸、油酸、亚麻酸等；并含丰富的B族维生素和钙、磷、铁、钾等矿物质。黄豆富含卵磷脂，多吃黄豆有助于预防老年痴呆症；富含大豆异黄酮，它与人体中产生的雌激素在结构上十分相似，是女性难觅的美食。

**性味归经** 性平，味甘；归脾、胃、大肠经。

**食疗功效** 益气养血，健脾宽中，健身宁心，下利大肠，润燥消水。

[相宜搭配]

1. 黄豆+大白菜。黄豆能为人体提供无任何毒副作用的植物雌激素，大白菜能帮助人体分解过多的雌激素，二者搭配能有效防治乳腺疾病及乳腺癌。

2. 黄豆+雪里蕻。富含维生素C的雪里蕻与黄豆同食，可使钙的吸收、利用率大大提高。

3. 黄豆+茄子。二者同食具有保护心血管的作用。

4. 黄豆+排骨。二者搭配可以提高蛋白质的营养价值，对补铁也有益。

[人群宜忌] 一般人群均可食用。适宜发育中的青少年儿童和骨质开始疏松的中老年人食用；适宜高血压、冠心病、动脉硬化、高血脂患者；适宜脾虚气弱、消瘦少食，或贫血、营养不良，湿痹拘挛，或水肿、小便不利等人群食用。胃寒者和易腹泻、腹胀、脾虚者以及常出现遗精的肾亏者不宜多食。

[食用宜忌]

1. 黄豆不易消化，每次不能食用过多，否则易脘腹胀满。

2. 黄豆要煮熟后食用，食用不完全熟的豆浆可能出现胀肚、拉肚子、呕吐、发烧等食物中毒症状。

## 绿 豆

绿豆又名青小豆、青豆子，因其颜色青绿而得名，在中国已有两千余年的栽培史，是中国人民的传统豆类食物。

### 专家提示

**营养特点** 绿豆营养丰富，含有大量蛋白质、B族维生素和钙、磷、铁等矿物质，被李时珍称为"菜中佳品"。

**性味归经** 性寒、味甘；归心、胃经。

**食疗功效** 清热解毒、清暑益气、止渴利尿、明目降压。

[相宜搭配]

1. 绿豆+南瓜。二者同食对夏季心烦、身热、口渴、尿赤、头昏、乏力等症有一定疗效。

2. 绿豆+薏米。二者都富含维生素$B_1$，同食可改善肤质，并辅助治疗脚气病。

[相忌搭配] 绿豆+狗肉。绿豆性寒，与性热的狗肉同食会引起腹胀、消化不良。

[人群宜忌] 一般人群均可食用。体质偏热者、

易患疮毒者以及高血压、高脂血症患者宜食。脾胃虚寒易泻之人不宜常食；慢性胃肠炎、慢性肝炎、甲状腺机能低下者忌多食；服温补药时不要吃绿豆，以免降低药效。

# 赤小豆

赤小豆俗名红豆、赤豆、红饭豆、米赤豆、野赤豆。

---

## 专家提示

**营养特点** 赤小豆富含淀粉，有"饭豆"之称；赤小豆蛋白质中赖氨酸含量较高，宜与谷类食品混合成豆饭或豆粥食用；赤小豆还含有维生素A、维生素C、B族维生素和植物皂素，以及钙、磷、铁等矿物质。

**性味归经** 性微寒，味甘、酸；归心、小肠经。

**食疗功效** 利水消肿退黄、清热解毒消痈。

---

[相宜搭配]

1. 赤小豆 + 鲤鱼。二者均能消肿利水，同煮功效更强，尤其适于各种水肿病人食用，包括发生妊娠水肿的孕妇，但正常人不宜食用。

2. 赤小豆 + 鸡肉。二者同食具有滋阴补肾、补血明目和祛风解毒的功效，若加几粒红枣，则效果更佳。

3. 赤小豆 + 红枣。二者都富含铁，搭配食用具有滋补养颜的功效。

4. 赤小豆 + 百合。二者搭配食用具有补充气血、安定神经的功效。

5. 赤小豆 + 山药。二者同食有清热祛湿、健脾止泻之功效。

[相忌搭配]

1. 赤小豆 + 羊肉。羊肉温补，而赤小豆性偏凉，二者同食易降低羊肉的温补功效。

2. 赤小豆 + 茶叶。赤小豆中的铁与茶叶中的单宁酸相遇会形成不溶性的铁，降低人体对铁的吸收。

[人群宜忌] 一般人群均可食用。水肿、肾炎患者宜食；产后缺奶和产后浮肿者，可单用赤小豆煎汤喝或煮粥食；产妇、乳母、肥胖者宜食。赤小豆能通利水道，故尿频者忌食。

[食用宜忌] 赤小豆不可生食，其所含的皂素极易对人体消化道产生刺激会使人中毒。

# 黑 豆

黑豆为豆科植物大豆的黑色种子，又名乌豆、黑大豆、冬豆子等。

---

## 专家提示

**营养特点** 黑豆蛋白质含量高达36%～40%，不饱和脂肪酸含量达80%，还含有维生素$B_1$、维生素$B_2$、维生素C、维生素$B_3$和铁、锰、锌、铜、钼、硒等矿物质。黑豆基本不含胆固醇，只含植物固醇，而植物固醇不被人体吸收利用，又有抑制人体吸收胆

---

固醇、降低血液中胆固醇。因此，常食黑豆能软化血管、滋润皮肤、延缓衰老，特别是对高血压、心脏病等患者有益。

**性味归经** 性平、味甘；归脾、肾经。

**食疗功效** 活血、利水、祛风、健脾益肾、清热解毒、滋养健血、补虚乌发。

[**人群宜忌**] 一般人群均可食用。适宜脾虚水肿、脚气浮肿者，老人肾虚耳聋、小儿夜间遗尿者食用；适宜体虚者及小儿盗汗、自汗，尤其是热病后出虚汗者食用；适宜妊娠腰痛或腰膝酸软、白带频多、产后中风、四肢麻痹者食用。小儿不宜多食；黑大豆炒熟后热性大，多食易上火，故炒黑豆不宜多食。

## 豌豆

豌豆又名麦豌豆、寒豆、麦豆、雪豆、毕豆、麻累、国豆等。

**营养特点** 豌豆富含赖氨酸，可补充谷类食物赖氨酸的不足。豌豆荚和豆苗的嫩叶中富含维生素C和能分解体内亚硝胺的酶，具有抗癌防癌的作用。

**性味归经** 性平、味甘；归脾、胃经。

**食疗功效** 益中气、止泻痢、调脾胃、利小便、消痈肿、解乳石毒。

[**人群宜忌**] 一般人群均可食用。

## 蚕豆

蚕豆又称胡豆、佛豆、胡豆、川豆、倭豆、罗汉豆，为粮食、蔬菜和饲料、绿肥兼用作物，起源于西南亚和北非，相传西汉张骞自西域引入中国。

**营养特点** 蚕豆碳水化合物含量47%～60%，富含蛋白质，且不含胆固醇；含有磷脂及丰富的胆碱，有增强记忆力的作用；还含有丰富的钙、锌、锰等矿物质。

**性味归经** 性平、味甘；归脾、肾经。

**食疗功效** 益气健脾，利湿消肿。

[**相宜搭配**]

1. 蚕豆＋枸杞。二者搭配对腰酸背痛、糖尿病、头昏耳鸣、视力模糊等症有辅助治疗作用。

2. 蚕豆＋韭菜。二者搭配食用能帮助消化、消除腹胀。

[**相忌搭配**] 蚕豆＋田螺。田螺性寒，蚕豆性滞，两者同食易使人腹胀，产生肠绞痛。

[**人群宜忌**]

1. 一般人均可食用。老人、考生、脑力工作者、高胆固醇者、便秘者可以多食用；肾炎、水肿患者，脾虚气弱、遗精白带者，疮疡患者，更年期女性宜食。

2. 胃弱者不宜多食；蚕豆病患者、遗传性血红细胞缺陷症者、产后妇女、术后者忌食。

## 扁豆

扁豆又名白扁豆、藤豆、南扁豆、沿篱豆、蛾眉豆、铡刀片等，嫩荚是普通蔬菜，种子白色或紫黑色，可入药。

### 专家提示

**营养特点** 扁豆含蛋白质、脂肪、糖类、磷、钙、铁、锌，维生素$B_1$、维生素$B_2$和维生素$B_3$、泛酸、豆甾醇、磷脂、氰甙、血细胞凝结素等成分。

**性味归经** 性平，味甘；归脾、胃经。

**食疗功效** 健脾、和中、益气、化湿、消暑。

[**人群宜忌**] 一般人群均可食用。特别适宜脾虚便溏、饮食减少、慢性久泄以及妇女脾虚带下、小儿疳积（单纯性消化不良）者食用；适宜夏季感冒挟湿、暑热头痛、头昏、恶心、烦躁、口渴欲饮者食用。寒热病者、素体寒者、患疟者不可食。

## 刀豆

刀豆为豆科刀豆的干燥成熟种子，别名刀豆子、大刀豆。

### 专家提示

**营养特点** 刀豆含有尿毒酶、血细胞凝集素、刀豆氨酸等；刀豆嫩荚中发现刀豆赤霉Ⅰ和Ⅱ等，有治疗肝昏迷和抗癌的作用。刀豆对人体镇静也有很好的作用，可以增强大脑皮质的抑制过程，使神志清晰，精力充沛。

**性味归经** 性平，味甘、无毒；归胃、肾经。

**食疗功效** 温中下气，益肾补元。

[**人群宜忌**] 一般人群均可食用，尤适于肾虚腰痛、气滞呃逆、风温腰痛、小儿疝气等患者食用；胃火盛者忌食。

## 豆腐

豆腐是我国炼丹家——淮南王刘安发明的绿色健康食品，至今已有2100多年的历史，深受我国人民、周边各国及世界人民的喜爱。

### 专家提示

**营养特点** 豆腐营养丰富，含有铁、钙、磷、镁等人体必需的多种微量元素，和丰富的优质蛋白。豆腐中含有最接近人体雌激素的植物雌激素，仿佛神赐给女人的食物。它还含有一定量的维生素E，维生素E对保持青春活力、延迟衰老有特殊作用。

**性味归经** 性凉、味甘；归脾、胃、大肠经。

**食疗功效** 益气宽中、生津润燥、清热解毒、和脾胃、抗癌。

[相宜搭配]

1. 豆腐＋海带。豆腐中含有皂角苷，此物会引起体内碘的排泄，造成机体碘缺乏，但与海带或其他海产品同食可避免碘缺乏。

2. 豆腐＋鱼肉。豆腐所含蛋白质缺乏蛋氨酸和赖氨酸，鱼肉缺乏苯丙氨酸，二者同食蛋白质的组成更合理，营养价值更高。

3. 豆腐＋萝卜。豆腐植物蛋白丰富，多吃可引起消化不良，而萝卜有助消化之功，二者同食可避免消化不良。

[相忌搭配] 豆腐＋菠菜。二者同烹，豆腐中的钙与会菠菜中的草酸结合成"草酸钙"，影响人体对钙的吸收，长期大量共食可引起结石。因此，豆腐不宜与含有草酸较多的食物如小葱、木耳菜、空心菜等同食。

[人群宜忌] 一般人群均可食用。身体虚弱、营养不良、气血双亏、年老羸瘦者宜食；高脂血症、高胆固醇、糖尿病、肥胖、血管硬化者及癌症者宜食；妇女产后乳汁不足者、痰火咳嗽哮喘（包括急性支气管炎哮喘）者宜食；饮酒时宜食，因为豆腐含有半胱氨酸，能加速酒精在身体中的代谢，减少酒精对肝脏的毒害。豆腐中含嘌呤较多，嘌呤代谢失常的痛风病人和血尿酸浓度增高的患者忌食；脾胃虚寒、经常腹泻便溏者忌食。

[食用宜忌] 豆腐中缺少必需氨基酸——蛋氨酸，故豆腐宜搭配一些食物如鱼、鸡蛋、海带、排骨等来提高其蛋白质的利用率，而且味道更加鲜美。

# 花生

花生又名长生果、长寿果、落花生、落花参等。花生滋养补益，有助于延年益寿，故民间称之为"长生果"，并且和黄豆一同被誉为"植物肉"、"素中之荤"。

## 专家提示

**营养特点** 花生含有大量的蛋白质和脂肪，特别是不饱和脂肪酸的含量很高，并含有硫胺素、核黄素、维生素B$_3$等多种维生素以及卵磷脂和钙、铁等矿物质。

**性味归经** 性平，味甘；归脾、肺经。

**食疗功效** 健脾和胃、润肺化痰、清喉补气、利尿通乳、降压止血。

[相宜搭配]

1. 花生＋猪蹄。二者同食可养血生精、通络增乳，适用于产后血虚体弱、乳汁不足者。

2. 花生＋红枣。二者搭配食用，既可补虚，又能止血，最宜于身体虚弱的出血病人。

3. 花生＋红葡萄酒。生花生米和红酒同食可以保护心脏血管，防止血栓形成。

[相忌搭配] 花生＋黄瓜、螃蟹。花生多油脂，黄瓜、螃蟹性寒，凡油脂与性寒之物相遇，滑利之性更强，易导致腹泻。

[**人群宜忌**]一般人群均可食用。适宜营养不良、食欲不振、咳嗽痰喘者食用；病后体虚、手术病人恢复期以及妇女孕期产后进食花生均有补养效果。高脂血症患者、胆囊切除者、消化不良者、糖尿病患者、跌打淤肿者、体寒湿滞及肠滑便泄者不宜食用。

## 芝麻

芝麻又名胡麻、脂麻，有黑白两种，食用以白芝麻为好，补益药用则以黑芝麻为佳。古代养生学陶弘景对它的评价是"八谷之中，唯此为良"。

### 专家提示

**营养特点** 芝麻含有大量的脂肪和蛋白质，还含有膳食纤维、维生素$B_1$和维生素$B_2$、维生素$B_3$、维生素E、卵磷脂、钙、铁、镁、芝麻素、芝麻酚等营养成分。

**性味归经** 性平、味甘；归肝、脾、肾经。

**食疗功效** 润燥滑肠、补血明目、生津通乳、益肝养发、强身体、抗衰老。

[**相宜搭配**]

1. 芝麻 + 海带。二者同食具有美容、抗衰老的功效。

2. 芝麻 + 柠檬。二者同食具有很好的补血养颜功效。

[**人群宜忌**]一般人群均可食用。适宜肝肾不足所致的眩晕、眼花、视物不清、腰酸腿软、耳鸣耳聋、发枯发落、头发早白之人食用；适宜妇女产后乳汁缺乏者食用；适宜身体虚弱、贫血、高脂血症、高血压病、老年哮喘、肺结核以及荨麻疹、习惯性便秘者食用；适宜糖尿病、血小板减少性紫癜、慢性神经炎、末梢神经麻痹、痔疮以及出血性素质者食用。患有慢性肠炎、便溏腹泻者忌食；男子阳痿、遗精者忌食。

## 杏仁

杏仁分为甜杏仁及苦杏仁两种。中国南方产的杏仁属于甜杏仁（又名南杏仁），味微甜、细腻，多用于食用；北方产的杏仁则属于苦杏仁（又名北杏仁），带苦味，多作药用。

### 专家提示

**营养特点** 杏仁中含蛋白质27%，脂肪53%，碳水化合物11%，每百克杏仁中含钙111mg，磷385mg，铁70mg，还含有一定量的胡萝卜素、维生素C及苦杏仁甙等。

**性味归经** 甜杏仁性味甘、辛，苦杏仁性味苦、温；归肺、脾、大肠经。

**食疗功效** 甜杏仁性味甘、辛，苦杏仁性味苦、温；归肺、脾、大肠经。肝养发、强身体、抗衰老。

[**相忌搭配**]杏仁 + 猪肺。二者同食不利于蛋白质的吸收。

[**人群宜忌**] 一般人群均可食用。适宜外感咳嗽喘满、肠燥便秘、癌症患者以及术后化疗者食用。婴儿慎服，阴虚咳嗽及泻痢便溏者忌食。

[**食用宜忌**] 苦杏仁一次服用不可过多，过量服用可致中毒。

## 葵花籽

葵花籽，即向日葵的果实，又名瓜子、天葵子、向日葵子。

### 专家提示

**营养特点** 葵花籽富含不饱和脂肪酸、维生素E和微量元素磷、钾等，加上其味道可口，因而成为一种十分受人们欢迎的休闲零食和食用油。

**性味归经** 性平、味甘；归胃经。

**食疗功效** 生食驱虫润肠燥、补虚、降血脂、防癌。

[**相宜搭配**] 葵花籽+芹菜。生食葵花籽，每日早晚各一把，配芹菜汁半杯，连服1个月，对高血压有很好的疗效。

[**人群宜忌**] 一般人群均可食用。适宜于神经衰弱、失眠、蛔虫患者以及高血脂、动脉硬化、癌症患者。

[**食用宜忌**] 葵花籽不宜多吃，吃时最好用手剥皮。因为用牙嗑，容易使舌头、口角糜烂，还会在吐壳时将大量津液吐掉，使味觉迟钝、食欲减少，甚至

引起胃痉挛。

## 南瓜子

南瓜子为葫芦科植物南瓜的种子，别名北瓜子、窝瓜子、南瓜仁、方瓜子、金瓜米。

### 专家提示

**营养特点** 南瓜子含丰富的脂肪油（为亚麻仁油酸、油酸等的甘油酯）、蛋白质、胡萝卜素、维生素B$_1$、维生素B$_2$、维生素C、南瓜子氨酸等成分，适量食用能保证大脑血流量，令人精神抖擞、容光焕发。

**性味归经** 性平、味甘；归大肠经。

**食疗功效** 补脾益气、下乳汁、润肺燥、驱虫、消肿。

[**相宜搭配**] 南瓜子+花生。二者经常同食，可以改善营养不良所致的面色萎黄症状。

[**人群宜忌**] 一般人群均可食用。适宜产后手足浮肿和缺乳者食用；适宜蛔虫病、蛲虫病、绦虫病、钩虫病、血吸虫病患者食用；适宜糖尿病、前列腺肥大者食用。胃热病人宜少食，否则会感到脘腹胀闷。

## 松子

松子又名罗松子、海松子、松子仁、新罗松子等，为松科植物红松、白皮松、华山松等多种松的种子。

## 专家提示

**营养特点** 松子富含蛋白质、碳水化合物、脂肪，其脂肪大部分为油酸、亚油酸等不饱和脂肪酸，还含有钙、磷、铁等矿物质。

**性味归经** 性温、味甘；归肝、肺、大肠经。

**食疗功效** 养阴、熄风、润肺、滑肠。

[**人群宜忌**] 一般人群均可食用。大便溏薄、脾虚腹泻者以及多痰者不宜多食。

## 核桃

核桃又称胡桃、羌桃，为胡桃科植物胡桃的干燥成熟种子，与扁桃、腰果、榛子并称为世界著名的"四大干果"。核桃显著的健脑效果和丰富的营养价值已为越来越多的被人们所推崇，被誉为"万岁子"、"长寿果"。

## 专家提示

**营养特点** 每100g核桃中含脂肪50~64g，其中71%为亚油酸，12%为亚麻酸，蛋白质为15~20g，碳水化合物10g，以及钙、磷、铁、胡萝卜素、维生素$B_2$、维生素$B_6$、维生素E、胡桃叶醌、磷脂、鞣质等成分。

**性味归经** 性温，味甘；归肾、肺、大肠经。

**食疗功效** 补肾益精、温肺定喘、润肠通便。

[**相宜搭配**]

1. 核桃＋百合。二者搭配食用可润肺益肾、止咳平喘，适宜干咳少痰、面色苍白、头晕目眩者食用。

2. 核桃＋蜂蜜。二者与植物油共炒食用，可以治疗咳嗽。

[**相忌搭配**]

1. 核桃＋野鸡肉。核桃性热多油脂，野鸡性冷不易消化，二者同食易导致腹泻。

2. 核桃＋白酒。核桃性温，多食生痰动火，而白酒也属甘辛大热，二者同食易致血热，特别是有咯血宿疾的人应忌食。

[**人群宜忌**] 一般人群均可食用。适宜肾虚、肺虚、神经衰弱、气血不足、癌症患者多食；尤其适合脑力劳动者和青少年。便溏腹泻、素有内热盛及痰湿重者不宜食。

## 榛子

榛子又称山板栗、尖栗、棰子等，形似栗子，外壳坚硬，果仁肥白而圆，有香气，含油脂量很大，吃起来特别香美，是最受人们欢迎的坚果类食品之一，有"坚果之王"美称。

## 专家提示

**营养特点** 榛子营养丰富，果仁中出除含有蛋白质、脂肪、糖类外，胡萝卜素、维生素$B_1$、维生

素 $B_2$、维生素 E 含量也很丰富；榛子中含有人体必需的 8 种氨基酸，其含量远远高过核桃；榛子中各种矿物质如钙、磷、铁含量也高于其他坚果。

**性味归经** 性平、味甘；归脾、胃经。

**食疗功效** 健脾和胃，润肺止咳。

[**人群宜忌**] 一般人皆可食用。适宜病后体虚、脾虚泄泻者以及食欲不振、咳嗽者食用。榛子含有丰富的油脂，胆功能严重不良者应慎食。

## 板栗

板栗又名栗子、毛栗，为壳斗科乔木植物栗的种子，与桃、杏、李、枣并称"五果"。

### 专家提示

**营养特点** 板栗碳水化合物含量较高，能供给人体较多的热能，有"铁秆庄稼"、"木本粮食"之称。板栗中钾、锌、铁等矿物质，虽然含量没有榛子高，但仍比苹果等普通水果高得多，尤其是含钾量比苹果高出 3 倍多。

**性味归经** 性平、味甘；归脾、胃、肾经。

**食疗功效** 补中益气，健脾益胃，补肾益精。

[**相宜搭配**]

1. 板栗 + 鸡肉。二者同食可以补肾虚、益脾胃，非常适合肾虚病人食用。

2. 板栗 + 红枣。二者搭配适宜于肾虚者、腰酸背痛者、腿脚无力者、小便频多者食用。

[**人群宜忌**] 一般人群均可食用。糖尿病、脾胃虚弱、消化不良者不宜多食；食积停滞、脘腹胀满者忌食。

[**食用宜忌**] 栗子生吃难消化，熟食又容易滞气，故一次不宜吃得太多。

## 莲子

莲子又名莲肉、莲实、莲米、水之丹。

### 专家提示

**营养特点** 莲子富含碳水化合物，钙、磷、钾的含量也非常丰富，中老年人特别是脑力劳动者经常食用，可以健脑、增强记忆力、提高工作效率，并能预防老年痴呆。

**性味归经** 鲜者性味甘平，干者性味甘温；归心、脾、肾经。

**食疗功效** 补益心气，健脾止泻，补肾固精。

[**相宜搭配**]

1. 莲子 + 百合。二者煮粥食用，可润燥养肺、滋补强身，还可治疗神经衰弱、心悸、失眠等。

2. 莲子 + 枸杞子。二者同食具有健美抗衰、乌发明目、健身延年的功效。

3. 莲子 + 银耳。二者同食有去除脸部黄褐斑、雀斑的功效。

[**相忌搭配**] 莲子不能与牛奶同食，否则加重

便秘。

[**人群宜忌**] 一般人群均可食用。中老年人、体虚失眠者宜食；腹胀及大便燥结者忌食。

## 芡实

芡实又名鸡头米、鸡头苞、鸡头莲、刺莲藕等，为睡莲科植物芡的干燥成熟种仁。

> **专家提示**
>
> **营养特点** 芡实含碳水化合物极为丰富，约为75.4%，而脂肪含量只有0.2%，因而极容易被人体吸收。此外，还含有钙、磷、铁、核黄素和维生素C等。
>
> **性味归经** 性平，味甘、涩；归脾、肾经。
>
> **食疗功效** 补中益气，固肾涩精，补脾止泄。

[**相宜搭配**] 芡实＋瘦肉。二者同炖，对解除神经痛、头痛、关节痛、腰腿痛等虚弱症状有很大的好处。

[**人群宜忌**] 一般人群均可食用。大小便不利者禁食，食滞不化者慎食。

[**食用宜忌**] 芡实无论是生食还是熟食，一次切忌食用过多，否则难以消化。

## 菱角

菱角又名水栗、菱实，是一年生草本水生植物菱的果实，菱角皮脆肉美，蒸煮或熬粥食用。

> **专家提示**
>
> **营养特点** 菱角含有丰富的淀粉、蛋白质、葡萄糖、不饱和脂肪酸及多种维生素，如维生素$B_1$、维生素$B_2$、维生素C、胡萝卜素及钙、磷、铁等矿物质。
>
> **性味归经** 性平，味甘；归肠、胃经。
>
> **食疗功效** 鲜菱角生食，能消暑热、止烦渴，凡暑热伤津、身热心烦、口渴自汗、食欲不振者，可作食疗果品；菱角熟食性温，能健脾胃、益中气，凡脾虚气弱、体倦神疲、不思饮食、四肢不仁者宜食。

[**相忌搭配**] 菱角＋猪肉。二者同食易引起腹痛。

[**人群宜忌**] 一般人群均可食用。脾胃虚寒、便溏腹泻、肾阳不足者不宜生食。

# 第三节 蔬菜类

## 白菜

白菜原产于我国北方，是十字花科芸薹属叶用蔬菜，通常指大白菜，也包括小白菜以及由甘蓝的栽培变种结球甘蓝，即圆白菜（洋白菜）。

## 专家提示

**营养特点** 白菜营养丰富，有"百菜不如白菜"之说，含有糖类、脂肪、蛋白质、粗纤维、钙、磷、铁、胡萝卜素、维生素$B_1$、维生素$B_3$等，且维生素C、维生素$B_2$的含量比苹果高5倍，微量元素锌高于肉类，并含有能抑制亚硝酸胺吸收的钼。

**性味归经** 性平微寒、味甘；归肠、胃经。

**食疗功效** 通利肠胃、养胃生津、止咳化痰、利尿通便、清热解毒。

[相宜搭配]

1. 白菜+虾仁。二者同食可预防骨质疏松与肌肉抽筋等症。

2. 白菜+蛋黄酱。富含维生素C的白菜与富含维生素E的蛋黄酱同食，可护肤、防衰老、抗癌，还可促进血液循环。

3. 白菜+瘦肉。二者搭配非常适宜于营养不良、贫血、头晕、大便干燥者食用。

4. 白菜+豆腐。二者搭配食用适宜于大小便不利、咽喉肿痛、支气管炎等患者。

5. 白菜+鲤鱼。二者搭配不仅营养丰富，而且还可辅助治疗妊娠水肿。

6. 白菜+牛肉。二者搭配食用具有健脾开胃的功效，特别适宜虚弱病人经常食用，对于体弱乏力、肺热咳嗽也有辅助疗效。

7. 白菜+黄豆。二者搭配食用能有效防治乳腺癌。

[相克搭配] 白菜+兔肉。兔肉性凉，易致腹泻，白菜有通便的功效，二者同食更容易引起腹泻或者呕吐。

[人群宜忌] 一般人均可食用。更适宜于慢性习惯性便秘、伤风感冒、肺热咳嗽、咽喉发炎、腹胀及发热者食用；气虚胃寒、大便溏泻及寒痢者不可多食。

[食用宜忌] 忌食隔夜的熟白菜和未腌透的大白菜，因其亚硝酸盐含量大大增加，而亚硝酸盐被人体吸收后会导致食物中毒。

# 油菜

油菜又名上海青、芸苔、寒菜、青江菜、胡菜、苦菜、油白菜、苦菜等，是十字花科植物油菜的嫩茎叶。油菜分白梗菜和青梗菜两种，白梗菜叶绿色，叶柄白色，直立，质地脆嫩，苦味小而略带甜味；青梗菜叶绿色，叶柄淡绿色，扁平微凹，肥壮直立，植株矮小，叶片肥厚，质地脆嫩，略有苦味。

## 专家提示

**营养特点** 油菜含有丰富的钙、铁和维生素C、胡萝卜素，对于抵御皮肤过度角化大有脾益，爱美人士可以多吃。

**性味归经** 性凉，味甘；归肝、肺、脾经。

**食疗功效** 活血化瘀，解毒消肿，宽肠通便，强身健体。

[**相宜搭配**]

1. 油菜+香菇。二者搭配食用有预防癌症的功效。

2. 油菜+虾仁。二者搭配食用有消肿散结、清热解毒的功效。

3. 油菜+鸡肉。二者同食可强化肝脏、美化肌肤。

[**人群宜忌**] 一般人均可食用。特别适宜患口腔溃疡、口角湿白、齿龈出血、牙齿松动、淤血腹痛、癌症患者。痧痘、孕早期妇女、目疾患者、小儿麻疹后期、疥疮、狐臭等慢性病患者少食；脾胃虚寒、大便溏泻者也不宜多食。

## 菠菜

菠菜又名菠薐、波斯草、赤根菜、鹦鹉菜等，是藜科菠菜属草本植物，原产波斯，2000 年前已有栽培。

---

**专 家 提 示**

**营养特点** 菠菜茎叶柔软滑嫩、味美色鲜，含有丰富维生素C、胡萝卜素以及铁、钙、磷等矿物质。

**性味归经** 性凉，味甘辛、无毒；归肠、胃经。

**食疗功效** 补血止血、滋阴润燥、通利肠胃、泻火下气。

---

[**相宜搭配**]

1. 菠菜+猪血、鸡血。二者同食既养肝又护肝，患有慢性肝病者尤为适宜。

2. 菠菜+鸡蛋。二者搭配含有丰富的优质蛋白、矿物质、维生素等多种营养素，孕妇常吃可预防贫血。

[**相忌搭配**] 菠菜+豆腐。二者同烹，菠菜中的草酸与豆腐中的钙会结合成"草酸钙"，影响人体对钙的吸收，长期大量共食可引起结石。因此，菠菜不宜与含钙丰富的豆类、豆制品以及虾米、海带、紫菜等食物同烹。

[**人群宜忌**] 般人群均可食用。特别适于高血压患者、糖尿病患者、便秘者食用。贫血患者吃后会让体内的铁质流失得更快。儿童、肠胃虚寒、腹泻者、肾炎和肾结石者、痛风患者少食。

[**食用宜忌**]

1. 食用菠菜不用去根。菠菜根含有一般蔬果所缺乏的维生素 K，有助于防治皮肤、内脏出血的倾向。

2. 食用菠菜时宜先焯水再进行烹饪，以减少草酸含量，避免草酸的不良作用。

## 芹菜

芹菜有水芹、旱芹两种，旱芹香气较浓，以药用为佳，又名"香芹"、"药芹"。

## 专家提示

**营养特点**　芹菜含铁量较高，是缺铁性贫血患者的佳蔬。芹菜是高纤维食物，它经肠内消化作用产生一种木质素或肠内脂的物质，这类物质是一种抗氧化剂。常吃芹菜，尤其是吃芹菜叶，对预防高血压、动脉硬化等都十分有益，并有辅助治疗作用。

**性味归经**　性凉，味甘辛，无毒；归肺、胃、肝经。

**食疗功效**　平肝降压、镇静安神、利尿消肿、防癌抗癌、养血补虚、清热解毒。

[相宜搭配]

1. 芹菜 + 牛肉。二者相配不但营养丰富，还能瘦身。

2. 芹菜 + 花生。二者搭配食用可改善脑血管循环、延缓衰老，特别适合高血压、高血脂、血管硬化等患者食用。

3. 芹菜 + 核桃。二者搭配适宜于高血压、便秘患者食用。

[相忌搭配]　芹菜 + 蛤蜊、毛蚶或螃蟹。芹菜与蛤蜊、毛蚶或螃蟹共食容易引起腹泻、腹痛等不良症状。

[人群宜忌]　一般人群均可食用。特别适合高血压、动脉硬化、高血糖、缺铁性贫血、经期妇女食用。脾胃虚寒、肠滑不固者、血压偏低者、婚育期男士应少食。

## 生菜

生菜别名叶用莴笋、鹅仔菜、莴仔菜，属菊科莴苣属，是欧、美国家的大众蔬菜，深受人们喜爱。

## 专家提示

**营养特点**　生菜富含水分，水分含量高达94% ~ 96%，还含有碳水化合物、维生素C以及钾、钠、钙等矿物质。生菜中膳食纤维和维生素C较白菜多，有消除多余脂肪的作用，故又叫减肥生菜。

**性味归经**　性凉，味甘、苦；归脾、胃、肺经。

**食疗功效**　清热安神、清肝利胆、利气养胃、通乳利便。

[人群宜忌]　一般人群均可食用。适宜小便不利者、产后乳汁不通者、眼疾者、高胆固醇者、神经衰弱者、肝胆病者食用。体质寒凉、尿频、胃寒者少吃。

## 苋菜

苋菜别名青香苋、红苋菜、红菜、野刺苋、米苋等，苋菜叶呈卵形或棱形，有绿色或紫红色。

## 专家提示

**营养特点**　苋菜含有丰富的铁、钙和维生素K，具有促进凝血、增加血红蛋白含量并提高携氧能力、促进造血等功能。常食苋菜还可以减肥轻身。

**性味归经**　性凉，味微甘；归肺、大肠经。

**食疗功效**　清热利湿，清热解毒，明目利咽，凉血止血，止痢。

**[相宜搭配]**

1. 苋菜+豆腐。二者炖汤,具有清热解毒、生津润燥的功效,对于肝胆火旺、目赤咽肿者有辅助治疗作用。

2. 苋菜+鸡蛋。二者同食可增强人体免疫功能。

3. 苋菜+粳米。二者熬粥,具有清热止痢的功效,尤其适宜年老体虚者,常吃可以益脾胃、强身体。

**[相忌搭配]** 苋菜+甲鱼、龟肉。苋菜性滑利,甲鱼和龟肉性冷,同食难以消化,可形成肠胃积滞。

**[人群宜忌]** 一般人群均可食用。适宜老年人、幼儿、妇女、减肥者食用;适宜肠炎痢疾、大便干结、小便赤涩以及蛇虫咬伤、疮毒者食用。脾胃虚寒者不宜多食;过敏性体质者食用苋菜后经日光照射有可能患植物日光性皮炎,需慎食;孕妇不宜食。

## 茼 蒿

茼蒿又名菊花菜、蓬蒿、蒿子秆等,茎叶嫩时可食,亦可入药。

**专家提示**

**营养特点** 茼蒿胡萝卜素含量极高,是黄瓜、茄子含量的20~30倍。茼蒿含有特殊香味的挥发油,有助于宽中理气、消食开胃。此外,还含有丝氨酸、天门冬素、苏氨酸、丙氨酸等。

**性味归经** 性平,味辛、甘;归肝、肾经。

**食疗功效** 清血、养心、降压、润肺、清痰、开胃、利肠。

**[相宜搭配]**

1. 茼蒿+大蒜。二者同食具有润肠通便、开胃健脾、降压补脑的功效。

2. 茼蒿+蜂蜜。二者加水熬汤,有润肺化痰、止咳祛热的功效。

**[人群宜忌]** 一般人群均可食用。适合高血压患者、脑力劳动人士、贫血者、骨折患者以及慢性肠胃病、习惯便秘者食用。茼蒿辛香滑利,胃虚腹泻者不宜多食。

**[食用宜忌]** 火锅中加入茼蒿,可促进鱼类或肉类蛋白质的代谢,对营养的摄取有益。茼蒿气浊、上火,一次忌食过量。

## 香 菜

香菜又称胡菜、原荽、园荽、芫荽等,北方一带人俗称"芫荽",状似芹,叶小且嫩,茎纤细,味郁香,是汤、饮中的佳佐。

**专家提示**

**营养特点** 香菜含有丰富的维生素C、胡萝卜素、维生素$B_1$和维生素$B_2$以及钙、铁、磷、镁等矿物质,其维生素C含量比普通蔬菜高得多,常人食用7~10g香菜叶就能满足人体每天对维生素C的需求;此外,还含有挥发油、苹果酸钾、右旋甘露糖醇、黄酮甙等。

**性味归经** 性温,味辛;归肺、胃经。

**食疗功效** 健胃消食,发汗透疹,利尿通便,驱风解毒。

[相宜搭配]

1. 香菜＋羊肉。香菜可去腥膻，适宜与羊肉同吃。

2. 香菜＋羊肉或狗肉。同食可激发性欲，提高性能力。

[相忌搭配] 香菜＋猪肉。香菜辛温、性发、耗气伤神，猪肉滋腻、助湿热而生痰，故二者不宜同食。

[人群宜忌] 一般人群均可食用。患风寒外感者、脱肛及食欲不振者，小儿出麻疹者尤其适合。口臭、狐臭、严重龋齿、胃溃疡、生疮者少吃香菜；麻疹已透或虽未透出而热毒壅滞者不宜食用。

[食用宜忌]

1. 香菜全年都有种植，但以秋、冬季的品质较好。

2. 香菜虽芳香，但不可多食，否则会令人多忘、脚软、气虚。

## 蕨菜

蕨菜又叫拳头菜、猫爪、龙头菜，属于凤尾蕨科，其食用部分是未展开的幼嫩叶芽。

### 专家提示

**营养特点** 蕨菜嫩叶含蛋白质、脂肪、碳水化合物、膳食纤维、多种矿物质和维生素$B_2$、维生素C、维生素E及胡萝卜素等。

**性味归经** 性寒、味甘涩、微毒；归肝、胃、大肠经。

**食疗功效** 清热、健胃、滑肠、降气、祛风、化痰、止血。

[人群宜忌] 一般人群均可食用。适宜感冒发热、黄疸、痢疾、带下者食用；适宜噎膈、肺结核咯血、肠风便血、风湿痹痛患者食用。脾胃虚寒者慎用，生疥疮者忌食。

## 空心菜

空心菜原名雍菜，又名藤藤菜、通心菜、无心菜等，在我国南方普遍栽培。由于其梗中心是空的，故称"空心菜"。

### 专家提示

**营养特点** 空心菜蛋白质含量比同等重量的番茄高4倍，钙含量比番茄高12倍多，并含有较多的胡萝卜素和丰富的膳食纤维。

**性味归经** 性凉，味甘，无毒；归肠、胃经。

**食疗功效** 清热解毒，利尿止血。

[人群宜忌] 一般人群均可食用。适宜于便血、血尿和鼻衄患者以及糖尿病、高胆固醇、高血脂患者。体质虚弱、脾胃虚寒、大便溏泄者不宜多食；血压偏低，手脚易麻痹、抽筋者不宜多食。

## 芥菜

芥菜，又称大头菜、芥疙瘩、玉根、水苏，叶子大，表面多皱纹，叶脉显著，为中国著名的特产蔬菜。芥菜主要有芥子菜、叶用芥菜、茎用芥菜、薹用芥菜、芽用芥菜和根用芥菜六个类型。

**专家提示**

**营养特点** 芥菜含有丰富的维生素A、维生素D、维生素C和B族维生素，其中所含维生素C是大白菜的两倍多，含钙量是蔬菜中较高的，每100g含钙1134mg。

**性味归经** 性温、味辛；归肺、胃、肾经。

**食疗功效** 温中利气，解毒消肿，开胃消食，明目利膈。

[相忌搭配] 芥菜＋鳖肉。芥菜性温味辛，鳖肉性寒，二者冷热相反，不宜同食。

[人群宜忌] 一般人群均可食用。是眼科患者的食疗佳品；芥菜类蔬菜常被制成腌制品食用，因腌制后含有大量的盐分，故高血压、血管硬化的病人应注意少食。内热偏盛及内患有热性咳嗽患者、疮疡、痔疮、便血及眼疾者不宜食。

## 韭菜

韭菜又名草钟乳、起阳草、壮阳草、长生草、洗肠草、扁菜，属百合科多年生草本植物，以种子和叶等入药。

**专家提示**

**营养特点** 韭菜含有一定量的锌，能温补肝肾，因此有"起阳草"之称。韭菜富含膳食纤维，能增强肠胃蠕动，还可以把消化道中的头发、沙砾、金属屑等包裹起来，随大便排出体外，故有"洗肠草"之称。韭菜含有的挥发性精油和硫化物，更具有降低血脂的作用，因此对高血压、冠心病、高血脂的预防有好处。

**性味归经** 性温，味辛、甘；归胃、脾、肾经。

**食疗功效** 健胃、提神、止汗固涩、补肾助阳、固精、利胸膈。

[相宜搭配]

1. 韭菜＋鸡蛋。二者同食可起到补肾、行气止痛的作用，对尿频、肾虚、痔疮、胃脘疼痛等有一定疗效。

2. 韭菜＋豆芽。二者同食可解除人体内的热毒，还具有补虚、通肠利便的作用。

3. 韭菜＋红枣。韭菜根与红枣煎汤饮用可治疗慢性支气管炎、咳嗽。

[相忌搭配]

1. 韭菜＋蜂蜜。韭菜性味辛温，蜂蜜性凉，二者大量同食易引起腹泻。

2. 韭菜＋白酒。白酒性大热，食韭菜饮白酒就像火上浇油，故二者不宜同食。

[人群宜忌] 一般人群均能食用。适宜便秘、男子阳痿、女子痛经、寒性体质者食用。疟疾、疮疡、痧、痘者忌食，阴虚火旺、有眼疾和胃肠虚弱者不宜多食。

31

**[食用宜忌]**

1. 初春时节的韭菜品质最佳，晚秋的次之，夏季的最差，因为纤维多而粗糙。

2. 韭菜炒熟后不宜存放过久，特别是隔夜的熟韭菜不可再吃，因其含有较多的亚硝酸盐。

3. 韭菜粗纤维较多，不易消化吸收，故一次不能吃太多，否则易引起腹泻。最好控制在一顿100g至200g，不能超过400g。

# ☾ 萝卜

萝卜又名莱菔，根肉质，长圆形、球形或圆锥形，原产我国，品种极多，具有多种药用价值。

---

**专家提示**

**营养特点** 萝卜含有丰富的碳水化合物和多种维生素，其中维生素C的含量比梨高8～10倍。萝卜不含草酸，不仅不会与食物中的钙结合，更有利于钙的吸收。萝卜所含的纤维木质素有较强的抗癌作用，生吃效果更好。

**性味归经** 性寒，味辛、甘；归脾、胃经。

**食疗功效** 消积滞、化痰止咳、下气宽中、解毒。

---

**[相忌搭配]** 萝卜+橘子、苹果或葡萄等水果。萝卜会产生一种抗甲状腺的物质硫氰酸，如果同时食用大量的橘子、苹果、葡萄等水果，水果中的类黄酮物质在肠道经细菌分解后就会转化为抑制甲状腺作用的硫氰酸，进而诱发甲状腺肿大。

**[人群宜忌]** 一般人群均可食用。特别适宜于气管炎、多痰、胃脘腹胀、肠炎腹泻、痢疾、便秘、小儿百日咳、糖尿病、高血压、高血脂和癌症患者食用。脾胃虚寒、胃及十二指肠溃疡、慢性胃炎、单纯甲状腺肿、先兆流产、子宫脱垂者不宜多食。

**[食用宜忌]** 每晚睡觉前吃30g萝卜，能消食化积，清热解毒，延年益寿。

# ☾ 胡萝卜

胡萝卜又叫做胡萝菔、红萝卜、黄萝卜等，有红、黄、白等几种色泽，其中以红色、黄色居多。胡萝卜质脆味美、营养丰富，素有"小人参"之称。

---

**专家提示**

**营养特点** 胡萝卜含有丰富的胡萝卜素和膳食纤维，还含有淀粉、无机盐和多种氨基酸。

**性味归经** 性平，味甘；归肺、脾经。

**食疗功效** 消益肝明目、利膈宽肠、健脾除疳、增强免疫、降糖降脂、解毒。

---

**[相宜搭配]**

1. 胡萝卜+菠菜。二者搭配可以明显降低中风的危险。因为胡萝卜素转化为维生素A后可防止胆固醇在血管壁上沉积，保持脑血管畅通，从而防止中风。

2. 胡萝卜+狗肉。二者同食能温补脾胃、益肾助阳，特别适宜胃寒、消化不良、肾虚阳痿等症。

[相忌搭配] 胡萝卜+富含维生素C的蔬菜和水果。同食会破坏维生素C，降低营养价值。

[人群宜忌] 一般人都可食用。更适宜癌症、高血压、夜盲症、干眼病、营养不良、食欲不振、皮肤粗糙者；脾胃虚寒者不可生食，欲怀孕的妇女不宜多食。

# 芦笋

芦笋又名露笋、龙须菜，以嫩茎供食用，质地鲜嫩、风味鲜美、柔嫩可口。

## 专家提示

**营养特点** 芦笋含有人体所必需的各种氨基酸，含量高而且比例适当，特别是天门冬氨酸含量高达1.826%，占氨基酸总含量的13.23%，这对治疗心血管病及泌尿系统疾病有很大作用。芦笋还含有多种人体必需的常量元素和微量元素，常量元素如钙、磷、钾、铁，微量元素如锌、铜、锰、硒、铬等，这些元素对癌症及心脏病的防治有重要作用。因此，芦笋在国际市场上享有"蔬菜之王"的美称。

**性味归经** 性寒，味甘、微苦；归肺、胃经。

**食疗功效** 清热解毒，生津利水。

[人群宜忌] 一般人群均可食用。因其含有少量嘌呤，痛风病人不宜多食。

# 竹笋

竹笋又名笋、竹萌、竹芽、竹胎等，是禾本科中竹亚科多年生常绿木本植物毛竹等多种竹的可食用的芽。鲜笋有冬笋和春笋之分，冬笋是在冬天笋尚未出土时挖掘的，质量最好；春笋则是在春天笋已出土时挖掘的，质量较次。

## 专家提示

**营养特点** 竹笋在我国自古被当作"菜中珍品"，含有丰富的蛋白质、膳食纤维、钙、磷、铁、胡萝卜素、维生素$B_1$、维生素$B_2$、维生素C。竹笋还具有低脂肪、低糖、多纤维的特点，能促进肠道蠕动，帮助消化，并有预防大肠癌的功效。

**性味归经** 性微寒，味甘；归胃、肺经。

**食疗功效** 滋阴凉血、和中润肠、清热化痰、解渴除烦、利隔爽胃、利尿通便、解毒透疹、养肝明目、消食胀。

[相宜搭配]

1. 竹笋+鸡肉。竹笋配鸡肉有利于暖胃、益气、补精、填髓，还具有低脂肪、低糖、多纤维的特点，适合体态较胖者食用。

2. 竹笋+香菇。二者搭配食用，有明目、利尿、降血压的功效。

3. 竹笋+猪腰。二者搭配食用，有滋补肾脏、利尿消肿的功效。

[**人群宜忌**] 一般人群均可食用。适宜痘疹、发炎患者食用；适宜消化不良、血脉不畅者食用；肥胖和习惯性便秘的人尤为适合。患有胃溃疡、胃出血、肾炎、肝硬化、肠炎、尿路结石、低钙、骨质疏松、佝偻病患者不宜多吃；竹笋富含膳食纤维，小儿不宜多食。

## ☾ 莴苣 ☽

莴苣可分为叶用和茎用两类。莴苣的名称很多，在本草书上称作"千金菜"，"莴苣"和"石苣"。叶用莴苣又称春菜、生菜，茎用莴苣又称莴笋、香笋，此处指莴笋。

---

### 专家提示

**营养特点**　莴苣中碳水化合物的含量较低，而无机盐、维生素含量较丰富，尤其是含有较多的维生素$B_3$。莴苣还含有一定量的锌、铁，特别是其中的铁很容易被吸收，经常食用可防治缺铁性贫血。莴苣中的钾离子含量丰富，是钠盐含量的27倍，有利于调节体内盐的平衡。此外，莴笋还含有非常丰富的氟元素，可参与牙齿与骨骼的生长。

**性味归经**　性微寒，味甘苦；归脾、胃、肺经。

**食食功效**　开通疏利，消积下气，利尿通乳，宽肠通便。

---

[**相宜食物**]

1. 莴苣＋蒜苗。二者搭配可防治高血压。

2. 莴苣＋香菇。二者搭配能起到利尿通便、降脂降压的功效，适用于慢性肾炎、习惯性便秘、高血压病、高脂血症。

[**相忌食物**]

1. 莴苣＋乳酪。二者同食易引起消化不良和腹痛。

2. 莴苣＋蜂蜜。二者均性寒，同食会引起消化不良、腹泻。

[**人群宜忌**] 一般人群均可食用。神经官能症、高血压、心律不齐和失眠患者以及小便不通、尿血及水肿者宜食。妇女产后要慎食；寒性体质、痛风、泌尿道结石者不宜食；视力弱者、眼疾患者，特别是夜盲症者不宜多食。

## ☾ 茭白 ☽

茭白又名出隧、绿节、菰菜、菰笋、茭笋、高笋等，是我国特有的水生蔬菜。在唐代以前，茭白被当做粮食作物栽培，它的种子叫菰米或雕胡，是"六谷"之一。后来人们发现，有些菰因感染上黑粉菌而不抽穗，且植株毫无病象，茎部不断膨大，逐渐形成纺锤形的肉质茎，这就是现在食用的茭白。

---

### 专家提示

**营养特点**　茭白富含碳水化合物、膳食纤维、蛋白质、脂肪及维生素$B_2$、维生素E、钾、钠等；

---

嫩茭白的有机氮素以氨基酸状态存在，并能提供硫元素，营养价值较高。

**性味归经** 性寒，味甘；归肝、脾、肺经。

**食疗功效** 祛热、止渴、利尿。

[相宜搭配]

1. 茭白＋鸡蛋。二者同食有开胃解酒的功效，适宜食欲不佳及醉酒者食用。

2. 茭白＋辣椒。二者同食有开胃和中的功效，适用于食欲不振、口淡乏味等症。

3. 茭白＋猪蹄。二者搭配做汤食用具有通经发乳的功效。

[相忌食物] 茭白＋豆腐。二者同食容易形成结石。

[人群宜忌] 一般人群均可食用。适宜内热口渴、小便不利者食用；更适宜高血压病人、黄疸型肝炎患者、产后乳汁缺少者、饮酒过量、酒精中毒者。不适宜阳痿、遗精者、脾虚胃寒、肾脏疾病、尿路结石或尿中草酸盐类结晶较多者以及腹泻者食用。

## 荸荠

荸荠古称凫茈（凫茈），俗称马蹄，又名地栗，因它形如马蹄，又像栗子而得名。荸荠皮色紫黑，肉质洁白，味甜多汁，清脆可口，自古有"地下雪梨"之美誉，北方人视之为"江南人参"。荸荠既可作为水果，又可算作蔬菜。

### 专家提示

**营养特点** 荸荠一般含水分68.52%、淀粉18.75%、蛋白质2.25%、脂肪0.19%、灰分1.58%，此外含钙、磷、铁、维生素C和荸荠素等成分，其中磷含量是根茎类蔬菜中较高的。荸荠中还含有一种称作"荸荠英"的物质，这种物质对黄金色葡萄球菌、大肠杆菌、产气杆菌及铜绿假单胞菌均有一定的抑制作用，对降低血压、防治癌肿也有一定效果。

**性味归经** 性寒，味甘；归肺、胃经。

**食疗功效** 生津润肺、化痰利肠、通淋利尿、消痈解毒、凉血化湿、消食除胀。

[人群宜忌] 一般人群均可食用。儿童和发烧病人最宜食用，咳嗽多痰、咽干喉痛、消化不良、大小便不利、癌症患者也可多食；对于高血压、便秘、糖尿病尿多者、小便淋漓涩通者、尿路感染患者均有一定功效，而且还可预防流脑及流感的传播。小儿消化力弱，脾胃虚寒、大便溏泄和有血瘀者不宜食用。

## 藕

藕，又称莲藕、莲菜，分为红花藕、白花藕和麻花藕三种。红花藕，藕形瘦长，外皮褐黄色、粗糙，含粉多，水分少，不脆嫩；白花藕肥大，外表细嫩光滑，呈银白色，肉质脆嫩多汁，甜味浓郁；麻花藕呈粉红色，外表粗糙，含淀粉多。

## 专家提示

**营养特点** 莲藕中含有维生素和微量元素，尤以维生素K、维生素C、铁和钾的含量较高。其中含铁量在根茎类食物中较高，缺铁性贫血的病人可常食用。切开莲藕的时候会出现丝，经过加热会变黏，这种黏性物质是蛋白质、糖结合起来产生的一种叫黏蛋白的物质，具有润肠通便的作用 。

**性味归经** 性寒，味甘涩；归心、脾、胃经。

**食疗功效** 生用：清热凉血、散瘀、润肺；熟用：健脾开胃、益血生肌、止泻。

[相宜搭配]

1. 莲藕+冰糖。炖莲藕时加入冰糖，具有健脾开胃、止泻的作用。

2. 莲藕+绿豆。二者同食能健脾开胃、疏肝利胆、清热养血、降血压，适宜肝胆病者和高血压患者食用。

3. 莲藕+生姜。二者炖汤食用，可治疗夏季胃肠病如呕吐、泄泻等。

[人群宜忌] 一般人群均可食用。老幼妇孺、体弱多病者尤宜，特别适宜高热病人、吐血者、高血压、肝病、食欲不振、缺铁性贫血、营养不良者多食用；藕性偏凉，产妇不宜过早食用；藕性寒，生吃清脆爽口，脾胃消化功能低下、大便溏泄者不宜生吃。

[食用宜忌] 煮藕时忌用铁器，以免导致食物发黑。

# 葱

葱可分为普通大葱、分葱、胡葱和楼葱四个类型。北方以大葱为主，它不仅可作调味之品，而且能防治疫病，可谓佳蔬良药。南方多产小葱，是一种常用调料，又叫香葱，一般都是生食或拌凉菜用。

## 专家提示

**营养特点** 大葱含有挥发油，油中主要成分为蒜素，又含有二烯内基硫醚、草酸钙。另外，还含有脂肪、碳水化合物、胡萝卜素、B族维生素、维生素C、维生素$B_3$以及钙、镁、铁等成分。

**性味归经** 性温，味辛；归肺、胃经。

**食疗功效** 通阳活血、驱虫解毒、发汗解表。

[相忌搭配]

1. 葱+蜂蜜。葱与蜂蜜同食，蜂蜜中的有机酸、酶类遇到葱中的含硫氨基酸，会发生不利人体的化学反应或产生有毒物质刺激肠道，使人腹泻。

2. 葱+狗肉。葱性辛温发散，狗肉性热，助阳动火，二者同食益增火热。

[人群宜忌] 一般人群均可食用。适宜感冒风寒、阴寒腹痛、二便不通、痢疾、疮痈、虫积腹痛者食用。患有胃肠道疾病特别是溃疡者不宜多食，腋臭者在夏季应慎食，表虚多汗者忌食。

## 洋葱

洋葱又名洋葱头、玉葱、葱头、圆葱、球葱、葱头等，为百合科草本植物，根据其皮色可分为白皮、黄皮和红皮三种。

### 专家提示

**营养特点** 洋葱主要营养成分为碳水化合物、维生素C、半胱氨酸、钾。洋葱挥发油富含蒜素、硫醇、三硫化物等，具有降血压、降血脂和防止血栓形成的功能，因此有"血液之友"之称。

**性味归经** 性温，味甘、微辛；归肝、脾、胃、肺经。

**食疗功效** 润肠，理气和胃，健脾进食，发散风寒，温中通阳，消食化肉，提神健体，散瘀解毒。

[相宜搭配]

1. 洋葱 + 大蒜。适量的洋葱与大蒜同食，能降血压和降低心脏病的发病率。

2. 洋葱 + 火腿。二者同食可减少火腿中的亚硝酸盐在体内转化为亚硝胺。

3. 洋葱 + 牛肉。洋葱中的丙硫醛氧化硫能促进消化、软化血管、减少血液中的油脂，还能促进维生素 $B_1$ 的吸收。

[相忌搭配] 洋葱 + 蜂蜜。二者同食会伤眼睛。

[人群宜忌] 一般人均可食用。特别适宜高血压、高血脂、动脉硬化等心血管疾病、糖尿病、癌症、急慢性肠炎、痢疾患者以及消化不良者。热病患者慎食；青光眼、白内障患者、急性传染病者不宜多食；患有皮肤瘙痒和眼疾充血者忌食。

## 姜

姜别名川姜、白姜、黄姜、百辣云、生姜等。嫩者称紫姜、子姜，老者称老姜、老生姜，一般所说生姜多指后者。

### 专家提示

**营养特点** 姜含有辛辣和芳香成分，其特有的"姜辣素"能刺激胃肠黏膜，增强消化能力，能有效地治疗吃寒凉食物过多而引起的腹胀、腹痛、腹泻、呕吐等；姜辣素进入体内后，还能产生一种抗氧化酶，它有很强的抗氧自由基能力，所以吃姜能抗衰老，而且"姜越老越抗衰老"。

**性味归经** 性微温，味辛；归肺、脾、胃经。

**食疗功效** 发汗解表，温中止呕，温肺止咳，解毒杀菌，抑制肿瘤。

[相宜搭配]

1. 姜 + 羊肉。吃羊肉最好放点不去皮的生姜，可去掉羊肉膻味。

2. 姜 + 甲鱼。二者搭配食用，可滋阴补肾、填精补髓，适用于肾阴虚、头晕目眩、腰膝酸痛、多梦、遗精等症。

3. 姜 + 莲藕。二者搭配食用，对心烦口渴、呕吐不止有一定疗效。

4. 其他相宜搭配：牛肉、醋。

[相忌搭配]

1. 姜＋兔肉。二者味性相反，寒热同食，易致腹泻。

2. 姜＋狗肉。二者都属于温性食物，同食容易上火，尤其是阴虚内热者忌二者同食。

[人群宜忌] 一般人群均可食用。适宜外感风寒者、畏寒者、中鱼蟹毒者。凡属阴虚火旺、目赤内热者，或患有痈肿疮疖、肺炎、肺脓肿、肺结核、胃溃疡、胆囊炎、肾炎、糖尿病、高血压、痔疮者，均不宜长期食用生姜。

[食用宜忌]

1. 姜一次不宜食用过多，以免过多的姜辣素刺激肾脏，并产生口干、咽痛、便秘等上火症状。每次食用不超过10g为宜。

2. 烂姜、冻姜不要吃，因为姜变质后会产生致癌物。

3. 吃姜不要去皮，否则不能发挥姜的整体功效。

4. 从治病的角度看，生姜红糖水只适用于风寒感冒或淋雨后有胃寒、发热的患者，不能用于暑热感冒或风热感冒患者，也不能用于治疗中暑。

## 大蒜

大蒜，多年生草本植物，百合科葱属，辛辣、有刺激性气味，可食用或供调味，亦可入药。

---

### 专家提示

**营养特点** 每100g含水分69.8g，蛋白质4.4g，脂肪0.2g，碳水化合物23.6g，钙5mg，磷44mg，铁0.4mg，维生素C3mg。此外，还含有维生素$B_1$、维生素$B_2$、维生素$B_3$、蒜素、柠檬醛以及硒和锗等微量元素。大蒜含挥发油约0.2%，油中主要成分为大蒜素，是大蒜中所含的蒜氨酸受大蒜酶的作用水解产生，具有杀菌作用。

**性味归经** 性温，味辛；归脾、胃、肺经。

**食疗功效** 温中消食、行滞气、暖脾胃、消积、解毒、杀虫。

[相宜搭配]

1. 大蒜＋猪瘦肉。吃肉不吃蒜营养减一半，二者同食可延长瘦肉中维生素 $B_1$ 在体内的停留时间，对促进血液循环及消除身体疲劳、增强体质都有重要作用。

2. 大蒜＋醋。大蒜在酸性环境里杀灭细菌的功效能提高4倍，对辅助治疗痢疾、肠炎效果更好。

3. 大蒜＋粳米。二者与马齿苋煮粥，可清热止痢，适用于急慢性细菌性痢疾和肠炎。

4. 大蒜＋西瓜。二者搭配食用对慢性肾炎浮肿和肝硬化腹水有一定疗效。

[相忌搭配]

1. 大蒜＋狗肉。狗肉性热，大蒜有刺激性，二者同食会刺激肠黏膜。

2. 大蒜 + 芒果。芒果性凉，大蒜温热辛辣，肠胃不适者不宜将二者同食。

[人群宜忌] 一般人群均可食用。肺结核、癌症患者，高血压和动脉硬化者，胃酸减少和胃酸缺乏者宜食；职业病中的铅中毒者宜食；痢疾、肠炎、伤寒、百日咳、钩虫、蛲虫病患者，感冒和预防流感者宜食。阴虚火旺、慢性胃炎溃疡病患者以及狐臭病人忌食。

[食用宜忌]

1. 大蒜素遇热后很快分解，其杀菌作用会降低，因此，预防和治疗感染性疾病时应生食大蒜。

2. 食用大蒜每天不要超过4瓣，过量食用大蒜会影响视力。尤其有肝病的人更不可过量食用大蒜，否则会造成肝功能障碍，加重病情。

# 冬瓜

冬瓜形状如枕，又叫枕瓜，为葫芦科植物冬瓜的果实，生产于夏季，因瓜熟之际，表面上有一层白粉状的东西，好似冬天结的白霜，所以冬瓜又称白瓜。

## 专家提示

**营养特点** 冬瓜维生素中以维生素C、维生素$B_1$、维生素$B_2$及维生素$B_3$含量较高；矿物质有钾、钠、钙、铁、锌、铜、磷、硒等8种，其中含钾量显著高于含钠量，属典型的高钾低钠型蔬菜，对需进

食低钠盐食物的肾脏病、高血压、浮肿病患者大有益处；含有除色氨酸外的8种人体必需氨基酸，谷氨酸和天门冬氨酸含量较高，还含有鸟氨酸以及儿童特需的组氨酸；冬瓜不含脂肪，膳食纤维高达0.8%，含有抑制人体内糖类转化为脂肪的丙醇二酸，对防止人体发胖、健美具有重要作用。

**性味归经** 性凉，味甘；归肺、大小肠、膀胱经。

**食疗功效** 利水消肿，润肺止咳、清热化痰，解毒，减肥纤体，美容抗衰。

[相宜搭配]

1. 冬瓜 + 海带。二者搭配可清热利尿、降脂降压。

2. 冬瓜 + 红枣。二者搭配可补脾和胃、益气生津、减肥降脂。

[相忌搭配] 冬瓜 + 鲫鱼。二者均为利水利尿的食物，同食容易导致机体失水过多。

[人群宜忌] 一般人群均可食用。患有肾脏病、糖尿病、高血压、冠心病者尤为适用；心烦气躁，小便不利者宜食。脾胃气虚、腹泻便溏、胃寒疼痛、月经来潮期间和寒性痛经者忌食生冷冬瓜；久病与阳虚肢冷者忌食。

[食用宜忌] 冬瓜连皮一起煮汤，解热利尿效果更明显。

# 南 瓜

南瓜又称番瓜、倭瓜、金冬瓜、饭瓜等，是葫芦科蔓生藤本植物南瓜的果实。

---

## 专家提示

**营养特点** 南瓜含水量很高，热量很低，是维生素A、叶酸和钾的优质来源；南瓜的钴含量是其他任何蔬菜都不可相比的，钴是胰岛细胞合成胰岛素所必需的微量元素，常吃南瓜有助于防治糖尿病。此外，南瓜还含有瓜氨酸、精氨酸、天门冬素、葫芦巴碱、腺嘌呤以及甘露醇、戊聚糖、果胶等。

**性味归经** 性温，味甘；归脾、胃经。

**食疗功效** 具有补中益气、消炎止痛、化痰排脓、解毒杀虫、生肝气、益肝血、保胎功能，并有利尿、美容等作用。

---

[相宜搭配]

1. 南瓜＋莲子。二者搭配适宜糖尿病、冠心病、高血压、高血脂等患者食用，也适合肥胖、便秘者食用。

2. 南瓜＋绿豆、红小豆。南瓜和绿豆是营养丰富的好搭档，而红小豆和南瓜在一起有健身、润肤、减肥的作用。

3. 南瓜＋红枣、牛肉。红枣、牛肉和南瓜搭配食用可用于防治糖尿病、动脉硬化、胃及十二指肠溃疡等病症。

[相忌搭配]

1. 南瓜＋羊肉。南瓜性温味甘，有补中益气的功效，而羊肉则温热补虚，若同时进补二者，就会令人肠胃气胀、消化不良，甚至引起胸闷、腹痛。

2. 南瓜＋鲤鱼。鲤鱼有利小便、清腹水的功效，与南瓜同食易发生腹泻。

[人群宜忌] 一般人群均可食用。尤其适宜肥胖者、糖尿病患者和中老年人食用；胃热炽盛者、气滞中满者、湿热气滞者少吃；气滞湿阻病者忌食。

[食用宜忌] 南瓜含有维生素分解酶，但维生素分解酶不耐热，50℃时就能被破坏。所以南瓜一定要先蒸熟或煮熟，再跟别的食物同烹，以减少它对其他食物中维生素C的破坏。

# 黄 瓜

黄瓜，也称胡瓜、青瓜，属葫芦科植物，为主要的温室产品之一。黄瓜是由西汉时期张骞出使西域带回中原的，称为胡瓜；五胡十六国时后赵皇帝石勒忌讳"胡"字，汉臣襄国郡守樊坦将其改为"黄瓜"。

## 专家提示

**营养特点**　黄瓜富含维生素E和黄瓜酶，尤其是小黄瓜，除了润肤、抗衰老外，还有很好的细致毛孔作用，鲜黄瓜中所含的黄瓜酶是一种生物活性很强的生物酶，能有效地促进机体的新陈代谢，扩张皮肤毛细血管，促进血液循环，增强皮肤的氧化还原作用，因此，黄瓜被称为"厨房里的美容剂"。此外，还含有糖类、甙类、咖啡酸、绿原酸、多种氨基酸、维生素$B_2$和维生素C、挥发油（苦味成分）、葫芦素等成分。

**性味归经**　性凉，味甘；归肺、胃、大肠经。

**食疗功效**　清热利水，解毒消肿，生津止渴。

[**相宜搭配**]

1. 黄瓜＋大蒜。烹制黄瓜时加蒜具有杀菌调味作用。

2. 黄瓜＋豆腐。二者搭配食用适宜于高血压、肥胖症、癌症、水肿、咽喉肿痛等患者。

3. 黄瓜＋黄花菜。二者搭配，可补虚养血、利湿消肿，常用来调理孕期营养不良。

4. 黄瓜＋山楂。二者搭配可除热、解毒、利水，还有减肥功效。

[**相忌搭配**] 黄瓜＋含维生素C较丰富的果蔬。黄瓜含有维生素C分解酶，如果与菠菜、西红柿这些含维生素C较多的果蔬在一起，会破坏它们所含的维生素C，降低其营养价值。

[**人群宜忌**] 一般人群均可食用。适宜热病患者、肥胖、高血压、高血脂、水肿、癌症、嗜酒者多食，并且是糖尿病人首选的食品之一。脾胃虚弱、腹痛腹泻、肺寒咳嗽者应少吃。

[**食用宜忌**] 黄瓜尾部含有较多的苦味素、葫芦素C、葫芦素D，它们具有抗癌作用，所以食用时不要把黄瓜尾部全部丢掉。

## 苦瓜

苦瓜又名凉瓜、癞瓜、锦荔枝，是葫芦科植物，为一年生攀缘草本。

## 专家提示

**营养特点**　苦瓜含丰富的维生素$B_1$、维生素C及矿物质。苦瓜汁含有某种蛋白成分，能加强巨噬能力，临床上对淋巴肉瘤和白血病有效。苦瓜中的苦瓜甙和苦味素具有降血糖、降血脂等功效。苦瓜含有的生物碱类物质奎宁具有利尿活血、消炎退热、清心明目的功效。

**性味归经**　性寒、味苦；归心、肝、脾、肺经。

**食疗功效**　清热祛暑、明目解毒、降压降糖、利尿凉血、解劳清心。

[**相宜搭配**]

1. 苦瓜＋青椒。二者搭配是理想的健美、抗衰老菜肴。

2. 苦瓜＋茄子。二者搭配非常适宜心血管患者食用。

3. 苦瓜 + 山药 + 枸杞子。三者搭配有健脾补肾、调节血糖的作用。

**[相忌搭配]**

1. 苦瓜 + 虾皮。苦瓜中的草酸会与虾皮中丰富的钙结合成"草酸钙",影响钙的吸收。

2. 苦瓜 + 沙丁鱼。二者同食容易引起过敏。

**[人群宜忌]** 一般人群均可以食用。适宜糖尿病、癌症、痱子患者;适宜暑热烦渴、消渴、赤眼疼痛者。脾胃虚寒、腹泻者不宜食用;苦瓜含有的奎宁会刺激子宫收缩,引起流产,孕妇慎食。

**[食用宜忌]** 苦瓜做菜时,先将其切丝,放开水中稍烫再烹饪,既可减少苦味,也可祛除苦瓜里的大部分草酸,防止对其他食物中钙的破坏。

## ☾ 丝 瓜

丝瓜又名天罗、布瓜、绵瓜,为葫芦科攀援草本植物丝瓜或粤丝瓜的鲜嫩果实,整个植株如丝瓜子、丝瓜根、丝瓜叶、丝瓜皮、丝瓜络、丝瓜花、丝瓜蒂、丝瓜藤等均可入药。

---

### 专家提示

**营养特点** 丝瓜中蛋白质、钙的含量比其他瓜类高;含有防止皮肤老化的维生素 $B_1$,增白皮肤的维生素 C 等成分,是不可多得的美容佳品,故丝瓜汁有"美人水"之称。丝瓜独有的干扰素诱生剂可起到刺激机体产生干扰素,起到抗病毒、防癌抗癌的作用;所含皂甙类物质、丝瓜苦味质、黏液质、木胶、瓜氨酸、木聚糖等物质对人体具有一定的保健作用。

**性味归经** 性凉,味甘;归肝、肺经。

**食疗功效** 清暑凉血、解毒通便、祛风化痰、润肌美容、通经络、行血脉、下乳汁。

---

**[相宜搭配]**

1. 丝瓜 + 菊花。二者搭配食用,有祛风化痰、清热解毒、凉血止血的功效,常食还可养颜、洁肤、除雀斑。

2. 丝瓜 + 毛豆。二者搭配可防止便秘、口臭和周身骨痛,并促进乳汁分泌。

3. 丝瓜 + 虾米。二者搭配具有滋肺阴、补肾阳的功效。

4. 丝瓜 + 猪肉。二者搭配对痔疮、大便出血有很好的疗效。

**[人群宜忌]** 一般人群均可食用。月经不调、便秘、痰喘咳嗽、产后乳汁不通者宜多吃丝瓜;体虚内寒、腹泻者不宜多食。

## ☾ 西葫芦

西葫芦又名北瓜、笋瓜、茭瓜、番瓜、玉瓜等,葫芦科南瓜属。西葫芦以皮薄、肉厚、汁多、可荤可素、可菜可馅而深受人们喜爱。

## 专家提示

**营养特点** 西葫芦富含水分，有润泽肌肤的作用；还含有较多维生素C、葡萄糖、钙等营养物质。

**性味归经** 性平，味甘、微苦；归肺经。

**食疗功效** 补中益气，润肺止咳，清热利尿，除烦止渴，消肿散结，润泽肌肤。

[相宜搭配] 韭菜＋西葫芦。二者同食对腹胀水肿者有很好的调养功效。

[人群宜忌] 一般人群均可食用。水肿腹胀、肝硬化腹水者宜食，脾胃虚寒者少食。

## 葫芦

葫芦又名瓠瓜、蒲瓜、夜开花和大葫芦等，是属于葫芦科葫芦属的一种爬藤植物，其果实也被称为葫芦。葫芦的果实可以在未成熟的时候收割作为蔬菜食用，新鲜的葫芦皮嫩绿，果肉白色，是民间夏令常吃的佳肴。

## 专家提示

**营养特点** 葫芦含有蛋白质，丰富的维生素C、胡萝卜素以及多种微量元素。

**性味归经** 性平，味甘；归肺、胃、肾经。

**食疗功效** 清热利尿，除烦止渴，润肺止咳，消肿散结。

[人群宜忌] 一般人群均可食用。特别适合免疫力低下、高血糖、癌症患者多食。

[食用宜忌] 葫芦栽培时因土壤或光照等原因，可能含有葫芦甙等有毒物质，食后容易中毒，烹饪前可舔尝，如有苦味，应弃而不用。

## 番茄

番茄别名西红柿、洋柿子，古名六月柿、喜报三元，是全世界栽培最为普遍的果菜之一。果实营养丰富，含特殊风味。

## 专家提示

**营养特点** 番茄含有丰富的胡萝卜素、维生素C和B族维生素，被誉为蔬菜中的维生素仓库，其维生素C和维生素$B_3$的含量在蔬菜中名列前茅，尤其是维生素P的含量居蔬菜之冠。番茄含有大量果酸，能增强其维生素C的利用价值。

**性味归经** 性微寒，味甘、酸；归肝、胃、肺经。

**食疗功效** 生津止渴，健胃消食，清热解毒，凉血平肝，补血养血和增进食欲。

[相宜搭配]

1. 番茄＋芹菜。二者搭配可健胃消食，对高血压、高血脂患者尤为适宜。

2. 番茄＋菜花。二者搭配同食，可以有效清除血液中的杂物，对预防心血管疾病有很好的疗效。

3. 番茄 + 鸡蛋。二者经常搭配食用具有滋补、美容的功效。

4. 番茄 + 白糖。番茄拌白糖对于脾胃虚弱、食欲不振者非常适宜。

[相忌搭配] 番茄 + 动物肝。动物肝中铁离子会使番茄中的维生素 C 氧化，降低番茄的营养价值。

[人群宜忌] 一般人群均可食用。适宜于热性病发热、口渴、食欲不振、习惯性牙龈出血、贫血、头晕、心悸、高血压、急慢性肝炎、急慢性肾炎、夜盲症和近视眼者食用；急性肠炎、菌痢及溃疡活动期病人不宜食用。

[食用宜忌]

1. 不宜生吃，尤其是脾胃虚寒及月经期间的妇女。

2. 胃酸过多者不宜空腹吃，因为番茄含有大量的可溶性收敛剂等成分能与胃酸发生反应，凝结成不溶解的块状物，易引起胃肠胀满、疼痛等不适症状。

3. 不宜吃未成熟的青色番茄，因含有毒的龙葵碱。

## 茄子

茄子别名落苏、紫瓜、紫茄，是茄科茄属一年生草本植物，热带为多年生。茄子颜色多为紫色或紫黑色，也有淡绿色或白色品种。

### 专家提示

**营养特点** 茄子是为数不多的紫色蔬菜之一，营养价值也是独一无二，含有蛋白质、脂肪、碳水化合物、多种维生素以及钙、磷、铁等矿物质，特别是茄子皮中含较多的维生素P，这种物质具有改善微细血管脆性，增强人体细胞间的黏着力及防止出血的功用。因此，茄子被称为"心血管病患者的良友"。

**性味归经** 性凉，味甘；归脾、胃、大肠经。

**食疗功效** 清热止血，消肿止痛。

[相宜搭配]

1. 茄子 + 黄豆。茄子有保护血管的作用，黄豆有益气养血的作用，二者同食相得益彰。

2. 茄子 + 苦瓜。二者搭配食用是心血管病人的理想菜。

3. 茄子 + 猪肉。茄子富含膳食纤维，可降低人体对猪肉中胆固醇的吸收，二者搭配食用可稳定血压、预防紫癜。

4. 茄子 + 草鱼。二者同食，具有温中补虚、利湿、暖胃、平肝、祛风等功效。

5. 茄子 + 辣椒。辣椒富含的维生素C可提高茄子中维生素P的吸收率，二者同食可起到更好的抗压、美白功效。

[相忌搭配]

1. 茄子 + 螃蟹。螃蟹性味咸寒，茄子甘凉滑利，二者同食易伤人肠胃，导致腹泻。

[**人群宜忌**] 一般人群均可食用。适宜于发热、便秘、乳腺发炎、皮肤溃疡、出血性疾病患者食用，对癌症患者及放疗、化疗患者也极为适宜。脾胃虚寒、哮喘者、便溏者、皮肤疮疡者、眼疾者和孕妇不宜多食。

[**食用宜忌**]

1. 茄子不宜生吃，以免中毒。

2. 老茄子，特别是秋后的老茄子有较多茄碱，对人体有害，不宜多吃。

3. 吃茄子不要去皮，因为茄子皮中富含维生素P。

## 青椒

青椒，又称大椒、灯笼椒、柿子椒，因能结甜味浆果，又叫甜椒、菜椒。一年生或多年生草本植物，特点是果实较大，辣味较淡甚至根本不辣，作蔬菜食用而不作为调味料。

### 专家提示

**营养特点** 青椒维生素C含量丰富，干辣椒则富含维生素A。辣椒中的辣椒素可终止细胞组织的癌变过程，降低癌症细胞的发生率；还可防止体内脂肪积存，有利于降脂减肥。

**性味归经** 性热，味辛；归脾、胃经。

**食疗功效** 健胃、祛风、行血、散寒、解郁、导滞。

[**相宜搭配**]

1. 青椒＋蛋黄。二者同食可温补脾肾、益智纳气，适合因大脑发育不全和肾气不足而造成的小儿遗尿症。

2. 青椒＋银耳。二者搭配食用可减轻孕吐。

3. 青椒＋鳝鱼。二者同食不但开胃爽口，还可以降低血糖。

[**相忌搭配**] 青椒与黄瓜凉拌同食，会影响人体对维生素C的吸收，降低其营养价值。

[**人群宜忌**] 一般人群均可食用。眼疾患者、食管炎、胃肠炎、胃溃疡、痔疮患者应少吃或忌食；同时有火热病症或阴虚火旺、高血压、肺结核病、面瘫者慎食。

## 豇豆

豇豆俗称豆角、菜豆、饭豆、腰豆、长豆、浆豆等。豇豆分为长豇豆和饭豇两种。

### 专家提示

**营养特点** 豇豆种子含蛋白质、脂肪、淀粉、磷、钙、铁、维生素$B_1$和维生素$B_2$、维生素$B_3$等成分。鲜嫩豇豆维生素C含量丰富。

**性味归经** 性平，味甘；归脾、胃经。

**食疗功效** 理中益气、健胃补肾、和五脏、调颜养身、生精髓、止消渴。

[**人群宜忌**] 一般人群均可食用。尤其适合糖尿

病、肾虚、尿频、遗精及一些妇科功能性疾病患者多食，但气滞便结者慎食。

## 黄豆芽

黄豆芽是一种营养丰富，味道鲜美的蔬菜，是较多的蛋白质和维生素的来源。

### 专家提示

**营养特点** 黄豆芽富含维生素C、维生素$B_2$和维生素E，常食能营养毛发，使头发保持乌黑光亮，对面部雀斑有较好的淡化效果，还可防止动脉硬化和老年高血压。

**性味归经** 性凉，味甘；归脾、大肠经。

**食疗功效** 清热利湿、补气养血、消肿除痹、祛黑痣、治疣赘、润肌肤，以及防止牙龈出血、心血管硬化及低胆固醇等功效。

[**相宜搭配**] 黄豆芽＋猪血。二者同食可治疗心烦气躁、失眠、精神疲乏、无力等症。

[**人群宜忌**] 一般人群均可食用。青少年可多食，孕妇多食对缓解妊娠性高血压和产后便秘有一定效果；虚寒尿多者慎食。

## 绿豆芽

### 专家提示

**营养特点** 绿豆在发芽过程中，维生素C含量会增

加很多，而且部分蛋白质也会分解为各种人体所需的氨基酸，可达到绿豆原含量的七倍。

**性味归经** 性凉，味甘；归心、胃经。

**食疗功效** 清热消暑、解毒利尿。

[**相宜搭配**]

1. 绿豆＋鸡肉。二者搭配食用，营养丰富，适合于心脑血管疾病和高血压人群。

2. 绿豆＋金针菇。二者搭配具有清热解暑的功效，适用于防治中暑和肠炎。

[**人群宜忌**] 一般人都可食用。适宜暑热烦渴者、中酒毒者、小便不利者食用；脾胃虚寒者忌久食。

## 香椿

香椿又称山椿、香椿头、香椿芽等，是香椿树的嫩芽。香椿被称为"树上蔬菜"，不仅营养丰富，而且具有较高的药用价值，为宴宾的名贵佳肴。

### 专家提示

**营养特点** 香椿含有丰富的维生素C、维生素E、胡萝卜素以及性激素物质，有抗衰老和补阳滋阴的作用，故有"助孕素"的美称；香椿含香椿素等挥发性物质，可健脾开胃，增加食欲；香椿的挥发气味能透过蛔虫的表皮，使蛔虫不能附着在肠壁上而被排出体外，可用于治疗蛔虫病。

**性味归经** 性凉，味苦；归肺、胃、大肠。

**食疗功效**　清热解毒，健胃理气，润肤明目，杀虫，涩血止痢、止崩。

[相宜搭配]

1. 香椿+豆腐。二者拌食，具有润肤明目、益气和中、生津润燥的功效，尤其适合心烦口渴、口舌生疮等病症。

2. 香椿+鸡蛋。香椿炒鸡蛋，可滋阴润燥、泽肤健美、增强免疫，对虚劳吐血之症有疗效。

3. 香椿+对虾。二者搭配非常适合脾肾虚寒、阳痿、早泄者食用。

4. 香椿+竹笋。二者搭配具有清热解毒、利湿化痰的功效，适用于肺热咳嗽、胃热、小便短赤涩痛等病症。

[人群宜忌]　一般人群均可食用。适宜暑湿伤中、呕吐、泄泻、痢疾、疮疖肿毒、疥疮、白秃者食用。香椿为发物，多食易诱使痼疾复发，故慢性疾病患者应少食或不食。

[食用宜忌]　香椿中亚硝酸盐含量较高，所以吃时要选嫩芽，吃前须焯烫。

## 花椰菜

花椰菜，又称花菜、菜花、椰菜花、甘蓝花、洋花菜、球花甘蓝，有白、绿两种，绿色的叫西蓝花、青花菜。白花菜和绿花菜的营养、作用基本相同，西方人称它们为"天赐的良药"、"穷人的医生"，但西兰花在钙、铁和维生素的含量上要比白菜花高。

### 专家提示

**营养特点**　花椰菜的含水量高达90%以上，含有蛋白质、脂肪、磷、铁、胡萝卜素、维生素$B_1$、维生素$B_2$和维生素C、维生素A等，尤以维生素C丰富，每100克含88mg，仅次于辣椒。花椰菜是含类黄酮最多的食物之一，类黄酮是很好的血管清理剂，能够减少患心脏病与中风的几率。西兰花最显著特点的就是具有防癌抗癌的功效，尤其是在防治胃癌、乳腺癌方面效果尤佳。

**性味归经**　性平、味甘；归肾、脾、胃经。

**食疗功效**　补肾填精、健脑壮骨、补脾和胃。

[相宜搭配]

1. 菜花+蘑菇。二者同食具有利肠胃、壮筋骨、降血脂的作用。

2. 菜花+鸡肉。二者经常搭配食用可增强肝脏的解毒能力，提高机体免疫力。

3. 菜花+虾米。二者搭配食用营养丰富，尤其适合儿童食用。

4. 菜花+蚝油。二者搭配可健脾开胃、益气壮阳、抗衰防癌，适用于慢性胃炎、癌症及性欲低下的防治。

[相忌搭配]　菜花+猪肝。菜花中含有大量的膳食纤维，其中的醛糖酸残基可与猪肝中的铁、铜等微量元素形成螯合物，降低人体对这些元素的吸收。

[**人群宜忌**] 菜花适合大众食用，没有特殊禁忌。适宜于中老年人、小孩和脾胃虚弱、消化功能不良者食用。

[**食用宜忌**]

1. 菜花虽然营养丰富，但却是高农药残留蔬菜，还容易生菜虫。所以吃前一定要将菜花放盐水里浸泡 10 分钟。

2. 菜花不要煮得过烂，以免维生素被溶解掉，可贵的吲哚物也损失了。

# 黑木耳

黑木耳又名木耳、光木耳等，色泽黑褐、质地柔软、味道鲜美、营养丰富、可素可荤。

---

**专 家 提 示**

**营养特点** 黑木耳的含铁量尤其高，比蔬菜中含铁量高的芹菜高20倍，比动物性食品中含铁量高的猪肝还高约7倍，为各种食品含铁之冠，堪称"素中之荤"，是一种非常好的天然补血食品。

**性味归经** 性平，味甘；归胃、大肠经。

**食疗功效** 补气养血、润肺止咳、抗凝血、降压、抗癌、运血。

---

[**相宜搭配**]

1. 黑木耳 + 黄瓜。黑木耳富含铁，黄瓜富含维生素 C 和维生素 E，铁能促进维生素 C 的吸收利用。二者合用在营养和功效上均相互促进。

2. 黑木耳 + 猪腰。二者同食可辅助治疗久病体虚、肾虚、腰背痛等症。

3. 其他相宜搭配：鱿鱼、豆腐、蒜苔、鲫鱼等。

[**相忌搭配**]

1. 黑木耳 + 田螺。寒性的田螺，遇上滑利的黑木耳，不利于消化。

2. 黑木耳 + 野鸡。患有痔疮者黑木耳与野鸡不宜同食，二者同食易诱发痔疮出血。

3. 黑木耳 + 萝卜。二者同食可能导致皮炎。

[**人群宜忌**] 一般人群均可食用。适合心脑血管疾病、结石症患者食用，特别适合各类缺铁性疾病患者以及因缺乏胶质、血小板凝聚而引起的肺结核咯血患者、心脏病患者、容易受环境污染影响的矿山、冶金、纺织、理发等特殊行业人群食用。有出血性疾病、腹泻的人应不食或少食；孕妇不宜多吃。

[**食用宜忌**]

1. 黑木耳有春耳、秋耳和伏耳之分，一般以春耳的品质为最好，特点是朵大肉厚、水发性好、大小均匀。

2. 鲜木耳含有毒素不可食用，食用新鲜木耳后经阳光照射会发生植物日光性皮炎，引起皮肤瘙痒，使皮肤暴露的部分出现红肿、痒痛，产生皮疹、水泡、水肿。

# 银 耳

银耳，又称白木耳、雪耳、银耳子等，真菌类银耳科银耳属植物，以色泽黄白、鲜洁发亮、瓣大形似梅花、气味清香、带韧性、胀性好、无斑点杂色、无碎渣者为佳品，与人参、鹿茸同具显赫声誉，被称为"山珍"、"菌中明珠"。

## 专家提示

**营养特点** 银耳蛋白质中含有17种氨基酸，人体所必需的大部分氨基酸银耳都能提供。银耳还含有多种矿物质，如钙、磷、铁、钾、钠、镁、硫等，其中钙、铁的含量很高，在每百克银耳中，含钙643mg，铁30.4mg。此外，银耳中还含有海藻糖、多缩戊糖、甘露糖醇等，营养价值很高，是一种高级滋养补品。

**性味归经** 性平，味甘、淡；归肺、胃、肾经。

**食疗功效** 强精、补肾、壮身、润肺、止咳、生津、清热、养胃、补气、和血、强心、补脑、提神、抗癌、美容、嫩肤、延年益寿。

[**相宜搭配**] 银耳＋菠菜。二者炖汤食用可滋阴润燥、补气利水。

[**人群宜忌**] 一般人群均可食用。阴虚火旺、老年慢性气管炎、肺源性心脏病、高血压、血管硬化、恶性肿瘤、免疫力低下、体质虚弱、肺燥干咳、妇女月经不调、胃炎、大便秘结患者宜食。外感风寒、出血症、糖尿病患者慎用。

## 平 菇

平菇又名侧耳、糙皮侧耳、蚝菇、黑牡丹菇，担子菌门下伞菌目侧耳科一种类，是种相当常见的灰色食用菇。

## 专家提示

**营养特点** 平菇含丰富的营养物质，每百克干品含蛋白质20～23g，而且氨基酸种类齐全。平菇中的蛋白多糖体对癌细胞有很强的抑制作用，能增强机体免疫功能。蘑菇含有的多种维生素和矿物质，共同起到改善人体新陈代谢、增强体质、调节自主神经功能等作用。

**性味归经** 性平、味甘；归肝、胃经。

**食疗功效** 追风散寒、舒筋活络。

[**相宜搭配**]

1. 平菇＋韭黄。二者搭配是心血管患者、肥胖症患者的理想食品。

2. 平菇＋牛肉。二者搭配可提供丰富的蛋白质及多种维生素，经常食用能增强人体免疫力。

[**人群宜忌**] 一般人均可食用。体弱者、更年期妇女、肝炎、消化系统疾病，软骨病、心血管疾病患者、尿道结石症患者及癌症患者尤其适宜。

## 香 菇

香菇又名冬菇、香菌、爪菰、花菇、香蕈、香菇、香信、中国菇等，为真菌植物门真菌香蕈的子实体，属担子菌纲伞菌科，是世界上著名的食用菌之一。它含有一种特有的香味物质——香菇精，形成独特的菇香，故称为"香菇"。由于营养丰富、香气沁脾、味道鲜美，不但位列草菇、平菇之上，而且素有"菇中之王"、"蘑菇皇后"、"蔬菜之冠"、"山珍"之美称。

### 专家提示

**营养特点** 香菇具有高蛋白、低脂肪、多糖、多种氨基酸和多种维生素的营养特点。香菇富含B族维生素、铁、钾、维生素D原，但维生素C甚少，并缺乏维生素A及维生素A原。香菇含香菇多糖，可开发天然抗癌药物。香菇中含有一般食品中罕见的伞菌氨酸、口蘑酸等，故味道特别鲜美。

**性味归经** 性平，味甘、微苦；归肝、脾、胃经。

**食疗功效** 补肝肾、健脾胃、益气血、益智安神、美容颜、托疹解毒、抗癌、抗感冒病毒。

[相宜搭配]

1. 香菇＋木瓜。木瓜中含有木瓜蛋白酶和脂肪酶，与香菇同食具有降压减脂的作用。

2. 香菇＋冬笋。二者搭配食用有补肠胃、生津止渴、清热利尿、增强人体免疫能力的功效。

3. 香菇＋薏米。二者煮粥，或蒸制成薏米香菇饭，有健脾利湿、理气化痰的效果，是肝病以及肝癌

患者理想的食疗食品。

[人群宜忌] 一般人群均可食用。气虚头晕、贫血、白细胞减少，自身抵抗力下降以及年老体弱者宜食；高脂血症、高血压病、动脉硬化症、糖尿病、肥胖者宜食；癌症病人及癌症患者放疗、化疗后宜食；急慢性肝炎、脂肪肝、胆结石、便秘者宜食；小儿麻疹透发不快及小儿佝偻病者宜食；肾炎病人宜食。香菇为动风食物，顽固性皮肤瘙痒症患者忌食；脾胃寒湿气滞者忌食。

[食用宜忌] 食用没煮熟的香菇会中毒，建议香菇用开水煮10分钟后再炒。

## 草菇

草菇又名南华菇、秆菇、麻菇、贡菇、兰花菇、家生菇等，是一种重要的热带、亚热带菇类，是优良的药食兼用型营养保健食品。

### 专家提示

**营养特点** 草菇蛋白质中人体八种必需氨基酸齐全且含量高，占氨基酸总量的38.2%；草菇维生素C含量高；还含有一种蛋白物质，有消灭人体癌细胞的作用。

**性味归经** 性寒，味甘、微咸、无毒；归肺、胃二经。

**食疗功效** 消食祛热，补脾益气，滋阴壮阳，增加乳汁，防止坏血病，促进创伤愈合，护肝健胃。

[相宜搭配]

1. 草菇 + 豆腐。二者搭配适宜于脾胃虚弱、食欲不振者，还可作为高血压、高脂血症患者的辅助食疗方。

2. 草菇 + 鳕鱼。二者搭配食用对心血管系统有很好的保护作用。

[人群宜忌] 一般人群均可食用，更是糖尿病患者的良好食品。胃病，包括慢性胃炎，胃及十二指肠溃疡者宜食；体质虚弱，营养不良，神经衰弱者宜食；癌症患者，尤其是食道癌、贲门癌、胃癌患者宜食；心血管疾病患者宜食。

## 猴头菇

猴头菇又名猴头菌、猴头蘑、刺猬菌，因外形似猴子的头，故称"猴头菇"，又像刺猬，故又有"刺猬菌"之称。猴头菌是中国传统的名贵菜肴，肉嫩、味香、鲜美可口，是四大名菜（猴头、熊掌、海参、鱼翅）之一。

### 专家提示

**营养特点** 猴头菇是一种高蛋白、低脂肪、富含矿物质和维生素的优良食品。猴头菇富含不饱和脂肪酸，是心血管患者的理想食品；猴头菇含有的多糖体、多肽类及脂肪物质，能抑制癌细胞中遗传物质的合成，从而预防和治疗消化道癌症和其他恶性肿瘤；猴头菇中含有多种氨基酸和丰富的多糖体，

对胃炎、胃癌、食道癌、胃溃疡、十二指肠溃疡等消化道疾病的疗效令人瞩目。

**性味归经** 性平、味甘；归脾、胃经。

**食疗功效** 健胃，补虚，抗癌，益肾精。

[相宜搭配]

1. 猴头菇 + 海带。二者搭配食用，不仅营养丰富，还可辅助治疗淋巴瘤、阴虚证等。

2. 猴头菇 + 鸡肉。二者炖汤适用于消化不良、神经衰弱以及病后体虚者食用。

3. 猴头菇 + 虾仁。二者搭配是乳母催乳的理想食品，还可辅助治疗产后体虚证。

[相忌搭配] 猴头菇 + 萝卜。二者同食易患皮炎。

[人群宜忌] 一般均可食用。低免疫力人群，高脑力人群，婴儿和老人均可食用；心血管疾病、有胃肠病的患者更宜食用。但对菌类食物过敏者慎用。

[食用宜忌] 猴头菇的泡发方法：干猴头菇适宜用水泡发而不宜用醋泡发，泡发时先将猴头菇洗净放在冷水中浸泡一会儿，再加沸水入笼蒸制或入锅焖煮。另外需要注意的是，即使将猴头菇泡发好了，在烹制前也要先放在容器内，加入姜、葱、料酒、高汤等上笼蒸后，再进行烹制。

## 海带

海带又名昆布、江白菜，中医入药时叫昆布，褐

藻的一种，生长在海底的岩石上，形状像带子，含有大量的碘质，有"长寿菜"、"海上之蔬"、"含碘冠军"的美誉。

## 专家提示

**营养特点** 海带中的碘极为丰富，一般含碘3%~5%含有大叶藻素，内有半乳糖醛酸、半乳糖、阿拉伯糖、木糖、甲基木糖和洋芫荽糖；还含有鞣质、维生素B$_2$等。

**性味归经** 性寒，味咸；归肝、胃、肾、肺经。

**食疗功效** 消痰软坚、泄热利水、止咳平喘、祛脂降压、散结抗癌。

[**相宜搭配**] 海带 + 排骨。海带补碘，排骨补钙，两物同炖可为皮肤瘙痒患者解除痛苦。

[**人群宜忌**] 一般人群均可食用。缺碘、甲状腺肿大、高血压、高血脂、冠心病、糖尿病、动脉硬化、骨质疏松、营养不良性贫血以及头发稀疏者可多食。脾胃虚寒者、患有甲亢者忌食；孕妇、乳母不宜多食。

[**食用宜忌**]

1. 海带上的白色附着物不要洗掉，它是海带中的甘露醇物质，是一种贵重的药用物质，对乙型脑炎、急性青光眼以及由各种原因引起的脑水肿等病症有良好的防治效果。

2. 吃海带后不要马上喝茶（茶含鞣酸），也不要立刻吃酸涩的水果（酸涩水果含植物酸）。因为海带

中含有丰富的铁，以上两种食物都会阻碍身体对铁的吸收。

## 紫菜

紫菜又名紫英、索菜，是红毛菜科植物甘紫菜及圆紫菜等的互生藻类的统称。叶状体由包埋于薄层胶质中的一层细胞组成，深褐、红色或紫色。

## 专家提示

**营养特点** 紫菜含碘量很高，可用于治疗因缺碘引起的甲状腺肿大；富含胆碱和钙、铁、能增强记忆、治疗妇幼贫血、促进骨骼、牙齿的生长和保健；含有一定量的甘露醇，可作为治疗水肿的辅助食品。

**性味归经** 性凉，味甘、咸；归肺、脾、膀胱经。

**食疗功效** 化痰软坚、清热利水、补肾养心。

[**相宜搭配**]

1. 紫菜 + 螺。紫菜富含碘和钙，与高蛋白、低脂肪、高钙的螺搭配，营养互相促进。

2. 紫菜 + 蜂蜜。二者搭配适量食用，有益于肺及支气管的健康。

[**人群宜忌**] 一般人群均可食用。尤其适合甲状腺肿大、水肿、慢性支气管炎、咳嗽、瘿瘤、淋病、脚气、高血压、肺病初期、心血管病和各类肿块、增生的患者食用。消化功能不好、素体脾虚者少食，可致腹泻；腹痛便溏者禁食；乳腺小叶增生以及各类肿

瘤患者食用；脾胃虚寒者切勿食用。

[**食用宜忌**] 若凉水浸泡后的紫菜呈蓝紫色，说明该菜在干燥、包装前已被有毒物质污染，这种紫菜对人体有害，不能食用。

## 发 菜

发菜又名头发菜、龙须菜、地毛、猪毛菜、发藻等，为江蓠科植物江蓠的藻体，广泛分布于沙漠和贫瘠土壤中，因其藻体脱水干燥后色黑而细长，如人的头发交织而得名。

---

**专家提示**

**营养特点** 发菜富含蛋白质和钙、铁等，含量均高于猪、牛、羊肉及蛋类，还含有糖类、钙、铁、

---

碘、藻胶等营养成分，而脂肪含量极少，故有山珍"瘦物"之称。

**性味归经** 性寒，味甘、微咸；归脾、肝、肾、膀胱经。

**食疗功效** 清热消滞、软坚化痰、理肠除垢、解毒滋补、通便利尿、化湿去腻、散结和降血压。

[**人群宜忌**] 一般人群均可食用。适宜于肺热咳嗽、内热痰结，包括老年慢性支气管炎、肺炎、支气管扩张、肺痈且咳叶黄脓痰、腥臭痰以及高血压、肥胖症和佝偻病等患者食用。对妇女月经不调、营养不良、手术后病人和外伤患者愈合阶段的病人也十分相宜。发菜为发物，凡患风疹、疮痛、内伤等病症者慎食；平素脾胃虚寒，大便溏薄者忌食。

# 第四节 水 果 类

## 苹 果

苹果，属于蔷薇科大宗水果，不仅是我国最主要的果品，也是世界上种植最广、产量最多的果品。

---

**专家提示**

**营养特点** 苹果营养很丰富，含有多种维生

---

素和酸类物质，苹果中含有15%的碳水化合物及果胶，维生素A、维生素C、维生素E及钾和抗氧化剂等含量也很丰富。

**性味归经** 性平，味甘、微酸，无毒；归脾、肺经。

**食疗功效** 健脾止泻、生津止渴、润肺除烦、和胃降逆。

**[相宜搭配]**

1. 苹果 + 芦荟。二者搭配可生津止渴、健脾益肾、消食顺气，适宜气管炎、多痰、胸闷者食用，有润肺、宽胸的作用。

2. 苹果 + 魔芋。二者同食可以促进肠道蠕动，是减肥者的上选食物。

**[相忌搭配]** 苹果 + 海鲜。二者同食不易消化，易产生腹痛、恶心、呕吐等不良症状。

**[人群宜忌]** 一般人群均可食用。心血管疾病患者、癌症患者、身体虚弱者宜食；痛经者、泌尿系统结石患者忌食。

**[食用宜忌]**

1. 早上的苹果是金苹果，中午的苹果是银苹果，晚上的苹果是铜苹果，所以苹果最好早上吃。

2. 不要空腹吃苹果，因苹果所含的果酸和胃酸混合后会增加胃的负担。

## 梨

梨原产我国，已有 3000 多年的栽培历史，现在全国各地均有产出，著名的有安徽砀山梨、河北鸭梨、西北贡梨和湖北沙梨等，品质以皮薄、肉细、香甜、清脆、汁多、味鲜、核小、无渣者为优。梨有"百果之宗"之称，又因其鲜嫩多汁、酸甜适口，故又有"天然矿泉水"之称。

### 专家提示

**营养特点** 梨含有大量蛋白质、脂肪、钙、磷、铁和葡萄糖、果糖、苹果酸、胡萝卜素及多种维生素。梨所含的配糖体及鞣酸等成分，能祛痰止咳，对咽喉有养护作用。

**性味归经** 性凉，味甘、微酸；归肺、胃经。

**食疗功效** 清热、生津润肺、化痰止咳、润燥、解酒。

**[相宜搭配]**

1. 梨 + 冰糖。二者同食有润肺解毒的功效，对治疗阴虚燥咳有辅助作用。

2. 梨 + 银耳。雪梨与银耳搭配食用有清肺热、利咽生津的作用。

3. 梨 + 姜汁、蜂蜜。梨与姜汁、蜂蜜搭配食用，对咳嗽痰多有一定疗效。

**[相忌搭配]**

1. 梨 + 开水。吃梨喝开水，一冷一热会刺激肠道，引起腹泻。

2. 梨 + 螃蟹。二者皆为冷利食物，同食伤肠胃。

**[人群宜忌]** 一般人群均可食用。非常适合咳嗽痰稠或无痰、咽喉发痒干疼者，慢性支气管炎、肺结核患者，高血压、心脏病、肝炎、肝硬化患者食用，尤其适合饮酒后或宿醉未醒者。脾虚泄泻、肺寒咳嗽者忌用，糖尿病者慎食，夜尿频者睡前少吃。

## 柿子

柿子原产于中国，从色泽上可分为红柿、黄柿、青柿、朱柿、白柿、乌柿等；从果形上可分为圆柿、长柿、方柿、葫芦柿、牛心柿等。以皮薄、肉细、个儿大、汁甜如蜜为佳品。

---

### 专家提示

**营养特点** 柿子含有丰富的蔗糖、葡萄糖、果糖、蛋白质、胡萝卜素、维生素C、瓜氨酸、碘、钙、磷、铁等多种营养成分。柿子富含果胶，有良好的润肠通便作用。未成熟果实含鞣质。

**性味归经** 性寒，味甘、涩；归肺经。

**食疗功效** 润肺生津，清热止血，涩肠健脾，解酒降压。

---

[相忌搭配] 柿子不宜与含蟹、鱼、虾等食物同食。

[人群宜忌] 一般人群均可食用。适宜大便干结、高血压、甲状腺疾病、动脉硬化、长期饮酒者。脾胃虚寒、水肿、疟疾、糖尿病、便溏泄泻、体弱多病、产后、外感风寒、慢性胃炎、排空延缓、消化不良等胃动力功能低下者、胃大部切除术后忌服。

[食用宜忌]

1. 柿子中大量的单宁酸会影响身体对铁质的吸收，所以不宜多吃，尤其患有缺铁性贫血和正在服用铁剂的患者不能吃柿子。

2. 空腹吃柿子可能会引起"胃石症"，当空腹进食柿子时，柿胶会与胃部分泌的胃酸在胃内凝聚成硬块；当硬块越积越大时，可能导致无法排出，医学上称为"胃柿石病"。

3. 柿子皮不宜多吃，因为柿子中的鞣酸绝大多数集中在皮中。

4. 柿饼表面的柿霜是柿子的精华，不要丢弃。

## 猕猴桃

猕猴桃，又名奇异果、藤梨、阳桃、白毛桃、毛梨子等。因猕猴喜食，故名猕猴桃；亦有说法是因为果皮覆毛，貌似猕猴而得名。

---

### 专家提示

**营养特点** 猕猴桃含有丰富的维生素C、维生素A、维生素E以及钾、镁、纤维素，还含有其他水果比较少见的营养成分如叶酸、胡萝卜素、钙、黄体素、氨基酸、天然肌醇。猕猴桃维生素C含量在水果中名列前茅，一个猕猴桃能提供一人一日维生素C需要量的两倍多，因此被誉为"维生素C之王"。

**性味归经** 性寒，味酸、甘；归脾、胃经。

**食疗功效** 调中理气，生津润燥，解热除烦。

---

[相宜搭配]

1. 猕猴桃 + 酸奶。二者搭配食用，可帮助肠内益生菌生长，促进肠道健康，有利于便秘的排解。

2. 猕猴桃 + 粳米。二者一起煮粥食用，可除烦止渴、健脾补肺、滋肾益精。

[人群宜忌] 一般人群均可食用。情绪低落，常吃烧烤者、便秘者、癌症患者、高血压患者、冠心病

患者、心血管疾病患者、消化不良者，航空、高原、矿井等特种工作人员尤其适合。脾虚便溏者、疟疾、寒湿痢、慢性胃炎、痛经、闭经、小儿腹泻者不宜食用。

## 🌙 山楂

山楂又名山里果、山里红果、映山红果、赤枣子，为蔷薇科木本植物山楂和野山楂等的果实。

### 专家提示

**营养特点** 山楂营养丰富，几乎含有水果的所有营养成分，特别是有机酸和维生素C的含量较高。因此，山楂能开胃消食，特别对消肉食积滞作用更好，很多助消化的药中都含有山楂。

**性味归经** 性微温，味酸甘；归脾、胃、肝、肺经。

**食疗功效** 健胃消食，活血化瘀、平喘化痰、收敛止痢。

[相宜搭配]

1. 山楂 + 白糖。二者同食可降低血脂，改善消化功能，增进食欲。

2. 山楂 + 红糖。二者同食对妇女血淤、闭经有一定疗效。

3. 山楂 + 蜂蜜。二者同食对小儿伤食、疳积有一定疗效。

4. 山楂 + 麦芽。二者同食对饮食积滞、胃部饱闷、食欲不振等有一定疗效。

[相忌搭配]

山楂 + 猪肝。猪肝中含铜、铁、锌等金属微量元素，它们会破坏山楂中的维生素 C。

[人群宜忌] 一般人群均可食用。儿童、老年人、消化不良者尤其适宜食用。胃酸分泌过多者勿空腹食用；脾胃虚弱者不宜多食；糖尿病患者、孕妇不宜食。

[食用宜忌]

1. 山楂不能空腹吃，因含有大量的酸类物质，空腹食用会使胃酸猛增，对胃黏膜造成不良刺激，使胃发胀满、泛酸。

2. 少吃生山楂，生山楂中所含的鞣酸与胃酸结合容易形成胃石，很难消化。

## 🌙 无花果

无花果别名映日果、奶浆果、蜜果、树地瓜、文先果、明目果，是一种稀有水果，国内江苏、四川等地有种植，但在新疆阿图什地区栽培品质最优。

### 专家提示

**营养特点** 无花果含有苹果酸、柠檬酸、脂肪酶、蛋白酶、水解酶等，能帮助人体对食物的消化，增进食欲。无花果所含的脂肪酶、水解酶等有降低血脂和分解血脂的功能，可减少脂肪在血管内的沉积，进而起到降血压、预防冠心病的作用。

**性味归经** 性平，味甘；归肺、胃、大肠经。

**食疗功效** 补脾益胃，润肺利咽，润肠通便。

[人群宜忌] 一般人群均可食用。消化不良、食欲不振、高血脂、高血压、冠心病、动脉硬化、癌症、便秘者适宜食用。脂肪肝、脑中风、腹泻、正常血钾周期性麻痹等患者不宜食用；大便溏薄者不宜生食。

## 白 果

白果又名公孙树子，个如杏核大小色洁白如玉。宋朝开始向朝廷进贡，改称银杏，因其形似小杏而核色白，今名白果。

---

### 专家提示

**营养特点** 白果是营养丰富的高级滋补品，每100g鲜白果中含蛋白质13.2g，碳水化合物72.6g，脂肪1.3g，且含有维生素C、维生素$B_2$、胡萝卜素、钙、磷、铁、硒、钾、镁等以及银杏酸、白果酚、五碳多糖、脂固醇等成分，具有很高的食用价值和药用价值。

**性味归经** 性平，味甘，微苦、涩；归肺、肾经。

**食疗功效** 益肺气、治咳喘、止带虫、缩小便、护血管、增加血流量。

---

[人群宜忌] 一般人群均可食用。肺结核咳嗽，老人虚弱哮喘者宜食；妇女体虚白带多，中老年人遗精白浊，小便频数，小儿遗尿者宜食。五岁以下小儿忌食，有实邪者不可服用。

[食用宜忌] 白果有小毒，不宜多食常食。为了预防白果中毒，宜炒熟或蒸熟后食用。

## 枇 杷

枇杷又名金丸、芦枝、芦橘，原产中国东南部，因果子形状似琵琶乐器而得名。

---

### 专家提示

**营养特点** 枇杷富含纤维素、果胶、胡萝卜素、苹果酸、柠檬酸、钾、磷、铁、钙及维生素A、维生素C、B族维生素，特别是胡萝卜素含量丰富；另外，所含的维生素$B_{17}$可预防癌症。

**性味归经** 性凉，味甘、酸；归脾、肺、肝经。

**食疗功效** 润肺化痰、生津止渴、和胃、降逆、止呕。

---

[相宜搭配]

1. 枇杷＋番石榴。二者均含有柠檬酸与苹果酸，同食有助于消化，增进食欲。

2. 枇杷＋蜂蜜。枇杷中的有效物质可抑制流感病毒，若配以有化痰止咳、疏肝理气功效的蜂蜜，则可润喉止咳，主治伤风感冒。

3. 枇杷＋人参。枇杷对肺病和胃病有很好的疗效，若配以人参、生姜、丁香等食用，则可辅助治疗反胃、呃逆呕吐之症。

[人群宜忌] 一般人群均可食用。肺痿咳嗽、胸

闷多痰、劳伤吐血及坏血病患者尤其适宜食用；脾虚泄泻、糖尿病患者忌食。

## 杨桃

杨桃，学名五敛子，又名洋桃、阳桃，分为酸杨桃和甜杨桃两大类，是海南省闻名遐迩的佳果。

> **专家提示**
>
> **营养特点** 杨桃是一种水分很多的水果，鲜果可溶性固性物仅为9%。每100g可食部分含碳水化物6.2g，维生素C7mg，内含蔗糖、果糖、葡萄糖、苹果酸46.8g，草酸7.2g，柠檬酸及维生素$B_1$、维生素$B_2$，以及钙、钾、镁、微量脂肪和蛋白质等各种营养素，是一种营养成分较全面的水果。
>
> **性味归经** 性寒，味甘、酸；归肺、心、小肠经。
>
> **食疗功效** 清热解毒、利尿生津，对于疟虫有抗生作用。

[**人群宜忌**] 一般人群均可食用。患有心血管疾病或肥胖者适宜食用；脾胃虚寒或腹泻者少食。

## 山竹

山竹原名莽吉柿，又称凤果，原产于东南亚，一般种植10年才开始结果，对环境要求非常严格，因此是名副其实的绿色水果，与榴莲齐名，号称"果中皇后"。

> **专家提示**
>
> **营养特点** 山竹含有丰富的蛋白质和脂类，果肉含可溶性固形物16.8%、柠檬酸0.63%，还含有B族维生素和矿物质。
>
> **性味归经** 性寒、味甘；归脾、肺、大肠经。
>
> **食疗功效** 降燥、清凉解热。

[**相宜食物**] 山竹＋榴莲。山竹性寒，有解热清凉的作用，可化解脂肪，润肤降火。因此，吃了大补的榴莲之后，再吃山竹有清热的功效。

[**相忌食物**] 山竹忌和西瓜、豆浆、啤酒、白菜、芥菜、苦瓜、冬瓜荷叶汤等寒凉食物同食。

[**人群宜忌**] 一般人都可食用。体弱、病后的人更适合，但每天吃3个即可。因含糖分较高，肥胖者宜少吃，糖尿病者更应忌食；含钾量较高，肾病及心脏病人应少吃；体质虚寒者少食。

[**食用宜忌**] 山竹富含纤维素，在肠胃中会吸水膨胀，过多食用会引起便秘，若不慎吃过量，可用红糖煮姜茶解之。

## 桃子

桃子又称桃实。桃的品种甚多，有水蜜桃、肥桃、红花桃、白花桃、金桃、蟠桃等，属于蔷薇科桃属植物。桃汁多味美，芳香诱人，色泽艳丽，营养丰富。

## 专家提示

**营养特点**　桃子含铁量高，是缺铁性贫血病人的理想辅助食物；含钾多，含钠少，适合水肿病人食用；另外含有蛋白质、糖、钙、果胶等，能够促进肠道蠕动，有预防便秘的作用。

**性味归经**　性微温，味甘、酸；归肺、大肠经。

**食疗功效**　益气生津、活血化积、润肠通便、解劳热、养血美颜。

[**相宜搭配**] 桃子＋牛奶。二者搭配，能为人体提供丰富的营养，且能起到清凉解渴的作用。

[**相忌搭配**] 桃子＋甲鱼。由于甲鱼中含有很多蛋白质，而桃含有大量鞣酸，蛋白质与鞣酸会形成凝固物质，不利于人体吸收。

[**人群宜忌**] 一般人群均可食用。各种虚劳咳喘、肺病尤宜食用；大病之后、气血亏虚、面黄肌瘦、心悸气短、水肿病者适宜。可用于缺铁性贫血病、高血压病、闭经、跌打损伤等的辅助治疗。平时内热偏盛、易生疮疖者、婴幼儿、过敏者不宜食，胃肠功能弱者、糖尿病患者、便秘者少食。

## ☾ 李子 ☽

李子是蔷薇科植物李树的果实，果实饱满圆润、玲珑剔透、形态美艳、口味甘甜，是人们喜爱的传统水果之一。

## 专家提示

**营养特点**　李子含糖、微量蛋白质、脂肪、胡萝卜素、维生素B$_1$、维生素B$_2$、维生素C、维生素B$_3$、钙、磷、铁以及多种氨基酸，如谷酰胺、丝氨酸、氨基酸、脯氨酸等，生食有助于治疗肝硬化腹水。此外，还含有有机酸，主要为苹果酸。

**性味归经**　性微温，味甘、酸；归肝、肾经。

**食疗功效**　生津止渴、清肝除热、利水。

[**相宜搭配**] 李子＋冰糖。二者炖食，可以润喉开音。

[**相忌搭配**]

1. 李子＋雀肉。李子助热生火，雀肉甘温助阳，二者同食，火热之性相互助长，易损五脏。

2. 李子＋鲭鱼。鲭鱼有益气化湿的功效，而李子能助湿生热，故二者不宜同食，脾胃虚弱、消化不良、血热病人尤应忌食。

[**人群宜忌**] 一般人群均能食用。发热、口渴、肝病腹水者，教师、演员音哑或失音者，慢性肝炎、肝硬化者尤益食用。溃疡病，急、慢性胃肠炎患者，脾虚痰湿及小儿不宜多吃；IgA肾病患者忌食。

[**食用宜忌**] 未熟透的李子不要吃。切忌过量食用，否则易引起虚热脑胀、损伤脾胃。

## ☾ 杏 ☽

杏又名杏子、杏实，别名李实、嘉庆子、山李子、嘉应子，为李属李亚属蔷薇科植物杏或山杏的果实，其果肉、果仁均可食用。

### 专家提示

**营养特点** 杏中含有丰富的维生素、矿物质和膳食纤维，其中胡萝卜素含量很高，是李的三倍，桃的20多倍；含钾丰富，为226mg，而桃和李在150mg左右。同李子一样，亦含有丰富的有机酸。

**性味归经** 性温，味酸、甘；归肺、心经。

**食疗功效** 润肺定喘，生津止渴，清热解毒。

[人群宜忌] 一般人群均能食用。适宜肺燥咳嗽、津伤口渴者食用；产妇、幼儿、糖尿病患者忌食。

[食用宜忌] 野山杏杏肉味酸、性热，有小毒，杏核均为苦仁，过食会伤及筋骨、诱发老病，甚至会落眉脱发、影响视力；若产、孕妇及孩童过食还极易长疮生疖。

## 红枣

红枣又名枣、大枣，历史悠久，自古以来就被列为"五果"之一。枣的品种繁多，大小不一，果皮和种仁药用，果皮能健脾，种仁能镇静安神；果肉可提取维生素C及酿酒；核壳可制活性炭。

### 专家提示

**营养特点** 红枣最突出的特点是维生素含量高，有"天然维生素丸"的美誉，尤其鲜枣中维生素C的含量竟高达葡萄、苹果的70~80倍（每100g鲜枣含维生素C380~600mg）；芦丁的含量也很高，这两种维生素对防癌和预防高血压、高血脂都有一定作用。红枣富含三萜类化合物和二磷酸腺苷，三萜类化合物大都具有抑制癌细胞的功能。

**性味归经** 性温，味甘；归脾、胃、心、肝、肺、大肠经。

**食疗功效** 补中益气、养血安神、补脾润肺、缓和药性、调营卫、降血脂、抗癌、除烦。

[相宜搭配]

1. 红枣+动物肝。动物肝与红枣搭配食用，可治疗血虚引起的头晕、眼花、心悸、疲乏等症。

2. 红枣+牛奶。二者搭配营养更加丰富。

[人群宜忌] 一般人群均可食用。凡有湿痰、积滞、齿病、虫病、糖尿病者少食。

## 樱桃

樱桃又名含桃、荆桃、朱樱、朱果、樱珠、家樱桃，是蔷薇科梅属植物。樱桃成熟时颜色鲜红、玲珑剔透、味美形娇、营养丰富，医疗保健价值颇高。

## 专家提示

**营养特点** 樱桃营养丰富，所含蛋白质、糖、磷、胡萝卜素、维生素C等均比苹果、梨高，尤其含铁量高，位于各种水果之首。常食樱桃可补充体内对铁元素的需求，既可防治缺铁性贫血，又可增强体质、健脑益智。

**性味归经** 性微温，味甘、涩、酸；归脾、胃、肾经。

**食疗功效** 调中益气、健脾和胃、祛风胜湿、止痢、补血养颜。

[**人群宜忌**] 一般人群均可食用。消化不良、瘫痪、风湿腰腿痛、体质虚弱、面色无华者适宜食用。小儿、热性病及虚热咳嗽者忌食；有溃疡症状者、阴虚火旺者慎食；慢性肾病者、糖尿病者忌食。

[**食用宜忌**] 不宜多食，多食令人呕吐，立发暗风，伤筋骨、败血气、助虚热。

## 杨梅

杨梅又称朱红、圣生梅、白蒂梅、树梅等，具有很高的药用和食用价值，在中国华东和湖南、广东、广西、贵州等地区均有分布。

## 专家提示

**营养特点** 杨梅果肉的含糖量为12%～13%，含酸量为0.5%～1.1%，富含纤维素、矿质元素、维生素和一定量的蛋白质、脂肪、果胶及8种对人体有益的氨基酸，其果实中钙、磷、铁含量要高出其他水果10多倍。

**性味归经** 性平，味酸、甘；归肺、胃经。

**食疗功效** 生津止渴、健脾开胃、止呕、利尿。

[**相宜搭配**]

1. 杨梅＋白酒。二者制成梅酒，有开胃功效，对腹泻、痢疾等有治疗作用。

2. 杨梅＋绿豆。煮绿豆粥时加些杨梅，可起到清热解毒、健脾开胃的效果，是夏季防暑养生的美味佳肴。

[**相忌搭配**] 杨梅＋牛奶。杨梅富含果酸，果酸能使牛奶中丰富的蛋白质凝固，影响蛋白质的吸收消化。

[**人群宜忌**] 一般人群均可食用。溃疡病患者慎食，牙疼、胃酸过多、血热火旺者不要多食；糖尿病患者忌食。

## 荔枝

荔枝原产于中国南部，是亚热带水果。果皮多数鳞斑状突起，鲜红色或紫红色。果肉鲜时呈半透明凝脂状，味香美，但不耐储藏。

## 专家提示

**营养特点** 荔枝果肉含葡萄糖66%、蔗糖5%、蛋白质1.5%、脂肪1.4%以及柠檬酸、苹果酸等有机酸以及含多量游离的精氨酸和色氨酸，还含有膳食纤维、叶酸、维生素A、维生素C、维生素B$_1$以及钙、钠、硒、铁、锌、钾等矿物质。

**性味归经** 性温，味甘、酸；归脾、胃、肝经。

**食疗功效** 补脾益肝、理气补血、温中止痛、补肺、补心安神；荔枝核具有理气、散结、止痛的功效。

[相宜搭配]

1. 荔枝 + 白酒。荔枝与适量白酒搭配食用，对胃痛有一定疗效。

2. 荔枝 + 红枣。二者同食，美容养颜的功效增强。

[人群宜忌] 一般人群均可食用。尤其适合产妇、老人、贫血、胃寒、口臭、体质虚弱者食用。阴虚火旺、有上火症状的人、阴虚所致的咽喉干疼、牙龈肿痛、鼻出血等症者忌用；肝病、肾病、糖尿病、胃肠病患者慎食。

[食用宜忌]

1. 鲜荔枝不宜空腹食用。鲜荔枝含糖量很高，空腹食用会刺激胃黏膜，导致胃痛、胃胀。而且空腹时吃鲜荔枝过量会因体内突然渗入过量高糖分而发生"高渗性昏迷"。

2. 为避免吃荔枝上火，可把荔枝连皮浸入淡盐水中，再放入冰柜里冰后食用，不仅不会上火，还能解滞，更可增加食欲。

## 龙眼

龙眼俗称桂圆，是我国南亚热带名贵特产，历史上有南"桂圆"北"人参"之称。龙眼果实富含营养，自古受人们喜爱，更视为珍贵补品。

## 专家提示

**营养特点** 龙眼含葡萄糖、蔗糖、蛋白质、脂肪、B族维生素、维生素C，磷、钙、铁、酒石酸、腺嘌呤、胆碱等成分。

**性味归经** 性温，味甘；归心、脾、胃经。

**食疗功效** 壮阳益气、健脑益智、补益心脾、养血安神、润肤美容。

[相宜搭配]

1. 龙眼 + 红枣。二者均有养血补血的功效，同食对闭经有一定疗效。

2. 龙眼 + 鸡蛋。二者同食具有补气血、益心气、安神美容的功效。

3. 龙眼 + 人参。二者均有滋补强壮的作用，做成饮品食用，可增强体力。

4. 龙眼 + 山药。二者煮粥食用可健脾益气，女性月经期食用有助于气血恢复。

[人群宜忌] 一般人群均可食用。适宜体质虚弱的老年人、记忆力低下者、头晕失眠者、妇女食用，

对病后需要调养及体质虚弱的人有辅助疗效。痰火郁结、咳嗽痰黏、上火发炎、孕妇不宜多食。

## 橄榄

橄榄，又名青果、白榄、甘榄，因果实尚呈青绿色时即可供鲜食而得名。

> **专家提示**
>
> **营养特点** 橄榄营养丰富，含有17种人体所需要的氨基酸，果肉富含钙质和维生素C，尤适用于妇女、儿童食用。冬春季节，每日嚼食2~3枚鲜橄榄，可防止上呼吸道感染，故民间有"冬春橄榄赛人参"之誉。
>
> **性味归经** 性平，味甘、酸、涩；归肺、胃经。
>
> **食疗功效** 清肺利咽、生津、解毒。

[人群宜忌] 一般人均可食用。适用于咽喉肿痛、心烦口渴，或饮酒过度；适宜食河豚、鱼、鳖引起的轻微中毒或肠胃不适。

## 芒果

芒果是著名热带水果之一，又名罗果、香盖、望果、蜜望、沙果梨、蜜望子、莽果、檬果、马蒙、抹猛果等。芒果果实呈肾脏形，因其果肉细腻、味道香甜、风味独特而深受人们喜爱，素有"热带果王"之美名。

> **专家提示**
>
> **营养特点** 芒果果实营养价值极高，含碳水化合物69.3%，脂肪16.1%，蛋白质0.65%~1.31%，可溶性固形物14%~24.8%，糖11%~19%，维生素A3.8%。芒果的胡萝卜素含量特别高，是所有水果中少见的。此外，还有钙、磷、铁等营养成分。
>
> **性味归经** 性平，味酸、甘；归肺、脾、胃、肾经。
>
> **食疗功效** 益胃止呕，生津止渴，利尿，止晕。

[相宜搭配]

1. 芒果+蜂蜜。二者同食可用于防治晕车、晕船、呕吐。

2. 芒果+白糖。二者同食有生津止渴的功效，是慢性咽喉炎、声音嘶哑患者的食疗佳品。

3. 芒果+猪瘦肉。二者搭配，再配以少量陈皮，有清肺化痰、解毒散邪、排脓的功效。

4. 芒果+鸡肉。二者搭配具有补脾胃、益气血、生津液的功效，适用于脾胃虚弱、气血虚亏、咽干口渴等症。

[相宜搭配] 芒果忌辛辣食物，同食易致黄疸。

[人群宜忌] 一般人群均能食用。皮肤病、肿瘤、糖尿病患者忌食；芒果有提高性激素作用，故未成年人尽量少食；食用芒果过敏者及湿热人士也应少食或不食；芒果有止血功能，女性在生理期最好禁食。

**[食用宜忌]** 饱饭后不可食用芒果，因为芒果是少数富含蛋白质的水果，多吃易饱。

# 葡萄

葡萄，又称草龙珠，山葫芦，古称蒲陶，是葡萄属葡萄科植物葡萄的果实。

### 专家提示

**营养特点** 葡萄含糖量高达10%～30%，以葡萄糖为主。葡萄中含有矿物质钙、钾、磷、铁，并含有胡萝卜素、维生素B$_1$、维生素B$_2$、维生素B、维生素P等；此外，还含有人体所需的十多种氨基酸及多量果酸。葡萄中含的类黄酮是一种强力抗氧化剂，可清除体内自由基、抗衰老。葡萄中含有一种抗癌向量元素，可以防止健康细胞癌变，并能防止癌细胞扩散。葡萄汁可以帮助器官移植手术患者减少排异反应。

**性味归经** 性平，味甘、酸；归肺、脾、肾经。

**食疗功效** 补气血、强筋骨、益肝肾、止咳除烦、利小便。

**[相宜搭配]**

1. 葡萄＋枸杞。二者搭配食用是补血良品。
2. 葡萄＋莲藕。二者搭配榨汁，具有利尿消肿的作用，对尿路感染者更有益。

**[相忌搭配]**

1. 葡萄＋萝卜。葡萄与萝卜同食，会产生抑制甲状腺作用的物质，导致甲状腺肿痛。
2. 葡萄＋海味。葡萄含有大量果酸，海味食物如鱼、虾等含有丰富的蛋白质和营养物质，若一起进食，则果酸不仅会使蛋白质凝固，而且会与海味食物中的钙元素结合成沉淀物，从而刺激肠胃，引起腹痛、呕吐。

**[人群宜忌]** 一般人群均可食用。肾炎、高血压、水肿患者，儿童、孕妇、贫血患者，神经衰弱、过度疲劳、体倦乏力、未老先衰者，肺虚咳嗽、盗汗者，风湿性关节炎、四肢筋骨疼痛者，癌症患者尤其适合食用。糖尿病患者、便秘者、脾胃虚寒者少食。

# 草莓

草莓又叫红莓、洋莓、地莓等，草莓是对蔷薇科草莓属植物的通称，属多年生草本植物。草莓在早春已经上市，特别适宜春天养生食用，所以被誉为是"春天第一果"。

64

[相宜搭配]

1. 草莓＋榛子。含有维生素C的草莓与含铁的榛子同食，可促进机体对铁的吸收，并有助于预防贫血。

2. 草莓＋冰糖。冰糖与草莓均具有清热解毒、生津止渴的功效，二者搭配食用对口渴、烦躁、中暑有一定疗效。

[人群宜忌] 一般人群均可食用。风热咳嗽、咽喉肿痛、声音嘶哑者；夏季烦热口干或腹泻如水者；癌症，特别是鼻咽癌、肺癌、扁桃体癌、喉癌患者尤宜食用。痰湿内盛、肠滑便泻者、尿路结石病人不宜多食。

[食用宜忌] 不买畸形草莓。正常生长的草莓外观呈心形，但有些草莓色鲜个大，颗粒上有畸形凸起，咬开后中间有空心。这种畸形莓往往是在种植过程中滥用激素造成的，长期大量食用这样的果实，有可能损害人体健康，特别是孕妇和儿童，不能食用畸形莓。

## 桑椹

桑椹又叫桑果、桑枣，为桑科落叶乔木桑树的成熟果实。桑椹味甜汁多，以个大、肉厚、色紫红、糖分足者为佳。

[相宜搭配]

1. 桑椹＋冰糖。鲜桑椹加水用冰糖调味食用，可补肝益肾、养阴润燥，尤其适合神经衰弱、失眠、习惯性便秘者及肠燥便秘的老年人食用。

2. 桑椹＋桂圆肉。二者炖食，可辅助治疗贫血。

[相忌搭配] 桑椹＋鸭蛋。二者同食可能会引起胃痛、消化不良。

[人群宜忌] 一般人群均可食用。尤其适合肝肾阴血不足、少年发白、病后体虚、体弱、习惯性便秘、女性、中老年人及过度用眼者。体虚便溏者、儿童不宜大量食用；糖尿病人忌食。

**[食用宜忌]**

1. 桑葚有黑白两种，鲜食以紫黑色为补益上品。未成熟的桑葚不能吃。

2. 熬桑葚膏时宜选用瓷器，忌用铁器，因为桑葚分解产生的酸性物质会与铁发生化学反应而导致中毒。

## 石榴

石榴又名安石榴、海榴，肉质半透明、汁多、酸甜可口，其颜色鲜艳、外形晶状、宛若宝石，深受人们喜爱。

### 专家提示

**营养特点** 石榴果实中含有维生素C、B族维生素，有机酸、糖类、蛋白质、脂肪以及钙、磷、钾等矿物质。石榴汁含有多种氨基酸和微量元素，具有健胃提神、增强食欲、益寿延年之功效，对饮酒过量者解酒有奇效。

**性味归经** 性温，味甘、酸、涩；归肺、肾、大肠经。

**食疗功效** 石榴籽有生津止渴，涩肠止泄之功效。

**[人群宜忌]** 一般人群均可食用。适宜口干舌燥、腹泻、扁桃体发炎者；便秘、尿道炎、糖尿病、实热积滞者不宜食。

## 香蕉

香蕉又名弓蕉、香牙蕉、甘蕉，为芭蕉科植物甘蕉的果实，热带地区广泛栽培食用，与菠萝、龙眼和荔枝号称"南国四大果品"。

### 专家提示

**营养特点** 香蕉属高热量水果，每100g果肉的热量达91千卡。香蕉钾含量较高，多食可降低血压；此外，还含有丰富的果胶，可帮助消化、调整肠胃机能。

**性味归经** 性寒，味甘、涩；归肺、脾经。

**食疗功效** 清热、解毒、生津、润肠。

**[相宜搭配]**

1. 香蕉 + 乳酪。二者搭配同食，可以起到瘦身的良好效果。

2. 香蕉 + 巧克力。情绪低落时，适当吃些香蕉与巧克力，可提高神经系统的兴奋性。

**[相忌搭配]**

1. 香蕉 + 土豆。二者同食会导致面部生斑。

2. 香蕉 + 红薯、芋头。同食会使人腹胀。

**[人群宜忌]** 一般人群均可食用。尤其适合口干烦躁、咽干喉痛者，大便干燥、痔疮、大便带血者，上消化道溃疡者，饮酒过量而宿醉未解者，高血压、冠心病、动脉硬化者。肾病、患糖尿病者不宜多食；胃寒、消化不良、腹泻者也应少食。

[食用宜忌] 并非所有的香蕉都具有润肠作用，只有熟透的香蕉才能有上述功能，如果多食生的香蕉不仅不能通便，反而会加重便秘。

# 木 瓜

木瓜，又称万寿果、乳瓜。木瓜有两大类，蔷薇科木瓜属植物木瓜，热带水果番木瓜科木瓜即番木瓜。

## 专家提示

**营养特点** 木瓜素有"百益果王"之称，木瓜的果实富含17种以上氨基酸及钙、铁、维生素C等，还含有木瓜蛋白酶、番木瓜碱等。其中木瓜蛋白酶对乳腺发育很有益，催奶效果显著；番木瓜碱具有抗肿瘤的功效，并能阻止人体致癌物质亚硝胺的合成，对淋巴性白血病细胞具有强烈抗癌活性。木瓜特有的木瓜酵素能清心润肺，还会帮助分解肉食，帮助消化，防治便秘，并可预防消化系统癌变。

**性味归经** 性平、微寒，味甘；归肝、脾经。

**食疗功效** 助消化，消暑解渴，润肺止咳。

[相宜食物]

1. 木瓜＋牛奶。二者搭配能消除疲劳、润肤养颜。

2. 木瓜＋带鱼。二者搭配有补气、养血的作用。

3. 木瓜＋莲子。二者搭配有清心润肺、健胃益脾的作用，可辅助治疗产后虚弱等症。

4. 木瓜＋玉米。二者搭配可预防慢性肾炎和冠心病。

[人群宜忌] 一般人群均可食用。适宜慢性萎缩性胃炎患者、缺奶的产妇、风湿筋骨痛、跌打扭挫伤患者、消化不良、肥胖患者；孕妇、过敏体质者慎食。

[食用宜忌]

1. 北方木瓜，即宣木瓜，又名皱皮木瓜，多用来治病，不宜鲜食；南方的番木瓜可以生吃，也可和肉类一起炖煮。

2. 木瓜中的番木瓜碱，对人体有小毒，每次食量不宜过多，过敏体质者应慎食。

# 榴 莲

榴莲，又称韶子、麝香猫果，果肉营养丰富、香味独特，具有"水果之王"的美称。

## 专家提示

**营养特点** 榴莲果营养极丰富，是一种营养密度高且均衡的热带水果。榴莲果含有大量的糖分、热量高，维生素A、B族维生素和维生素C含量都较高，还含有钙、铁、磷、钾、钠、镁、硒等矿物质，其中钾和钙的含量特别高。此外，榴莲果中氨基酸的种类齐全，含量丰富，除色氨酸外，还含有7种人体必需氨基酸，尤其谷氨酸含量特别高。

**性味归经** 性热，味甘、辛；归肝、肾、肺经。

**食疗功效** 滋阴强壮、疏风清热、利胆退黄、杀虫止痒、补身体。

[相忌搭配] 榴莲＋酒。榴莲属热性水果，因而吃过榴莲后短时间内忌喝酒。

[人群宜忌] 一般健康人都可食用。病后及妇女产后可用之来补养虚寒性身体；气管敏感、咽痛咳嗽、感冒、糖尿病患者忌食。

[食用宜忌] 榴莲有"一只榴莲三只鸡"的说法，故一次不可多吃，多吃可能会因肠胃无法完全吸收而上火。

## 橘子

橘子是芸香科柑橘属的一种水果，果实外皮肥厚，内藏瓤瓣，由汁泡和种子构成。橘子色彩鲜艳、酸甜可口，是秋冬季常见的美味佳果。橘子肉、皮、络、核、叶都是药。橘子皮，又称陈皮，是重要药物之一。

### 专家提示

**营养特点** 橘子的维生素C与柠檬酸含量丰富，前者具有美容作用，后者则具有消除疲劳的作用。橘子内侧薄皮含有膳食纤维及果胶，可降低胆固醇，并促进通便。

**性味归经** 性温，味甘酸；归肺、胃经。

**食疗功效** 橘肉具有开胃理气、止咳润肺的作用；橘皮是一味理气、除燥、利湿、化痰、止咳、健脾、和胃的要药；刮去白色内层的橘皮表皮称为橘红，具有理肺气、祛痰、止咳的作用；橘络具有通经络、消痰积的作用。

[相宜搭配] 橘子＋姜片。姜片和橘皮一起用水煮后，加适量白糖，可治疗感冒和胃寒呕吐。

[相忌搭配]

1. 橘子＋螃蟹、蛤类。如同螃蟹食，会导致痰凝而气滞，气管炎患者尤忌二者同食。

2. 橘子＋牛奶。牛奶中的蛋白质易与橘子中的果酸和维生素C发生反应，凝固成块，不仅影响消化吸收，还会引起腹胀、腹痛、腹泻等症状。

[人群宜忌] 一般人群均可食用。胃肠、肾、肺功能弱的老人不可多吃，以免诱发腹痛、腰膝酸软等病；风寒咳嗽、痰饮咳嗽者不宜食用。

[食用宜忌]

1. 吃橘子前后1小时不要喝牛奶，因为牛奶中的蛋白质遇到果酸会凝固，影响消化吸收。

2. 橘子不宜多食，儿童尤其不宜多食。若食用过多，过量摄入维生素C时，体内代谢的草酸会增多，易引起尿结石、肾结石。

3. 橘子多吃容易上火，每天最好只吃2个。

## 橙子

橙子亦称为柳橙、甜橙、黄果、金环、柳丁，是芸香科柑橘属植物橙树的果实，是柚子与橘子的杂交品种，起源于东南亚。果肉可鲜食，也可用作其他食物的附加物。

## 专家提示

**营养特点** 橙子被称为"疗疾佳果"，含有丰富的维生素C、维生素P、钙、磷、钾、β-胡萝卜素、果胶、柠檬酸、橙皮武等物质。其中，维生素C、维生素P均能增强毛细血管韧性；果胶能帮助尽快排泄脂类及胆固醇，并减少外源性胆固醇的吸收，故具有降血脂作用。

**性味归经** 性凉，味甘、微酸，无毒；归肺、脾、胃经。

**食疗功效** 具有生津止渴、消食开胃、解郁散结、杀鱼蟹之毒、醒酒等功效。橙皮含有的橙皮油对慢性支气管炎有效。

[相宜搭配]

1. 橙子 + 蛋黄酱。橙子中的维生素 C 与蛋黄酱所含的维生素 E 搭配，有助于血液循环、护肤、防老、抗癌。

2. 橙子 + 奶油。橙子富含膳食纤维，奶油含高胆固醇。二者同食可降低人体对胆固醇的吸收。

[人群宜忌] 一般人群均可食用。高脂血症、高血压、动脉硬化者常食橙子有益，胸膈满闷、恶心欲吐、饮酒过多、宿醉未醒者尤宜食用；糖尿病患者忌食。

[食用宜忌]

1. 饭前或空腹时不宜食用，否则橙子所含的有机酸会刺激胃黏膜，对胃不利。

2. 吃橙子前后 1 小时内不要喝牛奶，否则会影响蛋白质的消化吸收。

3. 多食用橙子等柑橘类水果会引起中毒，出现手、足乃至全身皮肤变黄，严重者还会出现恶心、呕吐、烦躁、精神不振等症状，即"橘子病"，或称为"胡萝卜素血症"。一般不需治疗，只要停吃这类食物即可好转。

# 柚 子

柚子是芸香科植物柚的成熟果实，产于我国福建、江西、广东、广西等南方地区。柚子清香、酸甜、凉润，营养丰富，药用价值很高，是人们喜食的水果之一，也是医学界公认的最具食疗效益的水果。

## 专家提示

**营养特点** 柚子中含有微量元素钾，几乎不含钠，因此是患有心脑血管病及肾脏病患者（如果肾功能不全伴有高钾血症，则严禁食用）最佳的食疗水果。柚肉中含有非常丰富的维生素C以及类胰岛素等成分，故有降血糖、降血脂、减肥等功效。

**性味归经** 性寒，味甘、酸；归肺、脾经。

**食疗功效** 理气化痰、润肺清肠、补血健脾。

[相宜搭配]

1. 柚子 + 鸡肉。二者同食具有温中益气、补肺下气、消痰止咳的功效。

2. 柚子＋猪肚。二者同食有健脾、行气、暖胃的作用，适用于虚寒性胃痛、口炎、脾虚、食欲不振、瘦弱等症。

[相忌搭配]

1. 柚子＋螃蟹。二者均为含量之物，同食会刺激胃肠，出现腹痛、恶心、呕吐等症状。

2. 柚子＋动物肝。猪肝中富含铜、铁、锌等成分，与柚子中的维生素C相遇会加速金属离子的氧化而破坏原本的营养价值。

[人群宜忌] 一般人群均可食用。患胃病、心脑肾病、消化不良，慢性支气管炎、咳嗽、痰多气喘者尤其适合。脾虚便溏者慎食，服避孕药的女性应忌食，高血压患者服药期间莫吃柚子，服抗过敏药时莫吃柚子；柚子中含有大量的钾，肾病患者需要在医生指导下才可以食用。

[食用宜忌]

1. 太苦的柚子不宜吃。

2. 如果一次食柚量过多，不仅会影响肝脏解毒，使肝脏受到损伤，而且还会引起其他不良反应，甚至发生中毒。

## ☾ 柠 檬 ☽

柠檬又名黎檬，是芸香科柑桔属的常绿小乔木，原产东南亚，现主要产地为美国、意大利、西班牙和希腊。柠檬主要为榨汁用，有时也用做烹饪调料，基本不用作鲜食。

### 专家提示

**营养特点** 柠檬是世界上最有药用价值的水果之一，富含维生素C、糖类、钙、磷、铁、维生素$B_1$、维生素$B_2$、维生素$B_3$、奎宁酸、柠檬酸、苹果酸、橙皮苷、柚皮苷、香豆精、高量钾元素和低量钠元素等营养成分。

**性味归经** 性平、味酸、无毒；归肝、胃经。

**食疗功效** 化痰止咳、止渴生津、和胃安胎、疏滞、止痛。

[人群宜忌] 一般人群均可食用。暑热口干烦躁、消化不良者，维生素C缺乏者，胎动不安的孕妇，肾结石患者，高血压、心肌梗死患者适宜食用；胃溃疡、胃酸分泌过多，患有龋齿者和糖尿病患者慎食。

## ☾ 西 瓜 ☽

西瓜又称寒瓜、夏瓜、水瓜，属葫芦科，原产于非洲。西瓜堪称"瓜中之王"，味甘多汁、清爽解渴，是盛夏佳果。

### 专家提示

**营养特点** 西瓜除不含脂肪和胆固醇外，含有大量葡萄糖、苹果酸、果糖、蛋白氨基酸、番茄素及丰富的维生素C等物质，是一种富有营养、食用安全的食品。

**性味归经** 性寒，味甘；归心、胃、膀胱经。

**食疗功效** 清热解暑、解烦渴、利小便、解酒毒。

[相宜搭配] 西瓜＋薄荷。西瓜有生津止渴的功效，而薄荷有提神醒脑、镇静情绪的作用，二者搭配食用效果更佳。

[相忌搭配] 西瓜＋油炸食物。同食损脾气，易造成腹泻。

[人群宜忌] 一般人群均可食用。适宜高血压患者、急慢性肾炎患者、胆囊炎患者、高热不退者食用。产妇、肾功能不全者、糖尿病患者、口腔溃疡患者、脾胃虚寒者、大便溏泄者少食为佳。

[食用宜忌]

1. 不宜在饭前及饭后吃。因为西瓜中大量的水分会冲淡胃中的消化液，影响食物的消化吸收，而且饭前吃大量西瓜又会占据胃的容积，使就餐中摄入的多种营养素大打折扣，特别是对孩子、孕妇和乳母的健康影响较大。

2. 少吃冰西瓜，因对胃的刺激很大，容易引起脾胃损伤。

## 哈密瓜

哈密瓜古称甜瓜、甘瓜，有180多个品种及类型，又有早熟夏瓜和晚熟冬瓜之分。冬瓜耐贮存，可以放到来年春天，味道仍然新鲜。

### 专家提示

**营养特点** 哈密瓜不但风味佳，而且富有营养。哈密瓜的干物质中，含有4.6%～15.8%的糖分，2.6%～6.7%的膳食纤维，还含有苹果酸、果胶物

质、维生素A、B族维生素、维生素C、维生素$B_3$营养以及钙、磷、铁等元素，其中铁的含量比鸡肉多两三倍，比牛奶高17倍。

**性味归经** 性寒、味甘；归心、胃经。

**食疗功效** 利小便、除烦止渴、防暑、清热解燥。

[人群宜忌] 一般人群均可食用。特别适宜于肾病、胃病、咳嗽痰喘、贫血和便秘患者。患有脚气病、黄疸、腹胀、便溏、寒性咳喘以及产后、病后的人不宜多食；糖尿病人慎食。

## 菠萝

菠萝又名凤梨、黄梨，呈长圆锥形或圆筒形。原产巴西，16世纪时传入中国，为夏令医食兼优的时令佳果。

### 专家提示

**营养特点** 菠萝含有大量的果糖，葡萄糖，维生素A、维生素B、维生素C、磷、柠檬酸和蛋白酶等物。菠萝含有的菠萝蛋白酶，能分解溶解阻塞于组织中的纤维蛋白和血凝块，改善局部的血液循环，消除炎症和水肿。

**性味归经** 性微寒，味甘、微酸；归胃、肾经。

**食疗功效** 清热解暑、生津止渴、消肿祛湿、醒酒益气。

[**相忌搭配**] 菠萝 + 蜂蜜，二者同食会导致胃胀。

[**人群宜忌**] 一般人群均可食用。特别适宜身热烦躁者、肾炎、高血压、支气管炎、消化不良者。患有溃疡病、肾脏病、凝血功能障碍的人忌食；发烧及患有湿疹疥疮者不宜多食；过敏体质者、脑手术恢复期的病人也不适合食用。

[**食用宜忌**] 由于菠萝中含有刺激作用的甙类物质和菠萝蛋白酶，因此应将菠萝果肉切块后用稀盐水或糖水中浸泡半小时以上再食用。

## 椰 子

椰子又名胥椰、胥余、越子头、椰傈、胥耶、越王头、椰糅，是棕榈科植物椰子树的果实，是由外层为纤维的壳组成的，提供椰子皮纤维和内含可食厚肉质的大坚果，产于热带地区。椰肉色白如玉，芳香滑脆；椰汁清凉甘甜。椰肉、椰汁是老少皆宜的美味佳果。

### 专家提示

**营养特点** 椰肉中主要含有蛋白质、碳水化合物；椰汁含有的营养成分更多，如果糖、葡萄糖、蔗糖、蛋白质、脂肪、B族维生素、维生素C以及钙、磷、铁等矿物质。

**性味归经** 性平，味甘；归胃、脾、大肠经。

**食疗功效** 果肉具有补虚强壮、益气祛风、驱毒润颜、消疳杀虫的功效；椰汁具有滋补、生津止渴、利尿消肿的功效。

[**相宜搭配**]

1. 椰肉 + 鸡蛋。二者搭配具有滋阴补气的作用，可用于治疗慢性胃炎、小儿疳积、厌食等症。

2. 椰肉 + 鸡肉。二者同食具有补气健脾、宁心安神的作用，适合身体虚弱的病人食用。

[**人群宜忌**] 一般人群均可食用。适宜发热、口渴之人食用；适合呕吐、泄泻者食用；糖尿病患者忌食。

## 甘 蔗

甘蔗又名红甘蔗、薯蔗、干蔗、接肠草、竿蔗、糖梗等，主要用于制糖，现广泛种植于热带及亚热带地区。

### 专家提示

**营养特点** 甘蔗中含有丰富的糖分、水分，还含有对人体新陈代谢非常有益的各种维生素、氨基酸、有机酸、钙、铁等物质。

**性味归经** 性平，味甘；归肺、脾、胃经。

**食疗功效** 清热解毒、生津止渴、和胃止呕、滋阴润燥。

[**相宜搭配**]

1. 甘蔗 + 白萝卜 + 百合。三者一同榨汁，常饮对气管炎、肺结核有辅助治疗作用。

2. 甘蔗 + 牛肉。用甘蔗汁与牛肉制成的甘蔗牛肉丸，味道甜而不腻，并含有丰富的蛋白质、脂肪、钙、磷、铁、维生素 $B_3$ 及维生素 E 等多种营养素。

[相忌搭配] 甘蔗 + 白酒。虽然甘蔗有解酒功能，但不能与白酒同食，同食易生痰。

# 第五节　畜禽肉类

## 猪 肉

猪肉，又名豚肉，是目前人们餐桌上重要的动物性食品之一。因为猪肉纤维较为细软，结缔组织较少，肌肉组织中含有较多的肌间脂肪，因此，经过烹调加工后肉味特别鲜美。

> ### 专 家 提 示
>
> **营养特点**　猪肉含有丰富的蛋白质及脂肪、碳水化合物、钙、磷、铁以及丰富的维生素 $B_1$，还可提供血红素铁和促进铁吸收的半胱氨酸。
>
> **性味归经**　性平，味甘、咸；归脾、胃、肾经。
>
> **食疗功效**　补虚强身，滋阴润燥，丰肌泽肤。

[相宜搭配]

1. 猪肉 + 大蒜。猪肉中含有维生素 $B_1$，与大蒜同食，可以延长维生素 $B_1$ 在体内停留的时间，这对促进血液循环以及尽快消除身体疲劳、增强体质均有重要作用。

2. 猪肉 + 白菜。白菜含多种维生素、钙及丰富的膳食纤维，猪肉有滋阴润燥的作用，二者搭配效果更好。

[人群宜忌] 一般人群均可食用。脾胃虚寒者、胃腹寒疼者不宜食用。

[相忌搭配]

1. 猪肉 + 鸽肉、鲫鱼、虾。同食令人滞气。

2. 猪肉 + 香菜。同食助湿热而生痰。

3. 猪肉 + 水生菱角。同食会诱发癫痫症。

[人群宜忌] 一般人群均可食用。适宜阴虚不足、头晕、贫血、老人燥咳无痰、大便干结以及营养不良者食用。老人、小儿不宜多食，肥胖和血脂较高者不宜多食，湿热偏重、痰湿偏盛、舌苔厚腻者忌食。

[食用宜忌]

1. 不宜食用未摘除甲状腺、肾上腺和病变的淋巴结的猪肉。

2. 服降压药和降血脂药以及磺胺类药物时不宜多食。

3. 不宜在刚屠宰后煮食。

## 猪 肝

> ### 专 家 提 示
>
> **营养特点**　猪肝中富含蛋白质、卵磷脂和微量元素铁、磷、锌、铜，有利于儿童的智力发育和身体

发育。猪肝中含有丰富的维生素A，常吃猪肝可逐渐消除眼科病症。

**性味归经** 性温，味甘、苦；归肝经。

**食疗功效** 补肝明目，养血健脾。

[**相宜搭配**]

1. 猪肝＋菠菜。二者同食可辅助预防贫血，促进生长，消除疲劳。

2. 猪肝＋胡萝卜。二者同食，补血明目养肝的功效增强。

[**相忌食物**] 猪肝＋雀肉、山鸡、鹌鹑肉。同食易使色素沉着，产生色斑。

[**人群宜忌**] 一般人群均可食用。适宜气血虚弱、面色萎黄、缺铁性贫血者食用；适宜肝血不足所致的视物模糊不清、夜盲、眼干燥症，小儿麻疹病后角膜软化症，内外翳障等眼病者食用；适宜癌症患者及放疗、化疗后食用；适合常在电脑前工作者、爱喝酒者食用。患有高血压、冠心病、肥胖症及血脂高者忌食。

[**食用宜忌**]

1. 猪肝食前要去毒。

2. 食用猪肝宜适量。大量食用猪肝，会因体内维生素A含量过多，造成无法由肾脏排泄而出现中毒现象。

## 猪 肺

猪肺即猪肺部肉，稚嫩、色红白，适于炖、卤、拌，如"卤五香肺"、"银杏炖肺"等。

### 专家提示

**营养特点** 猪肺主要成分有蛋白质、卵磷脂、凝血活素等。

**性味归经** 性微寒，味甘；归肺经。

**食疗功效** 补虚、止咳、止血。

[**相忌搭配**] 猪肺＋白花菜、饴糖。同食会腹痛、呕吐。

[**人群宜忌**] 一般人群均可食用。适宜肺虚久咳、肺结核、肺痿咯血者食用；常人不必多食。

## 猪 肚

猪肚即猪胃。

### 专家提示

**营养特点** 猪肚含有蛋白质、脂肪、碳水化合物、维生素及钙、磷、铁等。

**性味归经** 补虚损、健脾胃。

**食疗功效** 性温、味甘；归脾、胃经。

[**相宜食物**] 猪肚＋金针菇。二者搭配有消食开胃的作用，适宜消化不良、食欲不振、肠胃不适者食用。

[**相忌食物**] 猪肚＋啤酒。猪肚的嘌呤含量很高，啤酒高嘌呤且含酒精，二者同食会产生过多的尿酸，易引发痛风。

[人群宜忌] 适用于气血虚损、身体瘦弱者食用；适宜脾胃虚弱，食欲不振，泄泻下痢者食用；适宜中气不足，气虚下陷，男子遗精，女子带下者食用；适宜体虚之人小便颇多者食用；适宜小儿疳积者食用。感冒期间忌食，胸腹胀满者忌食。

## 猪血

猪血即猪红，又称液体肉、血豆腐和血花等。

---

### 专家提示

**营养特点** 猪血素有"液态肉"之称。猪血蛋白质所含的氨基酸比例与人体中氨基酸的比例接近，非常容易被机体利用；猪血脂肪含量极少，是瘦猪肉含脂肪量的1/70。另外，猪血中所含的矿物质如铁、磷、钙等也较多，其中铁量非常丰富，每100g含铁高达45mg，比瘦肉高20倍，吸收率高达到22%以上，故猪血有"养血之玉"之称。猪血中的血浆蛋白被体内的胃酸分解后会产生一种解毒、清肠的物质，能使粉尘、有害金属等毒素易于排出体外，故猪血又有"人体清道夫"之称。猪血中含有的钴是防止人体内恶性肿瘤生长的重要微量元素，这在其他食品中是难以获得的。

**性味归经** 性平、味咸；归心、肝经。
**食疗功效** 解毒清肠、补血美容。

---

[相宜搭配]
1. 猪血 + 黄豆。同食会引起消化不良。
2. 猪血 + 海带。同食会导致便秘。

[人群宜忌] 一般人群均可食用。适宜贫血患者、老人、妇女、从事粉尘、纺织、环卫、采掘等工作的人食用；适宜血虚头风眩晕者、肠道寄生虫病人腹胀嘈杂者食用。高胆固醇血症、肝病、高血压、冠心病患者少食；凡有病期间忌食；患有上消化道出血阶段忌食。

[食用宜忌] 不宜过量食用，建议一周食用不超过2次。

## 猪脑

---

### 专家提示

**营养特点** 猪脑含钙、磷、铁比猪肉多。
**性味归经** 性寒，味甘、有毒；归心、脑、肝、肾经。
**食疗功效** 补益脑髓，疏风，润泽生肌。

---

[人群宜忌] 适用于气血虚亏之头晕、头痛以及神经衰弱等虚弱病症；血脂过高、动脉硬化等病人不宜食用。

## 猪蹄

猪蹄，又叫猪脚、猪手，前蹄为猪手，后蹄为猪脚。

## 专家提示

**营养特点** 猪蹄含有丰富的胶原蛋白，脂肪含量也比肥肉低，能防治皮肤干瘪起皱、增强皮肤弹性和韧性，对延缓衰老和促进儿童生长发育都具有物殊意义。因此，人们把猪蹄称为"美容食品"和"类似于熊掌的美味佳肴"。

**性味归经** 性平，味甘、咸；归胃经。

**食疗功效** 补血、通乳、托疮。

[相宜食物] 猪蹄+花生。二者炖煮食用，可促进乳汁分泌。

[相忌食物]

1. 猪蹄+甘草。二者同食会引起中毒，但可以用绿豆治疗。

2. 猪蹄+西瓜。西瓜性凉，猪蹄油腻，二者同食会造成肠胃不适。

[人群宜忌] 一般人群均可食用，是老人、妇女和手术、失血者的食疗佳品。胃肠消化功能减弱的老年人每次不可食用过多；患有肝病疾病、动脉硬化及高血压病的患者应少食或不食为好；痰盛阻滞、食滞者也应慎食。

## 牛肉

牛肉是中国人的第二大肉类食品，仅次于猪肉，牛肉蛋白质含量高，脂肪含量低，味道鲜美，深受人们喜爱，享有"肉中骄子"的美称。

## 专家提示

**营养特点** 牛肉含有丰富的蛋白质，其氨基酸组成比猪肉更接近人体需要，对生长发育及手术后、病后调养的人在补充失血和修复组织等方面特别适宜。牛肉中的肌氨酸含量比任何其他食品都高，这使它对增长肌肉、增强力量特别有效。此外，还含有脂肪、B族维生素、维生素$B_3$、钙、磷、铁、胆甾醇等成分。

**性味归经** 性平，味甘；归脾、胃经。

**食疗功效** 补中益气，滋补脾胃，强健筋骨。

[相宜搭配]

1. 牛肉+仙人掌。二者同食可起到抗癌止痛、提高机体免疫功能的效果。

2. 牛肉+红枣。二者一起炖食，有助肌肉生长和促伤口愈合的作用。

[相忌搭配]

1. 牛肉+猪肉、白酒、韭菜、薤（小蒜）、生姜。同食易使人发热动火，以致牙龈炎症。

2. 牛肉+红糖。同食易腹胀。

3. 牛肉+鲶鱼、田螺。同食会中毒。

[人群宜忌] 一般人群均可食用。适宜于生长发育、术后、病后调养的人、中气下隐、气短体虚、筋骨酸软、贫血久病及黄目眩之人食用；高胆固醇、高脂肪、老年人、儿童、消化力弱的人不宜多吃；感染性疾病、肝病、肾病、疮疥、湿疹、痘痧、瘙痒者慎用。

［**食用宜忌**］不宜食用未摘除甲状腺的牛肉。

# 牛肚

牛肚即牛的胃，又称牛百叶。

### 专家提示

**营养特点** 牛肚含蛋白质、脂肪、钙、磷、铁、硫胺素、核黄素、维生素B₃等。

**性味归经** 性平、味甘；归脾、胃经。

**食疗功效** 具有补益脾胃，补气养血，补虚益精、消渴、风眩之功效。

［**人群宜忌**］一般人均可食用，尤适宜病后虚羸、气血不足、营养不良、脾胃薄弱者。

# 牛筋

牛筋，又称牛蹄筋，即牛的韧带。牛筋向来为筵席上品，食用历史悠久，它口感淡嫩不腻，质地犹如海参，故有俗语说："牛蹄筋，味道赛过参"。

### 专家提示

**营养特点** 牛筋中含有丰富的胶原蛋白，脂肪含量也比肥肉低，并且不含胆固醇。

**性味归经** 性平、味甘；归肝经。

**食疗功效** 具有补肝强肾、益气力的作用。

# 羊肉

羊肉有山羊肉、绵羊肉、野羊肉之分。羊肉肉质细嫩、味道鲜美、营养丰富，是我国人们主要食用肉类之一，也是冬季进补佳品。

### 专家提示

**营养特点** 羊肉比猪肉的肉质要细嫩，而且比猪肉和牛肉的脂肪、胆固醇含量都要少。羊肉肉质细嫩，容易消化吸收，多吃羊肉有助于提高身体免疫力。

**性味归经** 性温，味甘；归脾、胃经。

**食疗功效** 暖中补虚，补中益气，开胃健身，益肾气，养胆明目。

［**相宜搭配**］

1. 羊肉＋鸡蛋。二者同食能滋补营养，而且能够促进血液的新陈代谢，延缓衰老。

2. 羊肉＋生姜。二者同食驱外邪，并可治寒腹痛。

3. 羊肉＋鹌鹑肉。二者搭配可用于老年人或病后体虚、血虚头晕、身体瘦弱、面色萎黄等气血两亏等症。

［**相忌搭配**］

1. 羊肉＋豆酱。豆酱性味咸、寒，而羊肉温热易动火，二者功能相反，故不宜同食。

2. 羊肉＋西瓜。羊肉性味甘、温，西瓜性甘、寒，二者功效相反，同食易引起胃肠不适，导致腹痛。

［**人群宜忌**］一般人群均可食用。适宜体虚胃寒

者食用；发热、牙痛、口舌生疮、咳吐黄痰等上火症状者不宜食用；肝病、高血压、急性肠炎或其他感染性疾病及发热期间不宜食；素体有热者慎用；暑热天或发热病人慎食；水肿、骨蒸潮热、疟疾、外感及一切热性病症者禁食。

## 羊血

### 专家提示

**营养特点** 羊血主要成分（除含水约4/5外）为多种蛋白质，蛋白质主要是血红蛋白，其次是血清白蛋白、血清球蛋白和少量纤维蛋白。此外，还含有少量脂类（包括磷脂和胆甾醇）、葡萄糖及无机盐等。

**性味归经** 性平、味咸；归脾经。

**食疗功效** 止血，祛瘀，解毒。

[**人群宜忌**] 一般人群均可食用，每次约50g。

## 羊脑

### 专家提示

**营养特点** 新鲜羊脑含有丰富的维生素C，脂肪中包括多种物质如卵磷脂、脑甙等。

**性味归经** 性温，味甘，有毒；归心、肝、肾经。

**食疗功效** 补虚健脑，润肤。

[**人群宜忌**] 湿热体质，痰湿体质，阴虚体质者不宜食用。

[**食用禁忌**] 多食发风生热。

## 马肉

马肉在我国已有5000多年的食用史，只是在煮或炒时会有泡沫产生，且会发出恶臭，因此有很多人不喜欢马肉的味道，敬而远之。

### 专家提示

**营养特点** 马肉含有丰富的蛋白质、维生素以及钙、磷、铁、镁、锌、硒等矿物质，具有恢复肝脏机能并有防止贫血，促进血液循环，预防动脉硬化，增强人体免疫力的效果；马肉脂肪近似于植物油，质量优于牛、羊、猪的脂肪，其含有的不饱和脂肪酸可溶解掉胆固醇，使其不能在血管壁上沉积，对预防动脉硬化有特殊作用。

**性味归经** 性寒，味甘、酸；归肝、脾经。

**食疗功效** 补中益气，补血，滋补肝肾，强筋健骨。

[**相忌搭配**] 不宜与生姜、猪肉同食。

[**人群宜忌**] 疥疮和痢疾患者忌食。

## 狗肉

狗肉，又叫"香肉"或"地羊"，因其味道醇厚，被称为"香肉"。每到冬季，我国各地均有用狗肉进补的习惯，是温肾壮阳、轻身益气的佳品。

## 专家提示

**营养特点** 狗肉不仅蛋白质含量高，而且蛋白质质量极佳，尤以球蛋白比例大，对增强机体抗病力和细胞活力及器官功能有明显作用。食用狗肉可增强人的体魄，提高消化能力，促进血液循环，改善性功能。狗肉还可用于老年人的虚弱症，如尿溺不尽、四肢厥冷、精神不振等。

**性味归经** 性温，味甘、咸；归脾、胃、肾经。

**食疗功效** 补中益气，温肾助阳，填精髓，强腰脊。

[相宜搭配]

1. 狗肉＋黑豆。黑豆具有活血利水、治水的功效，狗肉具有温肾补脾的作用，二者搭配适合肾气不足者食用。

2. 狗肉＋胡萝卜。二者搭配能增温补脾、益肾助阳，特别适宜畏寒喜暖、肾虚阳痿等症。

3. 狗肉＋山药。二者搭配用于体弱、肾精虚亏及少气贫血等症的调养及治疗。

[相忌搭配]

1. 狗肉＋鲤鱼。同食可能产生不利于人体的物质。

2. 狗肉＋黄鳝。二者同食，温热助火作用更强。

[人群宜忌] 一般人群均可食用。凡久病气虚、脾胃虚寒、胸腹胀满、肾虚下冷、腰膝酸软、阳痿、遗精、水臌、浮肿及寒疝、疮溃不收者皆可服用。阴虚内热、素多痰火及热病后者慎服；脑血管病、心脏病、高血压病、中风后遗症患者不宜食用；大病初愈者也不宜食用；小儿忌多食。

[食用宜忌] 不宜食用甲状腺未摘除的狗肉。

## 兔肉

兔肉包括家兔肉和野兔肉两种，家兔肉又称为菜兔肉。每年深秋至冬末间味道更佳，是肥胖者和心血管病人的理想肉食，全国各地均有出产和销售。兔肉质地细嫩，味道鲜美，营养丰富，具有很高的消化率，极受消费者的欢迎。

## 专家提示

**营养特点** 兔肉属于高蛋白质、低脂肪、少胆固醇的肉类，蛋白质含量高达70%，比一般肉类都高，但脂肪和胆固醇含量却低于所有的肉类，故有"荤中之素"的说法。兔肉中含有多种维生素和8种人体所必需的氨基酸，含有较多人体最易缺乏的赖氨酸、色氨酸。兔肉还富含大脑和其他器官发育不可缺少的卵磷脂，有健脑益智的功效。

**性味归经** 性凉、味甘；归肝、脾、大肠经。

**食疗功效** 补中益气、凉血解毒、清热止渴。

[相忌搭配]

1. 兔肉＋橘子。橘子性味甘酸而温，兔肉酸冷，二者同食会引起肠胃功能紊乱而致腹泻。

2. 兔肉＋姜。二者性味相反，寒热同食易致腹泻。

3. 兔肉＋芹菜。同食会引起脱皮、脱发。

[人群宜忌] 一般人群均可食用。适宜老人、妇女，也是肥胖者和肝病、心血管病、糖尿病患者的理想肉食。阳虚、小儿痘出者禁吃，脾胃虚寒、腹泻便溏者尽量少吃；孕妇及经期女性、有明显阳虚症状的女子、脾胃虚寒者不宜食用。

[食疗宜忌] 兔肉不能常吃，兔肉农历8～10月深秋可食，余月则伤人肾气，易损元阳。

## 鹿肉

鹿肉是高级野味，肉质细嫩、味道美、瘦肉多、结缔组织少，可烹制多种菜肴。

### 专家提示

**营养特点** 鹿肉具有高蛋白、低脂肪、含胆固醇很低等特点，含有多种活性物质，对人体的血液循环系统、神经系统有良好的调节作用。

**性味归经** 味甘，性温；归脾、肾经。

**食疗功效** 益气血，补虚赢，补肾益精。

[相忌搭配] 不宜与雉鸡、鱼虾、蒲白同食，癌病患者不宜与鱼虾同食。

[人群宜忌] 阴虚阳亢或有热者不宜食。

## 鸡肉

鸡肉肉质细嫩，滋味鲜美，适合多种烹调方法，

有滋补养身的作用。

### 专家提示

**营养特点** 鸡肉和牛肉、猪肉比较，其蛋白质、维生素A和甲硫氨酸含量较高，脂肪含量较低，属于高蛋白低脂肪的食品。

**性味归经** 性温，味甘；归脾、胃经。

**食疗功效** 温中益气，补精添髓，益五脏，补虚损。

[相宜搭配]

1. 鸡肉＋人参。二者同食有填精补髓、活血调经的功效。

2. 鸡肉＋金针菇。二者同食可防治肝脏、肠胃疾病，开发儿童智力、增强记忆力及促进生长。

[相忌搭配]

1. 鸡肉＋蜂蜜。鸡肉是温补的，蜂蜜性味甘、平，二者同食会伤及肠胃。

2. 鸡肉＋鲤鱼。鸡肉补中助阳，鲤鱼下气利水，性味不反但功能相乘。

[人群宜忌] 一般人群均可食用。老人、病人、体弱者更宜食用。外感发热、热毒未清或内热亢盛者；黄疸、痢疾、疳积和疟疾患者；肝火旺盛或肝阳上亢所致的头痛、头晕、目赤、烦躁、便秘等症者忌食。

[食用宜忌] 忌食用多龄鸡头、鸡臀尖。能啼的阉鸡和抱窝鸡不能食用。

## 鸡血

鸡血，俗称"鸡红"，通常被制成血豆腐，是理想的补血佳品之一。在日本和欧美许多国家的食品市场上出现的以动物血为原料的香肠、点心等很受消费者的青睐。在国内，人们喜欢用血豆腐制作菜肴，称之为"液体肉"。

### 专家提示

**营养特点**　鸡血中含铁量较高，而且以血红素铁的形式存在，容易被人体吸收利用。鸡血还能为人体提供优质蛋白质和多种微量元素，对营养不良、肾脏疾患、心血管疾病和病后的调养都有益处。

**性味归经**　性平，味咸；归心、肝二经。

**食疗功效**　益血补虚，活血，鲜毒。

[**人群宜忌**] 一般人均可食用。贫血患者、老人、妇女和从事粉尘、纺织、环卫、采掘等工作的人应常吃；高胆固醇血症、肝病、高血压和冠心病患者应少食。

## 鸭肉

鸭肉为鸭科动物家鸭的肉，为餐桌上的上乘肴馔，也是人们进补的上等食品。

### 专家提示

**营养特点**　鸭肉蛋白质含量比畜肉高得多，脂肪含量适中且分布较均匀；鸭肉所含B族维生素、维生素E和维生素$B_3$较多。

**性味归经**　性寒、味甘、咸；归脾、胃、肺、肾经。

**食疗功效**　滋补、养胃、补肾、除痨热骨蒸、消水肿、止热痢、止咳化痰。

[**相宜搭配**]

1. 鸭肉＋海参。二者炖食，具有很人的滋补功效，炖出的鸭汁，善补五脏之阴和虚痨之热。

2. 鸭肉＋海带。二者共食，可软化血管，降低血压，对老年性动脉硬化和高血压、心脏病有较好的疗效。

3. 鸭肉＋竹笋。二者炖食，可治疗老年人痔疮下血。

4. 鸭肉＋山药。二者同食功效增强，可健脾止渴、固肾益精。

[**相忌搭配**] 鸭肉＋鳖肉。二者经常同食令人阴盛阳虚，水肿泄泻。

[**人群宜忌**] 一般人群均可食用。适宜体内有热、上火之人食用；体质虚弱、食欲不振、大便干燥和水肿之人食用更佳；适宜营养不良、产后病后体虚、盗汗、遗精、妇女月经少、咽干口渴者食用；适宜癌症患者及放疗化疗后、糖尿病、肝硬化腹水、肺

结核、慢性肾炎浮肿者食用。素体虚寒、胃部冷痛、腹泻清稀、腰痛、寒性痛经以及肥胖、动脉硬化、慢性肠炎患者应少食；感冒患者不宜食用。

## 鸭血

**专家提示**

**营养特点** 鸭血中含有丰富的蛋白质及多种人体不能合成的氨基酸，所含的红细胞素含量也较高，还含有微量元素铁等矿物质和多种维生素，这些都是人体造血过程中不可缺少的物质。

**性味归经** 性寒，味咸；归肝、脾经。

**食疗功效** 补血，解毒。

[相宜搭配] 鸭血+海带。二者搭配制成的食疗汤肴，不仅对白血病患者有很好的滋补养血作用，而且对急性白血病并发贫血症者有显著的辅助治疗效果，同时兼有抗癌、抑癌作用。

## 鹅肉

鹅肉，又称舒雁肉、家雁肉，是理想的高蛋白、低脂肪、低胆固醇的营养健康食品。

**专家提示**

**营养特点** 鹅肉营养丰富，富含人体必需的多种氨基酸、蛋白质、多种维生素、维生素$B_3$、糖、微量元素，并且脂肪含量很低、品质好，不饱和脂肪酸的含量高，特别是亚麻酸含量均超过其他肉类。鹅肉还含有钙、磷、钾、钠等十多种微量元素。

**性味归经** 性平，味甘；归脾、肺经。

**食疗功效** 益气补虚，和胃止渴，止咳化痰，解铅毒。

[相宜搭配]

1. 鹅肉+胡萝卜。富含胡萝卜素的胡萝卜与富含不饱和脂肪酸的鹅肉同食，有辅助预防癌症、心脏病的功效。

2. 鹅肉+白萝卜。二者同食能利肺气、止咳化痰，最适合老年慢性支气管炎和肺气肿患者食用。

[相忌搭配]

1. 鹅肉+鸭梨。二者同食容易使人生热病发烧。

2. 鹅肉+茄子。二者同食伤肾脏。

[人群宜忌] 一般人群均可食用。尤其适宜身体虚弱、气血不足、营养不良者；温热内蕴、皮肤疮毒、瘙痒、痼疾、高血压、高血脂、动脉硬化者忌食。

## 鹌鹑肉

鹌鹑简称鹑，为雉科动物，是一种头小、尾巴短、不善飞的赤褐色小鸟。鹌鹑肉和蛋味道鲜美、营养丰富，俗话说："要吃飞禽，鸽子鹌鹑"。

> **专家提示**
>
> **营养特点** 鹌鹑肉是典型的高蛋白、低脂肪、低胆固醇食物，可与补药之王人参相媲美，被誉为"动物人参"。
>
> **性味归经** 性平，味甘；归大肠、心、肝、脾、肺、肾经。
>
> **食疗功效** 补中气，强筋骨，止泻痢。

[**相忌搭配**] 不宜与猪肉、猪肝、蘑菇、木耳同食。

[**人群宜忌**] 一般人群均可食用。适宜于营养不良、体虚乏力、贫血头晕、肾炎浮肿、泻痢、高血压、肥胖症、动脉硬化症等患者食用；特别适合中老年人以及高血压、肥胖症患者食用。

## 鸽肉

鸽子又名白凤，肉味鲜美、营养丰富，还有一定的辅助医疗作用。著名的中成药乌鸡白凤丸，就是用乌骨鸡和白凤为原料制成的。古话说"一鸽胜九鸡"，鸽子的营养价值极高，既是名贵的美味佳肴，又是高级滋补佳品。

> **专家提示**
>
> **营养特点** 鸽肉为高蛋白、低脂肪食品，蛋白含量为24.4%，超过兔、牛、猪、羊、鸡、鸭、鹅和狗等肉类，所含蛋白质中有许多人体的必需氨基酸，鸽子肉的脂肪含量仅为0.3%，低于其他肉类。此外，鸽肉所含的钙、铁、铜等元素，以及维生素A、B族维生素、维生素E等都比鸡、鱼、牛、羊肉含量高。
>
> **性味归经** 性平，味甘、咸；归肺、肝、肾经。
>
> **食疗功效** 滋肾益气、祛风解毒、缓解神经衰弱。

[**人群宜忌**] 一般人群均可食用。更是老年人、孕妇、儿童、体虚病弱、调理病人的理想营养食品。

## 燕窝

燕窝又称燕菜、燕根、燕蔬菜，为雨燕科动物金丝燕及多种同属燕类用唾液或唾液与绒羽等混合凝结所筑成的巢窝。

> **专家提示**
>
> **营养特点** 燕窝含50%蛋白质、30%糖类和钙、磷、钾、硫等矿物质，还含有对促进人体活力起重要作用的氨基酸如赖氨酸、胱氨酸和精氨酸。
>
> **性味归经** 性平，味甘；归心、肺、胃、肾经。
>
> **食疗功效** 补中益气、滋阴润肺、化痰止咳、养颜。

[**人群宜忌**] 一般人群均可食用。适宜初生婴儿、孕妇、产妇、儿童、青少年、精神紧张、工作忙碌者，病愈体弱，哮喘患者、睡眠不足，燥热者。肺胃虚寒、湿痰停滞及有表邪者忌用。

# 第六节　鱼肉及水产类

## ☾ 青鱼 ☽

青鱼，又名乌鲭，个体大、生长迅速，为我国重要的经济鱼类。青鱼肉质肥嫩，味鲜腴美，尤以冬令最为肥壮，是淡水鱼中的上品。青鱼以鲜销为主，熏制品、糟制品以及油浸青鱼和茄汁油炸青鱼等罐头也很受欢迎。

### 专家提示

**营养特点**　青鱼中除含有19.5%蛋白质、5.2%脂肪外，还有钙、磷、铁、维生素$B_1$、维生素$B_2$和微量元素锌。

**性味归经**　性平，味甘、无毒；归脾、胃、肝经。

**食疗功效**　益气化湿、和中、截疟、养肝明目、养胃。

[**相忌搭配**] 青鱼忌与李子同食；忌用牛、羊油煎炸；不可与荆芥、白术、苍术同食。

[**人群宜忌**] 一般人群均可食用。适宜各类水肿、肝炎、肾炎、脚气脚弱者；适宜脾胃虚弱、气血不足、营养不良者；适宜高脂血症、高胆固醇血症、动脉硬化者。脾胃蕴热者不宜食，瘙痒性皮肤病、内热、荨麻疹、癣病者忌食。

## ☾ 草鱼 ☽

草鱼俗称鲩、油鲩、草鲩、白鲩、草鱼、草根、混子、黑青鱼等，为典型的草食性鱼类，性活泼，游泳迅速，常成群觅食。

### 专家提示

**营养特点**　草鱼含有丰富的不饱和脂肪酸，是心血管病人的良好食物；含有丰富的硒元素，经常食用有抗衰老、养颜的功效，而且对肿瘤也有一定的防治作用。

**性味归经**　味甘、性温、无毒，归肝、胃经。

**食疗功效**　暖胃和中、平降肝阳、祛风、治痹、截疟、益肠明眼目。

[**相宜搭配**]

1. 草鱼＋豆腐。二者同食具有补中调胃、利水消肿的功效。

2. 草鱼＋莼菜。二者炖汤食用，可起到健脾和胃、润肺补虚、利水消肿、清热解毒的功效。

[人群宜忌] 一般人群均可食用，尤其适宜虚劳、风虚头痛、肝阳上亢高血压、头痛、久疟、心血管病人。

# 鲢鱼

鲢鱼又名白脚鲢、鲢子、白鲢、洋胖子、白叶，是著名的四大家鱼之一。

## 专家提示

**营养特点** 鲢鱼含多种氨基酸、牛磺酸、黄嘌呤、肌苷、肌苷酸以及维生素B$_1$、维生素B$_2$、维生素B$_3$等。鲢鱼还能提供丰富的胶质蛋白，即健身又美容，是女性滋养肌肤的理想食品，尤其适合冬天食用。

**性味归经** 性平，味甘；归脾、肺经。

**食疗功效** 暖胃、补气、泽肤、乌发、养颜。

[相宜搭配]

1. 鲢鱼＋豆腐。二者搭配同食，具有补脑、解毒、美容的功效。

2. 鲢鱼＋丝瓜。二者搭配，具有温补气血、生乳通乳的功效，适合产后气血虚亏所致的乳汁缺少者食用。

[人群宜忌] 一般人群均可食用。适于脾胃虚寒体质、溏便、皮肤干燥者食用，也可用于脾胃气虚所致的乳少等症。患痘疹、疟疾、痢疾、目疾及疮疡者慎服；脾胃蕴热者不宜食用；瘙痒性皮肤病、内热、荨麻疹、癣病者应忌食。

# 鳙鱼

鳙鱼，又叫花鲢、胖头鱼、包头鱼，大头鱼、黑鲢，外形似鲢、侧扁，头部大而宽，是淡水鱼的一种。

## 专家提示

**营养特点** 鳙鱼属高蛋白、低脂肪、低胆固醇鱼类，尤其鳙鱼头不仅美味，而且营养丰富，它含有人体所需的鱼油，而鱼油中富含多种不饱和脂肪酸，其主要成分就是所谓的"脑黄金"成分二十碳五烯酸（EPA）和二十二碳六烯酸（DHA）。

**性味归经** 性温，味甘；归胃经。

**食疗功效** 暖胃、补虚、化痰、平喘。

[人群宜忌] 一般人群均能食用。适宜体质虚弱、脾胃虚寒、营养不良者食用，特别适宜咳嗽、水肿、肝炎、眩晕、肾炎和身体虚弱者食用；热病及有内热者、荨麻疹、癣病者、瘙痒性皮肤病应忌食。

# 鲤鱼

鲤鱼，别名鲤拐子、鲤子，为鲤形目鲤科鱼类，以全鱼入药。鲤鱼为淡水鱼，其资源丰富，现已作为提取二十碳五烯酸（EPA）和二十二碳六烯酸（DHA）的主要原料。

## 专家提示

**营养特点** 鲤鱼的蛋白质不但含量高，而且质量也佳，人体消化吸收率可达96%，并能供给人体必需的氨基酸、矿物质、维生素A和维生素D。鲤鱼的脂肪多为不饱和脂肪酸，能很好地降低胆固醇，可以防治动脉硬化、冠心病。

**性味归经** 性平，味甘；归脾、肺、肝三经。

**食疗功效** 补脾健胃、利水消肿、通乳安胎、清热解毒、止嗽下气。

**[相宜搭配]**

鲤鱼＋粳米。二者煮粥同食，可辅助治疗妊娠水肿和产后乳汁缺少。

**[相忌搭配]**

1. 鲤鱼＋甘草。二者性味相反，同食对健康不利，且甘草不宜与任何鱼类搭配食用。

2. 鲤鱼＋咸菜。咸菜与鱼肉同烹时，鱼肉蛋白质中的胺与咸菜中的亚硝酸盐反应生成致癌物质亚硝胺，可引起消化道癌症。故鲤鱼及其他鱼肉均不宜与咸菜配食。

**[人群宜忌]** 一般人群均可食用。适宜肾炎水肿、黄疸肝炎、肝硬化腹水、心脏性水肿、营养不良性水肿、脚气浮肿、咳喘者食用；同时适宜妇女妊娠水肿、胎动不安、产后乳汁缺少者食用。凡患有恶性肿瘤、淋巴结核、红斑性狼疮、支气管哮喘、小儿疳腮、血栓闭塞性脉管炎、痈疽疔疮、荨麻疹、皮肤湿疹等疾病者均忌食；鲤鱼是发物，素体阳亢及疮疡者慎食。

## 鲫鱼

鲫鱼，又称鲋鱼、鲫瓜子、鲫皮子、肚米鱼，是一种主要以植物为食的杂食鱼，全国各地水域常年均有生产，以2～4月份和8～12月份的鲫鱼最肥美，为我国重要食用鱼类之一。

## 专家提示

**营养特点** 鲫鱼肉质细嫩，肉味甜美，营养价值很高，每百克肉含蛋白质13g、脂肪11g，并含有大量的钙、磷、铁等矿物质。鲫鱼所含的蛋白质质优、齐全、易于消化吸收，是肝肾疾病、心脑血管疾病患者的良好蛋白质来源。

**性味归经** 性平、味甘；归胃、肾经。

**食疗功效** 和中补虚、除湿利水、补虚羸、温胃进食、补中生气。

**[相忌搭配]** 不宜和大蒜、砂糖、芥菜、沙参、蜂蜜、猪肝、鸡肉、野鸡肉、鹿肉同食。

**[人群宜忌]** 一般人群均可食用。适宜慢性肾炎水肿、肝硬化腹水、营养不良性浮肿者；适宜孕妇产后乳汁缺少、脾胃虚弱、饮食不香者食用；适宜小儿麻疹初期，或麻疹透发不快者食用；适宜痔疮出血、慢性久痢者食用。感冒发热期间不宜多食。

## 鲮鱼

鲮鱼俗称土鲮、鲮公、雪鲮，因其肉细嫩、味鲜美、产量大、单产高、价格适中以及质量上乘，是市场的畅销货。

> **专家提示**
>
> **营养特点** 鲮鱼富含丰富的蛋白质、维生素A、钙、镁、硒等营养素。
>
> **性味归经** 性平，味甘；归胃、膀胱经。
>
> **食疗功效** 补中开胃，健筋骨、活血行气、逐水利温。

[**人群宜忌**] 一般人群均可食用。适宜体质虚弱、气血不足、营养不良者食用；适宜膀胱热结、小便不利、肝硬化腹水、营养不良性水肿者食用。

## 鳜鱼

鳜鱼又名鳌花鱼、桂鱼，是一种名贵淡水鱼类，身体侧扁，背部隆起，身体较厚，尖头。一年四季均产，以2~3月产的春天鳜鱼最为肥美。

> **专家提示**
>
> **营养特点** 鳜鱼含有蛋白质、脂肪、少量维生素、钙、钾、镁、硒等营养元素；鳜鱼肉的热量不高，而且富含抗氧化成分，对于贪恋美味、想美容

又怕肥胖的女士是极佳的选择。

> **性味归经** 性平，味甘；归脾、胃经。
>
> **食疗功效** 补气血、益脾胃。

[**人群宜忌**] 一般人群均可食用。适宜体质衰弱、虚劳羸瘦、脾胃气虚、饮食不香、营养不良、儿童、老人食用；老幼、妇女、脾胃虚弱、肺结核者尤为适合。有哮喘、咯血的病人不宜食用；寒湿盛者不宜食用。

## 鲈鱼

鲈鱼又名花鲈、鲈板、花寨、鲈子鱼等，俗称鲈鲛，与长江鲥鱼、太湖银鱼并称为"四大名鱼"之一。鲈鱼肉质白嫩、清香，没有腥味，肉为蒜瓣形，最宜清蒸、红烧或炖汤。尤其是秋末冬初，成熟的鲈鱼特别肥美，鱼体内积累的营养物质也最丰富，所以是吃鱼的最好时令。

> **专家提示**
>
> **营养特点** 鲈鱼富含蛋白质、维生素A、B族维生素、钙、镁、锌、硒等营养素。鲈鱼血中还有较多的铜元素，铜能维持神经系统的正常的功能并参与数种物质代谢的关键酶的功能发挥，铜元素缺乏的人可食用鲈鱼来补充。
>
> **性味归经** 性平，味甘；归肝、脾、肾经。
>
> **食疗功效** 健脾、补气、益肾、安胎。

[相宜搭配]

1. 鲈鱼＋姜、葱。鲈鱼与姜、葱同煮汤可治疗小儿消化不良。

2. 鲈鱼＋人参。二者搭配同食，可增强记忆力，减少或消除压力、熬夜对机体的正常代谢造成的不良影响。

[相忌搭配] 鲈鱼忌与牛羊油，奶酪和中药荆芥同食，同食会引发痼疾。

[人群宜忌] 一般人群均可食用。适宜贫血头晕、妇女妊娠水肿、胎动不安者食用；患有皮肤病疮肿者忌食。

## ☾ 鲥鱼 ☾

鲥鱼俗称迟鱼，又称瘟鱼、三黎，为中国珍稀名贵经济鱼类，鲥鱼与河豚、刀鱼齐名，素称长江三鲜，被誉为江南水中珍品，古为纳贡之物。

### 专家提示

**营养特点** 鲥鱼味鲜肉细，营养价值极高，其含蛋白质、脂肪、核黄素、维生素$B_3$及钙、磷、铁均十分丰富。鲥鱼富含不饱和脂肪酸，具有降低胆固醇的作用，对防止血管硬化、高血压和冠心病等大有益处。

**性味归经** 性平，味甘；归脾、胃、肺经。

**食疗功效** 补益虚劳、强壮滋补、温中益气、暖中补虚、开胃醒脾、清热解毒、疗疮。

[人群宜忌] 一般人群均可食用。适宜体质虚弱、营养不良者，心血管疾病患者，小儿及产妇食用。多食发疥，故体质过敏及瘙痒性皮肤病者忌食；患有痛症、红斑狼疮、淋巴结核、支气管哮喘、肾炎、痈疖疔疮等疾病者忌食。

## ☾ 河豚 ☾

河豚，又名气泡鱼，也称鲀鱼、气泡鱼、辣头鱼，河豚味道极为鲜美，但食入处理不当的河豚容易发生食物中毒甚至死亡，故有"拼死吃河豚"之说。

### 专家提示

**营养特点** 河豚肉含蛋白质、脂肪、维生素A、维生素$B_1$、维生素$B_2$和维生素$B_3$、钙、磷、铁以及其毒性物质河豚毒素、河豚酸等。

**性味归经** 性温，味甘、有毒；归肝、肾经。

**食疗功效** 滋补肝肾、祛湿止痛。

[人群宜忌] 适宜阳痿者、遗尿者、水肿患者食用，适宜眩晕、腰膝酸软、风湿痹痛、皮肤瘙痒者食用；疮疖、脚气患者忌食。

[食用宜忌] 河豚内脏及血液有剧毒，为避免中毒，食用时应去除内脏，将河豚肉反复冲洗。

## ☾ 鲇鱼 ☾

鲇鱼，又称作胡子鲇、鲶鱼、塘虱鱼，生仔鱼。此鱼的显著特征是周身无鳞，身体表面多黏液，头扁口阔，上下颌有四根胡须。鲇鱼的最佳食用季节在仲春和仲夏之间。鲇鱼不仅像其他鱼一样含有丰富的营养，而且肉质细嫩、美味浓郁、刺少、开胃、易消化，特别适合老人和儿童。

### 专家提示

**营养特点** 鲇鱼营养丰富，每100g鱼肉中含水分64.1g、蛋白质14.4g，并含有多种矿物质和微量元素。

**性味归经** 性温、味甘；归胃、膀胱经。

**食疗功效** 补气、滋阴、催乳、开胃、利小便。

[相忌搭配] 鲇鱼不宜与牛羊油、牛肝、鹿肉、野猪肉、野鸡、荆芥等同食。

[人群宜忌] 一般人群均可食用，尤其以老、幼、妇女产后及消化功能不佳的人最为适用；鲇鱼也是男性壮阳的首选食物之一。有痼疾、疮疡者慎食。

[食用宜忌] 清洗鲇鱼时，一定要将鱼卵清除掉，因为鲇鱼卵有毒，不能食用。

## 刀鱼

刀鱼，学名刀鲚、毛鲚、长颌鲚，体形狭长侧薄、颇似尖刀、银白色，因形似一把尖刀而得名。刀鱼肉味鲜美，肥而不腻，兼有微香，与河豚、鲥鱼并称为中国长江三鲜之一。

### 专家提示

**营养特点** 刀鱼含有二十碳五烯酸（EPA）和二十二碳六烯酸（DHA），有益于高血压或冠状动脉硬化者食用。刀鱼含有丰富的B族维生素，尤其刀鱼背上肉色发黑的部分，含有很多防治贫血的维生素$B_{12}$。

**性味归经** 性温，味甘；归脾、胃经。

**食疗功效** 补脾、益气、暖胃、养肝、泽肤、补气、养血、健美。

[人群宜忌] 一般人群均可食用。体弱气虚者、营养不良者、儿童宜食；湿热内盛、疥疮瘙痒者忌食。

## 银鱼

银鱼是淡水鱼，因体长略圆、细嫩透明、色泽如银而得名，俗称面丈鱼、面条鱼、冰鱼、玻璃鱼等，其中以太湖银鱼为代表。

### 专家提示

**营养特点** 银鱼含蛋白质、脂肪、钙、磷、铁、维生素$B_1$、维生素$B_2$和维生素$B_3$等成分。晒干后的银鱼叫燕干，每100g燕干含蛋白质72.1g，脂肪13g，钙761mg，磷1000mg。

**性味归经** 性平，味甘；归脾、胃经。

**食疗功效** 润肺止咳、补脾益胃、宜肺利水。

[**人群宜忌**] 一般人群均可食用。尤适宜体质虚弱、营养不足、消化不良、高脂血症、脾胃虚弱、肺虚咳嗽、虚劳等症者食用。

## 鲳 鱼

鲳鱼又名镜鱼、昌侯龟、昌鼠、狗瞌睡鱼、鲳鳊、平鱼、白昌、叉片鱼等。鲳鱼肉厚、刺少、味佳，营养丰富，是天然营养佳品。

### 专家提示

**营养特点** 鲳鱼含有丰富的不饱和脂肪酸，而胆固醇含量低于绝大部分动物性食品，对高血脂、高胆固醇的人来说是不错的选择。鲳鱼还含有丰富的微量元素硒和镁，对冠状动脉硬化等心血管疾病有预防作用，并能延缓机体衰老，预防癌症的发生。

**性味归经** 性平，味甘；归脾、胃经。

**食疗功效** 具有益气养血、补胃益精、滑利关节、柔筋利骨之功效。

[**人群宜忌**] 一般人群均可食用。体质虚弱、脾胃气虚、营养不良者宜食。有慢性疾病和过敏性皮肤病的人不宜食用。

[**食用宜忌**] 鲳鱼忌用动物油炸制；鲳鱼腹中鱼子有毒，能引发痢疾。

## 鲑 鱼

鲑鱼又称三文鱼，是深海鱼类的一种，也是一种非常有名的洄游鱼类，它在淡水江河上游的溪河中产卵，产后回到海洋肥育。

### 专家提示

**营养特点** 鲑鱼体内含有一种能显著增强其体力的物质——虾青素。虾青素是迄今为止发现的一种最强的抗氧化剂，因此长期吃鲑鱼的爱斯基摩人基本没有心脏病、糖尿病、动脉硬化等，而且体力超强。

**性味归经** 性平、味甘；归肝、肾经。

**食疗功效** 补虚劳、健脾胃、暖胃和中。

[**相宜搭配**]

1. 鲑鱼＋豆腐。二者同食，不但补充营养更全面，而且软嫩滑利，很适合牙齿咀嚼功能不好的幼儿和老年人。

2. 鲑鱼＋白萝卜。二者同食可健脑益智，预防老年痴呆。

[**相忌搭配**] 鲑鱼＋柿子。鲑鱼中的蛋白质会与柿子中的鞣酸凝结成鞣酸蛋白，引起呕吐、腹痛、中毒等症状，甚至会致人死亡。其他鱼类亦不宜与柿子同食。

[**人群宜忌**] 一般人群均可食用。适宜脑力劳动者、心脑血管疾病患者；痛风、对海产品过敏者慎食。

## ☾ 带鱼 ☽

带鱼又名刀鱼、牙带鱼，带鱼的体型正如其名，侧扁如带，呈银灰色，背鳍及胸鳍浅灰色，带有很细小的斑点，尾巴为黑色，带鱼头尖口大，到尾部逐渐变细，好像一根细鞭。

**专家提示**

**营养特点** 带鱼的脂肪含量高于一般鱼类，且多为不饱和脂肪酸；带鱼全身的鳞和银白色油脂层中还含有一种抗癌成分6～硫代鸟嘌呤，对辅助治疗白血病、胃癌、淋巴肿瘤等有益；带鱼含有丰富的镁元素，对心血管系统有很好的保护作用。

**性味归经** 性平，味甘、咸；归胃经。

**食疗功效** 和中开胃、补虚泽肤、补虚、解毒、止血。

[**相宜搭配**] 带鱼＋木瓜。二者煮汤同食，有养阴、补虚、通乳的作用，对产后少乳、外伤出血等症有一定疗效。

[**人群宜忌**] 一般人群均可食用。适宜久病体虚、血虚头晕、气短乏力、食少赢瘦、营养不良、皮肤干燥者食用。凡患有疥疮、湿疹等皮肤病或皮肤过敏者忌食；癌症患者及红斑性狼疮者忌食；痈疖疔毒和淋巴结核、支气管哮喘者亦忌食。

[**食用宜忌**] 带鱼忌用牛油、羊油煎炸，否则会增加其腥膻味。

## ☾ 黄鱼 ☽

黄鱼，又名黄花鱼，因鱼头中有两颗坚硬的石头，叫鱼脑石，故又名"石首鱼"黄鱼有大、小黄鱼之分，大黄鱼又称大鲜、大黄花、桂花黄鱼，小黄鱼又称小鲜、小黄花、小黄瓜鱼，以我国舟山渔场产大黄鱼最出名。

**专家提示**

**性味归经** 性平，味甘；归胃、肾经。

**食疗功效** 健脾、益气、开胃。

[**相宜搭配**]

1. 黄鱼鳔＋蜂王浆。二者佐以香油，可补益脾肺、强壮精神，适用于疲劳乏力等亚健康人群，对脑力劳动者尤为适宜。

2. 黄鱼＋茼蒿。二者搭配可暖胃益脾、化气生肌，适宜神经衰弱及失眠者食用。

[**相忌搭配**] 黄鱼＋荆芥。黄鱼味甘性平有小毒，多食难消化，荞麦性寒难消，食之动热风，二者都为不易消化之物，同食难消化，有伤肠胃。

[**人群宜忌**] 一般人均宜食用。贫血、头晕及体虚者更加适合；咳嗽、哮喘者，过敏体质者忌食。

## ☾ 鳝鱼 ☽

鳝鱼亦称黄鳝、罗鳝、蛇鱼、长鱼。黄鳝一年四季均产，但以小暑前后者最为肥美，民间有"小暑

"黄鳝赛人参"的说法。

## 专家提示

**营养特点** 每100g鳝鱼肉中蛋白质含量达17.2~18.8g，脂肪0.9~1.2g，钙质38mg，磷150mg，铁1.6mg；此外还含有维生素$B_1$、维生素$B_2$、维生素$B_3$、维生素C等多种维生素。鳝鱼中含有丰富的DHA和卵磷脂，是脑细胞不可缺少的营养；所含的特种物质"鳝鱼素"能降低和调节血糖，对糖尿病有较好的治疗作用，加之所含脂肪极少，因而是糖尿病患者的理想食品。

**性味归经** 性温、味甘；归肝、脾、肾经。

**食疗功效** 补中益气、养血固脱、温阳益脾、强精止血、滋补肝肾、祛风通络。

[相忌搭配] 鳝鱼 + 狗肉、狗血。同食易上火、易使旧病复发。

[人群宜忌] 一般人群都可食用。特别适宜身体虚弱、气血不足、营养不良者食用；脱肛、子宫脱垂、妇女劳伤、内痔出血者也可多食；风湿痹痛、四肢酸疼无力、糖尿病患、高血脂、冠心病、动脉硬化者都可多食。鳝鱼动风，有瘙痒性皮肤病者忌食；有痼疾宿病者，如支气管哮喘、淋巴结核、癌症、红斑性狼疮等慎食；另凡病属虚热，或热证初愈，痢疾、腹胀属实者不宜食用。

[食用宜忌] 鳝鱼宜现杀现烹，鳝鱼体内含组氨酸较多，死后的鳝鱼体内的组氨酸会转变为有毒物质，故所加工的鳝鱼必须是活的。

## 海鳗

海鳗又名鳗、海鳗鲡、狗鱼、勾鱼、乌皮鳗、九鳝、海鳝、黄鳗、赤鳗、鳗鱼等，肉厚、质细、味美、含脂量高，可供鲜食、制成干品或罐头制品。

## 专家提示

**营养特点** 海鳗肉每500g含蛋白蛋60.2g，脂肪9.5g，碳水化合物0.4g，并含铁、钙、磷等矿物质。

**性味归经** 性平，味甘；归肺、肝、肾经。

**食疗功效** 补虚养血、祛湿、抗痨。

[相忌搭配] 鳗鱼忌与醋、白果同食。

[人群宜忌] 一般人群均可食用。适合于年老、体弱者及年轻夫妇食用；适用于病羸弱、五脏虚损、贫血、夜盲人、肺结核、妇女崩溃带下、小儿疳积、小儿蛔虫以及痔疮和脱肛病人食用。患有慢性疾患和水产品过敏史者、病后脾肾虚弱者、痰多泄泻者忌服。

## 鳗鲡

鳗鲡又名青鳝、白鳝、鳗鱼、鳗等，是传统名贵鱼类，似蛇，但无鳞，一般产于咸淡水交界海域，主要分布在中国长江、闽江、珠江流域、海南岛及江河湖泊中。

## 专家提示

**营养特点** 鳗鱼肉含有丰富的优质蛋白和各种人体必需的氨基酸。鳗鱼富含维生素A和维生素E，含量分别是普通鱼类的60倍和9倍。另外，DHA及EPA的含量比其他海鲜、肉类均高。

**性味归经** 性平，味甘；归脾、肾经。

**食疗功效** 健脾补肺，益肾固精，祛风除湿，解毒杀虫。

[**人群宜忌**] 一般人群均可食用。特别适合于年老、体弱者及年轻夫妇食用。鳗鲡为发物，患有慢性疾患和水产品过敏史的人应忌食。

## 鱿鱼

鱿鱼属软体动物类，是乌贼的一种。目前市场看到的鱿鱼有两种：一种是躯干部较肥大的鱿鱼，叫"枪乌贼"；一种是躯干部细长的鱿鱼，叫"柔鱼"，小的柔鱼俗名叫"小管仔"。

## 专家提示

**营养特点** 鱿鱼的营养价值很高，是名贵的海产品，和墨鱼、章鱼等软体腕足类海产品在营养功用方面基本相同，都是富含蛋白质、钙、磷、铁以及硒、碘、锰、铜等微量矿物质的食物。

**性味归经** 性凉，味甘、咸；归脾、肾经。

**食疗功效** 滋阴养胃、补虚润肤。

[**人群宜忌**] 鱿鱼之类的水产品性质寒凉，脾胃虚寒者应少吃。鱿鱼含胆固醇较多，故高血脂、高胆固醇血症、动脉硬化等心血管病及肝病患者应慎食。鱿鱼是发物，患有湿疹、荨麻疹等疾病的人忌食。

[**食疗宜忌**] 鱿鱼需煮熟、煮透后再食，因鲜鱿鱼中有一种多肽成分，未煮透食用会导致肠运动失调。

## 乌贼

乌贼，本名乌鲗，又称花枝、墨斗鱼或墨鱼，属软体动物中的头足类。乌贼皮肤中有色素小囊，会随情绪的变化而改变颜色和大小，当遇到强敌时会以喷墨作为逃生的方法伺机离开，因而有"乌贼"、"墨鱼"等名称。

## 专家提示

**营养特点** 乌贼味感鲜脆爽口，具有较高的营养价值和药用价值。乌贼每百克肉含蛋白质13g，脂肪仅0.7g，还含有碳水化合物和维生素A、B族维生素及钙、磷、铁等人体所必需的物质，是一种高蛋白低脂肪滋补食品。乌贼壳含碳酸钙、壳角质、黏液质以及少量氯化钠、磷酸钙、镁盐等。

**性味归经** 性平，味咸；归肝、肾经。

**食疗功效** 养血、通经、催乳、补脾、益肾、滋阴、调经、止带、利水。

[相宜搭配]

1. 乌贼 + 冬瓜。二者搭配同食，有补裨益胃、利水消肿的功效，主治肾炎、水肿、痔血。

2. 乌贼 + 香菇。二者搭配同食，可益气调经、收敛止血，对妇女闭经、白带多有很好的疗效。

[相忌搭配] 乌贼 + 茄子。二者同食容易引起霍乱。

[人群宜忌] 一般人群均可食用。适宜阴虚体质、贫血、妇女血虚经闭、带下、崩漏者食用。脾胃虚寒的人应少吃；高血脂、高胆固醇血症、动脉硬化等心血管病及肝病患者应慎食；患有湿疹、荨麻疹、痛风、肾脏病、糖尿病、易过敏者等疾病者忌食。

## 海参

海参又名刺参、海鼠、海瓜，是一种名贵海产动物，因其补益作用类似人参而得名。海参肉质软嫩，营养丰富，滋味鲜美，是海味"八珍"之一，与燕窝、鲍鱼、鱼翅等齐名。

### 专家提示

**营养特点** 海参营养价值很高，是典型的高蛋白、低脂肪、低胆固醇食物，每百克含蛋白质15g，脂肪1g，还含有钙、磷、铁、维生素$B_1$、维生素$B_2$、维生素$B_3$以及牛磺酸、硫酸软骨素、刺参粘多糖等50多种对人体生理活动有益的营养成分。

**性味归经** 性平，味甘、咸；归心、肾、肺经。

**食疗功效** 补肾益精，养血润燥，止血。

[相忌搭配]

1. 海参 + 甘草酸、醋。酸性环境会让海参中蛋白质分子出现不同程度的凝集和紧缩，降低海参的营养价值。

2. 海参 + 葡萄、柿子、山楂、石榴、青果等水果。同食不仅会导致蛋白质凝固，难以消化吸收，还会出现腹疼、恶心、呕吐等症状。

[人群宜忌] 一般人群均可食用。适宜虚劳羸弱、气血不足、营养不良、病后、产后体虚、肾阳不足、阳痿遗精、小便频数、高血压、高脂血、冠心病、动脉硬化、癌症病人及放疗、化疗、手术后、肝炎、肾炎、糖尿病、肝硬化腹水、神经衰弱、血友病、易于出血、年老体弱者食用。患急性肠炎、菌痢、感冒、咳痰、气喘及大便溏薄、出血兼有淤滞及湿邪阻滞的患者忌食。

## 海蜇

海蜇原名海红，又名水母，是生活在海中的一种软体动物，体形半球状，上面呈伞状、白色，借以伸缩运动，称为海蜇皮，下有八条口腕，其下有丝状物、灰红色，叫海蜇头。海蜇经腌制后，俗称"海蜇"、"蜇皮"。

### 专家提示

**营养特点** 新捞获的海蜇含水极多，含固体物很少，尤其是脂肪含量极低，而蛋白质和矿物质等含量丰富。

**性味归经** 性平，味甘、咸；归肝、肾经。

**食疗功效** 清热平肝，化痰消积，润肠通便。

**［相宜搭配］**

1. 海蜇 + 荸荠。二者均具有清热作用，搭配食用功效增强，可清热生津、滋养胃阴，对肺脓肿、支气管扩张等有辅助治疗作用。

2. 海蜇 + 芝麻。二者搭配营养互补，可提供全面而丰富的营养，还可润肠通便。

3. 海蜇 + 猪血。二者搭配能辅助治疗哮喘。

**［相忌搭配］** 海蜇 + 白糖。用白糖来腌制海蜇，会导致腌制的海蜇不能久藏。

**［人群宜忌］** 一般人群均可食用。中老年急慢性支气管炎、咳嗽哮喘、痰多黄稠者宜食；高血压、头昏脑涨、烦热口渴以及大便秘结者宜食；醉酒后烦渴者宜食。甲亢患者忌食。

**［食用宜忌］** 新鲜海蜇有毒，必须用食盐、明矾腌制，浸渍去毒，滤去水后方可食用。

## 虾

虾是一种生活在水中的长身动物，种类很多，包括青虾、河虾、草虾、小龙虾、对虾、明虾、基围虾、琵琶虾、龙虾等。虾具有很高的食疗价值，并可用做中药材。

### 专家提示

**营养特点** 虾中含有丰富的镁，并且富含钙、磷，对小儿、孕妇尤有补益功效。日本科学家最近发现，虾体内的虾青素有助于消除因时差反应而产生的"时差症"。

**性味归经** 性温，味甘；归肝、肾经。

**食疗功效** 补肾壮阳、通乳抗毒、养血固精、化瘀解毒、益气滋阳、通络止痛、开胃化痰。

**［相忌搭配］**

1. 虾 + 含鞣酸较多的水果如葡萄、石榴、山楂、柿子等。同食会出现呕吐、头晕、恶心和腹痛腹泻等症状。虾及其他海鲜与这类水果同食至少应间隔2小时。

2. 虾 + 维生素C含量高的食物及维生素C药剂。由于虾体内本来就含有少量的砷，砷会与维生素C发生反应生成三价砷，而三价砷是有毒的（类似于砒霜）。因此，同食可致砷中毒。

3. 虾 + 猪肉。同食会产生肝肾衰竭。

4. 虾 + 金瓜。二者同食则拉痢，吃黑豆或喝甘草水可解。

**［人群宜忌］** 一般人群均可食用。中老年人、孕妇、心血管病患者、肾虚阳痿、男性不育症、腿脚无力者更适合食用；同时适宜中老年人缺钙所致的小腿抽筋者食用。宿疾者、正值上火之时不宜食虾；体质过敏，如患过敏性鼻炎、支气管炎、反复发作性过敏性皮炎的老年人不宜吃虾；另外虾为动风发物，患

有皮肤疥癣者忌食。

## 螃 蟹

螃蟹又名河蟹、毛蟹，节肢动物门甲壳纲动物。蟹乃食中珍味，素有"一盘蟹，顶桌菜"的民谚。根据产地可分为河蟹、江蟹、湖蟹三种。河蟹以河北、天津产的最为著名，江蟹以南京产的最好，湖蟹以江苏常熟阳澄湖、山东微山湖产的品质较好。螃蟹盛产在 8~9 月，特别是高粱红时是吃蟹的最好时节，有"七尖八圆"之说。

---

### 专家提示

**营养特点** 螃蟹不但味美，而且营养丰富，是一种高蛋白的补品，蛋白质的含量比猪肉、鱼肉都要高出几倍，钙、磷、铁和维生素A的含量也较高。

**性味归经** 性寒，味咸；归肝、胃经。

**食疗功效** 清热解毒、补骨添髓、养筋接骨、活血祛痰、利湿退黄、利肢节、滋肝阴、充胃液。

---

[相忌搭配]

螃蟹＋茶水。吃蟹后 1 小时内忌饮茶水。

[人群宜忌] 一般人群均可食用。适宜跌打损伤、筋断骨碎、淤血肿痛、产妇胎盘残留、孕妇临产阵缩无力、胎儿迟迟不下者食用，尤以蟹爪为好；吃蟹对肺结核病人的康复大有补益。平素脾胃虚寒、大便溏薄、腹痛隐隐、风寒感冒未愈、宿患风疾、顽固性皮肤瘙痒疾患、月经过多、痛经、体质过敏者忌

食；患有冠心病、高血压、动脉硬化、高血脂的人应少吃或不吃蟹黄，蟹肉也不宜多吃：蟹肉寒凉，有活血祛淤之功，尤其蟹爪有明显的堕胎作用，故孕妇忌食。

[食用宜忌]

1. 螃蟹性咸寒，又是食腐动物，所以吃时必蘸姜末醋汁来祛寒杀菌，不宜单食，而且每次食用量80g 左右为宜。

2. 螃蟹的鳃、沙包、内脏含有大量细菌和毒素，吃时一定要去掉。

3. 不能食用死蟹，因为死蟹体内含有大量细菌和分解产生的有害物质，会引起过敏性食物中毒。

4. 醉蟹或腌蟹等未熟透的蟹不宜食用，应蒸熟煮透后再吃。

5. 存放过久的熟蟹也不宜食用。

## 甲鱼

甲鱼又名鳖、水鱼、团鱼和王八等，卵生两栖爬行动物。鳖肉具有鸡、鹿、牛、羊、猪 5 种肉的美味，故素有"美食五味肉"的美称。鳖肉味鲜美、营养丰富，不仅是餐桌上的美味佳肴，而且是一种用途很广的滋补药品和中药材料。

## 专家提示

**营养特点** 鳖肉不但味道鲜美、高蛋白、低脂肪，而且脂肪以不饱和脂肪酸为主，占75.43%，其中高度不饱和脂肪酸占32.4%。鳖肉富含动物胶、角蛋白，亦是含有多种维生素和微量元素的滋补珍品。

**性味归经** 性平，味甘；归肝经。

**食疗功效** 滋阴凉血、补益调中、补肾健骨、散结消癥。

[相忌搭配] 甲鱼不宜与桃子、苋菜、鸡蛋、猪肉、兔肉、鸭蛋、鸭肉、薄荷、芹菜、芥末、鸡肉、黄鳝、螃蟹一同食用。

[人群宜忌] 一般人群均可食用。适宜身体虚弱者食用。甲鱼滋腻，久食败胃伤中，导致消化不良，故食欲不振、消化功能减退、孕妇或产后虚寒、脾胃虚弱腹泻、慢性肠炎、慢性痢疾、慢性腹泻便溏、肝炎、孕妇、痰食壅盛者慎食。

[食用宜忌]

1. 甲鱼含高蛋白质和脂肪，特别是它的边缘肉裙部分还含有动物胶质，不容易消化吸收，故一次不宜食用过多。

2. 死甲鱼、变质的甲鱼不能吃。

3. 生甲鱼血和胆汁配酒会使饮用者中毒或罹患严重贫血症。

## 鲍鱼

鲍鱼又名海耳、镜面鱼、明目鱼等，是海洋中的单壳软体动物。海参只有半面外壳，壳坚厚，扁而宽，形状有些像人的耳朵，自古被人们视为"海味珍品之冠"，其肉质柔嫩细滑，滋味极其鲜美。鲍壳是著名的中药材——石决明，古书上又叫它千里光，有明目的功效。鲍鱼以山东、广东、辽宁等地产量最多，产期为春秋两季。

## 专家提示

**营养特点** 每100g鲜鲍鱼肉含蛋白质23.4g，脂肪3.4g，无机盐钙32mg，铁3.0mg，还有相当量的碘、锌、磷和维生素A、维生素D、维生素B$_1$等。

**性味归经** 性平，味甘、咸；归肝、肾经。

**食疗功效** 养血益精、滋阴清热、柔肝明目。

[相忌搭配] 鲍鱼忌与鸡肉、野猪肉、牛肝同食。

[人群宜忌] 一般人群均可食用。夜尿频、气虚哮喘、血压不稳、精神难以集中者适宜多吃鲍鱼；糖尿病患者也可用鲍鱼作辅助治疗，但必须配药同炖才有疗效。痛风患者及尿酸高者不宜吃鲍肉，只宜少量喝汤；感冒发烧或阴虚喉痛者不宜食用；素有顽癣痼疾者忌食。

# 牡蛎

牡蛎俗称蚝，又名蛎黄、蚝白、海蛎子、青蚵、生蚝、牡蛤、蛎蛤等，牡蛎生长在温、热带海洋中，以法国沿海所产最为闻名。牡蛎肉质细嫩、鲜味突出、带有腥味、味道独特，可以氽汤、打卤、烧、软炸，还可制成罐头，亦可加工制成蚝豉或蛎干，蚝油。

## 专家提示

**营养特点**　牡蛎肉肥美爽滑，味道鲜美，营养丰富，素有"海底牛奶"之美称。干牡蛎肉含蛋白质高达45%～57%、脂肪7%～11%、肝糖19%～38%。此外，还含有多种维生素及牛磺酸和钙、磷、铁、锌等营养成分，其中钙含量接近牛奶的1倍，铁含量为牛奶的21倍。牡蛎所含的亮氨酸、精氨酸、瓜氨酸含量最丰富，是迄今为止发现的含量最高的海洋物种之一。

**性味归经**　性微寒，味甘、咸；归肝、心、胆、肾经。

**食疗功效**　平肝潜阳，镇惊安神，软坚散结，收敛固涩。

[**相忌搭配**] 牡蛎与啤酒同食易发痛风。

[**人群宜忌**] 一般人群均可食用。适宜体质虚弱儿童、肺门淋巴结核、颈淋巴结核、瘰疬、阴虚烦热失眠、心神不安、癌症及放疗、化疗后食用；适宜糖尿病、干燥综合征、高血压、动脉硬化、高脂血症者

食用；妇女更年期综合征和怀孕期间皆宜食用。患有急慢性皮肤病者忌食；脾胃虚寒、滑精、慢性腹泻、便溏者不宜多吃。

# 蛤蜊

蛤蜊又称蛤，有花蛤、文蛤、西施舌等诸多品种。蛤蜊肉质鲜美无比，被称为"天下第一鲜"、"百味之冠"。

## 专家提示

**营养特点**　蛤蜊属于低热能、高蛋白、少脂肪的食物，还含有铁、钙、磷、碘、维生素、氨基酸和牛磺酸等多种成分。

**性味归经**　性寒、味咸；归肺、肾经。

**食疗功效**　滋阴润燥、利尿消肿、软坚散结。

[**相宜搭配**]

1. 蛤蜊 + 豆腐。二者搭配食用可以辅助治疗气血不足之症，还可改善皮肤粗糙现象。

2. 蛤蜊 + 韭菜。二者搭配食用对肺结核、潮热、阴虚盗汗有一定疗效。

[**相忌搭配**]

1. 蛤蜊 + 啤酒。同食容易诱发痛风。

2. 蛤蜊忌与田螺、橙子、芹菜同食。

[**人群宜忌**] 一般人群均可食用。高胆固醇、高血脂体质、患有甲状腺肿大、支气管炎、胃病等疾病者尤为适合。有宿疾者应慎食，脾胃虚寒者不宜多吃，女子月经来潮期间及妇人产后忌食，受凉感冒者忌食。

[**食用宜忌**] 蛤蜊包括其他贝类中的泥肠不宜食用。

## 田 螺

田螺又名黄螺，多生活于湖泊、河流、沼泽及水田等处，以多汁的水生植物的叶及藻类为食。田螺肉丰腴细腻，味道鲜美，素有"盘中明珠"的美誉。

### 专家提示

**营养特点** 田螺富含蛋白蛋、维生素和人体必需的氨基酸和微量元素，是典型的高蛋白、低脂肪、高钙质的天然动物性保健食品。

**性味归经** 性寒，味甘、咸；归脾、胃、肝、大肠经。

**食疗功效** 清热，解暑，利尿，止渴，醒酒，退黄。

## 鸡 蛋

鸡蛋，又名鸡卵、鸡子，是母鸡所产的卵，其外有一层硬壳，内则有气室、卵白及卵黄部分。鸡蛋富含各类营养，是人类常食用的食品之一。

[**相宜搭配**] 田螺＋黄酒。二者同食可辅助治疗湿热黄疸、小便不利和2型糖尿病。

[**相忌搭配**]

1. 田螺＋牛肉、羊肉。田螺性寒，牛羊肉温热，同食会导致腹胀、腹痛。

2. 田螺＋木耳。性寒的田螺与滑利的木耳同食，可能会导致腹痛、腹泻。

3. 田螺＋冰水。吃田螺不可饮用冰水，否则会导致腹泻。

4. 田螺＋香瓜。同食易损脾胃。

[**人群宜忌**] 一般人群均可食用。适宜黄疸、水肿、小便不通、痔疮便血、脚气、消渴、风热目赤肿痛以及醉酒之人食用；适宜糖尿病、癌症、干燥综合征、肥胖症、高脂血症、冠心病、动脉硬化、脂肪肝者食用；凡属脾胃虚寒、便溏腹泻、风寒感冒、女子行经、妇人产后、胃寒病者忌食。

# 第七节 蛋奶类

### 专家提示

**营养特点** 鸡蛋含丰富的优质蛋白，每100g鸡蛋含13g蛋白质，且人体对鸡蛋蛋白质的吸收率可高达98%。每100g鸡蛋含脂肪11～15g，大多集中在蛋黄中，以不饱和脂肪酸为多，也极易被人体吸收。蛋黄中含有丰富的卵磷脂、固醇类、蛋黄素以及钙、磷、铁、维生素A、维生素D及B族维生素。

**性味归经** 性平，味甘；归肺、脾、胃经。

**食疗功效** 滋阴润燥，养血安胎。

**[相宜搭配]**

1. 鸡蛋＋苦瓜。二者同食能促进骨骼、牙齿及血管的健康，并有健胃的功效，能治疗胃气痛、眼痛、伤寒和小儿腹泻、呕吐等。

2. 鸡蛋＋枸杞。二者搭配食用对妇女白带多有一定疗效。

**[相忌搭配]**

1. 鸡蛋＋味精。二者同食会造成谷氨酸摄入过量，对消化系统及神经系统不好。

2. 鸡蛋＋白糖。二者同食会产生不宜被人体消化的物质，对人体造成伤害。

3. 鸡蛋＋葱、蒜。葱蒜与鸡蛋在性味与功能上皆不合，同食会引发哮喘或气短。

4. 鸡蛋＋豆浆。豆浆中有一种特殊物质叫胰蛋白酶，与蛋清中的卵清蛋白相结合，会造成营养成分的损失，降低二者的营养价值。

5. 鸡蛋＋鹅肉。二者同食会损伤脾胃。

**[人群宜忌]** 一般人群均可食用，尤其是婴幼儿、孕妇、产妇、病人的理想食品。患高热、腹泻、肝炎、肾炎、胆囊炎、胆石症、蛋白过敏者忌食；老年高血压、高血脂、冠心病者少食。

**[食用宜忌]**

1. 产妇吃鸡蛋并非越多越好。产妇在分娩过程中体力消耗大，消化吸收功能减弱，肝脏解毒功能降低，大量食用鸡蛋会导致肝、肾的负担加重，引起不良后果。

2. 鸡蛋不宜生吃。生吃鸡蛋不仅不卫生，容易引起细菌感染，而且生鸡蛋内含有"抗胰蛋白酶"，会破坏人体的消化功能。

3. 忌吃未熟鸡蛋。未熟的鸡蛋中抗生物素蛋白和抗胰蛋白酶这两种物质没有被分解，影响蛋白质的消化、吸收。

# ☾ 鸭 蛋 ☾

鸭蛋，又名鸭子，鸭卵。

## 专家提示

**营养特点** 鸭蛋主要含蛋白质、脂肪、钙、磷、铁、钾、钠、氯等营养成分，其中蛋白质含量和鸡蛋相当，而矿物质总量远胜鸡蛋，尤其铁、钙含量极为丰富。

**性味归经** 性凉，味甘；归肺、胃经。

**食疗功效** 滋阴补虚、清热。

**[相忌搭配]** 鸭蛋不宜与甲鱼、李子、桑葚同食。

**[人群宜忌]** 一般人群均可食用。适宜肺热咳嗽、咽喉痛、泻痢者食用。中老年、儿童不宜多食；凡脾阳不足，寒湿下痢，癌症患者以及食后气滞痞闷者忌食；高血压病、高脂血症、动脉硬化及脂肪肝者

亦忌；肾炎病者忌食皮蛋。

## 鹌鹑蛋

鹌鹑蛋又名鹑鸟蛋、鹌鹑卵。鹌鹑蛋在营养上有独特之处，故有"卵中佳品"、"动物中的人参"之称。

### 专家提示

**营养特点** 鹌鹑蛋中氨基酸种类齐全、含量丰富，还含有高质量的多种磷脂如脑磷脂、卵磷脂以及激素等人体必需成分；鹌鹑蛋中铁、核黄素、维生素A的含量均比同量鸡蛋高出两倍左右，而胆固醇则较鸡蛋低约三分之一，所以是各种虚弱病者及老人、儿童、孕妇的理想滋补食品。

**性味归经** 性平，味甘；归胃经。

**食疗功效** 补益气血、强身健脑、丰肌泽肤。

[相宜搭配]

1. 鹌鹑蛋＋紫菜。二者搭配可补肾养血，适合肾虚者食用。

2. 鹌鹑蛋＋银耳。二者搭配可清热解毒、通便止血。

[人群宜忌] 最适合体质虚弱，营养不良，气血不足者和少年儿童生长发育者食用；肺气虚弱所致的支气管哮喘、肺结核、神经衰弱者也宜食；胃气不足的胃病患者宜食；脑血管病人不宜多食。

## 鸽 蛋

鸽蛋又名鸽卵，被誉为动物人参。

### 专家提示

**营养特点** 鸽蛋含有大量优质蛋白及少量脂肪和糖分，并含磷脂、铁、钙、维生素A、维生素B$_1$、维生素D等营养成分，易于消化吸收。

**性味归经** 性平，味甘、咸；归心、肾经。

**食疗功效** 补肝肾、益精气、丰肌肤诸、助阳提神、解疮毒。

[人群宜忌] 鸽蛋是老年人、儿童、体质虚弱、贫血者的理想营养食品；适合高脂血症患者食用。

## 皮 蛋

皮蛋又称松花蛋、变蛋等，是我国传统的风味蛋制品，不但是美味佳肴，而且还有一定的药用价值。

### 专家提示

**性味归经** 性凉，味甘、咸；归胃经。

**食疗功效** 泻热、醒酒、治泻痢，能散能敛。

[相忌搭配] 松花蛋不宜与甲鱼、李子、红糖同食，同食会中毒。

[人群宜忌] 一般人群均可食用。火旺者最宜；

少儿、脾阳不足、寒湿下痢者、心血管病、肝肾疾病患者少食。

**[食用宜忌]**

1. 食用松花蛋应配以姜末和醋解毒。

2. 松花蛋里面含有铅，儿童最好少吃。

3. 松花蛋碱性过大，不宜多吃。

# 牛奶

牛奶是从母乳牛身上挤出的最古老的天然饮料，又称为鲜奶、牛乳等。

---

## 专家提示

**营养特点** 牛奶中含有人体生长发育所需的全部氨基酸，消化率可高达98%；牛奶的脂肪颗粒小，呈高度乳化状态，易于消化吸收，而且胆固醇含量少；含有丰富的钙、维生素D等，而且钙磷比例非常适当，利于钙的吸收。同时，牛奶所含的多种免疫球蛋白能增加人体的免疫抗病能力。

**性味归经** 性平，味甘、微寒；归心、肺、胃经。

**食疗功效** 补虚损，益肺胃，生津润肠。

---

**[相宜搭配]**

1. 牛奶 + 糙米。二者搭配可补虚损、润五脏，对老年人尤其有益。

2. 牛奶 + 蜂蜜。牛奶含钾多，而蜂蜜含有丰富的镁，二者搭配食用对治疗痛经有作用。

3. 牛奶 + 胡桃仁和白糖。牛奶与胡桃仁、白糖

搭配食用，可补脾肾、润燥益肺，适用于咳嗽、气喘、腰痛及肠燥、便秘等症，并可作为病后体虚、神经衰弱、慢性支气管炎、性功能低下、老年便秘患者的膳食。

**[相忌搭配]**

1. 牛奶 + 米汤。二者同食会导致维生素 A 大量流失，婴幼儿若长期摄取维生素 A 量不足，将会导致婴幼儿发育缓慢，故喂养婴幼儿应将牛奶和米汤分开。

2. 牛奶 + 酸性饮料或食物。酸性环境会使牛奶的 pH 值下降，导致蛋白质沉淀而凝结成块，不利于消化吸收。

3. 牛奶 + 巧克力。牛奶与巧克力同食，则牛奶中的钙与巧克力中的草酸就会结合成草酸钙，长期食用会造成头发干枯、腹泻，出现缺钙等现象。

**[人群宜忌]** 一般人群均可食用。脱脂奶适合老年人、血压偏高的人群；高钙奶适合中等及严重缺钙的人、少儿、老年人、易怒、失眠者以及工作压力大的女性。缺铁性贫血、乳糖酸缺乏症、乳糖不耐者、胆囊炎、胰腺炎患者、经常接触铅的人、牛奶过敏者、反流性食管炎患者、腹腔和胃切除手术后的患者不宜饮用；脾胃虚寒作泻、痰湿积饮者慎服。

**[食用宜忌]**

1. 牛奶无需煮沸，如果煮沸，温度达到100℃，牛奶中的乳糖就会出现焦化现象，而焦糖可诱发癌症。其次，煮沸后牛奶中的钙会出现磷酸沉淀现象，从而降低牛奶的营养价值。

2. 煮牛奶时不要加糖。牛奶中的赖氨酸与果糖在高温下，会生成一种有毒物质——果糖基赖氨酸。这种物质不能被人体消化吸收，会对人体产生危害。

3. 不要空腹喝牛奶，同时还应吃些面包、糕点等，以延长牛奶在消化道中的停留时间，使其得到充分消化吸收。

## 羊奶

### 专家提示

**营养特点** 羊奶在国际营养学界被称为"奶中之王"，羊奶的脂肪颗粒体积为牛奶的三分之一，更利于人体吸收，并且长期饮用羊奶不会引起发胖；羊奶蛋白质中不含难消化的过敏源 α–S1酪蛋白，不产生过敏；羊奶中的维生素及微量元素明显高于牛奶；羊奶中含丰富的核酸，可促进新陈代谢，减少黑色素生成，使皮肤白净细腻。

**性味归经** 性温，味甘、无毒；归肺、胃经。

**食疗功效** 益五脏、补肾虚、益精气、养心肺；治消渴、疗虚劳；利皮肤、润毛发；和小肠、利大肠。

[**人群宜忌**] 一般人群均可食用。

## 酸奶

酸奶是以新鲜的牛奶为原料，经过巴氏杀菌后再向牛奶中添加有益菌（发酵剂），经发酵后，再冷却灌装的一种牛奶制品。酸奶不但保留了牛奶的所有优点，而且某些方面经加工过程还扬长避短，成为更加适合人类的营养保健品。

### 专家提示

**性味归经** 性平，味酸、甘；归心、肺、胃经。

**食疗功效** 生津止渴、补虚开胃、润肠通便、降血脂、抗癌。

[**相忌搭配**] 酸奶＋香肠、腊肉等高油脂的肉制品。因为肉制品中添加的亚硝酸会和酸奶中的胺形成致癌物质亚硝胺。

[**食用宜忌**]

1. 宜在饭后 2 小时左右饮用。适宜乳酸菌生长的 pH 值为 5.4 以上，空腹胃液 pH 值在 2 以下，如空腹饮酸奶则乳酸菌易被杀死；饭后胃液被稀释，pH 值在 3~5 之间。

2. 饮后要及时漱口。乳酸菌中的某些细菌能引起龋齿。

3. 不要加热。酸奶中的活性乳酸菌经加热或开水稀释，便大量死亡，不仅特有的风味消失，营养价值也损失殆尽。

4. 不宜与某些药物同服。氯霉素、红霉素等抗生素、磺胺类药物和治疗腹泻的收敛剂次碳酸、鞣酸蛋等药物，可杀死或破坏酸奶中的乳酸菌。

[**人群宜忌**] 一般人群均可食用。适宜身体虚

弱、气血不足、营养不良、肠燥便秘、皮肤干燥者食用；适宜高胆固醇血症、动脉硬化、冠心病、脂肪肝、癌症患者食用，尤其是消化道癌症病人食用。胃酸者不宜多吃；胃肠道手术后的病人、腹泻或其他肠道疾患者不宜食。

# 豆浆

豆浆，又称豆奶、豆乳，是将大豆用水泡后磨碎、过滤、煮沸而成。豆浆营养非常丰富，且易于消化吸收，是防治高血脂、高血压、动脉硬化、缺铁性贫血、气喘等疾病的理想食品。

## 专家提示

**营养特点** 豆浆含有丰富的植物蛋白和磷脂，还含有维生素$B_1$、维生素$B_2$、维生素$B_3$和铁、钙等矿物质，非常适合于老人，成年人和青少年食用。另外，豆浆中还含有大豆皂甙、异黄酮、卵磷脂等有防癌健脑意义的特殊保健因子。

**性味归经** 性平、味甘；归心、肝经。

**食疗功效** 长肌肤、益颜色、填骨髓、加气力、解毒、补体虚。

[相宜搭配] 豆浆+牛奶。二者搭配可使牛奶中的含硫氨基酸、钙以及脂溶性维生素得到补充，均衡人体所需的多种营养成分。

[相忌搭配]

1. 豆浆+红糖。红糖中的有机酸与豆浆中的蛋白质会发生变性沉淀，降低了二者的营养价值。其他奶类中也不宜放红糖。

2. 豆浆+鸡蛋。因为豆浆中的胰蛋白酶能和鸡蛋中的黏液蛋白结合，形成一种难被人体吸收的物质，从而降低了鸡蛋和豆浆的营养，二者进食时间最好间隔1~2小时。

# 第三章 食物与器具搭配宜忌

食物烹调储存过程中，要接触各种金属炊具、陶瓷器具。一般情况下，食用炊具或器具都经过了无害化处理，对人体是无害的，在常温或中性环境中也是比较稳定的。但在加热烹调过程中或在酸碱性环境中，这些金属材料或陶瓷、搪瓷器具会受到氧化或腐蚀，其中有些成分可能混入或溶解到食物中造成污染，从而对人体健康产生不良的影响。因此，在日常生活中要注意食物与器具的合理搭配。

## 一、铁质器具

铜是人体必需的微量元素之一，参与血红蛋白、肌红蛋白、细胞色素氧化酶、过氧化物酶等的合成。人体的铁主要来自食物，但影响铁吸收的因素很多，且相当复杂。一般人群中缺铁的发生率很高，特别在经济落后、食物不足的地区，缺铁及缺铁性贫血者更多，其中儿童、青年妇女及妊娠妇女尤为严重。除补充铁剂、调节饮食外，使用铁制炊具也是营养学家提倡的方法之一。

铁制炊具在我国已有数千年历史，主要制品有铁锅、铁勺、铁水壶等。这些器具一般是安全的，但在某些情况下亦必须合理使用，才能更有益于健康。

### 搭配禁忌

1. 铁锅——富含鞣质的食物与饮料。富含鞣质的食物与饮料，如水果汁、红糖制品、茶、咖啡、可可等不可用铁锅烹煮，因这些食物中的鞣质能与铁元素结合形成不溶性物质，不仅难以消化，且对人体有害。

2. 铁锅——酸性食物与饮料。酸性食物与饮料、醋类等也不适宜在铁锅中加热烹调，因为铁在酸性环境中加热，易生成亚铁盐类，有的亚铁盐具有一定毒性，有的则使蛋白质迅速凝固，从而影响食物的吸收，降低食物的营养价值。

## 二、铜质器具

铜是人体必需的微量元素之一，参与造血过程，主要是影响铁的吸收、运转和利用。铜还是体内很多金属酶的组成部分，如亚铁氧化酶、细胞色素氧化酶、过氧化物歧化酶等。缺铜可引起贫血、发育停滞、心脑血管疾病等。但大量的铜进入人体，特别是水源污染、铜盐及其化合物被误服误用，也会引起急慢性中毒，重者可出现黄疸、心律失常、肾功能衰竭、休克或者中枢神经抑制等症。

　　铜因其良好的延展性而便于加工，自古以来就被用来制作各种食用器具，如铜锅、铜盆、茶汤壶等。但因为铜质器具价格昂贵，而且极易氧化生锈，现今铜质器具的使用已不多见。

### 搭配禁忌

　　1. 铜器——醋。醋与铜器不宜长久接触，否则产生铜绿（碱式醋酸铜），用生有铜绿的铜器盛放食品或烹炒菜肴则易中毒。因铜绿是一种有毒的铜盐，人体吸收后毒性表现为抑制酶活性需要的巯基，抑制红细胞葡萄糖 $-6-$ 磷酸脱氢酶的活性，降低谷胱甘肽还原酶的活性，从而损伤细胞膜，使细胞质及细胞器因而受损。表现为溶血、少尿、休克、中枢神经抑制，重则死亡。

　　2. 铜器——羊肉。铜遇酸碱高热，即可起化学变化而生成铜盐。羊肉为高蛋白食物，其生化成分极为复杂，在与铜共煮时，可能产生某种有毒物质，有害人体健康。

　　3. 铜器——酸性饮料。铜与酸性饮料中的二氧化碳作用产生碱式碳酸铜，与柠檬酸作用产生柠檬酸铜，二者都是有毒物质，污染饮料后，味觉苦涩。人中毒后出现舌苔变黑、恶心、呕吐等消化道症状。

　　4. 铜锅——富含维生素 C 的蔬菜。维生素

C 对氧很敏感，$Cu^{2+}$ 有促进维生素 C 氧化的作用，所以烹调蔬菜时，应尽量避免使用铜锅。

## 三、镀锌器具

　　锌为重要的人体必需微量元素之一，参与 200 多种酶的合成，对人的生长发育，免疫系统功能，组织再生能力均有极为重要的作用。但摄入过多时，可引起急慢性中毒。急性锌中毒多因水源空气污染或误服锌化物所致；慢性中毒者由于长期大量服用锌剂治病，或常用锌容器盛放食物、饮料引起，儿童玩耍，经常口含富有锌的金属玩具，亦会形成慢性中毒。急性中毒表现为腹痛腹泻、呕吐、厌食等；慢性中毒多表现为食欲不振、顽固性贫血、血红蛋白降低、血清铁降低等。

### 搭配禁忌

　　1. 镀锌容器——酸性饮料。锌不溶于水，但易溶于酸性溶液中，即使在弱酸性环境中易溶解，如柠檬酸、酸梅汤、醋酸对锌的溶解度相当大。锌溶解后，以有机酸盐的形式进入食品，长期食用后会引起中毒。

　　2. 镀锌容器——海棠果、苹果、山里红。海棠果、苹果、山里红这些水果，皆含有大量有机酸，在加热炖煮的情况下，锌易大量溶解而进入食物，从而会引起中毒。

## 四、铝质器具

铝是人体必需的微量元素之一，在人体内各元素的平衡及互相作用中占有一定地位。但铝吸收过多，也会对机体产生毒害，如干扰磷的代谢，阻碍磷的吸收，产生骨骼病变并使磷脂及核酸中的含磷量减少。另外，对中枢神经系统亦有毒害，可引起记忆力减退、神经紊乱、老年性痴呆等疾病。

铝质器具以其质轻、不生锈、易传热等优点而得到广泛应用，但由于铝的质地较软，熔点较低，遇酸或碱都会发生化学反应。

### 搭配禁忌

1. 铝锅——醋、酸性食物或饮料。将酸性饮料在铝器内加热或储存，或用铝锅炒菜时加醋，都能释出更多的铝离子污染食品，长期食用有损健康。

2. 铝锅——碱。铝能与碱性溶液起反应生成铝酸盐，铝酸盐溶解后释放出的铝离子可随食物进入人体，但数量不大，正常人体一般不会引起中毒反应。但若肾功能衰竭，或肠壁功能异常、通透性增加时，则铝的吸收量可能增多，久而久之也会造成危害。因此在豆类煮粥使用铝器时，最好不用或少用碱。

## 五、不锈钢器具

不锈钢器具以其美观、卫生、耐用、耐热、易清洗等优点而成为食用器具中的新秀，受到人们的青睐。当前市售不锈钢炊具主要有两种：一种是铬不锈钢，一种是铬镍不锈钢。它们的基本金属都是铁，由于加入了铬镍元素，使其表面形成致密的抗氧化膜，因而在大气和其他介质中，在弱酸弱碱以及 $350℃$ 高温时不会锈蚀。但高温干热条件下器皿表面会呈现黑褐色，使食物变性，并损失营养价值。

### 搭配禁忌

不锈钢炊具——酒类。用不锈钢炊具进行高热烹炒时，若使用酒调味，则酒中的乙醇可使铬、镍游离溶解。铬进入人体后形成的葡萄糖耐量因子具有生物活性，在胰岛素存在时，可刺激人体内的脂肪垫大量吸收葡萄糖，使二氧化碳含量增高，造成机体代谢紊乱。大量铬盐，也会对肝肾功能引起损害。镍离子能刺激一系列的酶如精氨酸酶、羟化酶等，从而影响体内代谢。所以如果长期不合理的使用不锈钢炊具，则会对人体产生慢性中毒。

## 六、搪瓷器具

搪瓷制品是指在铁器外面用某种工艺"搪"一层陶瓷而制得。锡在常温下的稳定，故常用来镀在其他金属表面，以防腐蚀。马口铁就是镀锡的铁皮，是制作罐头盒的常用材料。

锡是人体必需的微量元素，能促进蛋白质及核酸反应，与黄素酶的活性有关，对维持某些化合物的三维空间结构也很重要。适量的锡可加速动物生长，但摄入过多也会导致人体中毒，能促使肝脂肪变性及肾血管变化，从而缩短动物寿命。

**搭配禁忌**

搪瓷器具——碱性溶液。搪瓷的制作原料主要为二氧化锡，它是一种不溶于水的白色粉末，是两性氧化物，耐酸性强，但易溶于碱形成锡酸盐。锡酸盐水解释放出锡离子，易被吸收。

## 七、彩釉瓷器具

陶瓷器具在日常生活中应用广泛，细瓷如瓷碗、磁碟、瓷杯、瓷匙等，粗瓷如紫砂壶、砂锅等。而彩釉瓷器是为了美观，在陶瓷器具表面涂上各种彩色图案而成的。而这些涂料大多含有铅、砷、镉等有害重金属。其中铅对人体各种组织均有毒性，尤以神经系统、造血系统和血管方面的病变最为显著。铅是青白色的软金属，在空气中也能形成氧化薄膜作为保护层，但若水中溶有二氧化碳时，则能溶解铅表面的氧化薄膜，生成氢氧化铅而使铅慢慢腐蚀。铅有多种氧化物，其中的四氧化三铅、一氧化铅、碳

酸铅多用于陶瓷彩釉、铅化玻璃、火柴、油漆等工业产品中。

**搭配禁忌**

彩釉瓷器——酸性食物与饮料。陶瓷器皿的彩釉，多是以铅化物作为原料，如黄色染料多是氧化铅，红色则是四氧化三铅，而白釉多是二氧化锡为原料。如将酸性食物或饮料，长时间放在彩瓷器皿中储存，其中的铅可被溶解释放出来，污染食物，引起慢性铅中毒。中毒症状为贫血、乏力、厌食、恶心呕吐、腹疼、腹胀，甚至头晕、头痛、失眠、肝大、黄疸、谷丙转氨酶升高等。小儿对铅格外敏感，要特别注意。

## 八、塑料器具

塑料是以合成树脂为主要原料，再加入适量的辅助原料制成。我国传统使用的食品容器和包装材料多为竹木制品、陶瓷、玻璃或金属器皿。随着食品工业发展的需要和近代化学合成工业的进展，出现了许多新型合成材料，其中以塑料使用最为广泛。目前在食品工业、家用食具和食品包装中常用的塑料有聚乙烯、聚丙烯、聚苯乙烯等，通常这些材料为安全无毒的食品包装材料。

## 搭配禁忌

1. 禁用不符合国家标准的塑料制品。塑料制品的安全性普通消费者很难从外观进行判断，最好购买正规食品生产厂家的产品，尤其是食物直接接触塑料包装的食品。

2. 忌长期用塑料制品存放食物。塑料包装虽安全无毒，但个别塑料制品原料中某些不利于健康的物质可能溶于酒精或酸性溶液（如醋），或耐油性差。因此不建议用塑料制品长期存放食物。

# 第四章　不同人群饮食宜忌

"食时"一般指饮食的时间及节律。正常而有益于健康的饮食应该是定时、适季、有规律性。《素问·上古天真论》说："食饮有节"。

## 第一节　四季饮食宜忌

### 一、春季饮食宜忌

春三月是指立春至立夏这一段时间。春天是万物生长、万象更新的季节。人也要适应季节，调养生气，使机体各系统与自然界一样充满生机，正所谓"春气之应，养生之道也。"

#### （一）春季相宜饮食

1. 饮食以"养阳"为主。春季人体阳气随万物复苏而升发，此时应养阳，饮食上宜选择一些温补阳气的食物，如葱、蒜、韭等。

2. 饮食重"养肝"。中医认为，春季与五脏中的肝脏相对应，很容易发生肝气过旺，对脾胃产生不良影响。甘味食物能滋补脾胃；而酸味入肝，其性收敛，多吃不利于春天阳气的生发和肝气的疏泄，还会使本来就偏旺的肝气更加旺盛，对脾胃造成更大伤害。因此，甘味和温性的食物最适合春天食用。

甘味和温性的食物首推大枣和山药。如果将大枣、山药、大米、小米一起煮粥，不仅可以预防胃炎、胃溃疡的复发，还可以减少患流感等传染病的几率，因此非常适合春天食用。此外，甘味食物如大米、小米、糯米、高粱、薏米、豇豆、扁豆、黄豆、甘蓝、菠菜、胡萝卜、芋头、红薯、土豆、南瓜、黑木耳、香菇、桂圆、栗子等，温性食物如大葱、生姜、大蒜、韭菜、洋葱等宜多吃。

春天又是各种慢性胃炎、胃溃疡、胆结石、肝炎等疾病最容易复发的季节，患有上述疾病的人平时最好多喝点山药粥、小米粥，对山楂、乌梅等酸性食物一定要敬而远之。

3. 饮食应清温平淡。春季除了宜吃一年四季均可服食的清淡滋补食品之外，还宜食下列食物：韭菜、香椿头、百合、枸杞子、马兰头、豌豆苗（豌豆头）、荠菜、大蒜、菊花脑、茼蒿、山药、春笋、荸荠、甘蔗、清明茶、螺蛳、鲚鱼、银鱼、藕、金花菜、金针菜、萝卜、百合、平菇、黑木耳、银耳、麦面、粳米粥、水煮花生、芋头、莲子以及西洋参、沙参、决明子、白菊花、首乌粉等。

## （二）春季饮食禁忌

春季气温转暖，人体阳气渐旺，故春三月忌吃羊肉、狗肉、獐肉、雀肉、鹌鹑、红参、川芎、肉桂、茴香、花椒、白酒、炒花生、炒瓜子、炒蚕豆、炒黄豆等。此外，要少吃黄瓜、冬瓜、绿豆芽等寒性食品，它们会阻碍春天体内阳气的生发。

## （三）食谱例

### 猪肝绿豆粥

[功能主治] 补肝养血、清热明目、美容润肤。适合面色蜡黄、视力减退、视物模糊的体弱者。

[原料配方] 新鲜猪肝100g，绿豆60g，大米100g，食盐、味精各适量。

[制作方法] 先将绿豆、大米洗净同煮，大火煮沸后再改用小火慢熬，煮至八成熟之后，再将切成片或条状的猪肝放入锅中同煮，熟后再加调味品。

### 素焖扁豆

[功能主治] 健脾和胃，适于老人、孕妇、乳母，以及高血压、冠心病、脑血管病患者服食。

[原料配方] 扁豆350g，植物油30g，酱油15g，黄酱10g，精盐3g，大料两瓣，葱花、蒜片各少许。

[制作方法] 扁豆用清水洗净，沥干、去掉两端，撕去筋络，折断成4.5厘米长的段。将炒锅置于火上，放入大料，炸出香味，加入黄酱，葱花炒均匀，随即放入扁豆，煸炒几下，加适量清水、酱油、盐烧开，用温水焖约10分钟，加入蒜片，上旺火炒

一下，加适量明油即可。

## 二、夏季饮食宜忌

夏三月是指立夏后的四月，芒种后的五月和小暑后的六月，古人称为三夏，又作炎夏。炎热的夏季是人体消耗最大的季节，在高温环境中工作和生活，人体的生理功能和营养代谢都会受到影响，因此，夏季更要注意饮食保健。

### （一）夏季相宜饮食

1. 饮食宜滋阴补气。夏季暑性温热，人体新陈代谢旺盛，汗易外泄，耗气伤津，故宜吃些具有滋阴补气、生津止渴作用的食物，如冬瓜、西瓜、黄瓜、番茄、莲藕、草莓、香蕉、李子、鸭肉等；但寒凉多汁的新鲜瓜果蔬菜不可过食，以免过于寒凉，损伤脾胃；宜适当饮水和清凉饮料。

2. 宜适当"增酸减苦"。立夏之后，人体脏腑是肝气渐弱、心气渐强，此时的饮食原则是增酸减苦，以补肾助肝，调养胃气。可适当吃些酸味食物，如番茄、柠檬、草莓、乌梅、葡萄、山楂、菠萝、芒果、猕猴桃等。

3. 饮食宜清淡。夏日的膳食调养，应以低脂、低盐、多维生素且清淡为主。当出汗多，食欲不振时，可用各种营养保健粥来开胃。如早、晚进餐时食粥，午餐时喝汤，这样既能生津止渴、清凉解暑，又能补养身体。在煮粥时加些荷叶（称荷叶粥），味道清香，粥中略有苦味，可醒脾开胃，有消解暑热、养胃清肠、生津止渴的作用。在煮粥时加些绿豆或单用

绿豆煮汤，有消暑止渴、清热解毒、生津利尿等作用。干扁豆浸透与大米同煮成粥，能清暑化湿、健脾止泻。此外，红小豆粥、薄荷粥、银耳粥、葛根粥、苦瓜粥都是夏季的好食品。

4. 宜多吃"杀菌"蔬菜。夏季是肠道传染病多发季节，多吃些"杀菌"蔬菜，可预防此类疾病。这类蔬菜包括有大蒜、洋葱、韭菜、大葱等，其中作用最突出的是大蒜，且最好生食。

5. 夏季宜食食物：白扁豆、绿豆、梨子、西瓜、甘蔗、乌梅、草莓、桑葚、葡萄、椰子浆（椰子汁、椰酒）、柠檬、西瓜皮、柿子、菠萝、荸荠、苦瓜、冬瓜、节瓜、地瓜、菜瓜、黄瓜、甜瓜、菱角、番茄、苋菜、薏仁、百合、大蒜、木耳菜、菊花脑、丝瓜、生姜、米醋、薄荷、决明子、草菇、鲜藕、紫菜、枸杞子、金银花、菊花、荷叶。此外，炎热夏季还宜食用茼蒿、绿豆芽、赤小豆、萝卜、花菜、芹菜、茭白、发菜、莼菜、柑橘、橙子、香蕉、橄榄、苹果、胖大海、鱼肉、鸭肉、螺蛳、蚌肉、蚬肉、甲鱼以及牛奶、豆浆、啤酒等清补食品。

## （二）夏季饮食禁忌

1. 忌吃或少吃温热助火的食物，如羊肉、狗肉、獐肉、麻雀肉、鹿肉、龙眼肉、荔枝、韭菜、芥菜、花椒、肉桂、人参、白酒以及炒花生、炒黄豆、炒瓜子等。

2. 忌吃油腻黏糯、煎炸炒爆等难以消化的食物。

3. 素有脾胃虚寒之人，即使炎夏，也切忌多吃生冷性寒之物；妇女在月经期间或产后期间，亦忌食生冷性凉的食物。

4. 夏季微生物十分活跃，含蛋白质或脂肪丰富的动物性食品极易腐败变质，所以夏季宜少吃荤腥之物，尤其是变质食品，更应禁忌。

## （三）食谱例

### 绿豆粳米粥

[功能主治] 祛热毒、止烦渴、消水肿。适合老人和儿童食用。

[原料配方] 绿豆60g，粳米100g。

[用法用量] 将绿豆放入温水中浸泡2个小时，再和粳米一起加1000ml清水煮粥。每日早晚各吃一次。

### 苦瓜菊花粥

[功能主治] 清暑热、止痢解毒，适于中暑烦渴、下痢等症的辅助食疗。

[原料配方] 苦瓜100g，菊花50g，粳米60g，冰糖适量。

[用法用量] 苦瓜洗净去瓤，切成小块；粳米和菊花洗净，二者同入锅中，加适量清水，大火水开后，将苦瓜块、冰糖加入锅中，改用小火煮至米烂粥稠即可。

### 西瓜皮粥

[功能主治] 清热解暑、利尿消肿，防中暑。

[原料配方] 西瓜皮100g，大米50g。

[用法用量] 将西瓜皮削去外表硬皮，切成丁；大米淘洗干净放入砂锅中，加入适量水和西瓜皮用

旺火煮沸，再转用小火煮成粥，调入白糖即可。

### 薏米小豆粥

[**功能主治**] 健脾渗湿、清热消暑。

[**原料配方**] 薏米 20g，赤小豆 30g，大米 100g，水适量。

[**用法用量**] 将薏米、赤小豆用冷水浸泡 2 小时，大米洗净，加入适量水，同煮成粥。

## 三、秋季饮食宜忌

秋季是指立秋后的七月，白露后的八月和寒露后的九月。秋季气候干燥，燥气可灼热肺阴，使人出现口干舌燥、干咳少痰、皮肤干燥、肠燥便秘等症状，此时人体也应顺应四时变化的规律，在饮食方面应以防燥养阴、滋阴润肺为主，通过饮食和运动进行调理，适应秋天干燥的气候。

### （一）秋季相宜饮食

1. 饮食应养阴润肺。秋季对应的是肺，要注意养肺。可食用芝麻、糯米、蜂蜜、荸荠、葡萄、萝卜、梨、柿子、莲子、百合、甘蔗、菠萝、香蕉、银耳、乳品等食物，也可食用人参、枸杞、沙参、麦冬、川贝、杏仁、胖大海、冬虫夏草等益气滋阴、润肺化痰的食物。

2. 饮食宜少辛多酸。秋属金，味属辛，此时肺气旺，过食辛味会使肺气更盛而犯肝伤肝，故宜减辛；肝主酸、秋季酸味食物则有利于固护肝气。秋季宜少吃葱、姜、韭菜、辣椒等辛味之品，而要多吃酸味的水果和蔬菜。多食温食，少食寒凉之物，如过食

寒凉之品或生冷、不洁瓜果，会导致温热内蕴、毒滞体内，引起腹泻、痢疾等疾病，所以有"秋瓜坏肚"的民谚，老年人、儿童及体弱者尤要注意。此外，还应注意的是秋季润燥的水果并非人人皆宜，应遵循辨体质选饮食的养生原则，凡脾湿重而泄泻者，肺寒咳嗽而痰黏者，仍以少吃养阴留湿的水果为好，否则泻者更泄，咳者痰更多，此时，薏仁、苦杏仁应多吃。

3. 饮食宜清淡。应以清淡质软、易于消化为主，少食用多脂、厚味及辛辣上火的食物。清淡饮食能清热、防暑、敛汗、补液，还能增进食欲。

4. 宜食保健粥类。建议根据自身实际选择不同的粥食用，如百合红枣糯米粥滋阴养胃，扁豆粥健脾和中，生姜粥御寒止呕，胡桃粥润肺防燥，菊花粥明目养神，山楂粥化痰消食，山药粥健脾固肠，甘菊枸杞粥滋补肝肾。

5. 宜多食鱼类。秋天是需要进补的季节，鱼肉脂肪含量低，其中的脂肪酸被证实有降糖、护心和防癌的作用。鲫鱼、带鱼、青鱼、鲤鱼、草鱼、泥鳅等都是不错的选择。

6. 情绪低落时宜多吃些有健脑活血作用的食物。如核桃仁、鱼类、牛奶、鸡蛋、瘦肉、豆制品等，这些食物可使大脑产生一种特殊的化学物质，能消除抑郁情绪。

7. 适宜食用的食物：百合、芡实、莲子、山药、白扁豆、藕、菱角、栗子、核桃、白木耳、燕窝、花生、红枣、蛇肉、黄鳝、枸杞子、沙参。此外，秋三

月还宜服食梨子、荸荠、海蜇、胡萝卜、荠菜、金针菜、平菇、海带、番茄、发菜、兔肉、黄芪、人参、何首乌等。

## （二）秋季饮食禁忌

秋季气候干燥，应少用辛辣食品，如辣椒、生葱等。

## （三）食谱例

### 冰糖银耳汤

[功能主治] 滋阴润肺、生津止咳。

[原料配方] 银耳、冰糖各适量。

[用法用量] 先将银耳洗净去杂质，加冷开水浸泡1小时，然后将已发好的银耳放进盅内，加进适量的冰糖和冷开水，隔水蒸2小时即可。

### 山药莲藕桂花汤

[功能主治] 开胃健中、清热凉血。

[原料配方] 山药200g，莲藕150g，桂花10g，冰糖50g。

[用法用量] 莲藕和山药去皮洗净、切片，放入清水中浸泡；锅内注入5碗清水，先放入莲藕片大火煮沸，改小火煮20分钟。捞起山药沥干水，倒入锅内搅拌均匀，以小火续煮20分钟。倒入桂花，与莲藕、山药一同拌匀，小火慢煮5分钟，放入冰糖搅匀煮至融化即可。

# 四、冬季饮食宜忌

冬三月是指立冬后的十月，大雪后的十一月和小寒后的十二月。冬季是万物生机潜伏闭藏的季节，

此时天寒地冻人体血液循环减慢。中医认为，此时寒邪强盛，易伤及人体阳气，因此，冬季养生重在滋补。

## （一）冬季相宜饮食

1. 饮食应滋阴补虚养肾。"春夏养阳，秋冬养阴"为四时的养生方祛，又因为肺、肾二脏为阴脏，而肺主秋、肾主冬，所以，秋季养肺脏，冬季养肾脏。根据中医"虚者补之，寒者温之"的原则，故宜服食具有补气填精、滋养强壮作用的食品，宜吃温性或热性，特别是温补肾阳的食物，如羊肉、狗肉、虾、韭菜、桂圆、木耳、栗子、核桃、甲鱼，多吃些薯类如甘薯、马铃薯等和蔬菜类如大白菜、圆白菜、白萝卜、黄豆芽、绿豆芽、油菜等。

2. 饮食少咸多苦。冬季为肾经旺盛之时，而肾主咸，心主苦。若咸味吃多了，就会使本来就偏亢的肾水更亢，从而使心阳的力量减弱，所以，应多食苦味的食物，以助心阳，这样就能抵抗过亢的肾水。常用食物如槟榔、橘子、猪肝、羊肝、大头菜、莴苣、醋、茶等。

3. 进补前宜先引补。引补，又称"底补"，就是先调理好脾胃功能，在此基础上再服补药补品，可增加滋补效力，不会发生"虚不受补"的情况。比如食用性质温和的花生红枣汤、生姜炖牛肉等。此外，冬季喝热粥也是养生的好选择，如小麦粥可以养心除烦，芝麻粥可以益精养阴，萝卜粥可以消食化痰，茯苓粥可以健脾养胃。

4. 饮食宜温热。冬季宜适量增加蛋白质、脂肪

以及维生素和矿物质的摄入，对抵御低温很有好处。如多吃一些糯米、高粱、栗子、大枣、核桃仁、桂圆、韭菜、南瓜、生姜、牛肉、羊肉等温热性质的食物。

5. 具有补阳功能的食物有羊肉、狗肉、鹿肉、鹅肉、鸭肉、麻雀、虾、泥鳅、海马、韭菜、核桃仁、大豆、栗子、木耳、芝麻、红薯、萝卜等均是冬季适宜食物。具有滋阴功能的食物有芝麻、木耳、松子、牛奶、兔肉、鸭、蜂蜜、鱼鳔、燕窝、蛤蜊肉、山药等，可根据各人不同的体质选择。

### （二）冬季饮食禁忌

1. 忌食或少食螃蟹、螺蛳、田螺、绿豆、绿豆粉、绿豆芽、生藕、生冷瓜果、柿子、柿饼、香蕉、菊花脑、莼菜、发菜、地耳菜、冰啤酒、冷茶、金银花、薄荷、白菊花、西洋参、沙参、决明子等寒物。

2. 忌食生冷黏腻的食品，否则易使脾胃之阳受损。

### （三）食谱例

#### 猪尾黑豆汤

[功能主治] 壮腰补髓，滋阴，补中益气。

[原料配方] 猪尾一条，黑豆200g，黑木耳50g。

[用法用量] 猪尾刮净皮毛、洗净、斩成小块，木耳泡发；然后把两样材料和黑豆一起放入煲内，加水四至五碗，煲三至四个小时。

#### 排骨炖白菜

[功能主治] 滋阴壮阳，益精补血。

[原料配方] 猪排骨300g，白菜150g，葱段15g，姜片15g，枸杞10g，盐、醋、料酒、香油各适量。

[用法用量] 将排骨剁成小段，洗净，白菜洗净切成5cm左右的长段；将猪排骨在沸水中余烫，洗净血沫。将排骨放入锅中，倒入适量清水，加入姜片、葱段、枸杞、少许醋和料酒煮至排骨熟。然后放入白菜煮熟，最后放盐调味，再点上少许香油即可。

# 第二节 二十四节气饮食宜忌

## 一、立春

2月3~5日，太阳到达黄经315°时为立春。立春养生要防病保健，注意室内通风，加强身体锻炼。此外，还要注意口鼻保健。

1. 宜食：辛、甘、温、发散的食品，口味宜清淡可口。主食推荐糯米、大米、玉米；蔬菜推荐白萝卜、韭菜、香菜、油菜、洋葱、辣椒、茼蒿、卷心菜、茴香、白菜、芹菜、菠菜、莴苣、竹笋、冬瓜、南瓜、丝瓜、茄子等。

2. 忌食：忌食酸、涩收敛之味，油腻、生冷的食物，少食黏、硬、肥甘厚之物，以免伤及脾胃。宜少食的菜有西红柿，水果有柑橘、橙子、柚子、杏、木瓜、枇杷、山楂、橄榄、柠檬、石榴、乌梅等。

3. 推荐膳食：韭菜炒鸡蛋，豌豆炒牛肉，木须肉，萝卜羊肉羹，白菜炖豆腐。

## 二、雨水

2 月 18 ~ 20 日，太阳到达黄经 330°时为雨水。雨水时节，天气变化不定，此时养生要注重养护脾脏，春季养脾的重点首先在于调理肝脏，保持肝气顺畅。

1. 宜食：新鲜蔬菜、果汁多的水果及一些野菜。主食宜食小米等；蔬菜有胡萝卜、山药、韭菜、菠菜、油菜、豆苗、香椿、茼蒿、春笋、藕、荸荠、萝卜等；水果有柑橘、苹果、香蕉、雪梨、菠萝等；水产类有鲫鱼等；其他有红枣、蜂蜜、莲子等。

2. 忌食：忌辛辣、油腻食物，少食葱、蒜，花生宜煮不宜炒。

3. 推荐膳食：银耳莲子粥，红枣粥，红烧鲤鱼，猴头菇煲鸡汤，素炒茼蒿。

## 三、惊蛰

3 月 5 ~ 7 日，太阳到达黄经 345°时为惊蛰。惊蛰时节饮食起居应顺应肝的属性。此外，诸如流感、水痘、流行性出血热等在这一节气都易流行爆发，要注意严防。

1. 宜食：新鲜蔬菜及富含蛋白质、维生素的清淡食物。蔬菜有菠菜、水萝卜、苦瓜、芹菜、油菜、山药、春笋、甜椒、洋葱等；水果有梨等；海鲜有螃蟹等；其他有莲子、银耳、芝麻、蜂蜜、鸡、蛋、牛

奶等。但梨性寒，不宜一次食用过多，否则反伤脾胃，脾胃虚寒的人不宜食用生梨。

2. 忌食：忌食或少食动物脂肪类食物，如羊肉、狗肉、鹌鹑等；燥烈辛辣刺激性的食物也应少吃，如辣椒、葱、蒜、胡椒等。

3. 推荐膳食：虾仁菠菜，八宝菠菜，锅巴，凉拌银耳，香菇炒肉。

## 四、春分

3 月 20 ~ 22 日，太阳到达黄经 0°时为春分。此时非感染性疾病中的高血压、月经失调、痔疮及过敏性疾病等较易发，要注意防护。

1. 宜食：辛、甘温之物。主食选择热量高的，并要多摄取蛋白质，宜清淡可口。推荐食物有胡萝卜、卷心菜、菜花、小白菜、油菜、柿子椒、西红柿、韭菜等新鲜蔬菜，柑橘、柠檬、苹果等水果，牛肚、芝麻、核桃、莲子等干果，豆浆等饮料。

2. 忌食：忌油腻、生冷及刺激性食物，忌过热、过寒饮食。

3. 推荐膳食：白烧鳝鱼，虾干菜花，红豆粥，大蒜烧茄子，荠菜粥。

4. 特别提示：在做鱼、虾、蟹等寒性食物时，要放入葱、姜、酒、醋等类的温性调料，以防止本菜肴性寒偏凉。在食用韭菜、大蒜等类菜肴时，要加入蛋类等滋阴之物，以使阴阳能互补。

## 五、清明

4 月 4 ~ 6 日，太阳黄经 15°时为清明。清明后雨

水增多，自然由阴转阳，这时要注意清泄肝火，以防肝气升发太过。

1. 宜食：宜吃些柔肝养肺的食物，如荠菜、菠菜、山药等蔬菜。春天韭菜可暖身。其他有银耳、香菇、牛蒡、鲩鱼等，香蕉、橘子等性味清凉的水果也可吃些。

2. 忌：忌食辛辣寒凉的食物。有慢性病的人忌食发物，如海鱼、海虾、羊肉、笋等。

3. 推荐膳食：香干芹菜，红烧茄子，胡萝卜炒肉，清蒸鲩鱼，百合粥。

## 六、谷雨

4月19～21日，太阳到达黄经30°时为谷雨。除了精神养生来调节情绪外，还可食用一些能缓解精神压力和调节情绪的食物。

1. 宜食：富含维生素B、碱性、养阴润肺、暖胃健脾及调节人体情绪的食物。豆类有黄豆、大豆；蔬菜有白萝卜、胡萝卜、黄豆芽、西红柿、菠菜等；水果有葡萄、香蕉、橘子、草莓、柠檬等；其他有海带、天然绿藻类和瘦肉等。宜食香椿，但不能过量。

2. 忌食：忌过量饮食，减少高蛋白质、高热量食物的摄入。有风寒湿痹者忌吃芹菜、黄瓜、柿子、柿饼、西瓜、螃蟹、田螺、海带等生冷性凉的食物，热痹的人忌吃胡椒、肉桂、辣椒、花椒、生姜、葱白、白酒等温热助火之物。

3. 推荐膳食：香椿炒鸡蛋，香椿拌豆腐，草菇豆腐羹，炒黄豆芽。

## 七、立夏

5月5～7日，太阳到达黄经45°时为立夏。立夏以后的饮食原则是"春夏养阳"，而养阳重在"养心"。此时胃病较易发，要注意防范。

1. 宜食：清淡，应以易消化、富含维生素的食物为主，多吃一些酸味食品，还要食用一些清淡平和、清热利湿的食物，适量补充蛋白质。蔬菜有洋葱、土豆、冬瓜、芹菜、西红柿、黄瓜、丝瓜、山药等；水果有山楂、香蕉、苹果、桃、草莓、西瓜等；干果有芝麻、核桃、花生等；水产类有海参、泥鳅、鲫鱼等；其他有黑木耳、瘦肉、蛋类、奶类等。

2. 忌食：忌大鱼大肉和油腻辛辣的食物，不要过早或过多吃生冷的食物，少吃动物内脏、鸡蛋黄、肥肉、鱼子、虾等，少吃过咸的食物，如咸鱼、咸菜等，少食一些苦味食物。

3. 推荐膳食：冬瓜鲤鱼汤，炒丝瓜，葱烧海参，桂圆粥，糖醋藕。

## 八、小满

5月20～22日，太阳到达黄经60°时为小满。此时人的生理活动处于一年当中最活跃的时期，故消耗的营养较多，需要及时进补。

1. 宜食：以清爽、清淡的素食为主，常吃具有清利湿热、养阴作用的食物，可食用一些清凉的食物，但不可过于寒凉。蔬菜有黄瓜、胡萝卜、冬瓜、丝瓜、荸荠、藕、西红柿、山药等；水果有西瓜、梨、香蕉等；肉类有鸭肉等；水产类有鲫鱼、草鱼等。

2. 忌食：忌食甘滋腻、生湿助湿的食物，如动物脂肪、海腥鱼类；忌食酸涩辛辣、性属温热助火之物及油煎熏烤之物，如生葱、生蒜、生姜、芥末、胡椒、辣椒、茴香、桂皮、韭菜、茄子、蘑菇、虾、蟹各种海鲜发物及牛、羊、狗、鹅肉类等。

3. 推荐膳食：熘鱼片，青椒炒鸭块，冬瓜草鱼，木耳黄瓜，芹菜拌豆腐。

## 九、芒种

6月5~7日，太阳到达黄经75°时为芒种。此时雨多且潮湿，天气闷热异常，极易伤脾胃。另外，由于经常生吃食物，痢疾高发，要注意防范。

1. 宜食：以清补为原则。此时要多食蔬菜、豆类、水果，适当补充钾元素，粮食以荞麦、玉米、红薯、大豆等含钾元素较高为主，水果为香蕉，蔬菜为菠菜、香菜、油菜、卷心菜、芹菜、大葱、青蒜、莴苣、土豆、山药等。

2. 忌食：忌吃或是少吃油腻食物，以达到养护脾胃的目的；食物过咸、过甜；生冷性凉的食物也应不吃或是少吃。

3. 推荐膳食：红烧牛肉，香菇冬瓜球，豆豉苦瓜，西红柿鸡蛋，凉拌莴苣。

4. 特别提示：做菜时可加点醋，以减少蔬菜中维生素的流失，另外也有杀菌作用。

## 十、夏至

6月21~22日，太阳到达黄经90°为夏至日。由于夏季出汗多，体内易丢失水分，脾胃消化功能也较差，所以常进稀食是夏季饮食养生的重要方法之一。

1. 宜食：清淡，要多食杂粮以寒其体，宜多食酸味，常食咸味以补心。适宜的食物有西红柿、黄瓜、芹菜、冬瓜、莲藕、绿豆、草莓、杏仁、百合、莲子等。

2. 忌食：忌肥甘厚味的食物，不可过量食用热性食物，以免助热。生冷瓜果不可过食，以免损伤脾胃。

3. 推荐膳食：凉拌莴笋，汆丸子冬瓜，西红柿炒鸡蛋，绿豆汤，乌梅小豆汤。

## 十一、小暑

7月6~8日，太阳到达黄经105°时为小暑。此时刚进入伏天，应当减少外出以避暑气。

1. 宜食：以清淡味香为主，饮食上要多注意卫生和节制；多吃蔬菜和水果。推荐食物有西红柿、山药、黄瓜、西瓜、苹果、蚕豆、绿豆、牛奶、豆浆等。

2. 忌食：忌食或少食荤；少食冷饮；少食荤温燥热、生冷寒凉的食物。

3. 推荐膳食：醋烹绿豆芽，素炒豆皮，蚕豆炖牛肉，西瓜西红柿汁，蒜泥黄瓜。

## 十二、大暑

7 月 22 ~ 24 日，太阳到达黄经 120°时为大暑。此时的人体容易被暑、湿等邪气所侵扰，故要重点防治中暑。饮食上要多吃防暑和健脾的食物。

1. 宜食：多吃些燥湿健脾、益气养阴的食物，及时补充水分及蛋白质。适宜的食物有山药、莲藕、土豆、西瓜、香蕉、大枣、莲子、绿豆、豌豆、海参、甲鱼、鸡肉、鸭肉、瘦肉、鸡蛋、牛奶、蜂蜜、豆浆、绿茶等。

2. 忌食：忌过于滋腻，否则极易伤胃，导致消化不良。生冷、辛辣的食物及酒、葱、蒜等刺激性食物也应少食。

3. 推荐膳食：大蒜茄泥，炝拌什锦，苦瓜菊花粥，百合粥，绿豆南瓜汤。

## 十三、立秋

8 月 7 ~ 9 日，太阳到达黄经 135°时为立秋。立秋会带来"秋燥"的相关疾病，应多吃些润肺的食物。

1. 宜食：适当多食滋阴润肺、养胃生津的食物，酸味果蔬也应常食用，包括萝卜、西红柿、山药、扁豆、藕、茭白、南瓜、豆腐、莲子、桂圆、糯米、粳米、枇杷、菠萝、乳品、红枣、核桃、蜂蜜、芝麻等。

2. 忌食：忌吃或少吃辛辣、热燥、油腻的食物，少饮酒。食用瓜类水果应谨慎，脾胃虚寒者更应少

食；梨吃过多会伤脾胃，胃寒腹泻者应忌食。

3. 推荐膳食：醋椒鱼，芝麻核桃羹，冰糖莲子羹，炝土豆丝，五彩蜜果。

## 十四、处暑

8 月 22 ~ 24 日，太阴到达黄经 150°时为处暑。此时气候变数较大，雨前气温偏热，雨后气温偏凉，易引发风寒或风热感冒。

1. 宜食：吃温补食物，饮食宜清淡，多吃些碱性和蛋白质含量高的食物。适宜的食物有芹菜、菠菜、黄瓜、苦瓜、冬瓜、南瓜、黄鱼、干贝、海带、海蜇、银耳、百合、莲子、蜂蜜、芝麻、豆类及奶类等。

2. 忌食：忌油腻食物，不吃或少吃辛辣烧烤类的食物，包括辣椒、生姜、花椒、葱、桂皮及酒等；少食冷饮。

3. 推荐膳食：芝麻菠菜，青椒拌豆腐，百合银耳粥，清炒苦瓜，老醋蜇头。

## 十五、白露

9 月 7 ~ 9 日。太阴到达黄经 165°时为白露，白露是天气转凉的标志。此时要避免鼻腔疾病、哮喘病和支气管病的发生。

1. 宜食：多吃一些有祛痰平喘、润肺止咳作用的食物，宜以清淡、易消化且富含维生素的食物为主。包括竹笋、萝卜、胡萝卜、鲜藕、梨、苹果、红薯、小米、鸭肉、核桃、木耳、蜂蜜等。

2. 忌食：忌吃或少吃鱼虾海腥、生冷腌菜、辛辣酸咸甘肥的食物，最常见的有韭菜花、黄花菜、胡椒、带鱼、螃蟹、虾类、狗肉、蛋黄、乳酪等。

3. 推荐膳食：新鲜百合蒸老鸭，炒红薯玉米粒，小米枣仁粥，香酥山药，莲子百合汤。

# 十六、秋分

9月22～24日，太阳到达黄经180°时为秋分。此时要特别注重保养内守之阴气，起居、饮食、精神、运动等方面调摄皆不能离开"养阴"这一原则。

1. 宜食：适宜多食酸味甘润的果蔬，以润肺生津、养阴清燥。饮食应以温、淡、鲜为佳，如藕、鸭肉、秋梨、柿子、甘蔗、黑木耳、百合、银耳、芝麻、核桃、糯米、蜂蜜、乳品等。

2. 忌食：尽量少食葱、姜等辛味之品，寒凉食物如瓜类尽量少食，不吃过冷、过辣、过黏的食物。

3. 推荐膳食：海米炝竹笋，木耳粥，糯米藕，栗子鸡，蟹肉丸子。

# 十七、寒露

10月8～9日，太阳到达黄经195°时为寒露。此时养生的重点是养阴防燥、润肺益胃。

1. 宜食：多食些甘、淡、滋润的食物，如萝卜、西红柿、莲藕、胡萝卜、冬瓜、山药、雪梨、香蕉、哈密瓜、苹果、提子、鸭肉、牛肉、豆类、海带、紫菜、芝麻、核桃、银耳、牛奶、鱼、虾等。同时要注意补充水分。

2. 忌食：忌吃或少吃辛辣刺激、香燥、熏烤等食品，如辣椒、生姜、葱、蒜类，因为过食辛辣宜伤人体阴精。

3. 推荐膳食：百枣莲子银杏粥，酱爆鸡丁，甘薯粥，海米冬瓜，西红柿炖牛腩。

# 十八、霜降

10月23～24日，太阳到达黄经210°度时为霜降。此时易犯咳嗽，慢性支气管炎也容易复发或加重。另外，要注意补气养胃。

1. 宜食：以平补为原则。适宜的食物有洋葱、芥菜（雪里蕻）、山药、萝卜、紫菜、银耳、猪肉、牛肉、梨、苹果、橄榄、白果、栗子、花生等。

2. 忌食：忌食或少食辛辣食品，要少食多餐。

3. 推荐膳食：白果萝卜粥，五香牛肉，荔枝猪肉，花生米，大枣烧猪蹄。

# 十九、立冬

11月7～8日，太阳到达黄经225°时为立冬。民间把立冬作为冬天的开始，此时饮食应以增加热量为主，起居养生重点重防"寒"。

1. 宜食：适当食用一些热量较高的食品，特别是北方，同时也要多吃新鲜蔬菜，吃一些富含维生素、钙和铁的食物。适宜的食物包括大白菜、卷心菜、白萝卜、胡萝卜、绿豆芽、油菜、洋葱、西红柿、红薯、苹果、香蕉、枣、梨、柑橘、豆腐、木耳、蘑菇类、羊、牛、鸡、鱼、虾、海带、牛奶、豆浆、蛋类、核桃、杏仁等。

2. 忌食：忌食或少食生冷，如螃蟹、海虾、西瓜和葡萄，但也不宜燥热。

3. 推荐膳食：黑芝麻粥，砂锅生姜羊肉，糖醋带鱼，菠菜汤。

# 二十、小雪

11 月 22 ~ 23 日，太阳到达黄经 240° 时为小雪。此节气前后，天气阴暗，容易导致或复发抑郁症，因此，要选择性地吃一些有助于调节心情的食物。

1. 宜食：多食热粥。热粥不宜太烫，亦不可食用凉粥。适宜吃温补类食物，如羊肉、牛肉、鸡肉等；同时还要益肾，此类食物有腰果、山药、白菜、栗子、白果、核桃等；水果首选香蕉。

2. 忌食：忌食过于麻辣的食物。

3. 推荐膳食：白菜豆腐汤，羊肉白萝卜汤，葱爆羊肉，酱爆鸡丁，核桃山药粥。

# 二十一、大雪

12 月 6 ~ 8 日，太阳到达黄经 255° 时为大雪。此时宜温补助阳、补肾壮骨、养阴益精。同时此时也是食补的好时候，但切忌盲目乱补。

1. 宜食：宜食具有温补助阳、补肾壮骨、养阴益精作用的食物；宜食高热量、高蛋白、高脂肪的食物。温补食物有萝卜、胡萝卜、茄子、山药、猪肉、羊肉、牛肉、鸡肉、鲫鱼、海参、核桃、桂圆、枸杞、莲子等。

2. 忌食：忌太过或乱补，不宜食用性寒的食品，如绿豆芽、金银花均属性寒，尤其脾胃虚寒者应忌食；螃蟹则属大凉之物，也不宜在初冬食用。

3. 推荐膳食：木耳冬瓜三鲜汤，红烧海参，萝卜牛腱煲，猪肉萝卜煲，蒜炒茼蒿。

# 二十二、冬至

12 月 21 ~ 23 日，太阳到达黄经 270° 时为冬至。此时节高血压、动脉硬化、冠心病患者要特别提高警惕，谨防发作。

1. 宜食：食种类要多样化，谷、果、肉、蔬菜合理搭配，适当选用高钙食品。食物要温热熟软，并且要清淡。宜食胡萝卜、西红柿、梨、猕猴桃、甘蔗、柚子等。

2. 忌食：忌盲目吃狗肉、虚实不分、无病进补；不宜吃浓浊、肥腻和过咸食品。切记萝卜不能和人参、西洋参、首乌同用，羊肉禁与南瓜同食。

3. 推荐膳食：酱牛肉，蒜茸炒生菜，蒜茸油麦菜，羊肉炖白萝卜，炒双菇。

# 二十三、小寒

1 月 5 ~ 7 日，太阳到达黄经 285° 时为小寒。小寒节气正处于"三九"，是一年当中气候最冷的时段，此时人们应注意"养肾防寒"。

1. 宜食：宜多食用一些温热食物来防御寒冷对人体的侵袭。这些食物有韭菜、辣椒、茴香、香菜、荠菜、南瓜、羊肉、猪肉、狗肉、鸡肉、鳝鱼、鲢鱼、木瓜、樱桃、栗子、核桃仁、杏仁、大枣、桂圆等。

2. 忌食：忌盲目进补，易造成虚者更虚、实者更实，使人体内平衡失调。

3. 推荐膳食：当归生姜羊肉汤，山药羊肉汤，栗子白菜，麻辣火锅，红焖羊肉。

## 二十四、大寒

1 月 20～21 日，太阳到达黄经 300° 时为大寒。大寒期间是感冒等呼吸道传染性疾病高发期，所以应注意防寒。

1. 宜食：适当多吃一些温散风寒的食物以防风寒邪气的侵袭。饮食方面应遵守保阴潜阳的原则，宜减咸增苦，宜热食，但燥热之物不可过食。食物的味道可适当浓一些，要保持一定的热量。可适当增加生姜、大葱、辣椒、花椒、桂皮等佐料。

2. 忌食：忌黏硬、生冷食物，少吃海鲜和冷饮。

3. 推荐膳食：双菇猪肚煲，萝卜炒虾仁，木耳烧豆腐，羊肉炖白萝卜，糖醋胡萝卜丝。

# 第三节　特殊人群饮食宜忌

## 一、婴幼儿饮食宜忌

### （一）相宜饮食

1. 0～6 个月的宝宝以母乳喂养为主。母乳营养丰富，吸收利用率高，可提高婴幼儿的免疫力，降低成为过敏体质的概率。不能以母乳喂养时可以用配方奶粉代替。

2. 6 个月以上的婴幼儿可酌情增加辅食，如米粉、蔬菜汁（蔬菜泥）和水果汁（水果泥）、蛋黄泥、鱼泥（剔净骨和刺）、全蛋、肉末等。

3. 婴幼儿最适宜喝温开水，不宜喝糖水和饮料。

### （二）饮食禁忌

#### 1. 3 个月内不要盐

3 个月内的婴儿从母乳或牛奶中吸收的盐分就足够了。3 个月后，随着生长发育，宝宝肾功能逐渐健全，盐的需要量逐渐增加，此时可适当吃一点点。原则是 6 个月后方可将食盐量每日控制在 1g 以下。

#### 2. 1 岁之内不要蜜

周岁内宝宝肠道内的正常菌群尚未完全建立，食入蜂蜜后易引起感染，出现恶心、呕吐、腹泻等症状。宝宝周岁后，肠道内正常菌群建立，故食蜂蜜无妨。

#### 3. 3 岁以内不要茶

3 岁以内的幼儿不宜饮茶。茶叶中含有大量鞣酸，会干扰人体对食物中蛋白质和矿物质如钙、锌、铁的吸收，导致婴幼儿缺乏蛋白质和矿物质而影响其正常生长发育。茶叶中的咖啡因是一种很强的兴奋剂，会诱发小儿多动症。

### 4. 5 岁以内不要补

5 岁以内是宝宝发育的关键期，补品中含有许多激素或类激素物质，可引起骨骺提前闭合，缩短骨骺生长期，导致孩子个子矮小，长不高；激素还会干扰生长系统，导致性早熟。此外，年幼进补，还会引起牙龈出血、口渴、便秘、血压升高、腹胀等症状。

### 5. 10 岁以内不要腌

腌制品中含有大量的致癌物质亚硝酸盐，多吃对少儿不利。

### 6. 婴儿不要吃过多大豆食品

大豆本身含有一种植物雌激素，如果摄入量较大，会出现类似于人类雌激素摄入过多等副作用。

### 7. 3 岁以内不适宜吃元宵

糯米比较黏，而小儿消化功能较弱，吞咽反射尚未发育完善，即使大一些的孩子吃元宵时也不能急于整个吃，要分成 1/3 ~ 1/2 吃，吃完一口再吃第二口，以防意外。

### 8. 3 岁以内不宜吃巧克力

巧克力的营养成分比例不符合儿童生长发育的需要，特别是对 3 岁以下的婴幼儿并不适合。巧克力的蛋白质含量偏低，脂肪含量偏高，在饭前过量吃巧克力会产生饱腹感，从而影响食欲，但饭后很快又感到肚子饿，这使正常的生活规律和进餐习惯被打乱，影响儿童的身体健康。巧克力含脂肪多，不含能刺激胃肠正常蠕动的纤维素，因而影响胃肠道的消化吸收功能。再者，巧克力中含有使神经系统兴奋的物质，会使儿童不易入睡和哭闹不安。此外，多吃巧克力还会发生蛀牙，并使肠道气体增多而导致腹痛。

### 9. 2 岁以内婴幼儿不宜喂鲜牛奶

2 岁以内婴幼儿不宜喂鲜牛奶和成人奶粉，鲜牛奶的蛋白质构成主要是球蛋白，清蛋白只有 20%，而母乳蛋白质中清蛋白的比例高达 60%，易于婴幼儿的消化吸收。如不能喂以母乳，则应食用专为婴幼儿设计的配方奶粉。

### 10. 不宜给婴幼儿吃过量的蛋

鸡蛋、鸭蛋均含有丰富的蛋白质、钙、磷、铁和多种维生素，对婴幼儿的成长有一定的益处，但食之过多，会给婴幼儿带来不良的后果。对于肠胃功能不太好的婴儿，最好把蛋黄掺到其他食物中一起喂食；如果婴儿正在出疹，更要注意不要吃蛋，以免增加胃肠负担。

## （三）食谱例

### 苹果泥

[功能主治] 补充钙、磷，预防佝偻病；健脾胃、补气血。

[原料配方] 苹果 100g。

[用法用量] 将苹果洗净，去皮，然后用刮子或匙慢慢刮起成泥状即可食用。或者将苹果洗净，去皮，切成黄豆大小的碎丁，加入凉开水适量，上笼蒸 20 ~ 30 分钟，待稍凉后即可食用。

### 鸡蛋黄泥

[功能主治] 促进婴儿骨骼生长、脑细胞发育、预防婴幼儿贫血。

[原料配方] 鸡蛋75g，食盐1g。

[用法用量] 将鸡蛋煮熟、去壳，除去蛋白。将蛋黄加入开水、盐少许，用小勺搅烂成糊状，即可喂食。

### 菜 泥

[功能主治] 造血、通便；保护皮肤黏膜。

[原料配方] 豌豆10g，土豆（黄皮）15g，胡萝卜20g，菜花20g，盐1g。

[用法用量] 绿色蔬菜洗净切碎，加盐及少许水，加盖煮熟待凉后加在蛋内蒸熟或放在粥里煮熟均可。胡萝卜、马铃薯、豌豆等洗净后用少量的水煮熟，用汤匙刮取或压碎成泥，也可切碎在粥里喂食。

### 青菜瘦肉粥

[功能主治] 补充膳食纤维、维生素和优质蛋白质。

[原料配方] 粳米50g，青菜20g，瘦肉20g，水适量。

[用法用量] 粳米洗净，用清水泡约1小时，加水熬煮约30分钟。将青菜洗干净，放入开水锅内焯软，切碎备用。再将瘦肉洗净切成薄片放入锅中，煮约10分钟，取出切成肉末。将肉末和青菜碎加入煮好的粥中搅拌均匀，略煮片刻至熟即可。

### 肉末蒸蛋

[功能主治] 补充蛋白质。

[原料配方] 鲜肉末，葱花，淀粉，调味料。

[用法用量] 肉末加适量酱油（可不放）、少许盐、湿淀粉、葱花（可多放一些）、清水（或高汤）放在一起搅拌均匀；将拌好的肉末铺入大碗或大盘中，用筷子扒出几个坑（数量视放入鸡蛋数而定），每个坑中磕入一个鸡蛋；将肉末和鸡蛋一起放入蒸锅里，用旺火蒸15～20分钟，直至肉末和鸡蛋都蒸熟即可。

### 清蒸鲈鱼

[功能主治] 补充优质蛋白质。

[原料配方] 活鲈鱼1条，葱，姜，盐，香油。

[用法用量] 鲈鱼收拾干净，用刀在鱼身两侧各切3道口子以便进味。鱼身两面抹上适量盐，腌10分钟左右，葱、姜切丝撒在鱼身上，入锅前淋少许香油。上蒸锅蒸12～15分钟即可（蒸的时间不要太长，否则鱼肉容易老）。

## 二、儿童与青少年饮食宜忌

### （一）相宜饮食

1. 豆类、乳类、动物性食物可提供丰富的优质蛋白，满足儿童的蛋白质需求。

2. 小白菜、油菜、苋菜、菠菜等绿叶蔬菜以及水果是维生素C的主要来源。

3. 鱼类对儿童的智力发育大有好处，应每周吃一次。

4. 动物肝脏、鱼肝油、乳类和蛋类是维生素A的最佳来源，胡萝卜、青椒、红薯、橘子等富含胡萝卜素，可经常食用。

5. 乳类、豆类、虾皮、绿叶蔬菜含钙丰富，是补钙的上佳食物。

6. 烹调儿童的膳食时，应尽量少使用盐、酱油、味精等调味品，可添加适量食醋。

### （二）饮食禁忌

1. 儿童和青少年不能只吃素，因为鱼、蛋、奶类食物中含有多种不饱和脂肪酸，是孩子体格和智力发育的"黄金物质"。

2. 处于生长发育期的儿童和青少年应严格控制味精的摄入量。

3. 功能饮料应慎用。有些功能饮料中含有咖啡因等刺激中枢神经的成分，成年人饮用可以提神抗疲劳，但儿童应该慎用。

### （三）食谱例

#### 板栗烧鸡块

[功能主治] 养胃健脾，适合体弱的儿童食用。

[原料配方] 板栗肉200g，鸡半只约400g，红枣数枚，姜片、葱丝、料酒、酱油、盐、生粉、油、白糖各适量。

[用法用量] 将鸡洗净剁块，汆烫去血水；锅中放油烧热，放入白糖炒糖色，再倒入鸡块煸炒，然后加入适量清水、酱油和料酒以及姜片、葱丝，用小火炖约40分钟，放入板栗肉和红枣，加盐煮约20分钟至熟即可。

#### 鱼头炖豆腐

[功能主治] 健脑益脑，适于脑力劳动者和青少年学生。

[原料配方] 鲤鱼400g，豆腐（北）500g，香菜10g，大葱5g，姜3g，盐3g，料酒2g。

[用法用量] 将鲤鱼头去鳞、去鳃，洗净切成块；豆腐、香菜、大葱、姜洗净备用；将鱼头块放入砂锅，加入适量清水，用急火烧开，撇去浮沫，加入豆腐、香菜、葱段、姜片，用慢火炖熟烂，弃去葱姜，加入盐、料酒调味即成。

#### 蛋香鲜鱿

[功能主治] 蛋白质含量高，较适合成长中的青少年。

[原料配方] 鱿鱼1条，洋葱半个，青椒1个，鸡蛋2个，料酒、白糖、盐各适量。

[用法用量] 将鱿鱼洗净、控干水分，并切成厚约0.5厘米的圈状，加入料酒、白糖、盐拌匀腌制10分钟；同时将洋葱和青椒切丝备用。锅中放油烧热，加入洋葱丝、青椒炒软，加盐拌匀。将腌制入味的鱿鱼圈蘸上打散的蛋液，炸至微黄，排放在洋葱和青椒丝上即可。

## 三、孕妇饮食宜忌

### （一）相宜饮食

1. 宜适当增加优质蛋白质、无机盐和维生素的摄入。

2. 孕早期宜多吃粗粮，粗细搭配。粗粮中保存了许多细粮中没有的人体必需的微量元素如铬、锰、锌等，一旦供应不足便会引发一系列疾病，甚至危及生命。

3. 饮食宜荤素搭配。植物性食品普遍缺乏牛磺酸，动物食品则含有很多的牛磺酸，为保证充足的摄入，孕妈妈所吃的食物品种应该多样化，荤素搭配、粗细搭配、主食副食搭配，且这种搭配要恰当。

4. 宜摄入足够的热量。孕妈妈膳食中热量摄入直接影响胎儿的生长发育，摄入量少可导致出生胎儿体重偏低。因此，孕妈妈应摄入足够的热量，保持血糖在正常水平。

5. 宜多吃健脑益智的食物。孕妈妈的饮食直接影响胎儿的生长发育，特别是大脑的发育。健脑益智的食物如核桃、芝麻、鱼肉、鸡蛋、豆类及其制品等。

6. 宜多吃花生。花生被世界公认为是一种植物性高的营养食品，被称为"长生果"、"植物肉"、"绿色牛乳"，具有醒脾开胃、理气补血、润肺利水和健脑抗衰等功效。

**（二）饮食禁忌**

1. 忌不吃早餐。孕妈妈比正常人体质弱一些，如果不吃早餐很容易引起低血糖，后果严重者还会引起头晕。如果正值怀孕初期，还有可能会造成孕妈妈流产。

2. 晚餐3忌。一忌过迟：如果晚餐后不久就上床睡觉，不但易导致难以入睡，还会加重胃肠道的负担；二忌进食过多：晚餐暴食，会使胃机械性扩大，导致出现消化不良及胃疼等现象；三忌肥甘厚味：晚餐进食大量蛋、肉、鱼等，在饭后活动量减少及血液循环放慢的情况下，胰岛素将血脂转化为脂肪，积存在皮下、心膜和血管壁上，会使人逐渐胖起

来，容易导致心血管系统疾病。

3. 忌贪吃火锅。吃火锅时，人们习惯把鲜嫩的肉片放到煮开的汤中稍微涮一下就拿出来吃，而短暂的加热并不能杀死生肉片细胞内的弓形虫幼虫，食后则会使人受到感染，造成危害。

4. 四种鱼孕妈妈忌吃。忌鲨鱼、鲭鱼、旗鱼以及方头鱼这4种汞含量非常高的鱼，因为汞进入孕妈妈体内之后可以破坏胎儿的中枢神经系统，影响胎儿的大脑发育，并出现智力发育迟缓等后遗症。

5. 孕妈妈喝水禁忌。一忌口渴才饮水：口渴说明体内水分已经失衡，细胞缺水已经到了一定程度。二忌喝久沸或反复煮沸的开水：因为水在反复沸腾后，其中的亚硝酸根离子和砷等有害物质的浓度相对增加。三忌喝没有烧开的自来水：因为自来水中的氯与水中残留的有机物相互作用，会产生一种叫做"三羟基"的致癌物质。孕妈妈也不能喝在热水瓶中贮存过久的开水，因为随着瓶内水温的逐渐下降，水中含氯的有机物会不断地被分解成为有害的亚硝酸盐，对孕妈妈身体极为不利。

6. 忌吃易导致流产的食物

螃蟹：螃蟹性寒，有活血化瘀的作用，尤其是蟹爪，有明显的堕胎作用。

甲鱼：甲鱼有较强的通血络、散淤块的作用，也有堕胎之弊。

薏米：薏米对子宫平滑肌有兴奋作用，可使子宫收缩，有诱发流产的可能。

马齿苋：马齿苋汁能使子宫收缩次数增多，强度

增大，易造成流产。

芦荟：芦荟汁会导致骨盆出血，严重者造成流产。

山楂：山楂有活血化瘀、促进子宫收缩的作用，吃太多会增加流产的概率。

桂圆：桂圆性温大热，而孕妇易阴虚产生内热，再食桂圆会造成孕妇大便干燥，口舌干燥导致胎热，容易导致孕妇阴道出血、腹痛等先兆流产症状。

黑木耳：黑木耳具有活血化瘀的作用，不利于胚胎的稳固和生长。

7. 忌吃久存的土豆。久存的土豆中生物碱的含量比较高，易导致胎儿畸形。

8. 忌过多食用水果。水果中含有的葡萄糖、果糖经胃肠道消化吸收后可转化为中性脂肪，促使体重增加，甚至还易引起高脂血症。孕妇每天水果食量不应超过500g，并且如香蕉、荔枝、葡萄等这些含糖量较高的水果尽量不要多吃。

9. 不要过量吸取维生素A。孕妇摄取太多的维生素A会导致早产和胎儿发育不健全，而动物肝脏中维生素A含量很高，孕妇切忌过量进食。

10. 忌喝刺激性饮料。孕妇喝酒太多会令胎儿畸形，影响胎儿智商和生理上的发展；饮浓茶会影响孕妇、胎儿对蛋白质、铁、维生素等营养元素的吸收利用，还易使孕妇发生便秘；过多饮用汽水，可造成体内缺铁而贫血；摄取太多咖啡因会影响胎儿的骨骼成长，有可能出现手指、脚趾畸形的情况，也会增加流产、早产、婴儿体重过轻的情况。

11. 忌辛辣热性调料。辣椒、花椒、胡椒、小茴香、八角、桂皮、五香粉等容易消耗肠道水分而使胃肠分泌减少，造成胃痛、痔疮、便秘。便秘时孕妇用力屏气解便，使腹压增加，压迫子宫内的胎儿，易造成胎动不安、早产等不良后果。

12. 忌高糖、高脂肪食物。吃太多高糖、高脂肪食物如汽水、糖、薯片，令孕妇过胖，从而增加妊娠性糖尿病、妊娠性高血压，除增加日后患糖尿病和高血压的机会之外，分娩时也会有困难。

13. 忌高钙饮食。孕妇盲目地摄入高钙饮食，胎儿有可能得高血钙症。

14. 忌过度咸食。孕妇过度咸食容易引发妊娠高血压综合征，其主要症状为浮肿、高血压和蛋白尿，严重者可伴有头痛、眼花、胸闷、晕眩等症状。

15. 忌嗜食酸性饮食。妊娠初期如果母体大量摄入酸性药物或其他酸性物质，可能会影响胚胎细胞的正常分裂增殖与发育生长，并易诱发遗传物质突变，导致胎儿畸形。随着胎儿日趋发育成熟，其组织细胞内的酸碱度与母体逐步接近，受影响的程度会逐渐减小。因此，孕妇在妊娠初期不宜多用酸性药物或酸性饮食。

16. 忌滥服温热补品。孕妇经常服用温热性的补药、补品，如人参、鹿茸、鹿胎胶、鹿角胶、桂圆、荔枝、胡桃肉等，势必导致阴虚阳亢、气机失调、气盛阴耗、血热妄行，加剧孕吐、水肿、高血压、便秘等症状，甚至引发流产或死胎等。

17. 忌食霉变食品。当孕妇食用了被真菌毒素污染的农副产品和食品,不仅会发生急性或慢性食物中毒,甚至可殃及胎儿。

18. 忌长期素食。孕期如果长期素食,则有可能导致优质蛋白质和脂肪供给不足,从而使胎儿脑细胞数目减少,影响日后的智力发育,还容易导致低体重胎儿的出生。对于孕妇自身则可能发生贫血、水肿和高血压。

19. 忌食味精。味精主要成分是谷氨酸钠,血液中的锌与其结合后便从尿中排出,味精摄入过多会消耗大量的锌,不利于胎儿神经系统的发育。

### (三) 食谱例

#### 什锦蔬菜

[功能主治] 适合孕早期胃部不适和早孕反应的准妈妈食用。

[原料配方] 大白菜100g,胡萝卜80g,豌豆夹50g,西兰花50g,花椰菜50g,蘑菇50g,青红椒各30g,油、蒜蓉、糖、蚝油、鸡精各适量。

[用法用量] 所有蔬菜洗净,切段或小块;中火烧热油,爆香蒜蓉,加入蔬菜炒熟,再加入糖、蚝油和鸡精调味,出锅即可。

#### 海米烧冬瓜

[功能主治] 适合孕期高血糖孕妇。

[原料配方] 冬瓜300g,海米50g,姜5g,鸡汤一碗,植物油、盐、料酒、淀粉各适量。

[用法用量] 将冬瓜去皮,去瓤,切成约1.5厘米厚的片;海米泡发洗净,姜切丝。将冬瓜下油锅炸片刻,捞出沥油;炒锅里倒入鸡汤,放入海米、姜丝、料酒、精盐,烧煮片刻后下入冬瓜,烧焖5分钟,用淀粉勾芡即可出锅。

#### 莲子糯米粥

[功能主治] 养心安神,健脾和胃,有助于缓解孕期失眠。

[原料配方] 莲子50g,糯米100g,白糖适量。

[用法用量] 糯米淘洗干净,清水浸泡1~2小时;莲子用温水泡发,去心后,用清水洗净;在煮锅内放入适量清水和莲子、糯米,煮成粥,加入白糖调味,即可食用。

#### 猪肝炒菠菜

[功能主治] 对孕妇缺铁性贫血有较好的辅助治疗作用。

[原料配方] 菠菜200g,猪肝300g,海米5g,香菜10g,植物油、盐、料酒、酱油、醋、蒜泥、香油、鸡精各适量。

[用法用量] 猪肝切成小薄片,海米用温水浸泡好,香菜切成碎末;菠菜洗净切段,放入开水中烫一下捞出,再放入冷水中浸泡,冷却后沥净水。然后在锅内放油烧至七成热,先将姜、蒜煸香,再放入料酒、酱油、醋、蒜泥、猪肝翻炒,最后放入海米、菠菜、香菜炒匀,淋上香油,撒上鸡精即可。

#### 黄豆排骨汤

[功能主治] 孕妇补钙。

[原料配方] 猪排骨250g,黄豆100g,葱花、精盐各适量。

[**用法用量**] 先将黄豆用温水浸软泡发(5小时以上),洗净;把猪排骨洗净,切成小块。然后将锅置于火上,加清水适量,把黄豆、猪排骨放入锅内,加盖煮沸后撇沫,转文火煲3小时,最后撒入葱花、精盐调味即成。

## 四、乳母饮食宜忌

### (一)相宜饮食

1. 饮食要多样化,数量要相应的增加,并尽量做到每餐干稀搭配,荤素搭配。乳母膳食中的主食不能单一,更不能只吃精白米、面,应该粗细粮搭配,每天食用一定量粗粮,并适当调配些杂粮、燕麦、小米、赤小豆、绿豆等;副食应该多样化。每天可吃5~6餐,以保证能够摄入足够的营养素。

2. 供给充足的优质蛋白质。动物性食品如鸡蛋、禽肉类、鱼类等可提供优质蛋白质,宜多食用。乳母每天摄入的蛋白质应保证有1/3以上来自动物性食品。大豆类食品能提供质量较好的蛋白质和钙质,也应充分利用。

3. 平时必须多摄取水分,每天宜饮1500~2000ml水。

4. 要保证摄入充足的钙,否则可能造成哺乳期妇女腰酸腿痛甚至骨质疏松,还可能因为奶水中的钙量不足影响婴儿的生长发育。乳及乳制品(如牛奶、酸奶等)含钙量最高,并且易于吸收利用。小鱼、小虾含钙丰富,可以连骨带壳食用。深绿色蔬菜、豆类也可提供一定数量的钙。

5. 适量补充盐。适量的盐对哺乳期妇女是很有益处的,由于产后出汗较多,乳腺分泌旺盛,体内的盐很容易随着汗水流失,因此适量地补充盐分有助于产后体力的恢复。

6. 为了预防贫血,应多摄入含铁高的食物,如动物的肝脏、肉类、鱼类、蔬菜(如油菜、菠菜等)、大豆及其制品等。

7. 摄入足够的新鲜蔬菜、水果和海藻类。新鲜蔬菜和水果含有多种维生素、无机盐、纤维素、果胶、有机酸等成分,海藻类还可以供给适量的碘。这些食物可增加食欲,防止便秘,促进泌乳,是乳母每日膳食中不可缺少的食物,每天要保证供应500g以上。乳母还要多选用绿叶蔬菜。有的地区产后有禁吃蔬菜和水果的习惯,应予以纠正。

### (二)饮食禁忌

1. 忌食会抑制乳汁分泌的食物,如:韭菜、人参等。

2. 产后饮食宜清淡,不宜食刺激性的食物和含咖啡因的食物,包括辛辣的调味料、辣椒、酒、咖啡及香烟等。

### (三)食谱例

#### 猪蹄通草汤

[**功能主治**] 产妇少乳、无乳。

[**原料配方**] 猪蹄2只,通草15g。

[**用法用量**] 猪蹄和通草加水1500ml煮至熟烂,吃猪蹄肉、筋,喝汤,每日1剂,连用3~5日。

## 丝瓜鲫鱼汤

[**功能主治**] 益气健脾、清热解毒、通调乳汁。

[**原料配方**] 活鲫鱼500g，丝瓜200g，黄酒、姜、葱、食盐等适量。

[**用法用量**] 鲫鱼洗净、背上剖十字花刀，两面略煎后，烹黄酒，加清水、姜、葱等，小火焖炖20分钟。丝瓜洗净切片，投入鱼汤，旺火煮至汤呈乳白色后加盐，3分钟后即可起锅。如根据口味和习惯，将丝瓜换成豆芽或通草，效果亦相仿。

## 奶酪蛋汤

[**功能主治**] 产后及哺乳期妇女补钙食品。

[**原料配方**] 奶酪20g，鸡蛋1个，西芹末20g，番茄末20g，骨汤1大碗，盐、胡椒适量。

[**用法用量**] 奶酪与鸡蛋一道打散，加些精面粉；骨汤烧开、调味，淋入调好的蛋液，最后洒上西芹末、番茄末点缀。

## 西红柿瘦肉汤

[**功能主治**] 帮助消化、调理胃肠。适于顺产和剖腹产的产妇补血。

[**原料配方**] 猪瘦肉100g，番茄250g，排骨汤200g，植物油、食盐、葱花适量。

[**用法用量**] 猪肉切成小薄片，加少量盐搅拌；将番茄洗净，切成桔瓣状的块。锅内先放少许油，再放排骨汤烧开后，放入肉片，稍煮一会，放入番茄，烧开撒入葱花即可。

# 五、中青年女性饮食宜忌

## （一）相宜饮食

1. 女性由于生理原因，需要注意补铁。尤其在月经期和月经后，应多摄入一些钙、镁、锌和铁含量丰富的食物，如牛奶、豆奶或豆浆等。

2. 宜食用适量的水果和蔬菜、一些谷类食物和少量的水果及甜食，低脂肪、脱脂牛奶以及乳酸比较适合女性。

## （二）饮食禁忌

忌食生冷食物。女性体质大多偏寒，特别是在月经期间，更要禁食生冷食物，大量食用生冷食品则易引起月经异常甚至不孕。

## （三）食谱例

### 菠菜猪肝汤

[**功能主治**] 祛斑、明目、补血。

[**原料配方**] 猪肝100g，菠菜250g，食盐适量。

[**用法用量**] 菠菜洗净切段，猪肝洗净切片；将锅放在大火上，加适量清水烧开，然后把猪肝片下锅，加食盐，等锅中汤开时，再加入菠菜煮熟即可。

### 花生炖猪蹄

[**功能主治**] 胸部发育，减少皮肤皱纹，延缓皮肤衰老。

[**原料配方**] 猪蹄1只，花生100g，生姜、盐适量。

[**用法用量**] 花生洗净，猪蹄切块并入开水中汆

烫，再捞起洗净备用；将以上原料一起放入砂锅或炖盅中，加清水以大火煮沸，之后改小火炖约 1 小时后，加入适量盐即可。

### 红枣炖兔肉

[功能主治] 养血补脾、益气强力。

[原料配方] 红枣15g，兔肉200g，盐、味精各适量。

[用法用量] 兔肉洗干净，切成5厘米见方的块；红枣去核洗净。然后将兔肉块、红枣放在炖盅内，加适量水，隔水炖至兔肉熟烂，放入盐、味精，吃肉饮汤。也可用瓦煲煮兔肉、红枣至熟烂，调味食用。

## 六、中青年男性饮食宜忌

### (一) 相宜饮食

1. 花菜、青椒、橙子、葡萄、番茄等食物富含维生素 C，芝麻、花生、松子含有丰富的维生素 E，可帮助延缓衰老。黄豆、海产品中镁和锌的含量很丰富，燕麦粥、香蕉可帮助补充镁元素。

2. 木耳、萝卜、香菇、蜂蜜也都是理想的防早衰保健食品，牛奶、虾及豆腐等富含钙质，鱼、肝脏、蛋黄含维生素 D，可帮助预防骨质疏松症。

3. 多食用富含植物纤维的食物，如麦麸、全麦面包、圆白菜、马铃薯、胡萝卜、苹果、莴苣、花菜、芹菜等。

4. 应控制饮食总热量，防止肥胖；要严格控制脂肪的摄入量，减少饱和脂肪酸的摄入。

### (二) 饮食禁忌

1. 戒烟限酒。酒是诱发多种疾病的危险因素，吸烟会增加患心脏病或癌症的概率并缩短寿命。

2. 忌食用高胆固醇、高油脂、高热量的食物。这些食物会导致血液黏稠，易引发心脑血管疾病。

3. 不宜过多吃糖，以免增加胰腺负担；盐亦要少吃，以免引起高血压和心脑血管疾病。

### (三) 食谱例

#### 洋葱牛肉卷

[功能主治] 壮阳补精，适于缺乏运动、腰酸背痛、膝盖无力者。

[原料配方] 牛肉（肥瘦）300g，洋葱（白皮）100g，韭菜100g，胡椒粉、食盐、植物油适量。

[用法用量] 韭菜洗净切段，洋葱切成细丝。炒锅放油烧热，放入洋葱丝、韭菜，加调味料炒片刻，盛盘。把牛肉片铺于平底锅上，用小火煎熟，将盛盘的熟料夹入牛肉片中卷起即可。

#### 当归生姜炖羊肉

[功能主治] 温肾补身，适于体弱者。

[原料配方] 羊肉350g，当归15g，生姜10g，精盐、胡椒粉、味精、甘蔗汁、植物油各适量。

[用法用量] 生姜切片，与当归一起洗净；羊肉洗净切块，放入沸水锅中烫一下，待用。锅置火上，加适量清水煮沸，放入生姜、当归、羊肉块、甘蔗汁，锅加盖，用文火炖至烂熟，放入胡椒粉、花生油、精盐、味精，稍煮片刻即可食用。

### 虫草炖老鸭

[**功能主治**] 补肾养精,适于虚劳咳嗽、自汗盗汗、阳痿遗精、腰膝酸软和久虚不复等症。

[**原料配方**] 虫草5g,土老鸭1只,高汤、料酒、生姜、葱白、胡椒粉、食盐各适量。

[**用法用量**] 土老鸭宰杀、洗净;老鸭放入砂煲,加适量清水,大火烧开,撇去血沫,加入虫草,改小火慢慢煨炖至老鸭烂熟,用调料调味装盘即可。

[**注意事项**]

1. 虫草最好加清汤先上笼蒸10分钟,原汁留用。

2. 炖鸭时先用竹签在鸭脯上插小孔,孔中插进虫草,加入原汁慢火炖熟。

## 七、更年期女性饮食宜忌

### (一) 相宜饮食

1. 饮食宜清淡少盐,每天盐的摄取量控制在3～5g,多吃新鲜蔬菜、水果以及鱼类等含胆固醇较少的食物。

2. 适量优质蛋白,如牛奶、鸡蛋、瘦肉、鱼类、家禽类及豆制品。

3. 糖类不宜多吃,可多吃一些复合糖类,如淀粉、小米等。

4. 多食含钙丰富的食物,如牛奶和豆制品是钙质的良好来源,含钙高的食物还有虾米皮、海带、紫菜、酥鱼、牡蛎、海藻、芝麻酱等。

5. 多食用富含维生素 $B_1$ 的食物,如瘦肉、小米、豆类等,对保护神经系统、减轻更年期综合征的症状有益处。

6. 便秘者可多食一些含纤维素较高的食物,如豆类、芹菜、马铃薯等,另外,纤维素还能抑制胆固醇的吸收,有显著的降血清胆固醇的作用,因而能预防动脉硬化。

### (二) 饮食禁忌

1. 忌食刺激食物,如咖啡、浓茶、巧克力等食品。因更年期的妇女情绪不稳定,进食这些食物易激动。

2. 忌食过咸、过油腻食物,尤其是含饱和脂肪酸高的食物,如咸肉、肥肉等。

### (三) 食谱例

### 山药粥

[**功能主治**] 益气健脾,改善更年期症状。

[**原料配方**] 山药30g,糯米50g。

[**用法用量**] 将山药和糯米放入砂锅内,用慢火煮至粥开汤稠即可。

### 冰糖燕窝

[**功能主治**] 滋阴润燥、补益脾胃、养颜美容,适于阴虚咳嗽之更年期综合征患者食用。

[**原料配方**] 燕窝5g,冰糖20g。

[**用法用量**] 干燕窝涨发后洗净,放入锅中大火烧开,然后改小火炖约20分钟,放入冰糖,溶解均匀后即可。

## 八、老年人饮食宜忌

### （一）相宜饮食

1. 应适当节食，主要是减少主食的摄入量，而适量增加富含蛋白质的副食，如瘦肉、豆类及其制品、乳类、鱼、蔬菜、水果等。

2. 宜清晨饮水。清晨饮水应以白开水为好，饮水量一般宜为200～400ml左右，过多饮水对胃不利，也影响早餐进食，故要适量。

3. 少吃高脂肪、尤其是动物性脂肪（鱼、禽除外）含量高的食物，限制盐的摄入量，供给足量的蛋白质，适当补充一些维生素及矿物质，尤其是钙质。

4. 宜常吃些新鲜的水果蔬菜。新鲜水果蔬菜可润肌肤、养毛发、减皱纹、护眼力，减轻衰老症状。

### （二）饮食禁忌

1. 食物不宜过精。应强调粗细搭配，适量摄取膳食纤维，增加肠蠕动，预防老年性便秘。

2. 忌高盐饮食。以免引起水肿和加重心肾负担，对预防高血压和脑卒中（中风）等病症亦不利。

3. 忌食过硬、油炸或过干的食物。

### （三）食谱例

#### 红枣核桃粥

[功能主治] 补气血，益五脏，养颜抗衰。

[原料配方] 红枣100g，糯米50g，核桃仁50g，冰糖100g。

[用法用量] 红枣和糯米洗净，核桃仁用热水浸泡30分钟后去皮；然后将其放入锅中，加适量清水煮沸，之后改小火熬煮约一个小时，放入冰糖即可。

#### 人参炖乌鸡

[功能主治] 补气益血，适于身体虚弱者。

[原料配方] 净光乌鸡1只，人参2根，精盐、味精、白糖、酱油、高汤、黄酒、胡椒粉、料酒各适量。

[用法用量] 将鸡头及脚全纳入鸡体内，入沸水氽烫；在锅内加适量清水，放入乌鸡和人参以及调味料同炖两个小时左右，即鸡肉酥烂即可。

# 第四节　特殊职业饮食宜忌

## 一、高温环境

高温环境一般是指32℃以上的工作环境和35℃以上的生活环境而言。在这种高温条件下，人体的代谢和生理状态发生一系列变化，对于营养也有其特殊要求。

### （一）相宜饮食

1. 补水补盐最关键。

2. 宜补充维生素和钾，可多食青豆、马铃薯、菠菜、海带、柿饼、香蕉等。

3. 宜吃瘦肉、猪肝、蛋类、鱼类及豆制品等富含优质蛋白的食物。

### （二）饮食禁忌

忌饮水过量，忌食后马上投入工作，正在工作时不宜吃西瓜。

### （三）食谱例

#### 黄瓜三丝汤

[功能主治] 生津止渴，补充人体盐分，佐餐、解暑均宜。

[原料配方] 黄瓜250g，海带（鲜）50g，泡菜100g，牛奶750g，盐、味精、大葱各适量。

[用法用量] 黄瓜去皮洗净，切成7厘米长、5厘米见方的粗丝；泡菜（泡青菜）用清水漂洗后切成丝；海带泡发、洗净、切丝。将锅置于旺火上，放入鲜汤，先下入海带丝、泡青菜丝煮，至快熟时再投入黄瓜丝煮制片刻，加入精盐、味精，撒上小葱花即可。

#### 番茄苹果汁

[功能主治] 增进体力，补充维生素A及维生素C。

[原料配方] 番茄200g，苹果100g，芹菜30g，柠檬汁30g。

[用法用量] 番茄洗净去皮、蒂，苹果洗净去皮、核，均切成小丁；芹菜洗净切成小段。将番茄、苹果、芹菜榨汁，再加入柠檬汁即可饮用。

## 二、低温环境

低温环境主要是指环境温度在10℃以下的外界环境，和生产劳动过程中，其工作地点平均气温等于或低于5℃的低温作业。如冬季室外工作的野外劳动、训练、南极考察以及冷库、冰库等作业。

### （一）相宜饮食

宜补充大量热能，如花生、核桃、瓜子、栗子、松子、白糖、红糖、蜂蜜、巧克力、葡萄酒、啤酒等高热量食物。

### （二）饮食禁忌

忌吃冷凉食物，忌每餐吃不饱。

### （三）食谱例

#### 羊杂碎汤

[功能主治] 补充热能，增进体力。

[原料配方] 羊肚200g，羊肥肠（大肠）200g，羊肉（肥瘦）200g，羊心100g，大葱、姜、花椒、八角、香菜、盐、虾油、芝麻酱、味精各适量。

[用法用量] 鲜羊肚洗净，除掉油，放入开水中汆烫，然后放案板上刮去肚毛，洗净备用；羊肥肠反复洗净，盘起用绳子拴住；将羊心洗净备用。将以上处理好的羊肚、肠、心一同放入开水锅里煮一下，撇去血沫，捞出、涮净。锅里换清水烧开，放入羊肚、肠、心及葱段、姜片、花椒、大料、盐，大火烧开后改用小火炖两小时以上，直至软烂，捞出，原汤备用。将羊肚切成3厘米长的细条，羊肥肠切寸段，羊腰窝肉切成骨牌块，羊心切厚片，香菜切末备用。汤

锅上火，放入原汤500g，再将切好的主料放入，烧开，撇去浮沫，加味精，即可盛碗，随香菜末、麻酱、卤虾油一同上桌。

## 三、接触电离辐射

电离辐射存在于自然界，但目前人工辐射已遍及各个领域，专门从事生产、使用及研究电离辐射工作的，称为放射工作人员。与放射有关的职业有：核工业系统和原料勘探、开采、冶炼与精加工，核燃料及反应堆的生产、使用及研究；农业的照射培育新品种，蔬菜水果保鲜，粮食贮存；医药的X射线透视、照相诊断、放射性核素对人体脏器测定，对肿瘤的照射治疗等。

### （一）相宜饮食

1. 宜适当摄取粗粮、大豆及豆制品。

2. 宜食油菜、青菜、芥菜、卷心菜、萝卜等十字花科蔬菜。

3. 宜食排毒功能食物如猪血、黑木耳等。

4. 宜食含胶原蛋白的食物，如海带、紫菜、海参、动物皮、骨髓等。

5. 宜多选用蛋类、乳类及乳制品、猪肝、瘦肉、鱼类等。

6. 宜多食柑橘类、猕猴桃、樱桃、苹果等维生素C含量丰富的新鲜水果。

### （二）饮食禁忌

忌烧烤煎炸制品和肥肉。

### （三）食谱例

#### 鲜红椒鱿鱼羹

[功能主治] 增进营养。

[原料配方] 鱿鱼（干）200g，鸡肉100g，柿子椒15g，高汤约750g，盐、味精、胡椒粉、食碱、料酒、鸡油各适量。鲜红椒洗净，控干水分，切段；鸡脯肉砸成泥；干鱿鱼放入温水中泡1小时，去头尾，切成极薄的片，用热水洗净，放入开水，焖泡至水温不烫手时，水倒出一半，再倒入滚开水焖，如此重复三四次，使鱿鱼颜色发白、透明、质软，泡入冷水待用。炒锅上火，加入高汤烧沸，鸡泥用汤冲入锅内，待鸡泥凝固，用小眼漏勺捞出鸡泥；倒入鱿鱼片浸3分钟滗去汤，再重复操作一次，将鱿鱼片盛入汤碗中；汤内加入料酒、盐、胡椒粉、味精、撇去浮沫，倒入鲜红椒段，淋上鸡油，盛入放鱿鱼的汤碗内即可。

#### 木耳芦笋蘑菇汤

[功能主治] 增进免疫力。

[原料配方] 芦笋320g，蘑菇（鲜蘑）160g，木耳（干）50g，酱油、盐、味精、胡椒粉、香油各适量。

[用法用量] 芦笋、木耳切片，蘑菇焯水冲冷、切片；炒锅加入适量清水，加盐、味精、胡椒粉煮开，再放入芦笋、蘑菇、木耳同煮2分钟，倒入盛有酱油、麻油的碗内即可。

### 清炒荷兰豆

[**功能主治**] 补充优质蛋白质。

[**原料配方**] 荷兰豆300g，大葱、味精、盐、姜、大蒜（白皮）、植物油各适量。

[**用法用量**] 姜蒜切成2厘米见方的菱形片，葱切成马耳朵形，荷兰豆去蒂和筋、洗净；炒锅中放油加热至四成油温，先下姜、葱、蒜，炒出香味，然后下荷兰豆，烹调料，炒匀至熟，起锅装盘即成。

## 四、接触有毒物质

凡是少量化学物质进入体内并能与机体组织发生生物化学和生物物理作用，破坏机体的正常生理功能，引起机体暂时性或永久性的病理改变者都称之为化学毒物。职业接触有毒物质种类繁多，有毒化合物进入人体后会干扰、破坏机体正常的生理过程，或干扰、破坏营养物质在体内的代谢，或损害特定的组织或器官，危害人体健康。有毒物质种类很多，如铅、砷、四氧化碳等。

### （一）相宜饮食

1. 宜多吃豆类及豆制品，杂粮、薯类以及含 B 族维生素丰富的食物。

2. 应适当补充蛋白质、维生素 C。

### （二）饮食禁忌

1. 避免食物太油腻。

2. 忌烧烤、煎炸类食物。

3. 为防止交叉感染及传染病的发生，应选用符合卫生标准的食物与饮料。

### （三）食谱例

#### 珍珠菜花汤

[**功能主治**] 补益中气，促进发育，强肝解毒。

[**原料配方**] 菜花400g，玉米（鲜）100g，盐、味精、花生油、玉米淀粉、香油各适量。

[**用法用量**] 菜花瓣成花心，用沸水焯透，捞出用凉水冲凉备用；锅置火上，放花生油烧至六成热，下入菜花煸炒；放入精盐、玉米鲜汤、味精，待汤沸后淋入湿淀粉和香油，起锅盛入汤盆内即成。

#### 莼菜羹

[**功能主治**] 止呕、止泻痢、消炎解毒。

[**原料配方**] 莼菜250g，香菇（鲜）15g，冬笋15g，榨菜5g，盐、香油各适量。

[**用法用量**] 香菇、冬笋、榨菜分别切丝备用，再将香菇丝、冬笋丝、榨菜丝下清水锅同煮，煮开后，将漂净的莼菜放入共煮，再煮沸时，可加盐，出锅后淋上香油即可。

## 五、缺氧环境

一般将海拔3000米以上地区称为高原。随着海拔的增加，大气中氧分压也随之降低，故在高原地区缺氧是影响健康的主要环境因素。缺氧、低气压和低温，干燥、强辐射是高原环境与平原的主要差别，因此处于高原环境中的人们在营养方面也有特殊需求。

### （一）相宜饮食

1. 主食的选择宜多米少面，米饭和大米粥（尤其是加有白糖的甜粥）可抑制恶心呕吐，相反面食易诱致恶心呕吐。

2. 应选择富含优质蛋白质的食物，如鱼类，牛肉，蛋类等食物。

3. 宜多食酸、甜的食物，如橙汁、柠檬汁等，有利于纠正碱中毒和补充热能及水分。

4. 宜用高原耐缺氧饮食，如红景天、酥油茶、牦牛肉、蘑菇、虫草等抗缺氧食物或药物。

### （二）饮食禁忌

1. 避免食用产气及含大量纤维的食物，如豆类、啤酒、韭菜等，不利于消化。

2. 节制烟、酒，避免其加重缺氧。

3. 避免生、冷饮食。

4. 浓茶有可能导致恶心呕吐和腹泻，应少喝或者不喝。

### （三）食谱例

#### 西红柿拌芦荟

[功能主治] 提高机体免疫力。

[原料配方] 番茄200g，芦荟20g，小葱、香油、味精、酱油各适量。

[用法用量] 西红柿洗净去蒂、切块；芦荟叶肉取出，在开水中煮5分钟捞出，切丁，铺在番茄上，香油、味精、酱油、细香葱兑成汁，浇在面上即可。

#### 苦瓜牛柳

[功能主治] 增进体力。

[原料配方] 牛里脊200g，苦瓜120g，胡萝卜100g，大蒜、生姜、豆豉、植物油各适量，适量腌制料：绍酒1汤匙，生抽2汤匙，白砂糖5g，水淀粉30ml。

[用法用量] 牛里脊洗净、切丝，调入腌制料混合均匀腌制15分钟；苦瓜洗净、对半剖开，挖去瓜子及白瓤，斜刀切成0.5cm厚的薄片。锅中放入适量清水，大火煮沸后将苦瓜片放入氽烫1分钟，捞出用冷水冲凉待用；胡萝卜削皮，切成菱形薄片；生姜、大蒜分别去皮，切碎备用。中火烧热锅中的油，待烧至五成热时将牛里脊片放入锅中快速滑炒至熟，再快速捞出沥干油分；锅中留底油，烧热后将蒜茸、姜末和广东阳江豆豉放入爆香，然后放入胡萝卜片煸炒至略软，最后放入苦瓜片和牛里脊片翻炒均匀至入味即可。

# 六、运动员

合理营养是运动训练的物质基础，有利于代谢过程的顺利进行和器官功能的调节，对运动员功能状态、体力适应、运动后的恢复和伤病防治都具有良好的作用，而且有助于运动员充分发挥训练效果和竞技能力。合理营养加上严格的科学训练，是创造优异成绩的基本保证。

### （一）相宜饮食

1. 主食及豆类：大米、小米、小麦、燕麦、黄豆、豆制品、紫米等。

2. 肉蛋奶：畜肉、禽肉、鱼类、水产品、鸡蛋、牛奶及奶制品等。

3. 蔬菜：绿叶蔬菜、茄果、瓜菜、根菜、鲜豆等。

4. 水果的选择：柑橘类、瓜果类、仁果类等。

不同项目的运动员饮食各有不同，分别举例简述如下。

1. 足球运动员：属速度型动力，应多吃易吸收的碳水化合物、维生素 $B_1$、维生素 C，还应补足蛋白质和磷。主食多吃包子、花卷、杂粮粥、米饭；蔬菜多吃黄瓜、藕；水果多吃香蕉、枣和鸭梨；鱼、肉类包括炖牛肉、鱼丸、鱼头豆腐、肉松。

2. 体操运动员：热能消耗不大，但对协调能力要求较高，神经较紧张，对体重要求控制，需要较多的维生素 $B_1$、维生素 C 和磷。主食为米饭杂粮；蔬菜多吃黄瓜、藕；水果多吃香蕉、哈密瓜；肉类多吃海鲜；此外还有牛奶、豆浆和运动饮料。

3. 举重运动员：要求肌肉有较大的力量和爆发力，而且热量消耗较大，对蛋白质、碳水化合物以及维生素 $B_1$、维生素 $B_2$ 的需要较多。蔬菜多吃菜花、黄瓜、土豆；肉类多吃大虾炒腰花、酱牛肉；多喝牛奶、豆浆和多吃香蕉。

4. 篮球运动员：对热量和各种营养消耗量大，由于其缺铁性贫血发生率较高，应多补充含铁食物，此外，由于出汗多，易脱水，还应补充足够的水和电解质。蔬菜多吃豆芽、酸黄瓜、菜花、油麦菜和胡萝卜；主食多吃米面和玉米饼；肉类为鱿鱼、火腿；多喝牛奶和多吃香蕉、哈密瓜。

### （二）饮食禁忌

1. 避免高脂肪、干豆、含纤维多的粗杂粮，以及韭菜等容易产气或延缓胃肠排空时间的食物。

2. 少用或不用辛辣和过甜的糖食，以预防食物对胃肠道的刺激。

3. 忌烟酒。

### （三）食谱例

#### 烩洋葱鸡肉

[功能主治] 提供优质蛋白质。

[原料配方] 鸡腿400g，青辣椒20g，洋葱50g，姜、大蒜、香菜、盐、辣椒粉、咖喱粉各适量。

[用法用量] 洋葱洗净切丝；青椒、姜、蒜洗净，切末；鸡腿肉洗净切块。先将洋葱丝、青椒末、姜末、蒜末爆香，炒至金黄色，再放入鸡腿肉块炒至半熟，然后加入所有调味料与香菜稍微翻炒，之后加少许水，转小火煮至收汁即可。

#### 沙参淮山煲牛腩

[功能主治] 补中益气，增进体力。

[原料配方] 牛腩250g，南沙参50g，山药（干）50g，陈皮、枸杞子、盐各适量。

[用法用量] 沙参、淮山、陈皮分别用清水洗净；牛腩洗净切厚片，沸水汆烫。先将沙参、淮山、牛腩片、陈皮放入锅中，加适量清水大火煮沸，再加入枸杞，改慢火煲3小时，然后加盐调味即可。

## 七、夜班族

"夜班族"晨昏颠倒，人体正常昼夜节律的生物钟被打乱，从而带来一些生理障碍，如失眠、头昏脑胀、乏力、食欲不振、便秘、皮肤粗糙等。这些症状如果长期得不到缓解，就会严重影响身体健康。只要合理安排饮食和自我调节，头昏体乏、精神不振等不适表现就会有缓解。

## （一）相宜饮食

1. 宜适当补充蛋白质。午夜前后是脑蛋白合成的最佳时间，长期熬夜会造成大脑营养不良，所以应经常食用富含蛋白质的食物，如瘦肉、鱼虾、蛋类及豆制品等，尤其是劳动强度较大的夜班工作者更应注意。

2. 需补充维生素A。夜班工作多在光线较暗的环境下，尽管电灯光较亮，但由于周围环境较暗，明暗差距大，很容易导致视觉疲劳，因此，为了维持正常视觉效果，需要补充含维生素A较多的食物，如动物肝脏、蛋黄、黄豆等。

3. 睡前喝杯牛奶，有助于睡眠。

## （二）饮食禁忌

忌经常食用垃圾食品如方便面、薯片等。

## （三）食谱例

### 生地炖鸭蛋

［功能主治］滋阴清热、生津止渴。适于熬夜后口燥咽干、牙龈肿痛、手足心热者食用。

［原料配方］生地20g，鸭蛋1~2个，冰糖适量。

［用法用量］加水适量隔水炖，蛋熟后去壳，再放入汁中炖20分钟，加冰糖适量调味，食蛋饮汁。每日1次或每周2~3次。

### 莲子百合煲瘦肉

［功能主治］对神经衰弱和慢性支气管炎有一定的改善作用。

［原料配方］莲子30g，百合30g，猪瘦肉200g，盐适量。

［用法用量］莲子、百合洗净后放入锅中，加水适量，煮约半小时，猪瘦肉切条放入锅中煲至熟烂，加少许盐调味即可。

### 猪腰炖杜仲

［功能主治］滋补肝肾，强壮筋骨。适于熬夜后腰酸背痛、四肢乏力者。

［原料配方］杜仲25g，猪腰子1个，胡椒、食盐各适量。

［用法用量］杜仲、胡椒分别用清水洗净；猪腰剖开，切去白色肾盂，用清水洗净尿膜味，放入沸水中氽烫，捞出洗净切片。将杜仲、猪腰及胡椒一同放入炖盅内，注入适量清水，炖约3小时，以少许细盐调味，即可饮用。

# 八、电脑族

电脑辐射已经成为危害办公室人员健康的一大"杀手"。长期面对电脑，除了眼疲劳外，还会出现眼睛疼痛、颈椎病、腰疼腰酸等症状，还有不少人出现流泪、食欲不振、咽喉痛、胸闷等症状，甚至行动迟缓，记忆力减退。为了防止长时间使用电脑者患上述职业病，应注意合理膳食。

## （一）相宜饮食

1. 多吃富含维生素A及胡萝卜素的具有护眼作用的食物，如动物肝脏、鸡蛋、番茄、南瓜、胡萝卜等。

2. 多吃维生素含量高的食物，如各种新鲜水果、蔬菜，它们具有调节神经的作用。

3. 多吃富含优质蛋白的食物，如瘦猪肉、牛肉、羊肉、鸡、鸭、动物内脏、鱼及豆制品等，尤其要多吃豆类食品。

4. 多吃含钙量高、健骨的食物，如牛奶、海米、黑芝麻、黄豆等。

5. 常喝绿茶、菊花茶、枸杞茶、决明子茶等饮品。

### （二）饮食禁忌

忌垃圾食品如方便面、薯片等。

### （三）食谱例

#### 醪糟圆子

[功能主治] 适于长期伏案电脑工作后腰酸背痛、四肢乏力者。

[原料配方] 醪糟1碗，糯米粉50g，枸杞10粒，鸡蛋1个，糖桂花1勺。

[用法用量] 鸡蛋打成蛋液，枸杞子洗净后浸泡约5分钟捞出沥水备用。糯米粉中一点点加入冷水，一边加入一边搅拌，直至可以揉成柔软的糯米面团，再将糯米面团揉成细棍状，然后用手揪下一小块面团揉成圆球，直到把所有的面团都揉成小球即可。将糯米小圆子放入锅内煮熟至圆子全部漂起，加入醪糟和枸杞子，用小火煮沸，然后把打好的蛋液倒入锅内打成蛋花即可。

#### 猪肝绿豆粥

[功能主治] 补肝养血、清热明目、美容润肤，适于面色蜡黄、视力减退、视物模糊的体弱者。

[原料配方] 新鲜猪肝100g，绿豆60g，大米100g，食盐、味精各适量。

[用法用量] 绿豆、大米洗净，同放锅中大火煮沸后改用小火，煮至八成熟时，将切成片或条状的猪肝放入锅中同煮，熟后再加调味品即可。

#### 清目茶

[功能主治] 缓解眼睛干涩，适于长期面对电脑人群。

[原料配方] 菊花，枸杞子适量。

[用法用量] 将菊花和枸杞子冲入开水即成。

## 九、脑力劳动者

脑力劳动者是亚健康的高危人群，据一项调查显示，近90%的脑力劳动者处于不同程度的亚健康状态。成年人的大脑只占总体重的2%，但大脑消耗的能量却占全身消耗能量的20%。因此，饮食在大脑正常运转中发挥着十分重要的作用，脑力劳动者的饮食要特别讲究，才能为大脑提供全面营养，从而保持脑力充沛，提高工作效率。

### （一）相宜饮食

1. 宜多吃一些能恢复精力和体力的食物，如花生、腰果、杏仁、胡桃等干果。

2. 宜多吃一些富含维生素C的食物，如柑橘、西红柿、菜花、菠菜等。因为心理压力越大，体内消耗的维生素C就越多，必须及时加以补充。

3. 宜多吃一些富含钙质的食物，如虾皮、肉骨头汤、牛奶、芝麻酱、豆制品等，可安定情绪。

4. 宜多吃一些易于消化、热量适中，含有丰富维生素和蛋白质的食物，如菜粥、肉丝面条、蛋花汤、馄饨等。

5. 宜多吃健脑益智的食物，如鱼贝类、鸡蛋、芝麻、核桃、大豆及其制品等。

### （二）饮食禁忌

1. 忌主食过精。

2. 忌饮食过饱。

3. 忌多吃甜食。

4. 忌多食油炸食品。

### （三）食谱例

#### 桂圆莲子粥

[**功能主治**] 养心安神，健脑益智。适于心脾两虚之智力衰减症，脑力劳动者尤为适宜。

[**原料配方**] 糯米60g，桂圆肉10g，去芯莲子20g，红枣6g，冰糖适量。

[**用法用量**] 莲子、糯米洗净，红枣去核；莲子与糯米加600ml的水，小火煮40分钟，再加入桂圆肉、红枣再熬煮15分钟，加冰糖适量，即可食用。

#### 虾油拌豆腐

[**功能主治**] 健脑益智。

[**原料配方**] 豆腐200g，雪菜、黄豆、红尖椒各100g，虾油、鸡精、酱油、香油各适量。

[**用法用量**] 豆腐切丁，雪菜洗净切末，红尖椒切小片；将黄豆放入锅中，加适量水煮熟，加入豆腐丁、雪菜末、红尖椒片，煮熟后控去水分；把黄豆、豆腐丁、雪菜末、红尖椒片装入盘中，调入精盐、鸡精、酱油、虾油、香油拌匀即可。

#### 山药八宝饭

[**功能主治**] 健脾益气，养胃和中。

[**原料配方**] 扁豆50g，淮山药50g，米仁50g，陈皮50g，红枣20只，糖青梅20g，莲肉50g，糯米500g，糖适量。

[**用法用量**] 白扁豆、米仁、莲肉、淮山药、陈皮等洗净后煮熟备用；糯米洗净放入盆中加水蒸熟。取大碗一个，内涂油，碗底摆好糖青梅等上述各味，最后放熟糯米饭；再蒸20分钟，将八宝饭扣在大圆盘中，再用白糖水浇在饭上即可。

## 十、职业用嗓者

对于老师、主持人等职业用嗓者，除了掌握科学合理的用声方法外，还应在饮食方面注意对嗓子的保护。

### （一）相宜饮食

1. 多吃对嗓子有益的食物，如苹果、梨、罗汉果、荸荠、青萝卜、西红柿、木瓜、黄瓜、蜂蜜等。

2. 多喝参汤、龟汤、大枣、麦冬、桂圆等煎熬的汤剂。

3. 宜常吃黄瓜麻酱拌粉皮、菠菜拌粉丝、冰糖银耳羹、鸡蛋紫菜汤、大米绿豆粥等清淡食物，宜于润喉、清嗓和开音的食物。

**(二) 饮食禁忌**

1. 忌喝水太烫或太冷、过冷过热的食物以及太咸、太甜、太辣的食物,尽量不吃酸辣、苦、大蒜、辣椒、生姜。

2. 忌烟酒。

# 第五节　不同体质饮食宜忌

常人的体质分类,因其依据不同而有多种方法。体质分为平和质、气虚质、阳虚质、阴虚质、痰湿质、湿热质、血瘀质、气郁质、特禀质九个类型。

## 一、平和质

平和质是指阴阳气血调和,以体态适中、面色红润、精力充沛等为主要特征。平和质的人多由先天禀赋良好,加之后天调养得当所形成。

平和体质是一种健康体质,养生保健宜饮食调理而不宜药补。对于饮食调理,首先要"谨和五味"。饮食应清淡,不宜有偏嗜。因五味偏嗜,会破坏身体的平衡状态。如过酸伤脾,过咸伤心,过甜伤肾,过辛伤肝,过苦伤肺。

其次,在维持自身阴阳平衡的同时,平和质的人还应该注意自然界的四时阴阳变化,顺应此变化,以保持自身与自然界的整体阴阳平衡。再则,平和质的人还可酌量选食具有缓补阴阳作用的食物,以增强体质。这类食物有:粳米、薏仁、豇豆、韭菜、甘薯、南瓜、银杏、核桃、龙眼、莲子、鸡、牛、羊等。

平和质的人春季阳气初生,宜食辛甘之品以发散,而不宜食酸收之味。宜食韭菜、香菜、豆豉、萝卜、枣、猪肉等。夏季心火当令,宜多食辛味助肺以制心,且饮食宜清淡而不宜食肥甘厚味。宜食菠菜、黄瓜、丝瓜、冬瓜、桃、李、绿豆、鸡肉、鸭肉等;秋季干燥易伤津液,宜食性润之品以生津液,而不宜食辛散之品。宜食银耳、杏、梨、白扁豆、蚕豆、鸭肉、猪肉等;冬季阳气衰微,故宜食温补之品以保护阳气,而不宜寒凉之品。宜食大白菜、板栗、枣、黑豆、刀豆、羊肉、狗肉等。

## 二、气虚质

气虚质是指元气不足,以疲乏、气短、自汗等气虚表现为主要特征。

气虚质者平时适宜食用具有益气健脾作用的食物,少食具有耗气作用的食物。可常食粳米、糯米、小米、黄米、大麦、山药、籼米、莜麦、马铃薯、大枣、胡萝卜、香菇、黄豆、豆腐、鸡肉、鹅肉、兔肉、鹌鹑、牛肉、狗肉、青鱼、鲢鱼、香菇、山药等。若气虚严重,可选用"人参莲肉汤"补养。

## 三、阴虚质

阴虚质是指阴液亏少,以口燥咽干、手足心热等虚热表现为主要特征。

阴虚体质的饮食调理原则在于补阴清热、保阴潜阳、滋养肝肾。五脏之中，肝藏血，肾藏精，因此以滋养肝肾二脏为重点。宜食蔬菜（大白菜、菠菜、青菜、黄芽菜、番茄、绿豆芽、菠菜、黄瓜、冬瓜、扁豆等）、水果（香蕉、西瓜、葡萄、橘子、柑橘、橙子、草莓、桑葚、柚子、无花果等）、菌类（蘑菇、金针菇、草菇、平菇、黑木耳、银耳等）、肉类（龟肉、蟹肉、蛙肉、鸭、蹄筋等）、乳品（牛奶、马奶、羊奶、酸奶等）、海产品（海参、淡菜、牡蛎肉、鲛鱼、鲫鱼、黄花鱼、甲鱼等）、芝麻、水煮花生、糯米、蜂蜜、甘蔗、豆腐等清淡食物，并可熬制药粥如沙参粥、百合粥、枸杞粥、桑葚粥、山药粥等进行食用。条件许可者，可食用燕窝、冬虫夏草等。五汁饮即梨、荸荠、鲜苇根、麦冬和藕榨汁喝，也有甘凉滋润的效果。对于葱、姜、蒜、韭、薤、椒等辛辣燥烈之品则应少吃。

## 四、阳虚质

阳虚质是指阳气不足，以畏寒怕冷、手足不温等虚寒表现为主要特征。

阳虚质饮食原则宜温升、忌寒凉，应多食具有温阳功效的食物，少食生冷寒凉食物，少饮绿茶。常用食物有栗子、橄榄、苹果、萝卜、核桃仁、黑枣、茴香、韭菜、荔枝干、干姜、羊肉、狗肉、鹿肉、鸡肉、猪脊骨、海虾、鹌鹑、雀肉等，不宜食用白木耳及生冷瓜果。

## 五、痰湿质

痰湿质是指痰湿凝聚，以形体肥胖、腹部肥满、口黏苔腻等痰湿表现为主要特征。

痰湿质的人饮食以清淡为原则，适宜食用具有健脾、化痰、除湿功效的食物，如芥菜、韭菜、大头菜、香椿、辣椒、大蒜、葱、生姜、蚕豆、木瓜、白萝卜、荸荠、紫菜、洋葱、枇杷、白果、大枣、扁豆、红小豆、蚕豆、包菜、山药、薏米、冬瓜仁、牛肉、羊肉、狗肉、鸡肉、鲢鱼、鳟鱼、带鱼、泥鳅、黄鳝、河虾、海参、海蜇、鲍鱼、杏子、荔枝、柠檬、樱桃、杨梅、石榴、槟榔、佛手、栗子等。少吃肥肉及甜、黏、油腻的食物，酒类也不宜多饮，且勿过饱。

## 六、湿热质

湿热质是指湿热内蕴，以面垢油光、口苦、苔黄腻等湿热表现为主要特征。

湿热质的人饮食应以清淡为原则，适宜食用具有甘寒、苦寒功效的食物，如荸荠芹菜汁、凉拌马齿苋。将荸荠、藕和芹菜一起榨汁喝，也有很好的清热利湿作用。少食辛温助热的食物。夏天如果大量吃辛辣食物或烧烤等，容易积蓄体内的湿热，体内的热毒排不出去，会诱发湿疹、小痘痘等。所以，湿热体质的人夏天要多吃清热利湿的食物，例如绿豆、黄瓜等。

## 七、血瘀质

血瘀质是指血行不畅，以肤色晦暗、舌质紫黯等血瘀表现为主要特征。

血瘀质的人适宜食用具有活血、散结行气、舒肝解郁作用的食物，如山楂、金橘、桃仁、油菜、慈姑、黑大豆、芋头、萝卜、胡萝卜、桃、醋、玫瑰花等，并保持足够的睡眠。酒可少量常饮，醋可多吃，山楂粥、花生粥、山楂红糖水亦颇相宜。山楂能活血化淤，红糖可以活血补血，二者配合对于调理血瘀有不错的效果。另外，血瘀体质的人还要多吃黑豆。少食肥肉等油腻食品。

## 八、气郁质

气郁质是指气机淤滞，以神情抑郁、忧虑脆弱等气郁表现为主要特征。

气郁质者适宜食用具有行气、疏肝、解郁、消食、醒神作用的食物，如佛手、橙子、柑皮、荞麦、韭菜、茴香菜、大蒜、火腿、高粱、刀豆、香橼、黄花菜、海带、山楂、海藻、玫瑰花等。可少量饮酒，以活动血脉，提高情绪。睡前避免饮茶、咖啡等提神醒脑的饮料。忌烟，忌辛辣、肥甘厚味、滋腻黏糯的食物。

## 九、特禀质

特禀质是指先天失常，以生理缺陷、过敏反应等为主要特征。

特禀质者饮食宜清淡、均衡，粗细搭配适当，荤素配伍合理。少食荞麦（含致敏物质荞麦荧光素）、蚕豆、白扁豆、牛肉、鹅肉、鲤鱼、虾、蟹、茄子、酒、辣椒、浓茶、咖啡等辛辣之品、腥膻发物及含致敏物质的食物。可经常吃些灵芝粉，灵芝粉能起到一定的预防过敏的作用。

## 第一节 呼吸系统疾病饮食宜忌

### 一、感冒

#### （一）概述

感冒是一种常见的多发疾病，可通过对症疗法，使其逐渐自愈。感冒分为普通感冒和流行感冒。普通感冒中医称"伤风"，是以鼻病毒和冠状病毒为主引起的一种呼吸道常见病，多发于初冬，其他季节也可发生，临床表现以鼻塞、流鼻涕、咳嗽、头痛、恶寒发热、全身不适为其特征。流行性感冒是流感病毒引起的急性烈性呼吸道感染，主要通过空气中的飞沫、人与人之间的接触或与被污染物品的接触传播，秋冬、冬春季节是其高发期，临床表现以急起高热、全身疼痛、显著乏力和轻度呼吸道症状，所引起的并发症和死亡现象非常严重。

#### （二）宜食

1. 三餐饮食以清淡、稀软、容易消化为原则，宜食白米粥、玉米面粥、奶汁、米汤、烂面、馄饨皮、藕粉、汤、面片汤等。

2. 生姜性温，味辛，具有散寒发汗、解表祛风作用，适宜风寒感冒者食用。民间常以生姜3片，红糖适量，开水冲泡，俗称生姜红糖茶，频频饮用，汗出即愈。

3. 葱白性温，味辛，具有调节体温，使汗腺的排汗工作正常的作用，并可减少和预防伤风感冒的发生。适宜风寒型伤风感冒者食用。在民间，初起感冒时，常用葱白连同葱头与豆豉煎水喝。也可用细葱2～3茎，与生姜1片煎水代茶饮。身体虚弱或年老体弱之人，受凉感冒后，最适宜用葱白3～5茎，同大米煮成稀薄粥，频频食用。

4. 紫苏性温，味辛，有发汗、散寒、退热作用，对风寒感冒之人宜食。若气虚之人风寒感冒时，宜用紫苏叶同大米煮成稀粥食用。由于紫苏所含的特有的香气是紫苏乙醛，即紫苏精油，易于挥发，所以，煮紫苏粥时宜在稀粥临熟时加入紫苏叶10g，稍沸即可，不宜久煮。

5. 金银花有清热作用，中医常用以治疗风热感冒。如广州部队《常用中草药手册》介绍："金银花清热解毒，治外感发热咳嗽。制成凉茶，可预防中暑感冒"。凡夏季风热感冒，发热咽痛者，宜用金银花泡茶频饮。

6. 荷叶适宜夏天风热感冒者食用，它有清暑作用。《滇南本草》云："荷叶上清头目之风热"。《本草再新》也说："清凉解暑，止渴生津，解火热"。所以炎夏酷暑之季，用荷叶煎水代茶，频频饮用，对预防和治疗暑热感冒，最为适宜。

7. 薄荷性凉，味辛，有疏风、散热、利咽喉的作用。《本草纲目》中说："薄荷，辛能发散，凉能清利，专于消风散热"。适宜风热感冒，头痛目赤，咽喉肿痛者，泡茶饮用。

8. 白菊花风热感冒者，宜用白菊花 5g，开水冲泡，代茶饮。尤其适宜夏天炎热时饮用，它有疏风、清热、明目、解毒、祛暑的功效。

9. 豆豉性平，能解散表邪，民间常以豆豉与葱白同用，或煎汤饮，或煮粥食，无论对风寒感冒或风热感冒均宜，有发汗、退烧的效果。

10. 芫荽性温，味辛，风寒感冒者宜食。民间喜用芫荽、饴糖各 30g，加米汤半碗，蒸熟食用。

11. 菊花脑性凉，味甘，有清热、凉血、祛暑、降火、清利头目的作用，最适宜夏季风热感冒，发热口干，咽痛口苦，头痛目赤者熬汤食用。

12. 橄榄又名青果。有清肺、利咽喉、化痰的作用，对风热感冒合并咽喉肿痛者尤为适宜。民间习惯用鲜橄榄 3～5 个，劈开，鲜萝卜（红皮、白皮均可）半个至 1 个切开，煮水代茶饮。古人誉之为"青龙白虎汤"，对风火喉痛、喉间红肿，颇有食疗效果。

13. 地瓜能生津止渴，可生食或煮食。《陆川本草》记载："生津止渴，治热病口渴"。适宜风热感冒、发热口干、头痛烦渴时食用。

14. 荸荠适宜风热感冒之人咳嗽痰黄，咽喉肿痛，口干渴者食用。它有清热、化痰、止渴的效果，或生食，或煮食，或榨汁饮用均可。若与海蜇皮一同煎水喝，其化痰止咳作用更好。

15. 梨子性凉，味甘，能生津、清热、化痰，适宜风热感冒、发热、口干渴、咳嗽痰黄时，随意食用。民间习惯对风热感冒咳嗽者，用生梨 1 个，洗净连皮切碎，加冰糖炖水服。

16. 萝卜有清热解毒、止咳化痰的作用，对风热感冒引起的咳嗽痰多者，尤为适宜。民间有用萝卜（红皮辣萝卜更好）洗净，不去皮，切成薄片，放于碗中，上面放饴糖 2～3 匙，搁置一夜，即有溶成的萝卜糖水，频频饮服，有良好的止咳化痰功效。

17. 辣椒大辛大热，辛能发散，热能祛寒，故有散寒发汗之功，这对感冒风寒，恶寒无汗者尤宜。所以，《药性考》中指出："温中散寒，除风发汗"。风寒感冒食之则宜，而风热感冒切忌服食。

18. 绿豆有清热消暑作用，炎夏酷暑的风热感冒之人，食之最宜。《本草汇言》中认为："绿豆清暑热，静烦热，润燥热，解毒热"。民间也常用绿豆汤治暑热天感冒。

19. 西瓜性寒，味甘，有清热解暑的功用，夏天风热感冒者宜食之。《日用本草》指出：西瓜能"清暑热，解烦渴"。《滇南本草》说它能"治一切热症"。风热感冒之人发热口干咽痛时，食之颇宜。

20. 甘蔗性寒，味甘，能清热，生津。风热感冒之人发热、口干、咳嗽时，宜食之。《随息居饮食谱》中认为甘蔗还有"利咽喉"的作用，风热感冒咽喉疼痛不利者，食之还能清火利咽。

21. 胖大海性凉，味甘淡，能清热，利咽。清代名医张寿颐认为："胖大海善于开宣肺气，并能通泄皮毛，风邪外闭，不问为寒为热，并皆主之"。因其性凉，故以风热感冒者为宜。

22. 罗汉果性寒，味甘，能解热、清肺、止咳。因此，风热感冒，发热咳嗽者宜食之。《岭南采药录》认为罗汉果能"理痰火咳嗽"。《广西中药志》说它"止咳清热"。故只宜风热感冒，而不宜风寒感冒者食用。

23. 大蒜性温，味辛，有防治感冒作用，无论风寒感冒或风热感冒者皆宜。《食物中药与便方》中介绍："感冒，头痛鼻塞，恶寒发热：大蒜、葱白、生姜适量等份，煎汤温服，出汗即愈"。《本草衍义补遗》中指出："大蒜，性热善散，多用于暑月"。《本草纲目》亦云："夏月食之解暑气"。故凡感冒之人，皆宜食用。

24. 扁豆性平，味甘，有清暑化湿的作用。夏季暑湿感冒之人，食之最宜。中医认为，暑多挟湿，尤其是到了长夏梅雨季节，最易引起暑湿感冒，发热身重，困倦乏力，呕吐腹泻等，宜用扁豆煮食，或用扁豆花亦可。

25. 芦根即芦苇的根茎，性寒，味甘，有清热，生津，止渴，化痰的作用。夏天风热感冒者，食之最宜。《药性论》认为芦根"能解大热"。《日华子本草》亦云："治寒热时疾烦闷"。凡属夏季风热感冒，高热口渴，咳吐黄痰时，食之颇多裨益。《食物中药与便方》中还介绍："预防流感：芦根30g，鲜萝卜120g，葱白7个，青橄榄7个，煮汤代茶"。

26. 冬瓜为夏令瓜菜，性凉，味甘淡，能清热祛暑。《本草再新》中说它"解暑化热"。《随息居饮食谱》也认为冬瓜能"消暑湿"。因此，夏季风热感冒发热口干者，食之颇宜。

27. 丝瓜性凉，味甘，能清热，化痰。凡热病之人身热烦渴，痰喘咳嗽者皆宜。《陆川本草》中记载丝瓜"生津止渴，解暑除烦。治热病口渴，身热烦躁"。因此，夏天风热感冒之人发热口干咳痰者食之，尤为适宜。

28. 根据中医"寒者热之，热者寒之，虚者补之，实者泻之"的治疗原则，凡风寒感冒者宜吃温热性或平性的食物，诸如醋、胡椒、花椒、肉桂、大米粥、砂仁、金橘、柠檬、佛手柑、洋葱、南瓜、青菜、赤小豆、黄芽菜、豇豆、杏子、桃子、樱桃、山楂等；风热型感冒者还宜食用的寒凉性物品，如苹果、柿霜、枇杷、柑、橙子、猕猴桃、草莓、无花果、旱芹、水芹、蕹菜、苋菜、菠菜、金针菜、莴苣、枸杞头、豆腐、面筋、瓠子、地瓜、黄瓜、马兰头、菜瓜、绿豆芽、柿子、香蕉、苦瓜、番茄等。

**（三）忌食**

1. 凡感冒期间，无论风寒感冒或是风热感冒，忌吃一切滋补、油腻、酸涩食物，诸如猪肉、鸭肉、鸡肉、羊肉、糯米饭、黄芪、黄精、麦冬、人参、胎盘、阿胶、各种海鱼、虾、螃蟹、龙眼肉、石榴、乌梅以及各种粘糯的甜点食品。

2. 风寒感冒者还要忌吃上述的寒凉性食品，如柿子、柿饼、豆腐、绿豆芽、田螺、螺蛳、蚌肉、蚬肉、生萝卜、生藕、生地瓜、生菜瓜、生梨、生冷荸荠、罗汉果、冷茶、菊花脑、薄荷、金银花、白菊花、胖大海等。

3. 风热感冒者还应忌食生姜、胡椒、桂皮、茴香、丁香、砂仁、白酒、冬虫夏草等。

4. 忌餐具有补性的食品、药物。如狗肉、人参、蜂王浆、鹿茸等。

5. 忌饮酒、吸烟；忌暴饮暴食。

## （四）食谱例

### 白萝卜蜂蜜

[功能主治] 治风寒咳嗽，止咳化痰。

[原料配方] 大白萝卜1个，蜂蜜30g，白胡椒5粒，麻黄2g。

[用法用量] 将萝卜洗净，切片，放入碗内，倒入蜂蜜及白胡椒，麻黄等共蒸半小时趁热顿服，卧床见汗即愈。

### 百合炖雪梨

[功能主治] 滋阴润肺、宁心止咳、肺虚久咳者食用，常人食用亦有益肺胃之功。

[原料配方] 百合25g，大雪梨1个，冰糖20g。

[用法用量] 百合用清水浸泡一夜，次日将百合连同清水一起倒入砂锅内，再加半碗多清水，煮1个

半小时，待百合已烂时，加去皮切作块的雪梨和冰糖，再煮30分钟即成。

# 二、咽喉炎

## （一）概述

咽炎是咽部黏膜，黏膜下组织的炎症，常为上呼吸道的一部分。依据病程的长短和病理改变性质的不同，分为急性咽炎，慢性咽炎两大类。临床表现为咽部不适，喉头有异物感，咽不下去又吐不出来，喉咙痛，咽喉红肿，喉咙干，咽痒咳嗽，严重时声音嘶哑。清晨常吐出黏稠痰块，易引起恶心。

## （二）宜食

1. 饮食宜清淡，以凉性和平性食物为主。

2. 适度增加蛋白质的摄入，增强免疫力。

3. 日常多饮茶，以提高人体的免疫力，除预防和改善咽喉炎外，调节人体机理平衡，增强抵抗力。

4. 平时多饮淡盐开水或时常饮用清凉润喉饮料，保持水分和电解质的摄入，吃易消化吸收的食物，保持大便通畅。

5. 咽喉炎患者可适量选用冬苋菜、蜂蜜、番茄、杨桃、柠檬、青果、海带、萝卜、芝麻、生梨、荸荠、白茅根、甘蔗等食品，清热退火，滋阴润肺。

6. 富含维生素C的水果，如甘蔗、梨、荸荠、石榴等，尤其是草莓性凉，味甘多汁，具有清热生津、利咽润喉的功效。急性扁桃体炎、咽喉炎，甚至扁桃体癌、喉癌引起的咽喉肿痛者，适宜多吃些草莓，能减轻症状，促进康复。

7. 每天早晨用盐水漱口，还可生吃萝卜或用萝卜做菜吃。

8. 宜食橄榄。橄榄具有清肺、利咽、生津、解毒之功效。《滇南本草》说它"治一切喉火上炎"。《本草纲目》也记载："治咽喉痛，咀嚼咽汁"。《王氏医案》有"青龙白虎汤"，是用来"治时行风火喉痛，喉间红肿"，以鲜橄榄、鲜萝卜，水煎服。

### （三）忌食

1. 忌食辣椒、胡椒、油条、油炸饼、油炸花生、油炸辣蚕豆、咖喱鸡肉、咖啡等辛辣刺激燥热之食物。

2. 忌食冻西瓜、凉果汁、雪糕、肥猪肉等生冷肥腻的食物。

3. 少时油炸、腌制食物。

4. 忌食成寒、甜腻食物。可造成咽喉部黏液分泌增加。

5. 忌食热性助火食物，如榨菜、葱、洋葱、狗肉及桂圆、荔枝、橘子等属热性，皆能助热致燥，导致津液亏损，对咽喉不利，因此均应忌食。

6. 忌食过酸、过冷、过烫之物。

7. 忌吸烟、饮酒。

### （四）食谱例

#### 荸荠萝卜汁

[功能主治] 适于咽喉肿痛、声嘶、目赤等症。

[原料配方] 荸荠、鲜萝卜各500g。

[用法用量] 将荸荠洗净去皮，鲜萝卜洗净切块，同放搅汁机内搅拌成汁。每日饮数小杯，连服3

~5日。它可以清热利咽，开音化痰。

#### 沙参麦冬汤

[功能主治] 咽干，大便干结

[原料配方] 沙参20g，麦冬20g，玉竹20g，生地20g。

[用法用量] 将上述物质同时加入，加清水4碗，煎成2碗，分数次当茶饮用，可起到养阴清热的作用。

#### 芝麻红糖粥

[功能主治] 适于肝肾不足、头昏目花、肺燥咳嗽、咽干等症。

[原料配方] 芝麻50g，粳米100g，红糖适量。

[用法用量] 先将芝麻炒熟，研成细末。粳米煮粥，待粥煮至黏稠时，拌入芝麻红糖稍煮片刻即可食用。

#### 银耳沙参鸡蛋饮

[功能主治] 养阴清热、润肺等功效。适于治疗阴虚肺燥引起的咽干喉痛。

[原料配方] 银耳10g，北沙参10g，鸡蛋1~2个。

[用法用量] 银耳、北沙参加水适量熬煮取汁，然后打入鸡蛋，蛋熟后加适量冰糖服用。

#### 甘蔗萝卜饮

[功能主治] 具有滋阴降火的功效，适于嗓音疲劳和慢性喉炎，虚火偏旺，喉干咽燥，面红、手足心热者。

[**原料配方**] 甘蔗汁、萝卜汁各半杯,百合100g。

[**用法用量**] 将百合煮烂后混入两汁备用。每天临睡前服用1杯。

### 葱白利咽汤

[**功能主治**] 解毒散寒,清利咽喉。主治风寒外袭之咽炎。

[**原料配方**] 葱白2根,桔梗6g,甘草3g。

[**用法用量**] 桔梗、甘草先煮沸5～7分钟,之后加入葱白,焖1～2分钟后趁热饮用。每日早晚各一次。

## 三、慢性支气管炎

### (一)概述

慢性支气管炎是支气管、气管黏膜及其周围组织的慢性非特异性炎症。其病理特点是支气管腺体增生、黏液分泌增多。临床出现有连续两年以上,持续的咳嗽、咳痰或气喘等症状。早期症状轻微,多在冬季发作,春暖后缓解;晚期炎症加重,症状长年存在,不分季节。患病原因一般认为由于吸烟、感染、大气污染、寒冷气候、过敏、营养不良及呼吸道局部防御及免疫功能减低造成。疾病进展又可并发阻塞性肺气肿、肺源性心脏病,严重影响劳动力和健康。

### (二)宜食

慢性支气管炎患者,病程较长,呈持久性咳嗽,体质多较差,故在用中西药治疗的同时,饮食调养也是一个重要的环节。

### 食物宜清淡

主食及豆类的选择:米、麦、豆、薯类,随意选用。其中薏仁、赤小豆、白扁豆健脾化湿,脾虚痰多者,尤宜食用。肾虚者则取黑豆、小米、小麦为佳。民间用豆腐与红糖同炖服,治慢性咳嗽有效。肉蛋奶的选择:瘦猪肉、牛肉蛋白质丰富,可选用以补中益气,强壮身体。鲤鱼健脾利湿效佳,痰湿重者宜常煮汤食用。鱼肚、鲍鱼、海参补肾益精,咳嗽日久,年老体弱者可用之。

蔬菜的选择:新鲜蔬菜,如藕、茄子、豌豆苗、白菜、菠菜、油菜、西红柿、黄瓜等,不仅能补充多种维生素和无机盐的供给量,而且具有清痰、祛火、通便等功能;芹菜、荠菜、黄花菜善清肝热;慈姑、木耳润肺止咳;生姜化痰驱寒;竹笋、丝瓜、冬瓜化热痰;萝卜下气化痰,寒热均可用。黄豆及豆制品含人体需要的优质蛋白,可补充慢性气管炎对机体造成的营养损耗。

水果的选择:梨、苹果、橘子、柑、枇杷、杏、柿子、荸荠等均属清热润肺之品,可供选用。对燥热干咳者尤为适宜。久咳痰湿者,可用石榴、银杏,止咳有效。

其他:花生、胡桃仁、芝麻、芡实、麦芽糖、蜂蜜、核桃、松子、百合、大枣、栗子等,皆可选用,多宜煮食。尤其老年患者常食效佳。

2. 嚼服干姜能缓解慢症状:中医认为,干姜为治寒饮咳嗽的良药。干姜性温味辛,具有散寒温中、祛痰涎、止呕吐的作用,对慢性气管炎属寒症者有较好疗效。而且，在感冒咳嗽时，睡前含 1 片干姜，晚上咳嗽也会减轻。

3. 花生能治久咳。《本草纲目拾遗》中曾记载："有一妇咳嗽痰多，医束手不治。庵尼云上劝服花生，每日食 2~3 两，渐觉稀少，不半年服花生 20 余斤，咳嗽与痰喘皆除"。

4. 橘饼味甘性温，温肺散寒，治嗽化痰，可用橘饼 1 个，切薄片，放碗内用开水冲泡，趁热喝汤吃饼。

5. 百合能补肺气，止咳嗽，适宜慢性支气管炎久咳伤肺，咳嗽不止者食用。可用白合十预中药款冬花等量，研为细粉，炼蜜和为丸，如龙眼核大小，每日 2~3 次，每次嚼食 1 丸，然后用生姜茶咽下，含化亦佳。

6. 胡桃仁性温，味甘，能补肺气而治久咳。《本草纲目》中记载："洪迈云：迈有痰嗽之疾，以胡桃肉三颗，生姜三片，卧时嚼服，即饮汤两三口，又再嚼胡桃、生姜如前数，即静卧，及旦而痰消嗽止"。

7. 石耳祛痰、镇咳，有治疗慢性支气管炎的作用。取石耳 25g，瘦猪肉 150g，加盐少许，隔水蒸熟。上午蒸 1 次，喝汤，下午蒸 1 次，全部顿服。

8. 山药能健脾补肺固肾，适宜虚劳久咳者长服久服。或同米煮粥，或作菜肴，或做饼食。

9. 芥菜性温，味辛，能宣肺豁痰，适宜慢性支气管炎寒饮内盛，咳嗽痰多，胸膈满闷者食用。《本草求真》中说："芥性辛热，凡因阴湿止痰气闭塞者，服此痰无不除，气无不通"。

10. 燕窝性平，味甘，能益气补肺，适宜咳嗽痰喘之人服用。《文堂集验方》中载："治老人咳喘，秋白梨一个，去心，加燕窝 3g，先用开水泡，再加冰糖 3g 蒸熟，每日早晨服下，勿间断"。最简便的方法是煮燕窝粥加冰糖食用。

11. 灵芝适宜慢性支气管炎的咳、喘、痰 3 种症状均有效果，一般在服食后 2 周左右感觉胸部舒畅，咳喘减轻，并能减少复发，长服效果也较好。

12. 冬虫夏草能补虚损、止咳化痰，老年人慢性咳喘者宜食。可用冬虫夏草 10~15g，干胎盘 1 个，共研末，放入空心胶囊内，早晚空腹吃 3~5 粒，老年性慢性支气管炎患者，食之尤宜。

13. 紫河车性温，味甘咸，能大补气血，强壮身体，老年性慢性支气管炎者宜食。将紫河车清洗干净后，放入锅内加水煮沸，约 10 分钟后取出切片晒干，然后研末，放入空心胶囊内，或炼蜜拌匀做成小丸药。每日早晚空腹吃 3~5g，坚持食用，效果更好。

14. 猪肺：《本草纲目》载："疗肺虚咳嗽"。治肺虚咳嗽："猪肺一具，切片，麻油炒熟，同粥食"。

15. 马兰头能清热，镇咳，对祛痰、平喘、消炎也有一定效果。由于其性凉，又善于清热解毒，故对慢性气管炎之人咳黄脓痰者尤为适宜。

16. 羊肉：慢性支气管炎患者颇为适宜常吃羊肉，对肺病有防治作用。常喝羊肉汤也可减轻病情。

17. 萝卜生者性凉，能化痰热，止肺热痰咳之症。慢性支气管炎咳嗽多痰，痰白多沫者，可用萝卜与生姜一同煮食，最为适宜，有温肺散寒，止咳化痰之效。

18. 生姜辛温，能散寒化痰，慢性支气管炎咳嗽多痰者宜食之。《本草汇言》中曾介绍："治冷痰嗽：生姜二两，饴糖一两，水三碗，煎至半碗，温和徐徐饮"。

19. 宜多食富含维生素和矿物质的食物，如水果、坚果；宜常吃米面及各种杂粮，以全面获取各种人体所需的营养。

20. 宜经常饮用绿茶（但不宜太浓），因为茶中所含的茶碱能兴奋交感神经，扩张支气管，缓解咳嗽症状。

### （三）忌食

1. 忌食海腥食品，因"鱼生火、肉生痰"，故慢性支气管炎患者，应少吃黄鱼、带鱼、虾、蟹、肥肉等，以免助火生痰。

2. 忌食油腻、煎炸食物。

3. 忌食刺激性食物，如辣椒、胡椒、蒜、葱、韭菜、白酒等辛辣之物，均能刺激呼吸道使症状加重；菜肴调味也不宜过咸、过甜，冷热要适度。

### （四）食谱例

#### 薏米杏仁粥

[功能主治] 祛湿化痰止咳。

[原料配方] 薏米30g，杏仁10g（去皮），冰糖少许。

[用法用量] 将薏米放入锅内加水适量置武火上烧沸，再用文火熬煮至半熟，放入杏仁，熬熟加入冰糖即可。每日1次，作晚餐或作点心服食。

#### 核桃人参饮

[功能主治] 温肾纳气，止咳化痰。

[原料配方] 核桃仁20g，人参6g，生姜3片，砂糖少许。

[用法用量] 将核桃肉、人参、生姜加水适量一同煎煮，取汁200ml，加冰糖调味即可。

#### 蜂蜜鸡蛋汤

[功能主治] 润肺止咳。

[原料配方] 蜂蜜35g，鸡蛋1个。

[用法用量] 蜂蜜加水300ml煮沸，打入鸡蛋微沸即可。早晚空腹1次服下，7～10日为1个疗程。

#### 四仁鸡子粥

[功能主治] 适宜老年慢性气管炎合并肺气肿者。

[原料配方] 白果仁1份，甜杏仁1份，胡桃仁2份，花生仁2份，共研末。

[用法用量] 每日清晨取20g同鸡蛋1个，煮1小碗服下。连服半年，长服有益。

#### 青椒羊肉片

[功能主治] 温肺止咳。

[原料配方] 羊里脊肉150g，青椒25g，鸡蛋6个，葱姜汁5g，干淀粉25g，色拉油500g（实耗100g），味精3g，鸡油10g，黄酒15g，湿淀粉10g，细盐6g，鲜汤75g。

[用法用量] 将羊里脊肉斩成肉茸，越细越好。放入小碗，加黄酒、干淀粉、葱姜汁、味精、盐、清

水，拌匀上劲。然后将鸡蛋请倒入肉茸，用筷子顺着同一个方向搅拌均匀。青椒切成小片。将锅烧热，用油滑锅后，下色拉油，待油至四成热时，将羊肉茸用勺一片片打入锅内，不断地晃动锅子，并用勺轻轻地推动肉茸，以免黏底，待羊肉茸在油上浮起时，即可倒入漏勺沥油。原锅留余油 10g，将青椒放入稍煸后，即将羊肉茸片倒入，烹黄酒，放鲜汤、味精，用湿淀粉勾芡，淋上鸡油，出锅装盆。

## 四、肺气肿

### （一）概述

肺气肿是指终末细支气管远端（呼吸细支气管、肺泡管、肺泡囊和肺泡）的气道弹性减退，过度膨胀、充气和肺容积增大或同时伴有气道壁破坏的病理症状。临床表现常见在劳动、运动时感到呼吸困难、咳嗽、咳痰、乏力、体重下降、食欲减退、上腹胀满。引起肺气肿的主要原因是慢性支气管炎。

### （二）宜食

1. 宜食瘦肉、动物肝脏、豆腐等富含蛋白质和铁的食物，可增强病人体质，提高抗病力，促进损伤组织的修复。

2. 宜多食富含维生素 A 物质，如猪肝、蛋黄、鱼肝油、胡萝卜等，有润肺保护气管之功效。

3. 宜多食富含维生素 C 的食物，如大枣、柚子、番茄等，有抗炎、抗癌、防感冒的功能。

4. 宜多食含钙食物，如猪骨、青菜、豆腐等，能增强气管抗过敏能力。

5. 宜大量饮水，有利于痰液稀释，保持气管通畅。

6. 宜常食用菌类，如蘑菇、香菇，含香菇多糖、蘑菇多糖，可以增强人体抵抗力。减少支气管炎的发作。

### （三）忌食

1. 忌食辣椒、胡椒、葱、蒜等辛辣性食物，因刺激气管黏膜，会加重咳嗽、气喘、心悸等症状，引发哮喘。

2. 忌食海腥油腻之品，非清蒸做法做出的鱼，由于用油量过大，容易引起上火。

3. 忌食用产气食物，如红薯、韭菜等，因其对肺气宣将不利，应多食用碱性食物。

4. 禁止吸烟，因抽烟为支气管炎发生发展的祸根之一，对哮喘性支气管炎极为不利。

### （四）食谱例

#### 贝母陈皮粳米粥

[功能主治] 滋阴润肺,化痰止咳,适于胸闷气急患者。

[原料配方] 粳米100g,川贝母5g,陈皮7g,白砂糖15g。

[用法用量] 将川贝母、陈皮洗净,烘干研成末;粳米洗净放入锅中,加适量清水,煮沸后,改用文火煮,至米烂成粥时,加陈皮粉末、白砂糖调匀,再煮沸片刻即成,趁热服用。

#### 蘑菇炒猪瘦肉片

[功能主治] 肺阻塞、痰饮留于肺胃、气喘、咳

逆胸肋疼痛等，具有温肺化痰，理气消食之功效。

[原料配方] 蘑菇250g，猪瘦肉120g，花生油25g，料酒10g，盐3g，大葱5g，姜3g，胡椒粉1g。

[用法用量] 将猪肉洗净，切成3厘米长，0.5厘米厚的薄片；姜葱洗净，姜切片，葱切断；蘑菇切片，放入油锅中炒，炒出香味后起锅；锅中放入油烧热，键入姜片，再加入肉片翻炒，加入蘑菇、料酒、盐、胡椒粉、味精，调好口味炒熟食用

### 萝卜籽粥

[功能主治] 平喘化痰、行气消食。

[原料配方] 粳米150g，萝卜籽40g。

[用法用量] 将萝卜籽加水磨成汁液，待用；粳米洗净，放入萝卜籽液中，加适量清水煮成粥即可，趁热食用。

### 百合黄芪粥

[功能主治] 补肺健脾，滋阴补肾。适于老年慢性支气管炎，肺气肿。

[原料配方] 黄芪25g，粳米100g，百合90g，冰糖适量。

[用法用量] 黄芪，洗净切片，清水1000ml，煎半小时，去渣留汁于锅中，再将粳米、百合分别洗净放入，小火慢熬至粥将成时，下冰糖，熬至糖溶粥成。分1~2次空腹服。

### 冰糖炖燕窝

[功能主治] 补血养颜，润肺止咳。适于肺气肿等症。

[原料配方] 燕窝10g，熟木瓜约150g，冰糖15g，牛奶50ml，矿泉水300ml。

[用法用量] 将燕窝表面清洗干净，放入小碗中，倒入矿泉水（150ml）浸泡1小时。待燕窝泡软后清理其中的细小燕毛等杂物，倒掉浸泡的水。倒入剩余的矿泉水（150ml，水量以没过燕窝表面为宜），再浸泡1小时至燕窝发大至通透。将泡好的燕窝连同浸泡的水一起倒入炖盅，加入冰糖，将炖盅移入蒸锅，隔水小火炖1小时。熟木瓜去皮去籽，果肉切成碎粒。牛奶倒入小煮锅中小火加至温热。将切好的木瓜粒放入碗中，再倒入炖好的燕窝，加入温热的牛奶，吃时拌匀即可。

### 虫草炖公鸭

[功能主治] 适于肺气肿等症。

[原料配方] 虫草10个，公鸭1只。

[用法用量] 先将虫草洗干净，放进铁锅里用香油炒至稍变色，再放进切好的公鸭肉块炒一会，而后放入适量的水和虫草一起炖，并且加上佐料与食盐，待鸭肉炖熟，就可以食用。每日早晨和晚上各一次，每次小半碗。加热后喝汤吃肉，一般连吃两只公鸭与20个虫草，即有明显治疗效果。

## 五、哮喘

### （一）概述

哮喘是一种慢性支气管疾病，病者的气管因为发炎而肿胀，呼吸管道变得狭窄，因而导致呼吸困难。哮喘是一种常见的呼吸道疾病，被世界医学界公

认为四大顽症之一，被列为十大死亡原因之最。哮喘的症状有咳嗽、喘息、呼吸困难、胸闷、咳痰等。典型的表现是发作性伴有哮鸣音的呼气性呼吸困难。严重者可被迫采取坐位或呈端坐呼吸，干咳或咯大量白色泡沫痰，甚至出现紫绀等。

## （二）宜食

1. 宜补充各种营养成分，谷类：如大米、面粉、小米、玉米、绿豆；肉类：猪肉、牛肉、鸡、鱼；豆制品；蔬菜、水果等。

2. 宜少吃多餐，注重新鲜蔬菜和豆制品的摄入。

3. 大蒜，寒性哮喘者宜服食。民间有用紫皮蒜60g，红糖90g，将大蒜捣烂如泥，放入红糖调匀，在砂锅内加水适量熬成膏，每日早晚各服1汤匙。

4. 冬瓜有消痰、清热作用。《滇南本草》说它能"治痰吼，气喘"。并能"润肺消痰热，止咳嗽"。所以，热性支气管哮喘之人宜食。民间有用小冬瓜（约拳头大）1个，冰糖150g，瓜剖开（不去瓤），填入冰糖合好，蒸熟服，连吃7天为1疗程。

5. 丝瓜能清热化痰。《学圃杂疏》中云："丝瓜，性寒无毒，能消痰火"。所以，热性支气管哮喘者宜食之。每年夏季常用鲜嫩丝瓜500g，切碎后水煎，只喝汤。

6. 南瓜，寒性支气管哮喘之人宜服食。民间常用南瓜1个，切碎加等量饴糖，略加水放陶器锅中，煮至极烂，去渣，将汁再煮，浓缩后再加生姜汁，每500g瓜汁中加姜汁60g，每日2～3次，每次15g，开水调服。

7. 鹌鹑蛋，每天早上冲服鹌鹑蛋3个，连服1年，支气管哮喘患者食之颇宜。

8. 白果又称银杏，性平，能敛肺气，定喘嗽。《食物中药与便方》中介绍："支气管哮喘：白果仁10～20g（炒，去壳），加水煮熟，加入砂糖或蜂蜜，连汤食之"。由此可见，患有支气管哮喘者，宜食之。

9. 狗肉为温补食品，冬令尤宜。《医林纂要》中认为狗肉能"补肺气，固肾气"。所以，慢性寒性哮喘之人，冬季常吃狗肉，再加生姜，最为适宜。

10. 蛤蚧性平，味甘，能补肺益肾止喘。支气管哮喘之人久久不愈，必致肺肾两虚，属于中医虚喘之证。《本草纲目》中说："蛤蚧补肺气，定喘止渴，功同人参，益阴血，助精扶羸，功同羊肉"。可用蛤蚧1对，焙干研末，或配合人参，或配合冬虫夏草，更为有益。

11. 阿胶性平，味甘，支气管哮喘之人宜食之。

12. 柚子又名文旦，有下气快膈化痰的作用。《食物中药与便方》中介绍"治哮喘：重500～1000g的红心文旦1只，去瓤加百合125g，白糖125g，加水煎2～3小时，去渣，分3天服完，连服9天，经治8例，4例痊愈"。支气管哮喘属热性哮喘者，食之尤宜。

13. 佛手柑性温之果，有理气化痰作用。《本草纲目》中介绍："煮酒饮，治痰气咳嗽。"闽南民间也习惯用佛手6～9g，水煎饮，治痰气咳嗽。《本草便读》还说："佛手，功专理气快膈"。所以，寒哮

14. 燕窝性平，味甘，故冷哮热哮之人皆宜。《岭南杂记》认为："入梨加冰糖炖食，能治膈痰"。《食物宜忌》也说它"消痰涎"。因此，燕窝既能补虚扶正，又能消痰涎，久患支气管哮喘之人体弱哮喘者，宜服食。

15. 海蜇性平，味咸，能清热化痰。《中药大辞典》中说它"治痰嗽，哮喘"。《随息居饮食谱》也认为："海蜇清热消痰，治哮喘"。尤以热哮者为宜，若配合荸荠一同食用则更妙。

16. 冬虫夏草性温，味甘，能补虚损，益精气，又能止咳化痰。中医也多用于痰饮喘嗽之病，尤其是慢性支气管哮喘，迁延不愈，久喘体弱的冷哮之人，食之最宜。

17. 经常吃食用菌类能调节免疫功能，如香菇、蘑菇含香菇多糖、蘑菇多糖，可以增强人体抵抗力，减少过敏性哮喘的发作。

此外，支气管哮喘之人属寒哮者还宜服食生姜、葱白、羊肉、雀肉、人参、黄芪、蜂乳等温补散寒食品；属热哮者还宜服食荸荠、百合、白果、西洋参、沙参、胖大海等。

## （三）忌食

1. 忌烟、酒，以免诱发哮喘。香烟在燃烧后产生的有害物质吸入人体后，可直接刺激气道，引起呼吸道炎症及痉挛，加重通气阻碍。酒能扩张外周血管，并能增快心跳，加大耗氧量，加重肺的供氧负担，所以，支气管哮喘的病人应坚决戒除烟酒。

2. 忌食一切辛辣刺激性食品和调味品，如辣椒、葱、蒜、韭菜、芥末、咖啡、浓茶等。

3. 忌食过甜、过咸食物。《别录》中说："多食伤肺喜咳"。《本草衍义》认为："病嗽者，宜全禁之"。李时珍也告诫："喘嗽者，盐为大忌"。因其咸寒，所以，寒哮之人以及民间所谓的"咸哮"患者，尤当忌之。

4. 忌肥腻生痰食物、忌发物，如蛋、牛奶、海鱼、虾、蟹等。长期贪食肥甘厚味，可以导致痰浊内生、阻塞气道，造成通气不利。而气管哮喘患者，往往是过敏体质，而鱼、虾、蟹等海产品致敏性极强，易于诱发支气管哮喘，所以应谨慎食用此类食品。

5. 虚证病人忌寒凉生冷水果、蔬菜。宜限制食盐的摄入。

6. 寒性哮喘之人还应慎食绿豆、田螺、螺蛳、鸭蛋、西瓜、荸荠、甜瓜、苦瓜、生地瓜、豆腐、蘑菇、金针菇、草菇、生菜瓜、地耳、莼菜、海带、发菜、菠菜、莴苣、马兰头、生萝卜、茄子、竹笋、蕹菜、金银花、菊花、薄荷等大凉之物，以及带鱼、黄鱼等海腥发物。

## （四）食谱例

### 蜜饯核桃仁

[**功能主治**] 补肺肾、滋阴润肠之功效，适于哮喘兼有便秘者食用。

[**原料配方**] 核桃500g，蜂蜜500g。

[**用法用量**] 先将核桃仁炒熟捣烂；核桃仁与蜂

蜜拌匀即可。

### 蜂蜜白萝卜汤

[**功能主治**] 具有润肺化痰、止咳之功效,适于痰热犯肺型支气管哮喘患者食用。

[**原料配方**] 白萝卜100g,蜂蜜20g。

[**用法用量**] 先将白萝卜洗净去皮切丁块;萝卜块放入砂锅内,加适量清水煮熟;在白萝卜汤中加入适量蜂蜜调味,即可饮用。每天一剂,连服20剂。

### 柚子肉炖鸡

[**功能主治**] 具有健脾下气、化痰止咳喘之功效,适于支气管哮喘患者食用。

[**原料配方**] 公鸡500g,柚子300g,盐5g。

[**用法用量**] 将公鸡宰杀,去毛和内脏并洗净;将柚子肉装入鸡肚中,然后放入炖盅内;上锅隔水炖熟,加适量的食盐进行调味即可。

## 六、肺结核

### (一)概述

肺结核是由结核杆菌引起的一种常见的呼吸系统慢性传染性疾病,其病程较长。临床表现主要有疲乏,午后低热,盗汗,消瘦,胃纳欠佳,面颊潮红等全身症状,并伴有咳嗽,咯血,胸痛,呼吸困难等,女子还可有月经不调现象。传染源主要是排菌的肺结核患者,通过呼吸道传播。健康人感染结核菌并不一定发病,只有在机体免疫力下降时才发病。

### (二)宜食

肺结核病人应以高蛋白、高维生素、高纤维素、高热量、低脂肪的饮食为主,尤其要注意忌口。

1. 宜食高热能食品,结核病是慢性消耗性疾病,因此,该病患者对热能的需要比正常人多,一般每公斤体重每日消耗热能30千卡。

2. 宜食高蛋白食品,结核病对蛋白质的消耗很大,而蛋白质是修补人体组织的重要营养素,有益于病灶的愈合。此外,提供足量的优质蛋白,有助于体内免疫球蛋白的形成和纠正贫血症状。肺结核病人适合摄入瘦肉、鲜鱼、虾、蛋类和豆制品等,保证每天摄入80~100g蛋白质,且肉禽水产品蛋乳及大豆制品等优质蛋白应占到50%以上。

3. 宜食高维生素食品,结核病患者应重点补充维生素A、维生素B、维生素C、维生素D。维生素A能增强人体的免疫力;维生素D能促进钙的吸收;维生素C有利于病灶的愈合和血红蛋白的合成;B族维生素可加快人体的代谢过程,有促进食欲的作用;维生素$B_6$还能对抗由于使用异烟肼治疗而引起的副作用。

4. 宜食高膳食纤维食品和水,足够的膳食纤维和水可维持人体的酸碱平衡、保持大便通畅、防止毒素被肠胃吸收。

5. 多食含钙丰富的食物,结核病痊愈过程中的钙化,需要大量钙质。牛奶和奶制品,因其含有丰富的酪蛋白和较多的钙,都有利于结核灶的钙化,因此鼓励结核病人多饮牛奶是补钙的最佳选择,每天饮250~500g牛奶可满足机体对钙的需求,含钙高的食品还有骨头汤、贝类食物和豆制品等。

6. 经常食用富铁食品，肺结核患者由于肺部小血管的损伤，时常会咯血，久而久之造成贫血。另外结核病本身对人体造血功能也有抑制作用，故养血、补血食物不可少。含铁丰富的食物有补血作用，如动物肝脏、瘦肉、蛋黄、绿叶蔬菜、食用菌等，排骨含有直接生血原料，排骨的髓腔内，都积存大量的补血成分，多喝排骨汤对结核病人也是有利的。

7. 注意饮食调配：结核病人因胃口不好，因此，提倡食物多样，荤素搭配，做到色、香、味俱全，营养全面。小米、玉米、大枣、银耳、百合、栗子、白果等食物，以及新鲜的蔬菜，如白菜、藕、黄瓜、西瓜、苹果、梨等均适宜。

8. 肺结核患者的饮食烹调也要注意方法，一般以蒸、煮、炖、汆等为佳，而煎、炸、爆、烩、炙、炒等法均不宜。

9. 肺结核在短程化疗时，饮食可多选有滋阴退虚热的鳗鱼、鳖、乌龟、黑鱼、鸭蛋、鸭、银耳、甘蔗、菱、黑木耳、海蜇皮、山药、豆浆、香蕉、梨、西瓜等品。

## （三）忌食

1. 忌烟、酒。

2. 忌一切辛辣刺激、生痰助火食物，如葱、蒜、韭菜、辣椒、洋葱、胡椒、姜、八角等。

3. 忌油炸、煎炒燥热食品。如油条等。

4. 忌肥甘厚味，以免动火生痰。如巧克力、肥肉、猪蹄等。

5. 忌食菠菜、菠萝、茶、豆浆、人参、狗肉、鹅肉、樱桃、砂仁、茴香、生姜、荔枝、龙眼、羊肉等。

6. 服异烟肼时忌吃无鳞鱼，无鳞类和不新鲜的海鱼、淡水鱼。无鳞鱼类有金枪鱼、马条鱼、竹荚鱼、鱿鱼、沙丁鱼等。不新鲜的海鱼如带鱼、黄花鱼等。淡水鱼如鲤鱼等。因为患者在有用异烟肼治疗结核病过程中，食用这些鱼类易发生过敏症状，轻者头痛、头晕、恶心、皮肤潮红、结膜轻度充血，重者颜面潮红、灼热感、心悸脉快、口唇和面部麻胀感、荨麻疹样皮疹、恶心、呕吐、腹痛、腹泻、呼吸困难、血压升高，甚至发生高血压危象和脑出血。

7. 在一项随机抽样研究结果发现，吃茄子的一组肺结核患者全部在 40~60 分钟内出现不同程度的过敏反应。如颜面潮红、皮肤瘙痒、烦躁、全身红斑、胸闷等过敏反应。结核患者吃茄子后发生此种情况，轻者可服抗过敏药物治疗，并在一段时间内不再吃茄子及其他同类食物，严重者应请医生抢救治疗。

## （四）食谱例

### 白果百合牛肉汤

[功能主治] 补血养阴，滋润养颜，润肺益气，止喘涩精。适于秋季肺结核属脾肺气虚。

[原料配方] 百合、白果各50g，红枣8个，牛肉300g，生姜3片。

[用法用量] 白果去壳，浸去外衣洗净；百合、红枣洗净，并红枣去核；牛肉切为薄片。先把百合、

白果、生姜放进瓦煲内，加入清水 2000ml（8 碗水量），武火煲沸，改文火煲至百合、白果熟烂，加入牛肉滚至熟，调入适量盐和油便可。

### 白果老鸭汤

［功能主治］敛肺气、定咳喘。用于肺结核、气管炎、赤白带下、遗尿等。

［原料配方］老鸭半只（三人份），白果 30g。

［用法用量］鸭肉切块，焯水捞出。将白果用水煮沸至八成熟，再把白果掰开，取出像莲子一样的内芯弃去。再把鸭块放入压力锅内，水要没过鸭面，放姜片（或拍过的姜块），少许料酒清炖。待压力锅上气，炖 20 分钟后关火。稍放凉后开盖，此时才放入白果一起再煮 5～10 分钟（不需加盖）。出锅加盐调味即可。

### 白及鹌鹑汤

［功能主治］润肺止血，适于肺结核咯血。

［原料配方］鹌鹑 1 只，白及 10g。

［用法用量］鹌鹑去毛及肠杂，切块，加白及同煮汤，用少量食盐调味食用。

### 白及猪肺汤

［功能主治］补肺气，止咳嗽，适于肺结核咳嗽。

［原料配方］白及 15g，姜 10g，料酒 15g，味精 3g，猪肺 1 具，葱 15g，盐 4g。

［用法用量］将白及洗净，润透，切薄片；猪肺用盐和清水反复冲洗，再用沸水氽去血水，切 2 厘米宽、4 厘米长的块；姜拍松，葱切段。将白及、猪肺、姜、葱、料酒同放炖锅内，加水 3000ml，置武火上烧沸，再用文火炖煮 45 分钟，加入盐、味精即成。猪肺也可用羊肺代替，同样具有润肺止咳的作用。

### 百合鲤鱼汤

［功能主治］滋阴润肺、养心安神、清肺祛火与滋补肝、肾、肺等功效。

［原料配方］鲜活鲤鱼，新鲜的蚕豆、百合、枸杞、姜片、香菜叶、料酒、盐、鸡精、胡椒粉、生粉、蛋清等适量。

［用法用量］将宰杀好的鱼去骨，鱼肉切成片状，然后用蛋清、盐、生粉、味精、料酒腌制入味，鱼头和鱼骨切块待用；蚕豆、百合洗净，枸杞用温水浸泡待用；炒锅内放入植物油，加入生姜略爆，随后放入鱼头鱼骨块两面稍煎，加入百合、蚕豆和水，用旺火煮至汤色乳白时调味，然后加入鱼片、枸杞稍煮，待鱼片熟后放入胡椒粉、香菜叶，起锅，盛入汤盆即成。

保健提示：在服用异烟肼期间禁食非鲜活鱼类，以防组织胺中毒。

### 百合肉片

［功能主治］滋阴润肺，强身健体，适于肺结核。

［原料配方］猪瘦肉 250g，百合（干）25g，玉兰片 25g，木耳（水发）10g，鸡蛋清 80g，盐 3g，味精 2g，料酒 5g，醋 5g，大葱 5g，姜 3g，淀粉（豌

豆）5g，植物油30g。

[用法用量] 将百合片洗净放砂锅中放少许水煮软备用。葱、姜切片，玉兰切小片，木耳去杂质。用淀粉、味精、料酒、醋兑成汁。猪肉切薄片用食盐、料酒和蛋清淀粉抓匀上浆。起锅放油烧热，放入肉片滑透倒出控油。另起锅放底油烧热，放葱、姜、木耳、玉兰片后，放入肉片、百合，倒入白汁翻炒均匀即成。

### 百合山药粥

[功能主治] 适于各类肺结核患者。

[原料配方] 百合50g，山药100g，粳米100g，冰糖20g。

[用法用量] 将山药洗净，刨去外表皮，切碎，剁成泥糊。将百合掰瓣，洗净，放入砂锅，加清水浸泡片刻，下入淘净的粳米，大火煮沸，调入山药泥糊，拌和均匀，改用小火煮1小时，加冰糖后。煮至粥稠即成。早晚2次分服。

### 冰糖百合汤

[功能主治] 适于肺结核咳嗽。

[原料配方] 冰糖30g，百合30g，绿豆50g。

[用法用量] 冰糖打碎成屑；百合、绿豆洗净。百合、绿豆放入炖锅内，加水适量，用武火烧沸，再用文火炖煮30分钟，加入冰糖屑即成。也可在此汤内加入银耳、枸杞、红枣等材料。

### 参杞老鸽汤

[功能主治] 用于中气不足、精血亏虚。症见气短懒言、疲乏无力、记忆力减退、食欲不振，或遗精、早泄、病后体虚或体质虚弱等症。

[原料配方] 人参8g，枸杞子15g，红枣8粒，老鸽1只，猪瘦肉200g。

[用法用量] 将老鸽剖净，去内脏，洗净斩件；瘦肉洗净、切件，备用。枸杞子、人参、红枣（去皮）分别用清水洗净，与鸽肉、瘦肉一起放入砂煲内，加清水适量，武火煮沸后，改用文火煲3~4小时，调味供用。

### 虫草炖鳗鱼

[功能主治] 补虚润脏，养颜益肝。用于体倦乏力，目昏夜盲。

[原料配方] 鳗鱼250g，胡萝卜100g，荸荠50g，冬虫夏草5g，生姜2片。

[用法用量] 白鳝宰杀干净，切成中段。胡萝卜刮皮洗净，切成中块；马蹄削皮，洗净；冬虫夏草用温水洗净。将所有用料放进炖盅，加沸水1碗半，把炖盅盖上，隔水炖之。待锅内的水烧开后，用中火续炖2.5小时至3小时即可。炖好后，取出药渣，加入适量油、盐、味精便可服用。

保健提示：脾胃虚弱、腹泻患者不宜服用。

# 七、肺脓肿

## （一）概述

肺脓肿是多种病原菌感染引起的肺组织化脓性炎症，感染物阻塞细支气管引起炎性栓塞，致病菌繁殖引起肺组织化脓性炎，继而坏死组织液化、破溃并经支气管部分排出，空洞壁表面常见残留坏死组织。病变有向周围扩展的倾向，若脓肿靠近胸膜，可发生局限性纤维蛋白性胸膜炎，造成胸膜黏连；如张力性脓肿，破溃到胸膜腔，则可形成脓胸、脓气胸或支气管胸膜瘘。临床上以高热、咳嗽、咳大量脓臭痰，X线显示含气液平的空洞为特征。常见病原体包括金黄色葡萄球菌、化脓性链球菌、肺炎克雷白杆菌和铜绿假单胞菌等。

## （二）宜食

1. 宜饮食清淡，多食新鲜蔬菜、豆类、水果，如菠菜、青菜、茼蒿菜、萝卜、黄豆、豆腐、橘子、枇杷、核桃等。

2. 宜常食猪肺汤、薏米粥、芦根或茅根茶，具有以形养形、排脓、清热作用。

3. 宜食薏仁米，能清热排脓。古代《梅师集验方》、《范汪方》、《济生方》等文献中均有用于治疗肺痈吐脓血的记载。民间有用生薏仁米200g，同猪肺1个，加水煮熟随意吃的经验。

4. 蕺菜（鱼腥草），对肺脓肿有特效。《食物中药与便方》中介绍"肺痈吐脓痰：鲜草洗净，炒做菜吃"。每天用蕺菜50～100g，先用冷水浸泡一段时间，煎沸后即饮汤，经5例肺脓肿服用，最短者1周，脓肿即吸收，一般均于2周完全吸收，发热于服用后2～8天下降至正常。

5. 芥菜，有宣肺豁痰利气排脓作用，芥菜卤也适宜肺脓肿患者食用，民间多有此经验。《食物中药与便方》中记载"治肺痈（肺脓肿，肺坏疽）：陈芥菜卤（腌芥菜的咸菜卤，埋在地下陈久者）炖温服，每次30～60g"。民间还有用陈腌芥菜卤水煮鸡蛋或花生仁食用的方法，亦颇有效。

6. 大蒜，是一种广谱抗菌消炎食品，对多种细菌均有杀菌作用。民间有用紫皮蒜头30g，醋60g，蒜头去皮捣烂加醋煮熟，饭后服，每天1次。也有用年久蒜头醋，随意饮服。

7. 茼蒿，能润肺消痰。《得配本草》称它能"通血脉，除膈中臭气"。肺脓肿热咳痰浓，宜用鲜茼蒿90g，水煎去渣，加冰糖适量溶化后，分2次饮服。

8. 紫菜，性寒，味咸，能清肺热，化浓痰，肺痈者宜食。《国药的药理学》中记载"干嚼之，治肺坏疽的起始吐臭痰者"。《食物中药与便方》亦介绍"咳嗽咯吐臭痰（包括肺脓疡、支气管扩张等）：紫菜研细末，炼蜜和为丸，每用6g，1日2～3次，饭后服"。民间还有用紫菜50g，猪肺200g，先将猪肺洗净切条，和紫菜加水同煮熟后，放食盐少许食用，每天分2～3次食完，连吃1星期。

9. 鲜芦根，性寒，味甘，有清肺热作用。古方多用以治疗肺痈证，如"苇茎汤"，即是前人治肺痈的名方，其组成即芦根30g，薏米仁12g，桃仁10g，冬瓜子12g，煎汤，每日2次分服。另外，肺痈，肺脓肿：活水芦根（鲜茎）60g，冬瓜子15g，栝楼仁12g，鱼腥草15g，水煎，每日2～3次代茶饮。

10. 冬瓜子。性凉，味甘，能润肺、化痰、消痈，适宜内脏脓肿，故肺脓肿患者宜食。若与鲜芦根合用煎水喝，更为适宜。

11. 金银花，性凉，味甘，能清热解毒，有抗菌消炎作用，肺脓肿患者每日宜用金银花30g，煎水代茶饮。

12. 梨，性凉，有清热化痰之功效。《食疗本草》认为"胸中痞塞热结者可多食好生梨"。明·李时珍也指出"梨润肺清心，消痰降火，解疮毒"。肺脓肿者多为痰热蕴肺，故宜食之。

13. 荸荠性寒，味甘，有清热和化痰的作用。《食物中药与便方》亦介绍"慢性咳嗽吐脓痰：荸荠、海蜇头各60～120g，煮汤，每日2～3次分服"。

14. 百合性平，味甘微苦，能清肺热，润肺燥，止咳嗽，排痈脓。《医学入门》亦认为百合"治肺痿肺痈"。《经验广集》中还介绍"治肺痈：白花百合，或煮或蒸，频食。拌蜜蒸更好"。由此可见，肺痈患者吃些百合，尤为适宜。

15. 发菜又叫龙须菜、粉菜。性寒，味甘咸，是一种清热化痰食品，尤其是肺热痰多色黄脓者，食之最宜。肺脓肿为痰热壅肺之证，故宜多食之。

16. 竹笋性凉，味甘，《本草求真》中指出："竹笋，甘而微寒，清热除痰"。所以，肺脓肿之人咳吐脓痰时，食之最适宜，有利于病情好转。

17. 丝瓜性凉，味甘，有清热化痰的作用，凡肺热痰喘咳嗽者皆宜。

18. 海蜇，《随息居饮食谱》也认为海蜇"清热消痰，化淤行积……治哮喘"。所以，痰热蕴肺，蓄热内蒸，热壅血瘀的肺脓肿患者，食之颇宜。

19. 豆腐性凉，味甘。《医林纂要》中认为豆腐可以"清肺热，止咳，消痰"。《随息居饮食谱》也指出豆腐有"清热、润燥、生津、解毒"等作用。肺脓肿患者是热毒壅肺，故宜食之。

20. 此外，还宜服食枇杷、柿子、无花果、冬瓜、地瓜、瓠子、芹菜、蕹菜、菊花脑、马兰头、番茄、海带、绿豆芽、生萝卜、胖大海等。

### （三）忌食

1. 忌食一切辛辣刺激食物，如葱、蒜、韭菜、椒、姜。

2. 忌烟、酒。

3. 忌海鲜等发物，如海鱼、虾、蟹等。

4. 忌油腻燥热食物，以免生痰动火。如肥肉、油炸食品等。

5. 忌过咸食品。

### （四）食谱例

#### 豆腐白及汤

[功能主治] 适于肺脓肿。

[原料配方] 豆腐500g，白及30g，天门冬10g，生甘草10g。

[用法用量] 以上材料加水煎，饮汤吃豆腐。

#### 二仁粥

[功能主治] 健脾、利湿、化痰。适于老年慢性支气管炎（属痰湿犯肺型）、肺脓肿等症。

[原料配方] 冬瓜仁20～30g，薏仁15～20g，粳米100g。

[用法用量] 将冬瓜仁用清水淘洗净，煎取汁，

去渣，再与粳米、薏仁（淘洗净）同煮为稀粥。每日服2~3次。

由此方演变为三仁粥：柏子仁、松子仁、甜杏仁各等分。上药加用糯米，煮粥食之。主治脾肺燥涩，便难瘙痒等症。

### 凉拌鱼腥草

[**功能主治**] 消炎解毒，适于肺脓肿。

[**原料配方**] 鱼腥草300g，鸡丝30~50g，盐、醋、鸡精、辣椒油、酱油、花椒油各适量。

[**用法用量**] 将鱼腥草洗净，摘去老根、叶，留下嫩白根及叶片，再用手将其分折成长短合适的段。蒜头压成蒜蓉，用微波炉制作好辣椒油。用凉开水将鱼腥草浸泡5分钟（不喜欢鱼腥草鱼腥味儿的人可多泡些时间），捞出沥干。把鱼腥草放在一个大盆内，淋上辣椒油、蒜蓉、放上所有调料拌匀即可。

### 萝卜炖猪肺

[**功能主治**] 能补肺降逆、顺气化痰。适于虚性哮喘、肺脓肿等症。

[**原料配方**] 鲜萝卜300~400g，猪肺1具，香菜、葱姜、调味料适量。

[**用法用量**] 萝卜洗净切块，猪肺反复洗净切块，一起炖烂熟调味食用。

### 南瓜炖牛肉

[**功能主治**] 适于肺脓肿。

[**原料配方**] 精瘦牛肉250g，南瓜500g，生姜25g。

[**用法用量**] 牛肉切块放入砂锅内，加水600ml。清炖至8成熟时，将南瓜去皮切块，放入牛肉汤中同炖。再加入食盐、味精等调味料即可服用。

### 沙参麦冬粥

[**功能主治**] 益气养阴，润肺生津，化痰止咳。适于肺脓肿等症。

[**原料配方**] 沙参、麦冬各15g，大米50，冰糖适量。

[**用法用量**] 将沙参、麦冬水煎取汁，加大米煮成粥，冰糖调服，每日1剂。

### 瘦肉煲芒果

[**功能主治**] 适于肺脓肿。

[**原料配方**] 芒果2~3个，猪瘦肉200~300g，陈皮20g。

[**用法用量**] 芒果在未成熟前，摘下晒干备用，将芒果切开，配以瘦肉、陈皮，慢火煲汤，煎3~4小时取食。

### 薏米糯米红枣粥

[**功能主治**] 适于肺脓肿、肺结核、贫血、神经衰弱及各种慢性虚弱病。

[**原料配方**] 糯米100g，薏米30g，红枣10只。

[**用法用量**] 糯米加薏米、红枣同煮成粥。

### 银芽汤

[**功能主治**] 清肺毒、除痰火。适于肺脓肿肺热、咳黄痰等症。

[**原料配方**] 黄豆芽1500~2000g。

[**用法用量**] 加多量的水猛火煎 4 ~ 5 小时，取汤饮。

### 猪肺薏米粥

[**功能主治**] 适于肺脓肿肺虚咳嗽、咯血等症。

[**原料配方**] 猪肺 1 具，生薏仁 50g，粳米 50g。

[**用法用量**] 将猪肺洗净切成条状，入锅，麻油炒熟，加生薏仁、粳米，水煮成粥。

# 八、尘肺

## (一) 概述

尘肺是由于在职业活动中长期吸入生产性粉尘（灰尘），并在肺内潴留而引起的以肺组织弥漫性纤维化（疤痕）为主的全身性疾病。尘肺按其吸入粉尘的种类不同，可分为无机尘肺和有机尘肺。在生产劳动中吸入无机粉尘所致的尘肺，称为无机尘肺。尘肺大部分为无机尘肺。吸入有机粉尘所致的尘肺称为有机尘肺，如棉尘肺、农民肺等。我国法定十二种尘肺有：矽肺、煤工尘肺、电墨尘肺、碳墨尘肺、滑石尘肺、水泥尘肺、云母尘肺、陶工尘肺、铝尘肺、电焊工尘肺、铸工尘肺。矽肺是尘肺中最常见、进展最快、危害最严重的一种类型，迄今尚无满意的治疗方法。

尘肺病无特异的临床表现，其临床表现多与并发症有关。常见症状有：咳嗽、咳痰、胸痛、呼吸困难、咯血，除上述呼吸系统症状外，可有程度不同的全身症状，常见有消化功能减弱。尘肺病人常见的并发症包括自发性气胸、肺结核、肺癌及胸膜间皮瘤、慢性肺源性心脏病和呼吸衰竭。

## (二) 宜食

1. 增加优质蛋白及钙质含量高的食物摄入量：每日应在 90 ~ 110g，以补充尘肺患者机体消耗，增加机体免疫功能。如瘦肉、牛奶、鸡蛋、鱼、豆制品、排骨等。

2. 多吃猪血和黑木耳：这是我国民间传统的防尘保健食品。民间称猪血为"洗肠肚"，猪血浆蛋白，经人体胃酸和消化液中酶的分解，能产生一种可解毒滑肠的物质，与进入人体的粉尘发生反应结合，随废物排出体外。黑木耳具有帮助消化纤维类物质的特殊功能。

3. 宜多吃新鲜蔬菜和水果：补充维生素 A、维生素 B、维生素 C、维生素 D 等很重要，可多吃蘑菇、萝卜、菠菜、芹菜、白菜、荸荠等食物，这些食物具有吸附或促排矽尘的作用，有利于阻止肺纤维化和病变。增加维生素 A 的摄入量：维生素 A 能维持上皮细胞组织，特别是呼吸道上皮组织的健康，对减轻咳嗽症状，防治哮喘有一定的益处，维生素 A 在动物性食品中含量最丰富，特别是动物肝、肾及蛋黄、奶油中。同时应注意增加具有清热、利尿、祛痰、润肺的食物，如藕、莲子、百合、绿豆、梨、冬瓜等食物，尤其在咯血的病人更应该选择这些食物。尘肺病人肺结节固化，具有消痰、散结功效的食物，如海带、淡菜、紫菜等，多吃有利于消除结节。

4. 宜食动物肝、肾及蛋黄、奶油等。维生素 A 在动物性食品中含量最丰富。维生素 A 能维持上皮细胞组织，特别是呼吸道上皮组织的健康，对减轻咳嗽症状，防治哮喘有一定的益处。

### （三）忌食

1. 忌烟、忌酒、禁食辛辣刺激性食物，尘肺者肺气不足，禁食白酒、大蒜、樱桃以及花椒、胡椒、辣椒、茴香、桂皮等。

2. 忌杏子，多食易助热生痰，这不利于尘肺病人。《本草衍义》中说"多致疮痛及上膈热"。《饮食须知》也指出"多食昏神，令膈热生痰，动宿疾"。所以，尘肺患者应忌食之。

3. 忌槟榔，《本草蒙筌》中所说："槟榔，久服则损真气，多服则泻至高之气"。久患尘肺之人，体质羸弱，元气亏损，切不可多食久食。

4. 少食食盐，《别录》中记载："多食伤肺喜咳"。《本草衍义》也告诫"病嗽禁之。"所以，有慢性尘肺之人，饮食宜淡，不宜过咸。

5. 忌食石榴，《别录》中说"石榴损人肺，不可多食"。《日用本草》中还说"其汁恋膈成痰，损肺气，病人忌食"。清·王孟英也指出"多食损肺，助火生痰，最不益人"。尘肺之人肺气已虚，又有痰浊粉尘阻肺，更不可多吃石榴。

6. 忌食砂仁，虽有开胃之功，但辛香燥热，有耗气伤阴，助热上火之弊。肺气虚和肺有热者皆不宜食。《得配本草》中还告诫"气虚肺满禁用"。尘肺之病正是一种"气虚肺满"之证，食之弊多利少，切忌多食久食。

### （四）食谱例

#### 百合党参炖猪肺

[功能主治] 滋阴养肺。适于尘肺症。

[原料配方] 猪肺250g，百合20g，党参30g，天门冬20g，姜10g，盐3g。

[用法用量] 生姜洗净，去皮切碎与食盐一起捣烂成姜泥盐；猪肺洗净，放入砂锅，加适量清水；用干净纱布将百合、党参、天门冬包好；放入砂锅内，炖至猪肺熟透，捞出药包。

#### 虫草枸杞羊肉汤

[功能主治] 调补肝肾，益精壮阳。适于尘肺等症。

[原料配方] 冬虫草20g，羊肉500g，淮山药30g，枸杞子15g，生姜6g，蜜枣30g，精盐适量。

[用法用量] 将羊肉洗净切块入沸水锅中氽一下，与洗净的冬虫草，淮山药，枸杞子，生姜，蜜枣一同入砂锅内，加水适量，先用武火煮沸，再转用文火炖至羊肉熟烂，加精盐调味食用。

保健提示：凡外感发热、湿热内蕴者不宜服用。

#### 虫草烧鸭

[功能主治] 平补肺肾和止喘嗽。适于尘肺导致的肺气虚或肺肾两虚之喘嗽、自汗等症。

[原料配方] 鸭1500g，冬虫夏草10g，黄酒15g，大葱10g，姜10g，胡椒粉1g，盐3g，味精1g，猪油（炼制）20g。

[用法用量] 鸭宰杀把去毛，去脚爪，冲洗干

净；鸭在沸水锅内略焯片刻，捞出用凉水洗净；虫草用温水洗净泥沙；姜、葱洗净，分别切片切段；将鸭头顺颈斩开，取 8~10 个虫草放鸭头内，用棉线缠紧；余下虫草同姜、葱一起装入鸭腹内；鸭放入碗中，注入清汤，加盐、料酒、胡椒粉，用绵纸封严碗口，上笼蒸熟；出笼后揭去绵纸，拣去姜、葱，加味精调好味即成。

## 桂圆参蜜膏

[功能主治] 补元气，滋肾阴，清肺热。适于尘肺。

[原料配方] 党参250g，南沙参125g，桂圆120g，蜂蜜50g。

[用法用量] 将党参、沙参、桂圆肉以适量浸泡发透后加热煎煮，每20分钟取煎液1次，再加水煎液3次；合并煎液，以小火煎熬浓缩，至稠黏如膏时，加蜂蜜；至沸停火，待冷装瓶备用。每次1汤匙，以沸水冲化，顿饮，每日3次。

## 黄芪炖鸡

[功能主治] 补气养血、益精填髓、强身健体。适于尘肺、气血亏虚的病人。

[原料配方] 黄芪120g，母鸡1只，葱、姜、盐等佐料适量。

[用法用量] 将母鸡去毛，内脏清洗干净，将黄芪洗净，装入药袋内，然后放入鸡腹内，加水，葱、姜、盐等佐料放入锅，煮40分钟后就可以食用了。

## 萝卜蜜膏

[功能主治] 润肺化痰，补肾纳气，止咳平喘。

[原料配方] 白蜜500g，白萝卜子、大梨、白藕各250g，核桃仁120g，橘红26g。

[用法用量] 将萝卜子、梨、藕、橘红共熬成膏。加入白蜜、核桃仁调匀，瓷罐收贮，每日早、晚吃1~2茶匙。

## 猫眼草煮鸡蛋

[功能主治] 镇咳、祛痰、平喘、补虚。

[原料配方] 猫眼草（泽漆）茎叶30~60g，鸡蛋2个。

[用法用量] 把猫眼草洗净切碎，加水500ml，再加鸡蛋同煮，蛋熟去壳并刺小孔数个，续放入药锅中煮数沸，去渣。先食鸡蛋，后服药汤，每日1剂。

## 柿饼川贝粉

[功能主治] 对干咳无痰者效果较好。

[原料配方] 柿饼两块，川贝粉（川贝母研成粉）10g。

[用法用量] 将柿饼挖去核，加入川贝粉，放锅中蒸熟，每天早晚各吃1次。

## 双耳蘑

[功能主治] 滋阴润肺，解尘毒。

[原料配方] 白木耳、黑木耳、蘑菇各10g。

[用法用量] 将白木耳、黑木耳用温水泡发并洗净，蘑菇洗净，用油少许煸炒后，加盐和味精，略煮出锅。

### 玄参板蓝根饮

[功能主治] 清热解毒、消肿止痛。适于尘肺症。

[原料配方] 玄参、板蓝根各10g，白糖15g，水适量。

[用法用量] 将玄参、板蓝根洗净，同放锅内，加入水，放到武火上烧沸，再用文火煮25分钟，停火，过滤，去渣，加入白糖即成。每日1次。

### 雪羹汤

[功能主治] 清热化痰，润肺止咳，解尘毒。

[原料配方] 海蜇30g，鲜荸荠15g。

[用法用量] 海蜇温水泡发，洗净，切碎，荸荠洗净去皮。两味共置锅内加小火煎煮1小时即可，本方具有功效。

### 油菜猪肺汤

[功能主治] 润肺祛噪，对肺虚久咳、痰鸣喘促、劳伤吐血者可起到辅助治疗作用。

[原料配方] 油菜250g，猪肺1具，姜末、精盐、味精等适量。

[用法用量] 将猪肺洗净，切成块，置锅中，煮熟后放入油菜及调味品后食用。

## 九、胸膜炎

### （一）概述

胸膜炎又称"肋膜炎"，是胸膜的炎症。胸膜炎是致病因素（通常为病毒或细菌）刺激胸膜所致的胸膜炎症。胸腔内可有液体积聚（渗出性胸膜炎）或无液体积聚（干性胸膜炎）。炎症消退后，胸膜可恢复至正常，或发生两层胸膜相互黏连。胸膜炎最常见的症状为胸痛、咳嗽、呼吸困难等。病因主要为感染、恶性肿瘤、结缔组织病、肺栓塞等。

### （二）宜食

1. 宜食富含蛋白质的动植物类食品：如鸡、鸭、鹅、猪、牛、羊肉、鲤鱼、鳖、龟、海蜇、猪肺和面粉、豆类等食物。

2. 宜食高维生素类食品，新鲜蔬菜、水果，如青菜、洋山芋、西红柿、胡萝卜、山药、百合、藕、藕粉、梨、荸荠等。

3. 多食大蒜，大蒜有散寒化湿、杀虫解毒的功效，蒜头含有蒜辣素，可防止结核性胸膜炎的形成。可作为调味品煮熟吃，亦可作成糖蒜、咸蒜，当菜肴服用。

4. 以易消化、富有营养的清淡食物为宜。有胸水时，应当限制食盐量，进食低盐、低脂肪、高蛋白的食物。

### （三）忌食

1. 忌吃海腥发物。

2. 忌生硬不易消化，吸收的食物。

3. 忌烟、酒。

4. 忌一切辛辣刺激、动火生痰的食物，如葱、蒜、椒、韭菜、生姜等。

## （四）食谱例

### 南瓜排骨汤

[**功能主治**] 滋阴润燥、益精补血。

[**原料配方**] 猪排骨500g，南瓜1000g，红豆50g，蜜枣5g，陈皮5g。

[**用法用量**] 猪排骨洗净后斩断，老南瓜洗净切大片，红小豆、蜜枣洗净，陈皮浸软洗净；将原料放入汤锅内，加入适量清水；大火将汤烧开后改用小火煮至汤浓，以盐调味即可。

### 碎肉咖喱

[**功能主治**] 益五脏，补虚损，补虚健胃、强筋壮骨、活血通络。

[**原料配方**] 鸡肉30g，土豆20g，洋葱20g，南瓜20g，胡萝卜20g，稻米90g。

[**用法用量**] 土豆切成1厘米的正方块。洋葱切成薄片，南瓜去皮，切成小块，胡萝卜磨成泥；用色拉油炒鸡肉，待颜色改变后，加入上述菜码一起炒，注入一杯水熬煮。蔬菜煮软后，加入甜味咖喱块，以盐调味；用造型器做出白饭的造型，点缀上葡萄干，并以小番茄装饰，再淋上咖喱汤料；大火将汤烧开后改用小火煮至汤浓，以盐调味即可。

# 第二节　消化系统疾病饮食宜忌

## 一、胃炎

### （一）概述

胃炎是胃黏膜炎症的统称。常见病，可分为急性和慢性两类。急性胃炎常见的为单纯性和糜烂性两种。前者表现为上腹不适、疼痛、厌食和恶心、呕吐；后者是消化道出血为主要表现，有呕血和黑粪。慢性胃炎通常又可分为浅表性胃炎、萎缩性胃炎和肥厚性胃炎。慢性胃炎病程迁延，大多无明显症状和体征，一般仅见饭后饱胀、泛酸、嗳气、无规律性腹痛等消化不良症状。确诊主要依赖胃镜检查和胃黏膜活组织检查。本病常见于成人，许多病因可刺激胃，如饮食不当，病毒和细菌感染、药物刺激等均可能引发本病。

### （二）宜食

1. 大量的呕吐及腹痛剧烈者应禁食并且卧床休息。呕吐，腹泻等症状的患者因失水较多，在饮食上宜补充大量糖盐水，补充水分和钠盐，或供给鲜果汁，藕粉，米汤，鸡蛋汤等流质食物。腹痛剧烈时，应禁止饮水，使胃肠充分休息，待腹痛减轻时再酌情饮用。

2. 待病情缓解后，宜食温、软、淡、素、鲜等食物，可给少渣半流食，逐渐过渡到少渣软饭。饮食应摄入易消化、刺激性小和胀气性轻的食物，尽量做得软烂清淡一些如大米粥，面片汤，并可适量选用馒头干等，其中要含有足够的热量、蛋白质、维生素，烹调方法宜蒸、煮、炒、焖等。为减轻胃肠负担，应少食多餐，一日进餐 5～6 次较为适宜。

3. 宜食蛋白质粉：保护胃黏膜，对胃酸起到缓冲的作用；为人体提供营养，维持人体生命活动的需要；为免疫系统制造抵抗细菌的抗体，为修复受损的组织提供原料。

4. 宜食牛初乳片（粉）：富含免疫因子、生长因子以及免疫促进剂，提高人体的自身免疫力，抵抗细菌的感染；含有的蛋白质可以保护胃黏膜。

5. 宜食螺旋藻片：属于高营养的碱性食品，可以调节胃酸，增加营养，调节人体的新陈代谢。

6. 宜食 B 族维生素：减轻腹部的疼痛，促进消化，促进人体的新陈代谢；稳定情绪，减轻精神压力，帮助睡眠。

7. 宜食液体钙：降低胃酸的浓度；有助于血液的凝固；有助于肌肉的收缩和扩张，促进胃的蠕动，有助于消化。

8. 宜食蜂王浆：含有多种氨基酸、脂肪酸、维生素、微量元素，可以协调肠胃的功能，促进消化。

9. 宜食蜂胶：含有丰富而独特的黄酮类、萜烯类物质，温和有效，不会引起消化道的寄生菌的失调，对多种细菌、真菌、病毒等有显著的抑制和杀灭作用；还有安然、消炎、止痛、止痒、麻醉、抗辐射等作用；能快速止血，加速伤口的愈合。

## （三）忌食

1. 忌暴饮暴食。

2. 忌食过甜、过酸、过咸、过冷、过烫、产气性强、高脂肪的食物。这些食物不利于消化，对胃有极大的刺激。炸、烤、熏、烙、腌等食物也要忌食。

3. 忌食浓茶、咖啡、可可等刺激性食品。

4. 忌机械性、化学性刺激的食物和生冷的食物。凡胃酸过多者，应禁食浓鸡汤等浓缩鲜汤、酸性食品、大量蛋白质等，避免引起胃酸分泌增加。

## （四）食谱例

### 桂花心粥

[功能主治] 适于急性胃炎患者。

[原料配方] 粳米 50g，桂花心 2g，茯苓 2g。

[用法用量] 粳米淘净。桂花心、茯苓放入锅内，加清水适量，用武火烧沸后，转用文火煮 20 分钟，滤渣，留汁。粳米、汤汁放入锅内，加适量清水，用武火烧沸后，转用文火煮，至米烂成粥即可。每日 1 次，早晚餐服用。

### 鲜藕粥

[功能主治] 健脾，开胃，止泻。适于中老年人体虚，食欲不振，口干舌燥等。

[原料配方] 鲜藕适量，粳米 100g，红糖少许。

[用法用量] 将鲜藕洗净，切成薄片，粳米淘净。将粳米、藕片、红糖放入锅内，加清水适量，用武火烧沸后，转用文火煮至米烂成粥。每日 2 次，早晚餐食用。

### 橙子蜂蜜饮

[功能主治] 适于急性胃炎患者。

[原料配方] 橙子 1 只，蜂蜜 50g。

[用法用量] 将橙子用水浸泡去酸味，然后带皮切成 4 瓣。橙子、蜂蜜放入锅内，加清水适量，用武火烧沸后，转用文火煮 20～25 分钟，捞出橙子，留汁即成。代茶饮。

### 枸杞藕粉汤

[功能主治] 适于急性胃炎患者。

[原料配方] 枸杞 25g，藕粉 50g。

[用法用量] 先将藕粉加适量水小火煮沸后，再加入枸杞，煮沸后，可食用。每日 2 次，每次 100～150g。

### 人参煨猪肚

[功能主治] 适于慢性胃炎有胃虚寒症、胃脘冷痛、食欲不振、大便泻泄者。

[原料配方] 猪肚 1 个，人参 15g，干姜 6g，葱白 7 根，糯米 150g。

[用法用量] 将猪肚洗净，葱折去须切段，糯米洗净，一起放入猪肚内，用线缝合。砂锅内加水，将猪肚放入锅内，先用武火烧沸，撇去汤面上的浮泡，改用文火煮至极烂熟。空腹温食。

### 莲子粥

[功能主治] 有补中燥湿、健脾暖胃、止泻敛汗、安神固精之效。

[原料配方] 莲子 50g，糯米 50g，红糖 1 匙。

[用法用量] 莲子用开水泡胀，削皮去心，倒入锅内，加水，小火先煮半小时备用。再将糯米洗净倒入锅内，加水，旺火 10 分钟后倒入莲肉及汤，加糖，改用小火炖半小时即可。作早餐或下午当点心吃。

### 小茴香粥

[功能主治] 具有健脾开胃、行气止痛、健脾开胃、通乳的功效。适于脘腹冷痛、慢性胃炎、纳差等症。

[原料配方] 小茴香 30g，粳米 200g。

[用法用量] 将小茴香装于纱布袋内扎口，入锅加水先煮半小时或 40 分钟弃药包，再加入洗净的粳米及适量水同煮至熟。酌加精盐、味精调味即可。

### 山药羊乳羹

[功能主治] 具有益气养阴、补肾健脾。适宜于慢性肾炎、慢性胃炎等的食疗调补。

[原料配方] 山药 50g，新鲜羊乳 500ml，白砂糖或蜂蜜适量。

[用法用量] 将山药在锅中炒至微黄，辗末；将羊乳烧沸，加入山药末和白砂糖搅匀即成。每日 1 次。

### 玉参焖鸭

[功能主治] 适于胃阴虚所致的慢性胃炎。

[原料配方] 净鸭 1 只（约 2000g），玉竹 20g，沙参 20g，各种调料适量。

[用法用量] 将玉竹、沙参洗净，切片，混合加水煮，提取 2 次得玉竹、沙参浓缩汁约 40ml；鸭子由背部劈开，洗净，放盆内，加入盐、料酒、葱各少许，入笼蒸至熟烂；锅内注入原汤、鸭子、玉竹和沙

参浓缩汁、精盐、料酒、白糖、葱，文火焖至鸭肉熟烂，将鸭子切成适宜的块，按原体形排于盘中，原汤用鸡油、淀粉勾成汁，浇上即成。食肉喝汤。

## 二、消化性溃疡

### （一）概述

胃溃疡和十二指肠溃疡一般总称为消化性溃疡，有时简称为溃疡。原本消化食物的胃酸（盐酸）和胃蛋白酶（酶的一种）却消化了自身的胃壁和十二指肠壁，从而损伤黏膜组织，这是引发消化性溃疡的主要原因。胃溃疡好发于中老年人，十二指肠溃疡则以中青年人为主。临床症状多见长期反复发作中上腹疼痛、唾液分泌增多、烧心、反胃、恶心、呕吐等其他胃肠道症状。疼痛常因精神刺激、过度疲劳、饮食不慎、药物影响、气候变化等因素诱发或加重；可因休息、进食、服制酸药、以手按压疼痛部位、呕吐等方法而减轻或缓解。

### （二）宜食

1. 宜食营养价值高，细软易消化的食物，可选择牛奶、鸡蛋、瘦肉、鱼、鸡肉、嫩豆腐，面条、粥、软米饭及易消化的少渣蔬菜（南瓜、冬瓜、茄子、胡萝卜，西葫芦）等。饮食应定时定量，细嚼慢咽。

2. 适当摄入富含纤维素类蔬菜。食物中纤维素不足也是引起溃疡病的原因之一。有人对溃疡病人随访，发现饮食富含纤维素复发率为45％，饮食过分细软者复发率为80％。胃溃疡病人只要病情稳定，可以给普通饮食。

3. 辣椒会增加胃黏膜的血流量，并会刺激胃黏膜合成和释放前列腺素，能有效阻止有害物质对胃黏膜的损伤，对胃有保护作用。大蒜能杀灭胃内的幽门螺杆菌，该菌是消化性溃疡主要致病原因之一。胃溃疡患者可以根据自己喜好来适当食用辣椒、大蒜等辛辣食物，只是注意不要过量。

4. 高脂食物有利溃疡病康复，脂肪能抑制胃酸分泌。适量脂肪食物进入小肠后，可刺激肠壁产生抑胃素，抑制胃的活动，减缓胃的排空时间，对溃疡愈合有利；同时，脂肪可抑制多种消化酶的释放，延缓对食物的消化，减轻食物对溃疡面的刺激。因此，胃溃疡病人可以适当多吃一些优质脂肪类食物，如豆油、花生油、玉米油、麻油等富含亚油酸、亚麻酸、花生四烯酸等人体必需的脂肪酸食物。当然，如果患者血脂过高，就要严格限制脂肪类食物的摄入，尤其是不要多吃肥猪肉、鸡油、牛油、椰子油、奶酪等富含饱和脂肪酸的食物，每日食物中的脂肪不要超过25g，每日食油总量不要超过25g。

### （三）忌食

1. 忌暴饮暴食，忌过饱。

2. 忌食辛辣或酸性刺激食物，如辣椒、辣油、胡椒、咖喱、芥末、酸醋、酸菜、大蒜、生葱、香精等，忌饮用浓茶、浓咖啡、白酒、啤酒、汽水等刺激性强的饮料。忌食甘薯等产气多的食物。

3. 忌食热、过冷、过甜、过咸、油煎、油炸食品。

4. 忌食酸性的水果：橘子、柠檬、青果含有丰富的果酸和维生素 C。

5. 禁忌烟酒。

## （四）食谱例

### 开水冲鸡蛋

[功能主治] 开水冲鸡蛋质地柔软,容易被胃消化吸收,可大大减轻胃的负担,有利于溃疡病灶愈合。鸡蛋黄中含有卵磷脂,可在胃黏膜表面形成一层薄的疏水层,对胃黏膜有很强的保护作用和抵抗有害因子入侵的防御作用。

[原料配方] 鸡蛋 1 个,沸水 200ml。

[用法用量] 鸡蛋打入碗中,用筷子搅匀,用滚烫的开水冲熟后即可食用,每日 1 剂。

### 鸡蛋三七炖

[功能主治] 三七止血抗炎;蜂蜜补中益气,健脾胃;此方可疏肝理气,和胃健脾,适于上腹疼痛,呕吐、恶心、嗳气等。

[原料配方] 鸡蛋 1 个,蜂蜜 30ml,三七粉 3g。

[用法用量] 将鸡蛋打入碗中搅拌,加入三七粉拌匀,隔水炖熟再加蜂蜜调匀服食,每日 1 剂。

### 佛手扁薏粥

[功能主治] 佛手芳香理气,健胃止呕;白扁豆健脾化湿,和中消暑,用于脾胃虚弱、食欲不振、胸闷腹胀;薏米、山药健脾益胃;猪肚汤补虚损、健脾胃;此汤适于胃脘灼热疼痛,口干口苦,心烦易怒的胃、十二指肠溃疡等。

[原料配方] 佛手 10g,白扁豆、薏米、山药各 30g,猪肚汤及食盐适量。

[用法用量] 将佛手水煎取汁,去渣,纳入扁豆、薏米、山药及猪肚汤,煮为稀粥,略放食盐调味服食,每日 1 剂。

### 花生牛奶蜜

[功能主治] 花生富含不饱和脂肪酸及卵磷脂,有益气补虚的作用;牛奶含丰富的蛋白质,能修补组织和增强免疫。蜂蜜补中益气。此方对胃溃疡有较好疗效。

[原料配方] 花生仁 50g,牛奶 200g,蜂蜜 30g。

[用法用量] 先将花生仁用清水浸泡 30 分钟,取出捣烂;牛奶用锅煮沸,加入捣烂的花生仁,再煮沸,取出晾凉,调入蜂蜜,即成。日服 1 剂,睡前食用。

### 糖蜜红茶饮

[功能主治] 具有温中健胃,助消化的功效,适于胃、十二指肠溃疡。长期饮用对慢性胃病有很好的治疗效果。

[原料配方] 红茶 5g,蜂蜜 20g,红糖 5g。

[用法用量] 将红茶放入保温杯,以沸水冲泡,盖上盖温浸 10 分钟,再调入蜂蜜、红糖趁热饮用。

### 双色丸子

[功能主治] 大枣含有丰富的纤维素,柔和不刺激胃肠,所以对胃溃疡患者特别好;栗子含有丰富的钙和维生素 A、维生素 C 和维生素 E 等,十分适合作

为身体虚弱的中老年人和孩子食用的营养食品，栗子中的碳水化合物可以帮助消化，并有加强胃肠功能的作用。

[原料配方] 干枣100g，鲜栗子300g，肉桂粉10g，松子仁25g，白砂糖30g，蜂蜜45g，麦芽糖15g，盐2g。

[用法用量] 大枣洗净，蒸熟，去核，捣成泥；锅中加水、白糖、麦芽糖浆煮开；放入枣泥，转文火慢慢熬，边煮边搅拌，到汁水收干，枣泥颜色变深褐色时即可；枣泥加肉桂粉和蜂蜜，搅拌均匀，静置放凉；把凉却后的枣泥用手搓揉成大枣形状的丸子；将一颗松子半塞入丸子的一端，将松子顶端朝上摆放在盘子上；栗子仁煮熟，放入搅拌机里打成栗子泥；在栗子泥中放入白糖、盐和肉桂粉，细细拌匀混合；再加蜂蜜搓揉成栗子大小的丸子，表面裹上松子粉即可。

### 猴头菇炖鸡

[功能主治] 具有助消化、补五脏、抗癌之功效，与鸡肉同用则补益作用更强。适于消化不良、神经衰弱、胃及十二指肠溃疡。

[原料配方] 鸡1500g，猴头菇150g，冬笋25g，油菜25g，金华火腿15g，盐5g，花椒1g，黄酒15g，味精2g，大葱10g，姜10g，八角3g，茴香籽2g，香菜10g，猪油20g。

[用法用量] 将鸡煺去毛，掏去内脏，用水洗净，斩去头、爪，再斩成3厘米方块。猴头菇用开水泡30分钟，用凉水洗净泥沙，用手撕开，挤净水。

将火腿、冬笋切成长方片；油菜切成段，葱、香菜均切成段；姜切成块，用刀拍一下；锅内放少量猪油，烧热后用葱、姜块炸锅，放入鸡肉块煸炒至半熟，添鸡汤，加花椒水、料酒、八角、茴香、精盐、猴头菇、冬笋、火腿，汤开后用微火炖烂，放入油菜，挑出葱、姜块、八角、茴香，将猴头菇、鸡块等捞在碗内，将锅内的汤烧开，撇去浮沫，放入味精，浇在碗内的鸡块上，上边放上香菜段即可。

### 黄鱼粥

[功能主治] 开胃益气，明目安神；适于胃、十二指肠溃疡，肺结核等症。

[原料配方] 粳米100g，大黄鱼150g，火腿10g，莼菜50g，胡椒粉2g，大葱5g，姜5g，盐5g，味精2g，猪油15g。

[用法用量] 先将黄鱼肉切成小丁块；莼菜用开水烫透，捞出放入碗中；火腿切末；葱姜洗净切成末；糯米淘洗干净，放入锅中，加清水1000ml，置火上烧开，待米烂煮至开花时，放入黄鱼肉丁、味精、葱末、姜末、火腿末、猪油煮成粥，调入味精、胡椒粉拌匀，盛入莼菜碗内即成。

## 三、胃下垂

### (一) 概述

胃下垂是指站立时，胃的下缘达盆腔，胃小弯弧线最低点降至髂嵴连线以下，称为胃下垂。轻度胃下垂多无症状，中度以上者常出现腹部有胀满感、沉重感、压迫感、餐后持续性腹部隐痛、恶心、呕吐、便秘等，同时，由于胃下垂的多种症状长期折磨病人，使其精神负担过重，因而产生失眠、头痛、头昏、迟钝、忧郁等神经症状。还可有低血压、心悸以及站立性昏厥等表现。如作 X 线钡餐透视可见胃小弯弧线的最低点在髂嵴连线以下，胃的形态呈无力型。胃下垂的最根本原因是因为胃功能紊乱失常，导致胃的肌肉和韧带松弛而引起病发，多见于体形瘦长、体质虚弱、腹肌薄弱者。暴饮暴食，饮食不规律，过度的寒凉及辛辣食物，长期或过度饮酒都会导致胃黏膜损伤，减损胃的自我修复能力，会引起胃下垂。

## （二）宜食

1. 宜食易消化的蛋白质类食物，如嫩子鸡、鱼肉、里脊肉、半熟蛋、牛奶、酸奶、奶酪、豆腐、豆奶等。

2. 宜食高热量、营养丰富的食品，如羊肉、鸡肉、红枣、甘薯等。

3. 宜食健脾养胃的食物，如山药、莲子、大豆、谷物、扁豆、薏仁、山楂、香蕉、大枣、板栗及猪瘦肉、牛肉、鸡肉、牛奶、豆制品等。

## （三）食谱例

### 参枣米饭

[功能主治] 健脾益气。对胃下垂患者尤佳。

[原料配方] 党参10g，红枣20g，糯米250g，白糖50g。

[用法用量] 将党参、大枣放在锅内，加水泡发，然后煎煮30分钟左右，捞出党参、大枣，药液备用。将糯米淘洗干净，放在大瓷碗中，加水适量，经蒸熟后，扣在盘中，然后把党参、红枣摆在糯米饭上。将药液加白糖煎成浓汁倒在枣饭上即成。当正餐食用，每日1次，每次吃100g。

### 参芪炖鸡肉

[功能主治] 参、芪甘温补中益气，鸡肉性味甘温调补脾胃，与参合用，共奏补脾益气，升举胃体之效。

[原料配方] 红参12g，黄芪30g，母鸡肉500g。

[用法用量] 上述三味加水适量，食盐少许，共放入瓷碗内，隔水炖2小时，分早晚两次喝汤吃鸡肉，每周服1剂，连服5~6剂有显著疗效。

### 枳术牛肚汤

[功能主治] 可健脾和中，疏肝行气，适于胃下垂脘腹胀满，连及胸肋，呃逆，纳差，消瘦等。

[原料配方] 枳壳30g，白术、陈皮、茯苓、生姜各10g，牛肚500g。

[用法用量] 调料适量。将牛肚洗净，诸药用布包，加水同炖至牛肚熟后，去药包后将牛肚取出切片，放回汤中，食盐、味精等调味，煮沸即成。

### 胎盘蚕蛹方

[功能主治] 可健脾温肾，适于胃下垂纳差消瘦，呃逆频频，舌红少苔，气短乏力等。

[原料配方] 胎盘、蚕蛹各等量，蜂蜜适量。

[用法用量] 将胎盘、蚕蛹烘干研末备用，每次取5g，每日3次，蜂蜜水冲服。

### 山楂肉丁

[功能主治] 可疏肝理气，健脾和中，用于胃下

垂脘腹胀满，呃逆频频，纳差食少。

[原料配方] 鲜山楂15g，陈皮、枳壳各10g，猪瘦肉100g，调料适量。

[用法用量] 先将猪肉洗净，切丝，勾芡，与诸药共炒，待熟后调味服食。

### 肚片鸡鳔汤

[功能主治] 可健脾益气，补肾固摄，适于胃下垂日久，形体消瘦，纳差乏力，口燥咽干，舌体干红少苔，尿黄，便秘等。

[原料配方] 猪肚1个，母鸡1只，鱼鳔及调料各适量。

[用法用量] 将猪肚洗净，切片；母鸡去毛杂，洗净，切块；鱼鳔发开，洗净，切片；三者同入锅中，加清水适量煮沸后，调味，文火煮至肚、鸡、鱼鳔烂熟后，食盐、味精调服。

### 芍附瘦肉汤

[功能主治] 可疏肝理气，健脾和胃，适于胃下垂脘肋胀痛，走窜不定，食少纳呆，疲乏无力等。

[原料配方] 白芍、香附、枳壳各6g，猪瘦肉100g，调料适量。

[用法用量] 先将猪肉洗净，切丝，勾芡；余药水煎取汁，纳入猪肉煮熟后，调味服食，每日1剂。

## 四、脂肪肝

### (一) 概述

脂肪肝是指由于各种原因引起的肝细胞内脂肪堆积过多的病变。脂肪性肝病是仅次于病毒性肝炎的第二大肝病，已被公认为隐蔽性肝硬化的常见原因。脂肪肝是一种常见的临床现象，而非一种独立的疾病。脂肪肝的临床表现多样，轻度脂肪肝有的仅有疲乏感，而多数脂肪肝患者较胖，故更难发现轻微的自觉症状。中重度脂肪肝有类似慢性肝炎的表现，可有食欲不振、疲倦乏力、恶心、呕吐、体重减轻、肝区或右上腹隐痛等。脂肪肝多发于肥胖者、过量饮酒者、高脂饮食者、少动者、慢性肝病患者及中老年内分泌患者，即肥胖、过量饮酒、糖尿病是脂肪肝的三大主要病因。

### (二) 宜食

1. 宜食高蛋白质、高维生素、低糖、低脂肪食物，如瘦肉、河鱼、豆制品等。

2. 宜食青菜、水果和富含纤维素和矿物质的食物，如芹菜、韭菜、竹笋、香蕉、木耳、蘑菇、海带、紫菜、大蒜、洋葱、香菇、木耳、山楂、绿豆、酸奶等有降脂作用。

3. 宜食含有甲硫氨基酸丰富的食物，如小米、莜麦面、芝麻、油菜、菠菜、菜花、甜菜头、海米、干贝、淡菜等。

4. 适当增加运动，促进体内脂肪消耗。每天跑步，每小时至少6公里才能达到减肥效果。仰卧起坐或健身器械锻炼都是很有益的。

### (三) 忌食

1. 忌食烟酒、煎炸食品、巧克力、过甜肥腻食物、动物内脏、鸡皮、肥肉及鱼子、蟹黄。

2. 忌食辛辣和刺激性食物，如洋葱、蒜、姜、辣椒、胡椒、咖喱和酒类等。

3. 不吃零食，睡前不加餐。

## （四）食谱例

### 山楂肉片

[功能主治] 滋阴健脾、开胃消食，有降低胆固醇和高血压、利尿、镇静等作用，可用于高血脂、高血压、冠心病、消化不良、脂肪肝等患者。

[原料配方] 猪后腿200g，山楂片100g，荸荠30g，鸡蛋清2个，淀粉15g，面粉15g，白糖30g，植物油500g，精盐、味精少许，清汤适量。

[用法用量] 水煮提取山楂浓缩汁100ml，肉片切成3厘米长、1厘米宽的薄片。将蛋清、淀粉、面粉调糊待用，荸荠切厚片。锅中加入植物油，烧至五成热，将肉片逐片蘸糊下锅炸制，见肉片胀起呈黄白色时，起锅滤油。再将锅放在火上，添水，下白糖，见糖汁浓时，再加入山楂浓缩汁和猪油少许，用勺搅匀，随将荸荠片和肉片下锅，多翻几次，见红汁包住肉片时即成。

### 芹菜炒香菇

[功能主治] 该方平肝清热、益气和血，有降压、祛脂、保护血管、利尿等作用，可治疗脂肪肝和肝阳上亢导致的头痛、眩晕等。

[原料配方] 芹菜400g，香菇50g，食盐、醋、干粉、酱油、味精等调料适量。

[用法用量] 芹菜去叶、根，洗净，剖开，切成2厘米长的段，用盐拌匀约10分钟，清水漂洗，滤干待用。香菇切片，醋、味精、淀粉混合后装在碗里，加水约50ml对成芡汁待用。炒锅烧热后，倒入菜油30g，油炼至无泡沫、冒青烟时，入芹菜煸炒2~3分钟，投入香菇片迅速炒匀，再加入酱油稍炒，淋入芡汁，速炒起锅即成。

### 芹菜红枣煲汤

[功能主治] 该方清热解毒、健脾补血养肝，有利尿、健胃、镇静、降压、降低胆固醇和增加血清总蛋白及白蛋白的作用，用于脂肪肝、病毒性肝炎患者。

[原料配方] 芹菜200~400g，红枣50~100g。

[用法用量] 上2味煲汤分次服用，或单用芹菜100~150g，洗净捣烂取汁，加蜂蜜适量炖，温服，每天1次，疗程不限。

### 白菜黄豆汤

[功能主治] 黄豆中的皂草甙可与人体的脂肪结合，所含磷脂可除掉附在血管壁上的胆固醇，并可防止肝脏内积存过多的脂肪。白菜有清热利尿、消肿解毒及通便的作用。该方适于脂肪肝、肝炎、糖尿病。

[原料配方] 黄豆60g，白菜干45g。

[用法用量] 锅内加水适量黄豆与白菜同煮熟，吃豆吃菜喝汤，每日1次，连服3个月，效果颇佳。

### 爆炒三鲜

[功能主治] 调中开胃，降脂化浊。

[原料配方] 芹菜250g，玉米笋150g，香蕈20g。调料适量。

[用法用量] 先将香蕈泡好,芹菜切成段。三物一同入锅,以植物油爆炒,将熟时加上调料,翻炒几下即可。佐餐食用。

### 降脂饮

[功能主治] 活血化瘀,轻身减肥。

[原料配方] 枸杞子10g,首乌15g,草决明15g,山楂15g,丹参20g。

[用法用量] 上药共放砂锅中,加水适量以文火煎煮,取汁约1500ml,储于保温瓶中。每日1剂,作茶频饮。

## 五、肝炎

### (一) 概述

肝炎是肝脏的炎症。肝炎的原因最常见的是病毒造成的,此外还有自身免疫造成的。酗酒也可以导致肝炎。肝炎分急性和慢性肝炎。肝炎的早期症状及表现为:食欲减退,消化功能差,进食后腹胀,没有饥饿感;厌吃油腻食物,如果进食便会引起恶心、呕吐,活动后易感疲倦;面色黧黑、黄褐无华、粗糙、唇色暗紫等;巩膜或皮肤黄染,或出现"三黄"症状;出现肝区隐痛、肝区肿大;出现蜘蛛痣和肝掌症状。

### (二) 宜食

1. 宜食高碳水化合物、优质蛋白质、低脂肪、高维生素的清淡食品。多食蔬菜、水果,以补充足够的维生素和纤维素,有助于促进消化功能。如蘑菇含有丰富的氨基酸和维生素,还具有抗菌、抗癌、健脾开胃的功能。

富含优质蛋白质食物,高蛋白饮食要包括植物和动物蛋白,如牛奶、鸡蛋、鱼、精瘦肉、豆制品等。其中牛奶含优质蛋白质、人体易吸收的乳糖与乳脂、多种维生素、丰富的钙与磷及多种微量元素,是肝炎患者理想的天然美食。大豆含有丰富的蛋白质、钙、磷、铁、B族维生素及少量碳水化合物。大豆蛋白质的氨基酸组成与人体需要的氨基酸接近,特别是赖氨酸含量丰富。用大豆做成的豆制品,像豆浆、豆腐,对缺钙和贫血的肝病患者非常有益。黄豆发芽后第6~7天时维生素C的含量最高,而绿豆芽含的维生素C又比黄豆芽高,所以,肝炎患者多食用大豆及豆制品,不仅可以补充适量的植物蛋白质,还可以补充各种维生素,对肝脏的修复是非常有益的。

2. 宜补充微量元素,如蜂蜜和蜂乳主要成分是葡萄糖和果糖,可以直接被人体吸收,还含有多种无机盐和微量元素,容易被人体吸收,利用率高。西瓜汁及皮中所含的无机盐类,有利尿作用;所含的配糖体,具有降压作用;所含的蛋白酶,可把不溶性蛋白质转化为可溶性蛋白质。因此对肝炎病人非常适合,是天然治肝炎的食疗"良药"。

3. 宜食部分海鲜。带鱼、黄鱼、银鱼及甲壳类,例如牡蛎、蚌、蛤、蟹等含有微量元素硒。硒能避免过氧化物的损害,能增强免疫功能,修复被破坏的组织细胞,不受病毒侵犯,硒可以抑制黄曲霉素诱发肝癌。但食用海鲜应注意烹调得当,蒸煮海鲜时应在

100℃中继续加热半小时以上，防止外熟内生。

4. 宜食含钾丰富的食物，海带、啤酒酵母、米糠及麦麸、杏仁果、橙、葡萄干、李子、香蕉、种子（瓜子）都富含钾。

5. 宜食五谷杂粮等含淀粉类食品，能供给糖，有补充日常生活所需热量、增进肝脏的解毒功能。芝麻、花生、大豆、菜子、玉米、葵花子、椰子等食品及植物油、蛋黄等，可为肝炎患者提供脂肪酸，补充热量，帮助脂溶性维生素的吸收。

6. 有研究发现冬虫夏草可以改善和恢复肝功能。虫草素和虫草多糖都能增强肝细胞的吞噬功能，虫草酸、SOD 和维生素 E 等都能抗肝组织纤维化，抗脂质过氧化，同时由于虫草的增强免疫功能使肝脏的解毒作用增强，从而能够有效保护肝细胞。选用质地优良的冬虫夏草，粉碎后服用，每次 1.5g，每日 2 次，连续服用 1 个月大部分患者均可取得良好的疗效。

## （三）忌食

1. 忌食脂肪及胆固醇含量高的食物：肝炎患者因肝功能不佳时，胆汁分泌减少，影响脂肪消化，以致在肝脏内沉积，容易形成脂肪肝。故肝炎患者忌食肥肉、动物脂肪、蛋黄、动物内脏等；另外这些食物可损伤脾胃，导致湿邪加重，使病情缠绵难愈。

2. 忌食辛热刺激食物：辛辣食物如辣椒、辣酱、洋葱、椒粉、咖喱粉能助火，破坏肝细胞，加重炎症。酒及刺激性饮料（咖啡、可可、浓茶）有兴奋性作用，而肝炎病人肝功能低下，解毒作用减弱，故

应忌之。

3. 忌食罐头食品、油煎、炒、炸食物：由于脂肪燃烧产生丙烯醛，此为一种具有刺鼻臭味的气体，它能经血液循环至肝脏，刺激肝实质细胞；它能反射性引起胆道痉挛，并刺激胆道，减少胆汁分泌，不利于肝脏进行代谢活动，故应忌食。

4. 禁忌饮白酒、啤酒：酒的主要成分是乙醇，乙醇的解毒主要在肝脏，约 95% 以上的乙醇在肝内被氧化分解，肝炎患者肝功能不健全，解毒能力降低，乙醇可促进肝内脂肪的生成和蓄积，发生脂肪肝，还可使已受破坏的肝细胞再度受到破坏，逐渐失去解毒能力，饮酒日久将会发生酒精蓄积中毒，加重病情甚至引起肝硬化，肝脏病人大量饮酒还有猝死的危险。

5. 肝炎病人不宜多食白糖、饴糖：肝炎病毒既损害肝脏，也损害胰腺内的胰岛，吃糖过多，受损害的胰岛负担过重，则易诱发糖尿病。食用过多的糖还会在肝内合成中性脂肪，导致脂肪肝，加重肝脏功能的破坏。故肝炎病人吃糖应有限制。

6. 忌食盐过量：因为过咸的食物可能导致肝腹水。

7. 忌吃霉变花生、红薯、土豆、豆类及汽水，防止加重肝脏负担。

## （四）食谱例

### 玉米须炖蚌肉

[**功能主治**] 玉米须性味甘平，有利尿消肿、清肝利胆的功效。玉米须临床上常用于黄疸型肝炎、此

外，玉米须还有降低血脂的作用。河蚌肉质嫩滑，味道鲜美，有清利湿热的作用，并能滋阴养肝。两者合用，对急慢性肝炎、胆囊炎等均有较好的疗效。

[原料配方] 河蚌500g，玉米须30g。

[用法用量] 河蚌用清水养1~2天，并经常换水，使蚌肉污泥排尽；用开水略煮，去壳，取净肉，洗净；将蚌肉与玉米须同放入锅中，加水适量，用文火炖煮1小时，至蚌肉熟烂，加入盐、味精调味即成。

### 黄花鱼煮大蒜头

[功能主治] 黄花鱼具有易吸收的优质蛋白质，大蒜中的大蒜素具有杀菌、抗病毒等作用，所以具有清湿热、和脾胃的功效。适于急性黄疸性肝炎。

[原料配方] 小黄鱼150g，大蒜（白皮）30g，盐2g，味精1g。

[用法用量] 将黄花鱼洗净，切块，大蒜切片；黄花鱼、蒜片入锅加水适量，用文火煮沸至黄花鱼熟透，加入食盐、味精即成。

### 鸡骨草蜜枣烧猪肉

[功能主治] 解毒退毒，扶正护肝。

[原料配方] 猪肉（瘦）150g，鸡骨草30g，枣（干）10g。

[用法用量] 鸡骨草、蜜枣、瘦猪肉加适量水及佐料煲烂熟即可。

### 猪肉枸杞汤

[功能主治] 用于肝肾阴虚型慢性肝炎。

[原料配方] 猪肉（瘦）150g，枸杞子15g。

[用法用量] 枸杞子、瘦猪肉共煮汤。

### 黑芝麻冰糖

[功能主治] 适于肝炎患者。

[原料配方] 黑芝麻与冰糖等量。

[用法用量] 黑芝麻炒熟压碎，等量的冰糖压碎，然后搅拌均匀，夹在馒头中或掺入米粥里，每日3次，每次3勺，连续服用2个月以上，对已患一两年肝炎者有良好效果。

### 酸枣汤

[功能主治] 适于急慢性肝炎、转氨酶高、心烦不安患者。

[原料配方] 酸枣50g，白糖适量。

[用法用量] 将酸枣加水500g，文火煎1小时，加白糖适量。每日服1次，随量饮。

### 山药桂圆炖甲鱼

[功能主治] 滋阴潜阳，散结消，补阴虚，清血热。适于肝硬化、慢性肝炎、肝脾肿大。

[原料配方] 山药片30g，桂圆肉20g，甲鱼1只（约重500g）。

[用法用量] 先将甲鱼宰杀，洗净去内脏，连甲带肉加适量水，与山药片、桂圆肉清炖，至炖熟，吃肉喝汤。

## 六、肝硬化

### （一）概述

肝硬化是一种常见的慢性肝病，可由一种或多种原因引起肝脏损害，肝脏呈进行性、弥漫性、纤维性病变。具体表现为肝细胞弥漫性变性坏死，继而出现纤维组织增生和肝细胞结节状再生，这三种改变反复交错进行，结果肝小叶结构和血液循环途径逐渐被改建，使肝变形、变硬而导致肝硬化。肝硬化早期由于肝脏代偿功能较强可无明显症状，后期则以肝功能损害和门脉高压为主要表现，并有多系统受累，晚期常出现上消化道出血、肝性脑病、继发感染、脾功能亢进、腹水、癌变等并发症。病因主要有病毒感染、酗酒、营养不良、药物中毒、血吸虫感染等。

### （二）宜食

1. 宜食富含维生素的食物，如新鲜蔬菜、水果、海鲜类等。

2. 宜食高蛋白质类食物，如奶、蛋白、瘦肉、水产品、豆制品。

3. 宜食高碳水化合物类食物，如白糖、葡萄糖、含糖高的水果等。

4. 可适当食用含核苷酸较多的食物。

5. 当肝功能显著减退并有肝昏迷先兆时，应对蛋白质摄入量适当控制。做到定时、定量、少量多餐。

6. 对肝硬化上消化道出血的患者来说，食物最好呈半流体状态，主食可以选择粥、烂面条、面片、馄饨、普通的面包（非粗粮）、蛋糕、饼干、包子、花卷、藕粉。菜色的选择上也有讲究。肉类选择瘦嫩新鲜的，剁碎、绞泥，制成肉丸、蛋饺、肉泥，鱼肉

要剔除鱼刺，软烧或者做成鱼肉丸。蛋类避免油炸，可以蒸蛋羹、炒鸡蛋、打蛋汤，白煮也很好。豆类可以做成豆浆、豆腐脑、豆腐干，乳制品基本都可以食用。

7. 尽量采用蒸、炖等烹调方式，让食物变得细软，容易消化。

### （三）忌食

1. 禁酒和刺激性食物，如辣椒酱、胡椒粉等。

2. 少吃含大量粗糙纤维及产气的食物。由于有食管静脉曲张出血，所以要注意避免坚硬粗糙的食物，比如油炸食品、粗粮、长纤维蔬菜、带刺的鱼肉、骨头等。

3. 忌食高脂肪含量类食物：全奶、全奶制作的可可奶、脂肪含量高的冷饮、含脂肪的饼干、面包、蛋、奶酪；添加脂肪的面包圈、通心粉和谷类。

4. 少吃含盐高的食物。肝硬化患者多有腹水，而盐有亲水性，如果食物中含盐量高，就会使体内的水分排出减少，从而加重症状。食盐每日摄入量不超过 $1 \sim 1.5g$，饮水量在 2000ml 以内，严重腹水时，食盐摄入量应控制在 500mg 以内，水摄入量在 1000ml 以内。

5. 不宜进食辛辣刺激、坚硬生冷、过热食物，以防消化道出血。

### （四）食谱例

#### 鸡肉山药粥

[功能主治] 适于身体虚弱，食欲不佳的肝硬化患者食用。

[原料配方]鸡肉100g,山药30g,盐2g,味精1g,料酒2g。

[用法用量]将鸡肉洗净,放入锅里煮至极熟烂;鸡肉取出切碎后再放入;将山药洗净切碎;山药放入鸡肉汤中,煮至熟烂黏稠,调味即可。

### 山楂红枣汤

[功能主治]本品具有健脾消食、理气化痰之功效,适于食欲不振而便秘的肝硬化患者食用。

[原料配方]鸡内金15g,山楂30g,枣(干)20g。

[用法用量]将山楂、鸡肫皮洗净备用;红枣温水泡发,洗净备用;将山楂、鸡肫皮、红枣一同放入锅中;加适量清水煮沸后,用文火煮约40分钟即可。

### 冬瓜小豆鲤鱼汤

[功能主治]适于肝硬化病、精神不振、胃口不佳等症。

[原料配方]冬瓜640g,赤小豆120g,鲤鱼640g,陈皮5g,盐5g,姜5g。

[用法用量]冬瓜用水洗净,保留皮、冬瓜瓤、冬瓜仁,切厚件。赤小豆(红豆)用水浸透,洗净。鲤鱼去掉鳃和肠脏,可不去鳞。陈皮用水浸透洗净。将冬瓜、赤小豆、陈皮、鲤鱼全部放入瓦煲内,加适量水。煲至水滚,用中火煲3小时。以细盐调味,即可。

### 生枣花生红糖汤

[功能主治]有降低血清谷丙转氨酶的作用。适于慢性肝炎、肝硬化。

[原料配方]枣(干)50g,花生仁(生)50g,赤砂糖50g。

[用法用量]红枣、花生、红糖三物共煎汤。

### 猪苓鲫鱼汤

[功能主治]具有健脾渗湿、利水消肿;适于肝硬化腹水、营养不良性水肿属脾虚水湿内停者。

[原料配方]鲫鱼500g,猪苓30g,冬瓜皮30g,姜5g,盐5g,味精2g。

[用法用量]将鲫鱼活杀,去磷、鳃及内脏,洗净;猪苓、冬瓜皮、生姜洗净;把全部用料一齐放入锅内,加清水适量,武火煮沸后,文火煮三小时,调味即可。

## 七、胆囊炎

### (一)概述

胆囊炎是细菌性感染或化学性刺激(胆汁成分改变)引起的胆囊炎性病变,为胆囊的常见病。在腹部外科中其发病率仅次于阑尾炎,本病多见于35～55岁的中年人,女性发病较男性为多,尤多见于肥胖且多次妊娠的妇女。急性胆囊炎的症状主要有右上腹疼、恶心、呕吐和发热等,右侧静卧,可减轻腹疼。慢性胆囊炎一般同时有胆结石,症状:胆绞痛,伴恶心和呕吐、腹胀、上腹或右上腹不适、胃灼热、嗳气、吞酸等一系列消化不良的症状,进食油煎或多脂的食物往往会使这些症状加剧。免疫力低下、情绪失调、暴饮暴食、高脂食物、肠道寄生虫均可引起胆道发炎。

## （二）宜食

1. 急性发作期应禁食，使胆囊得到充分休息，以缓解疼痛。由静脉补充营养。但可多饮水，在饮料中注意补充钠和钾盐，可有利于治疗疾病。疼痛缓解后，根据病情循序渐进地调配饮食，可给予清淡流质饮食或低脂肪、低胆固醇、高碳水化合物流质饮食，如米汤、藕粉、豆浆等食物。病情好转后可给予低脂半流质饮食或低脂少渣软食。

2. 宜食低脂、低胆固醇、适量蛋白质、丰富维生素和纤维素类食物。

含脂肪多的食物可促进缩胆囊素的分泌，使胆囊收缩。胆囊炎时胆汁分泌障碍，脂肪消化吸收也受到影响，脂肪多可能诱发胆囊疼痛。故需严格限制脂肪摄入量，每天＜20g，后期可逐渐增加到40g以内。主要应严格限制动物性脂肪，而植物油脂有助于胆汁排泄，可以适量选用，但应均匀分布于3餐饮食中，避免在一餐中食用过多的脂肪。

过多胆固醇大部分重新分泌于胆汁中，胆汁胆固醇浓度增高，每天摄入量以＜300mg为宜，重度高胆固醇血症应控制在200mg以内。禁止食用含胆固醇高的食物，如肥肉、动物肝、肾、脑等内脏，鱼子、蟹黄、蛋黄等食物。

蛋白质每天供给50～70g，过多的蛋白质摄入会增加胆汁分泌，影响病变组织的恢复；摄入过少同样不利于受损胆道组织的修复。应适量给予高生物价蛋白质，如豆制品、鱼虾类、瘦肉、蛋清等食物。

豆类及豆制品，它们含有丰富而质量高的蛋白质以及不饱和脂肪酸，有降低胆固醇的作用。

碳水化合物每天300～350g，以达到补充热能、增加肝糖原、保护肝细胞的目的。应供给富含复合碳水化合物为主的食物，适当限制单糖，如砂糖、葡萄糖的摄入；对合并高脂血症、冠心病、肥胖者更应限制。

供给丰富维生素：维生素A有防止胆结石作用，有助于胆管上皮生长和保持完整性，帮助病变的胆道修复，大量补充对胆道疾患恢复有利。其他维生素，如维生素C、维生素E、B族维生素也应充分供给。

食物纤维能增加胆盐排泄，抑制胆固醇吸收，降低血脂，可使胆固醇代谢正常，减少形成胆石的机会。食物纤维不但有利胆作用，且能刺激肠蠕动，有利通便，促使肠内产生的吲哚、粪臭素等有害物质尽快排出，防止胆囊炎发作。可选含食物纤维高的食物，如绿叶蔬菜、豆类、水果、粗粮、及香菇、木耳等有降低胆固醇作用的食物。

富含蛋白质、碳水化合物、膳食纤维、维生素A的新鲜瓜果和蔬菜可以常食，如白萝卜、胡萝卜、玉米须、青菜、冬瓜、丝瓜、芹菜、荸荠、秀珍菇、香菇、西红柿、苹果、西瓜、梨、金橘、佛手柑等。

3. 大量饮水：多喝水和饮料，可以稀释胆汁，促使胆汁排出，预防胆汁淤滞，有利于胆道疾病的恢复，每天以1000～1500ml为宜。

4. 少量多餐：少量进食可减少消化系统负担，

多餐能刺激胆道分泌胆汁，保持胆道畅通，有利于胆道内炎性物质引流，促使疾病减缓和好转。

5. 宜用植物油进行炒菜，如玉米油、花生油、橄榄油、大豆油等。

5. 宜定时定量，少吃多餐，不宜过饱。

## （三）忌食

1. 胆囊炎在急性发作期，忌食油炸、煎的食物，忌食蛋类、肉汤及饮酒，如肥肉、猪油和油煎炸食品以及油多的食品。

2. 忌高脂肪、高胆固醇饮食，如动物心、肝、脑、肠及蛋黄、松花蛋、鱼子、巧克力等。

3. 忌食产气食物，如黄豆、土豆、红薯、洋葱等，常食会引起疼痛。

4. 忌吃辛辣刺激的调味品，如辣椒、辣油、五香粉、咖喱粉、花椒面以及烟酒、咖啡、油茶等。因为这些食品均有刺激胃酸分泌的作用，胃酸分泌过多可造成胆囊收缩，使胆汁排出困难而诱发胆绞痛。

## （四）食谱例

### 山楂山药饼

[功能主治] 适于胆囊炎见胁肋疼痛，胃脘胀满，或恶心欲吐，大便不爽，苔厚腻等症者。

[原料配方] 山楂、山药、白糖各适量。

[用法用量] 山楂去核，同山药共蒸熟，冷却后加糖搅匀，压为薄饼服食，每日1剂。

### 胡椒砂仁肚

[功能主治] 适于胆囊炎见胁肋疼痛，胃脘胀满，或恶心欲吐，大便不爽，苔厚腻等症者。

[原料配方] 胡椒30g，砂仁10g，生姜15g，大枣5枚，猪肚1个，食盐适量。

[用法用量] 猪肚洗净，大枣去核，胡椒，砂仁研细末，生姜切细。诸药纳入猪肚中，加水适量，文火炖熟服食，每2日1剂。

### 山楂三七粥

[功能主治] 活血化淤，理气止痛。适于胆囊炎见胁肋疼痛，痛有定处而拒按、胃脘胀满疼痛、舌质紫暗、脉涩等症者。

[原料配方] 山楂10g，三七3g，大米50g，蜂蜜适量。

[用法用量] 将三七研为细末，先取山楂、大米煮粥，待沸时调入三七、蜂蜜，煮至粥熟服食，每日1剂，早餐服食。

### 无花果木耳红枣煲瘦肉

[功能主治] 活血化淤，理气止痛。适于胆囊炎见胁肋疼痛，痛有定处而拒按、胃脘胀满疼痛、舌质紫暗、脉涩等症者。

[原料配方] 猪瘦肉250g，无花果60g，红枣5枚，黑木耳15g，调料适量。

[用法用量] 将猪肉洗净、切片；大枣去核；黑木耳发开洗净，与无花果等同放锅中，加清水适量煮沸后，调入葱、姜、椒、盐等。待熟后，味精调服，每日1剂。

### 桃仁墨鱼

[功能主治] 活血化淤，理气止痛。适于胆囊炎

见胁肋疼痛，痛有定处而拒按、胃脘胀满疼痛、舌质紫暗、脉涩等症者。

[原料配方] 桃仁6g，当归10g，墨鱼1条，调味品适量。

[用法用量] 将墨鱼去头、骨，洗净，切丝，桃仁、当归布包，加水同煮沸后去浮沫。文火煮至墨鱼熟透，去药包，调味服食。

# 八、胆结石

## （一）概述

胆囊结石是指发生在胆囊内的结石所引起的疾病。年长者发病率较高，女性明显多于男性。我国的胆石症已由以胆管的胆色素结石为主逐渐转变为以胆囊胆固醇结石为主。胆囊结石在早期通常没有明显症状，当胆石嵌于胆囊颈部时，表现为胆绞痛，呈持续性右上腹痛，阵发性加剧，可以向右肩背放射，往往会伴有恶心、呕吐。有部分患者可以在几小时后临床症状自行缓解。严重时可以发生胆囊穿孔。病因主要有妊娠、肥胖、低纤维、高热饮食结构、长时间禁食、某些药物如头孢曲松、降脂药、口服避孕药、快速体重丧失（>1.5Kg/周）、代谢综合征、特殊疾病等。

## （二）宜食

1. 宜多食各种新鲜水果、蔬菜，进低脂肪、低胆固醇食品，如：猕猴桃、杨桃（阳桃）、红枣、山楂、金橘、梨、桃、杏、枣、柑、橙、西瓜、无花果、香菇、木耳、芹菜、豆芽、海带、藕、鲜豆类、南瓜、玉米、青菜、白菜、银耳、黄瓜、鱼肉、兔肉、鸡肉等，以降低胆汁黏稠度，有利于胆汁的分泌和排泄。

2. 宜选用植物油炒菜，不用动物油。烹饪方法以炖、烩、蒸为主。

3. 宜多吃些含维生素的食物，如绿色蔬菜、胡萝卜、西红柿、菠菜、白菜等，平时应多吃些香蕉、苹果等水果。

4. 按时吃早餐，不可空腹时间太长。饮食以清淡为主。

## （三）忌食

1. 忌暴饮暴食。

2. 忌过多摄入脂肪、胆固醇含量多的食物，如禽蛋（鹅蛋、鸭蛋、松花蛋、鹌鹑蛋、鸡蛋）、动物脑（猪脑、牛脑、羊脑）、动物肝脏（猪心、猪舌、猪肥肉、猪肚、猪肝、猪肾、猪肺、鸡肝、鸭肝、猪大肠、猪夹心肉等）、墨斗鱼（乌贼）、蟹黄、蟹膏等；猪肉松、腊肠、肥牛肉、猪排骨、鸭肉、红肠；河蟹、蟹黄、蟹子等；蚬、蚶肉、黄油、凤尾鱼、花鲢、青鱼、虾皮、小虾米、鱼子、墨斗鱼（乌贼）、鱿鱼等。

3. 根据病情，慎食辛辣、刺激性、产气食物，如咖啡、酒、肉汁、辣椒、芥末、生蒜、洋葱、胡椒、胡椒粉、咖喱粉、辣椒油、烟、酒、番薯、马铃薯、芹菜、萝卜、韭菜、黄豆、竹笋及大蒜、汽水饮料以及酸性的果汁、咖啡、可可等。

4. 忌食酸性食物，如凤梨、柳丁、桔子、杨梅、梅子、李子、柠檬、蛋黄、乳酪、白糖做的西点、柴鱼、火腿、培根、鳗鱼、鸭肉、牡蛎、鳝鱼、虾、蟹、卤肉、比目鱼、梅等。

5. 忌食硬、黏食物，如炒饭、烤肉、年糕、粽子、各式甜点、糕饼、油炸的食物。

6. 不吃生冷食物，如冷饮、带气体的饮料、冷拌菜。

## （四）食谱例

### 绿豆蛋清汤

[功能主治] 清热利胆；用于胆结石。

[原料配方] 绿豆150g，蛋清1个。

[用法用量] 洗净绿豆，置锅内加清水用大火烧开后，改以小火煮烂，后调入蛋清，加调味品少许。饮汤食绿豆，每日1剂，5天为1疗程。

### 蒲公英泥鳅汤

[功能主治] 清和肝胆湿热：用于急性胆囊炎、慢性胆囊炎急性发作、胆结石等。

[原料配方] 蒲公英、金银花各30g，泥鳅鱼120g，生姜10g，调味品少许。

[用法用量] 生姜刨皮，洗净切片；蒲公英、金银花洗净；泥鳅活杀，去肠杂，以开水焯去黏液及血水；将原料全部置入锅内，加清水适量，大火煮沸后，改用小火煮1小时，调味即成。饮汤，每日1剂，10天为1疗程。

### 紫花地丁瘦肉汤

[功能主治] 清热利胆，益气补中；用于急性胆囊炎、慢性胆囊炎急性发作、胆结石而出现发热、体弱者。

[原料配方] 紫花地丁50g，猪瘦肉100g，调味品适量。

[用法用量] 紫花地丁洗净、切碎，以布包扎；猪瘦肉洗净、切块，同置锅内，加清水适量，大火煮沸后，改用小火煮1小时，去药渣，调味即成。喝汤去肉，每日1剂，5天为1疗程。

### 鲤鱼赤小豆陈皮粥

[功能主治] 舒肝利胆，通利小便；用于急性胆囊炎、慢性胆囊炎急性发作、胆结石者。

[原料配方] 鲤鱼1条（约300g左右），赤小豆120g，陈皮6g。

[用法用量] 鲤鱼去鳞及内脏，洗净，与赤小豆、陈皮同入锅内，加水适量煮至烂熟成粥，去鱼骨即成。食鱼肉喝粥，不拘时食用。

### 黄芪山药羹

[功能主治] 疏肝利胆，益气健脾；用于慢性胆囊炎、胆结石，神疲乏力，大便溏薄者。

[原料配方] 黄芪30g，鲜山药100g，糖或盐少许。

[用法用量] 黄芪洗净，加水煎煮半小时，去渣取汁；山药洗净、切片，放入黄芪汁内再煮半小时，加糖或盐调味即成。饮汁吃山药：每日1剂，10天为1疗程。

### 白花蛇舌草蜜

[功能主治] 利胆养肝，解毒排石；用于慢性胆

囊炎、胆结石症。

[**原料配方**] 白花蛇舌草125g，蜜糖200g。

[**用法用量**] 将白花蛇舌草洗净，加水煎取药汁，置入瓷碗内；再调入蜜糖并搅匀，加盖，隔火用小火炖1~2小时，冷却备用。随量以开水送服；每日1剂，15天为1疗程。

### 补益鸽肉汤

[**功能主治**] 益气补阴，疏肝利胆；用于慢性胆囊炎、胆石症，体质虚弱、阴精不足者。

[**原料配方**] 白鸽1只，党参、栀子各10g，调味品少许。

[**用法用量**] 宰杀白鸽，去毛及内脏，洗净，切成小块；与党参、栀子同入锅内，加水适量，用大火煮沸，撇去浮沫，改用小火烧至鸽肉熟烂，去药渣，加入调味品，再煮一、二沸即可。食鸽肉喝汤；隔日1剂，6天为1疗程。

### 玉米须茶

[**功能主治**] 清热利胆，适于胆道结石。

[**原料配方**] 玉米须50g。

[**用法用量**] 将玉米须洗净晒干，剪成小段，开水冲泡，代茶饮用。

### 金钱草粥

[**功能主治**] 清热祛湿，利胆退黄；适于湿热蕴积于肝胆，胆道结石，肋下常痛，厌食油腻。

[**原料配方**] 新鲜金钱草60g，冰糖15g，粳米50g。

[**用法用量**] 金钱草洗净，水煎取汁，粳米淘洗干净，倒入药汁，加水适量，煨煮成粥，入冰糖拌到溶化，随意服食。

### 胆石通糖浆

[**功能主治**] 清肝利胆，适于肝胆气滞，胆道结石。

[**原料配方**] 郁金15g，广木香15g，黄芩15g，茵陈25g，川子9g，虎杖30g，玉米须20g，白糖适量。

[**用法用量**] 以上七味药入砂锅中，加清水煎，滤取药液，浓缩，白糖溶化，倒入即成。

# 九、胰腺炎

## （一）概述

胰腺炎是胰腺因胰蛋白酶的自身消化作用而引起的疾病。胰腺有水肿、充血，或出血、坏死。临床上出现腹痛、腹胀、恶心、呕吐、发热等症状。化验血和尿中淀粉酶含量升高等。可分为急性及慢性二种。

## （二）宜食

1. 宜少吃多餐。

2. 注意补充高蛋白高纤维素的食物。

3. 宜多吃吃富含营养的食物，如鱼、瘦肉、蛋白、豆腐等。

4. 宜多吃碳水化合物以及新鲜蔬菜类食物，如米、面等。

5. 宜多吃蒸炖，以利消化吸收。

6. 可选没有酸味的水果，如桃子、香蕉等。

## （三）忌食

1. 忌食油腻性食物，含脂肪较多的食物，如肥肉、花生、芝麻、油酥点心、油炸食品等。

2. 禁烟、酒和刺激性食品。

3. 忌暴饮暴食。

4. 忌食易产气易腹胀的食物如炒黄豆、蚕豆、豌豆、红薯等。

## （四）食谱例

### 党参延胡肉汤

[功能主治] 健脾益气，消积化淤，胰腺炎慢性期。

[原料配方] 党参15g，延胡索12g，茯苓10g，鸡内金10g，兔肉250g。

[用法用量] 将延胡索、茯苓、鸡内金用纱布包好，兔肉洗净切块，与药袋、党参等一起放入砂锅中，加水文火炖煮至肉烂熟，去药袋，加调料而成，饮汤吃肉。

### 大黄蜜茶

[功能主治] 泻热润燥，通里攻下，胰腺炎发作期。

[原料配方] 大黄20g，蜂蜜适量。

[用法用量] 将大黄置于大茶缸中，冲入沸水200ml，闷泡15分钟，加入蜂蜜，搅匀代茶饮用。

### 山楂荷叶煎

[功能主治] 清热，化积，散瘀，胰腺炎发作。

[原料配方] 山楂30g，荷叶15g。

[用法用量] 将山楂、荷叶一起放入砂锅内，加水文火煎煮半小时，去渣取汁服用。

# 十、结肠炎

## （一）概述

结肠炎又称非特异性溃疡性结肠炎，起病多缓慢，病情轻重不一，腹泻是主要症状，排出脓血便、黏液血便或血便，常伴里急后重，有腹痛→便意→排便→缓解的特点。结肠炎腹痛一般多为隐痛或绞痛，常位于左下腹或小腹。其他表现有食欲不振、腹胀、恶心、呕吐及肝大等；左下腹可有压痛，有时能触及痉挛的结肠。常见的全身症状有消瘦、乏力、发热、贫血等。有少部分病人在慢性的病程中，病情突然恶化或初次发病就呈暴发性，表现严重腹泻，每日10～30次，排出含血、脓、黏液的粪便，并有高热、呕吐、心动过速、衰竭、失水、电解质紊乱、神志昏迷甚至结肠穿孔，不及时治疗可以造成死亡。

## （二）宜食

1. 急性肠炎患者，除注意休息和针对病因积极治疗外，在饮食方面应采取易消化、少刺激、温热适度、营养丰富、少食多餐和适时补充水分的原则。

2. 肠炎初期：是肠道急性充血、水肿、发炎和渗出的阶段，此时肠蠕动活跃或处于痉挛状态，其消化吸收功能都比较弱，所以，在起病后8～12小时内，患者可吃流质食物，如大米粥、藕粉、细挂面等。如腹泻严重或出汗较多，还应适当给病人多喝一些汤水，如米汁、菜汤、果汁、淡盐开水等，以补充体内水、维生素和电解质的不足。

3. 肠炎好转期：可给患者吃些容易消化及营养丰富的流质或半流质食物，如大米粥、细面条等。宜采用少食多餐的方法，每日进食 4～5 次。需要注意的是，此时不宜喝牛奶和吃大量的糖，因这些食物进入肠道后容易发酵产生大量气体，引起腹胀腹痛，增加患者痛苦。

4. 肠炎恢复期：由于胃肠道尤其是肠道病理生理的改变，此时肠道对食物非常敏感，因此，要特别注意节制饮食，饮食上宜吃些清淡、软烂、温热的食物，避免过早地进食肥肉、油炸、生冷坚硬的食品以及多纤维食物，如芹菜等。恢复期后 2～3 天左右，即可按正常饮食进餐。

5. 蔬菜水果的选择：蔬菜、水果的汁，避免食用纤维多的食物。

6. 肉蛋奶的选择：瘦肉、鸡肉、鱼肉、动物肝脏、鸡蛋、去油肉汤等。

### （三）忌食

1. 忌辛辣刺激性食物，如辣椒、芥末、酒等。
2. 忌食用过冷、过热的食物。
3. 忌油腻食物。
4. 疾病发作时，应忌食生蔬菜、水果及带刺激性的葱、姜、蒜等调味品。
5. 腹泻时不宜吃多油食品及油炸食品。

### （四）食谱例

#### 丁香酸梅汤

[功能主治] 生津消食，行气温中，此汤可作为肠炎、下痢时的保健汤。

[原料配方] 乌梅256g，山楂4g，陈皮2g，丁香1g，白砂糖1280g，桂皮6g。

[用法用量] 将乌梅，山楂洗净后，逐个拍破，同陈皮、桂皮、丁香一道装入纱布袋中扎口。备清水约1L，把药包投入水中，用旺火烧沸再转用小火熬约30分钟，除去药包，静置沉淀，滤出汤汁，加入白砂糖即可饮用。

#### 银花红薯粥

[功能主治] 抗菌消炎，促进肠蠕动和溃疡面的愈合，适于结肠炎。

[原料配方] 红薯300g，大米200g，金银花15～30g，生姜2片。

[用法用量] 红薯切成小块或研成细粉，加入金银花（视临床症状轻重酌量）、生姜，按常法煮饭、煮粥均可。每日3餐均吃，要坚持吃，不少于3～4个月，方可逐步见效。

#### 马齿苋饭

[功能主治] 适于溃疡性结肠炎急性发作。

[原料配方] 马齿苋100g，大米250g。

[用法用量] 马齿苋洗净切细，和大米调和，加水常法煮饭。可早晚服食，连服15日以上。

#### 山药芡实扁豆糕

[功能主治] 益气健脾、固涩收敛，适于结肠炎

缓解期。

[**原料配方**] 鲜山药250g，赤小豆150g，芡实米30g，白扁豆、云茯苓各20g，乌梅4枚。

[**用法用量**] 先将赤小豆制成豆沙，加适量白糖待用；将云茯苓、白扁豆、芡实米研成细粉，加少量水蒸熟；鲜山药蒸熟去皮，加入茯苓等蒸熟的药粉，拌匀成泥状；将药泥在盘中薄薄铺一层，再将豆沙铺一层，如此铺成6~7层，成千层糕状，上锅再蒸，待熟取出。以乌梅、白糖熬成浓汁，浇在蒸熟的糕上，即可食用。

### 荞麦山楂石榴饼

[**功能主治**] 疏肝理气、扶脾止泻，适于在疾病缓解期服食。

[**原料配方**] 荞麦面1000g，鲜山楂500g，橘皮、青皮、砂仁、枳壳、石榴皮、乌梅各10g，白糖适量。

[**用法用量**] 先将橘皮、青皮、砂仁、枳壳、石榴皮、乌梅加适量白糖用水1000ml煎煮，30分钟后滤渣留汁；鲜山楂煮熟去核碾成泥状待用；荞麦面用药汁和成面团，将山楂泥揉入面团中，做成小饼烤熟。每日2次，每次1块即可。以上配量是1剂量，服完后可继续再做。

# 十一、痢疾

## （一）概述

感染痢疾杆菌引起的，以腹痛腹泻，里急后重，大便下脓血为主要表现的疾病。常见病因包括由于大肠杆菌、沙门菌、病毒、阿米巴等微生物和寄生虫引起。

## （二）宜食

1. 宜吃大蒜：大蒜有较强的杀菌止泻作用，对治疗急性菌痢有较好疗效。既可补充水分，防止脱水，又能产生治疗作用。口服生紫皮蒜，每日3次，每次1~2个。

2. 宜吃马齿苋，马齿苋能清热、解毒，善疗热痢脓血。宜用马齿苋60~90g（鲜品加倍），同扁豆花10~12g。水煎加红糖，每日分2次服。《圣惠方》中亦载："治血痢：马齿苋二大握（切），粳米三合。上以水合马齿苋煮粥，不着盐醋，空服淡食"。

3. 苋菜能治赤白痢疾。《本草图经》云："紫苋：主气痢。赤苋：主血痢"。《本草纲目》中亦说："六苋，并利大小肠，治初痢"凡痢疾初起，宜用红苋菜煎水服食，也可参考《寿亲养老新书》中的"紫苋粥"法："治产前后赤白痢：紫苋叶一握，粳米三合。上先以水煎苋叶，取汁去滓，下米煮粥，空心食之"。

4. 民间常用白萝卜250g，挤取汁，加白糖30g，再用开水冲服，口服2次，痊愈为止。萝卜，截碎，研细，滤清汁一小盏，蜜水相拌一盏，同煎，早午餐前服。

5. 苦瓜苦寒清热，能疗痢疾。《福建中草药》介绍一法："鲜苦瓜捣烂绞汁一杯，开水冲服"。

6. 山楂善于消积导滞。《医钞类编》载："治痢疾赤白相兼：山楂肉不拘多少，炒研为末，每服一、二钱，红痢蜜拌，白痢红砂糖拌，红白相兼，蜜砂糖各半拌匀，白汤调，空心下"。

7. 杨梅能和胃消食，适宜急慢性痢疾之人食用。可用杨梅 50 ~ 100g，煎水服。

8. 荠菜适宜急性和慢性痢疾者食用。《日用本草》载："治痢疾，荠菜叶烧存性，蜜调服"。民间多用鲜荠菜 100g，水煎服。

9. 茶叶能化痰、消食、解毒。唐·孟诜的经验："治血痢，好茶 1 斤，捣末，浓煎一、二盏服，久患痢者亦宜服之"。

10. 金银花善于清热解毒，热毒血痢者宜之。《惠直堂经验方》介绍："治痢疾：金银花五钱，红痢以白蜜水煎服，白痢以砂糖水煎服"。急性菌痢之人还宜服食冬瓜、蕹菜、绿豆、赤小豆、丝瓜、瓠子等。

11. 宜多喝开水或淡盐水。以流食为主，养肠胃的小米粥、大米粥，玉米面粥等。

## （三）忌食

1. 忌辛辣刺激食物如辣椒、胡椒等，因为这些食物可刺激肠道黏膜，使充血加重，不利于疾病恢复。

2. 忌富含纤维食物，如韭菜、芹菜、芥菜等。忌食产气食物如各种薯类。这类食物易加重腹泻。忌多渣水果。

3. 忌过分滋腻食物，如高蛋白、高热量、高维生素的饮食，鸡、鸭、肉和牛奶等。

4. 忌有生冷食物，易产生气体的食物与隔夜食物。

## （四）食谱例

### 黑木耳汤

[功能主治] 益气凉血止痢。

[原料配方] 黑木耳 50g。

[用法用量] 木耳择洗净，加水 1000ml，煮至木耳熟烂即可，先将木耳以盐、醋拌食，次喝汤。每日 2 次。

### 绿茶蜜饮

[功能主治] 清热生津，止痢消食，适于细菌性痢疾。

[原料配方] 绿茶 5g，蜂蜜适量。

[用法用量] 绿茶放入瓷杯，以沸水冲泡，加盖泡 5 分钟再调入蜂蜜，每日 3 ~ 4 次，趁热顿服。

### 皮蛋蘸糖

[功能主治] 滋阴清热止痢。

[原料配方] 松花皮蛋 3 个，红糖 60g。

[用法用量] 把松花蛋剥开，每日 1 ~ 2 次，每次 3 个，皮蛋蘸糖，空腹食用。可以常食。

### 藕汁糖蜜膏

[功能主治] 适于细菌性痢疾。

[原料配方] 鲜藕 1.5kg，红糖 200g，蜂蜜适量。

[用法用量] 鲜藕洗净剁细（或擦丝），用纱布绞取藕汁，加红糖共煎熬，先用大火煮开后，继续用小火加热煎熬成膏，加蜂蜜一倍量煮沸后停火，待冷后，装瓶。每次服用一汤匙，用开水冲服，每日

3次。

# 十二、便血

## （一）概述

血液从肛门排出，大便带血，或全为血便，颜色呈鲜红、暗红或柏油样，均称为便血。便血一般见于下消化道出血，特别是结肠与直肠的出血，但偶尔可见上消化道出血。便血的颜色取决于消化道出血的部位、出血量与血液在肠道停留的时间。便血原因常见有直肠息肉、溃疡性结肠炎、痔疮、肛裂、肛瘘、细菌性痢疾、阿米巴痢疾、血吸虫病、肠套叠、直肠癌、结肠癌等。

## （二）宜食

1. 宜食易于消化、质地较软、富含纤维素、具有润肠效用、质地偏凉的食品。宜滋补性食品：红枣、莲子、百合、桂圆、芝麻、绿豆、赤豆、蚕豆、大豆、青豆等。

2. 宜粗粮类食品：玉米、大米、小麦等。

3. 宜蔬菜类食品：马铃薯、西红柿、青菜、萝卜、菠菜、油菜、黄瓜等。

4. 多食具有清肠热，滋润营养，如生梨汁、藕汁、荸荠汁、芦根汁、芹菜汁、胡萝卜、白萝卜（熟食）、苦瓜、茄子、黄瓜、菠菜、香蕉、山楂、梨、杏、杨梅、柑、金针菜、卷心菜、蛋黄、苹果、无花果、香蕉、黑芝麻、胡桃肉、白木耳等。

## （三）忌食

1. 忌食辛热、油腻、粗糙、多渣、过于精细的食品、忌烟酒、咖啡。

2. 忌用活血药。

3. 忌生吃大蒜。

## （四）食谱例

### 槐花猪肠

[功能主治] 治痔疮便血。

[原料配方] 槐花30g，猪大肠30cm，食盐适量。

[用法用量] 把槐花放入猪大肠内，两头扎紧，加水煮汤，放少许食盐，饮汤食肠。

### 荔枝治便血法

[功能主治] 适于非痔疮性便血。

[原料配方] 荔枝6枚，胡桃仁6个，红枣肉6枚，茶叶9g。

[用法用量] 取荔枝、胡桃仁、红枣肉、茶叶，加水煎汤当茶饮服。

### 马齿苋绿豆汤

[功能主治] 有清热，解毒，止痢作用。适于痢疾，肠炎，腹疼，脓血大便等。

[原料配方] 鲜马齿苋200g，绿豆50～100g。

[用法用量] 鲜马齿苋洗净，将绿豆煮至烂熟时，再加入马齿苋同煮熟食用。

### 黄芪三七煲瘦肉

[功能主治] 适于脾胃虚寒便血。

[原料配方] 黄芪30g，三七10g，大枣5枚，猪瘦肉150g。

[用法用量] 上四味共煲汤加盐调味服食。

### 大黄槐花蜜饮

[**功能主治**] 适于大肠癌患者引起的便血,血色鲜红,以及癌术后便血等症。

[**原料配方**] 生大黄4g,槐花30g,蜂蜜15g,绿茶2g。

[**用法用量**] 大黄槐花煎水,水温微凉时调入蜂蜜服用。可清热凉血。

# 十三、其他相关症状饮食宜忌

## (一)腹胀

### 1. 概述

腹胀,即腹部胀大或胀满不适。可以是一种主观上的感觉,感到腹部的一部分或全腹部胀满,通常伴有相关的症状,如呕吐、腹泻、嗳气等;也可以是一种客观上的检查所见,发现腹部一部分或全腹部膨隆。腹胀是一种常见的消化系统症状,引起腹胀的原因主要见于胃肠道胀气、各种原因所致的腹水、腹腔肿瘤等。

### 2. 宜食

(1)饮食宜平淡。

(2)宜适度补充高纤维食物,促进肠蠕动,加速气体排出。

(3)金橘能理气、解郁、化痰、除胀、醒酒。《随息居饮食谱》亦云:"金橘醒脾,辟秽,化痰,消食"。无论气滞型腹胀或是食滞型腹胀,均宜用金橘煎汤喝或泡茶饮。民间习惯做成金橘饼,腹胀时嚼食一、二枚。

(4)柑能理气、化痰,消食,醒酒。凡是腹胀之人,无论是气滞或食滞引起,均宜用鲜12~15g,或干品6g,开水冲泡,代茶饮。

(5)槟榔能下气除胀,又能消食解酒。槟榔毕竟是破气耗气之物,适宜身体壮实之人短暂食用。

(6)萝卜能健胃消食、顺气宽中。《四声本草》中载:"凡人饮食过度,生嚼咽之便消"。萝卜对食滞腹胀者尤宜,或捣汁饮,或煎水服。除新鲜萝卜外,萝卜子、萝卜叶、老萝卜根(即地骷髅,萝卜的老根)煎水服用,也适宜食滞腹胀之人。

(7)芫荽有消食下气作用,中医常用以治疗食物积滞。崔禹锡《食经》称:"调食下气"。《日用本草》亦认为,芫荽"消谷化气,通大小肠结气"。

(8)青菜能通利肠胃,无论气滞腹胀或食滞腹胀者皆宜。青菜含丰富的维生素和食物纤维,能刺激胃肠的蠕动,通利二便,帮助消化,消除腹部胀满不适。

(9)豇豆含多量的食物纤维和维生素,有帮助消化的作用,对食滞腹胀者尤为适宜。成都《常用草药治疗手册》还介绍治食积腹胀,嗳气:"生豇豆适量,细嚼咽下,或捣茸泡冷开水服"。

(10)杨梅能和胃消食。《泉州本草》载有一方:"治胃肠胀满,杨梅腌食盐备用,越久越佳,用时取数颗泡开水服"。

(11)啤酒花能健脾消食,适宜消化不良之人腹胀者服食。民间多用啤酒花10~15g,开水泡茶饮,对气滞腹胀或食滞腹胀者有效。

（12）紫苏叶是一种调味品，并能解鱼蟹毒，有理气除胀的作用。凡气滞腹胀者，可用紫苏叶 10g 煎水服，或开水冲泡代茶饮。

（13）腹胀之人还宜吃胡萝卜、橘子皮、大白菜、芹菜、蕹菜、冬瓜、瓠子、番茄、苦瓜、茴香、橙子及茶叶等。

### （三）忌食

（1）导致腹胀的食物。黄豆、豆腐、豆浆、绿豆、赤豆等会使肠内胀气，使腹泻加重，需忌食。过多的牛奶也会使肠胀气，应予以适当限制。而酸牛奶含有乳酸杆菌，能抑制肠内有害细菌，可以食用。

（2）忌暴饮暴食及食无守时。忌吃过热过冷的食品，尤其夏季不要吃冰激凌，冰镇啤酒，饮料。

（3）多糖食物如糖果、巧克力、甜点等含糖量较高，糖在肠内会引起发酵而加重胀气，故应少吃糖。忌吃一些难以消化的食品。

（4）高蛋白食物如鸡蛋、鸭蛋、肉末等含有较高的蛋白质，这些食物在肠功能已紊乱的肠道内易发酵腐败产气，加重腹胀，故少食。

（5）忌吃辛辣刺激性、上火油腻的食物，例如辣椒、大蒜、海鲜、羊肉等。

（6）忌酒和烟。忌吃甘薯、甜瓜、芡实、南瓜、荔枝、饴糖、蜂蜜、豆制品、洋葱、韭菜、大蒜、辣椒、白术、甘草等。

### （四）食谱例

#### 良姜香附蛋糕

[功能主治] 温中散寒，行气消胀；适于脾胃虚寒，皖腹胀满，甚至疼痛。

[原料配方] 高良姜 6g，香附 6g，鸡蛋 5 个，淀粉 15g，葱花 50g，花生油 130g。

[用法用量] 高良姜、香附烘干研为极细末，鸡蛋打入碗内搅匀，入药末及葱花、淀粉，再加少许精盐、味精和适量的清水，搅匀，油入炒锅，烧至六成熟，改用小火，舀出油 30g，倒入蛋浆，倒入油在蛋浆上，盖好锅盖烘 10 分钟，换面再烘 2 分钟即成，当点心吃。

#### 陈草蜜膏

[功能主治] 补中益气，行气消胀；适于脾胃虚弱，腹部胀满。

[原料配方] 陈皮 100g，甘草 100g，蜂蜜适量。

[用法用量] 净陈皮、甘草洗净，水浸泡透，小火煎煮约 20 分钟，滤取汁液，如此反复煎煮取汁 3 次，合并 3 次所得药液，再用小火煎熬成膏，加入蜂蜜 1 倍的量，煮至沸，待冷装瓶，每次盛出一汤匙，开水冲服。

#### 砂仁肚条汤

[功能主治] 温中健脾，行气消胀；适于脾胃虚寒，气滞腹胀。

[原料配方] 砂仁末 10g，猪肚 1000g。

[用法用量] 净猪肚洗净，入沸水中汆透捞出，刮去内膜，放入锅中，加清汤并花椒、生姜、葱白、料酒，煮至熟，捞出，切条片状，锅内加原汤 500ml，煮沸，下肚条，加入砂仁末、猪油、胡椒面、精盐、味精等调味品，佐餐食用。

## （二）腹痛

### 1. 概述

腹痛是指由于各种原因引起的腹腔内外脏器的病变，而表现为腹部的疼痛。腹痛可分为急性与慢性两类。病因极为复杂，包括炎症、肿瘤、出血、梗阻、穿孔、创伤及功能障碍等。

### 2. 宜食

（1）腹痛病人饮食，以稀软少渣、容易消化为原则，常用食物为稀饭、面条、藕粉、馄饨、牛奶、橘子等。饮食以温热为宜，可适当选用姜、葱、芥末、胡椒、大蒜、韭菜等作调料。

（2）虚寒性腹痛，饮食宜湿热、忌生冷；实热性腹痛，饮食宜清凉、忌湿热。气滞、食滞引起者，饮食宜清淡、忌壅补。

（3）宜选用温中益气之品，如羊肉、牛肉、南瓜、扁豆、山药、莲子、胡桃、龙眼、大枣、栗子、豆制品、乳类、蛋类等。

### 3. 忌食

（1）忌油腻、海腥等肥甘厚腻食物，如狗肉、肥猪肉、羊肉、海鱼、虾、蟹等。

（2）忌生冷、辛辣、酸醋、坚硬不易消化、黏滞食物，如冰制品、酸菜、坚果、糯米类。

（3）忌咖啡，茶、烟、酒等刺激性食物。

（4）忌含淀粉类的食物如：土豆芋头粉丝、粉条、红薯凉粉等。

（5）忌吃苏打饼干等。

### 4. 食谱例

#### 红糖醴

[功能主治] 可治寒性腹痛、腹泻症。

[原料配方] 红糖10g，黄酒50ml。

[用法用量] 同煮沸，待糖溶化后趁热服。

#### 砂仁粥

[功能主治] 有健脾暖胃，调中气，助消化作用，适于脾胃虚寒所致的腹痛、腹胀、泻痢、消化不良，食欲不振，气逆呕吐等症。

[原料配方] 粳米100g，砂仁粉3～5g，生姜3～5片。

[用法用量] 粳米煮粥，加入砂仁粉、生姜，用香葱、油盐调味食用。

（1）治血虚腹痛、神经痛：鲜桑葚子60g，水煎服。或桑葚熬膏，每日10～15g，用温开水和少量米酒冲服。

（2）干山楂肉30g，水煎加红糖30g服食，治月经不通（经闭）；若用黄酒冲服，治产后淤血，留滞腹痛。

（3）柿蒂烧成炭研末，成人每次服2g（小儿减半），每日3次，开水送服，治泄泻腹痛。

（4）桃树根一把，水煎服，治胃痛腹疼。

（5）无花果鲜嫩叶，洗净捣烂绞汁，每次温开水和服半杯，治误食鱼蟹类中毒，腹痛，呕吐。

（6）盐渍香橼：香橼切片，于通风处晾干，用适量食盐腌渍放入玻璃瓶或瓷罐中备用。每用10～20g，用开水冲至咸淡适宜为度时服用。有行气，止痛，健胃，化食作用。适于胃痛，腹痛，气痛，食滞胃胀痛等症。

（7）治腹疼、泄泻：鲜杨梅 500g，洗净浸泡于米酒中，3 天后可食，每日 2 次，每次 4 枚。

（8）赤豆微炒，水煎代茶随意饮服，治产后恶露不下，腹疼。

（9）荷蒂一枚，焙干研末，用糯米泔水调服，治妊娠腹疼。

（10）生扁豆荚 30 个，捣汁，用凉开水冲服，治暑湿腹痛，霍乱吐泻及因喝酒或吃鱼鳖所致的吐泻腹痛。

（11）姜醋：生姜 100g 切成细丝，浸泡在 250ml 米醋中，密闭贮备有用。每日空腹服用 10ml，有温脾胃、散寒、敛气止痛功效，可治慢性萎缩性胃炎胃痛、感寒性腹痛、蛔虫症腹痛，以及过量食用水果引起的腹痛等症。

（12）砂仁粥：粳米 100g 煮粥，加入砂仁粉，3～5g，生姜 3～5 片，用香葱、油盐调味食用。有健脾暖胃，调中气，助消化作用。适于脾胃虚寒所致的腹痛、腹胀、泻痢、消化不良，食欲不振，气逆呕吐等症。

（13）绿豆、胡椒各等量，共研末，每次 5g，每日 3 次，开水送服，治泄泻腹疼。

（14）治风寒感冒兼有呕恶、腹痛、泄泻：大葱连根须 30g，豆豉 15g，豆豉加水先煎煮 10 分钟后，再加洗净的葱根须，继续煎 5 分钟，最后加米酒 50ml，煮沸即可，趁热服食。每日 2 次。

（15）葱白 60g，捣烂取汁，蒸熟服，治妇女妊娠下血、小腹疼。

（16）葱豉黄酒汤：豆豉 15g，加水 1 碗，煎煮 10 分钟后，再加洗净香葱根须 30g，继续煎 5 分钟，最后加黄酒 50ml，煮沸即可，趁热服食。有解表和中作用。适于风寒感冒，发热、头痛、无汗，虚烦，或兼有呕恶，腹痛，泄泻等。

（17）大蒜头煮熟食之或酒醋泡 2、3 月，食下 1、2 个，治寒湿腹痛，心腹冷痛。

（18）海藻 15g，水煎服，每日 2 次，或用海藻晒干研末为丸，每次服 5g，每日 2 次，治肝脾肿大，水肿，睾丸肿痛，小儿腹痛，咳嗽多痰。

（19）红苋菜子 30g，炒黄研粉，分 2 次冲红糖开水服（忌食生冷辛辣食物），治产后腹痛。

（20）黄瓜藤 3 尺，阴干、水煎服，治产后腹痛。

（21）鲜藕 250g 捣汁，灌服，治中暑腹疼。

（22）治慢性萎缩性胃炎、寒性腹痛：生姜 100g，洗净，切成细丝，浸泡在 250ml 米醋中，密闭贮存备用。每次空腹服 10ml，每日 3 次。

（23）治老年人脾胃虚寒、反胃食少、呕吐清水、腹痛泄泻以及肺寒喘咳：鲜生姜 10g 切片，大枣 5 枚，粳米 150g，同煮粥，适量油盐调味佐餐服食。

（24）治风寒感冒、恶心呕吐、胃痛腹胀：生姜 5g 切丝，苏叶 3g 装入茶杯内，开水冲泡，浸泡 5～10 分钟后，加入红糖搅匀，趁热服用。

## （三）腹泻

### 1. 概述

腹泻是指排便次数明显超过平日习惯的频率，

粪质稀薄，水分增加，每日排便量超过 200g，或含未消化食物或脓血、黏液。腹泻常伴有排便急迫感、肛门不适、失禁等症状。腹泻分急性和慢性两类。急性腹泻发病急剧，病程在 2~3 周之内。慢性腹泻指病程在两个月以上或间歇期在 2~4 周内的复发性腹泻。

**2. 宜食**

（1）发病初期饮食宜以清淡、稀软、容易消化吸收、少渣、少油为原则，以减轻脾胃负担，如米汤、薄面汤、蛋白水、番茄汁、菜汤、果汁等。

（2）腹泻停止后，可逐渐加一些蛋羹、瘦肉末、菜泥、软饭等。后期脾胃虚弱，宜食健脾补益食物，如籼米、山药、扁豆、肝类、蛋类、瘦肉、猪肚、大米粥、藕粉、烂面条、面片、番茄汁、菜汤、果汁等。

**3. 忌食**

（1）忌生冷和刺激类食物。

（2）忌导致腹胀的食物，如豆类、过多的牛奶。

（3）忌高糖食物，如糖果、巧克力、甜点等。

（4）忌高脂食物，如奶油、肥肉、油酥点心等高脂肪类食物。

（5）忌不易消化的食物和垃圾食品，如火腿、香肠、腌菜、方便面等。

（6）少食粗纤维较多的食物，如芹菜、菠菜、韭菜、榨菜、笋类等。

**4. 食谱例**

### 杨梅果

[**功能主治**] 杨梅具有消食止呕，和五脏，涤肠胃的功效，能治痧气和腹痛吐泻。

[**原料配方**] 杨梅果若干枚。

[**用法用量**] 酒浸，每次吃 3 枚，或饮杨梅汁半杯。

### 荔枝干

[**功能主治**] 荔枝生津健气，散滞去湿寒，可治脾虚泄泻。

[**原料配方**] 荔枝干 25g，大枣 6 枚。

[**用法用量**] 用水煎服即可。

### 山药山楂

[**功能主治**] 山楂补脾，消积食，活血破瘀，止泻。

[**原料配方**] 鲜山楂肉、山药等份。

[**用法用量**] 加适量白糖，调匀蒸熟，冷后压薄饼食。

## （四）呕吐

**1. 概述**

呕吐是胃内容物反入食管，经口吐出的一种反射动作。可分为三个阶段，即恶心、干呕和呕吐，但有些呕吐可无恶心或干呕的先兆。呕吐可将咽入胃内的有害物质吐出，是机体的一种防御反射，有一定的保护作用，但大多数并非由此引起，且频繁而剧烈地呕吐可引起脱水、电解质紊乱等并发症。

**2. 宜食**

（1）宜进富有营养的流质饮食，或加少许生姜汁。可进食藕粉、稀粥、面片、牛奶等。

（2）宜进食清淡、容易消化的食物，如蛋羹、蛋花、鲫鱼汤、鸡汤、红枣汤、莲子汤、墨鱼、猪腰、猪肚、猪肺等。

（3）宜少食多餐，也可进食蛋汤、鸡汤、肝汤、红枣汤等。

**3. 忌食**

（1）忌烟、酒及葱、蒜、韭菜等刺激性食品及海腥，有特殊气味的食物亦应避免食用、闻及。

（2）忌甘味、油腻、坚硬不易消化食物及生冷、水果等。

**4. 食谱例**

### 桂圆生姜汤

[功能主治] 适于呕吐等症。

[原料配方] 桂圆50g，姜8g，盐2g。

[用法用量] 桂圆洗净放入锅中，加清水浸泡；再加入生姜、精盐，煮约半小时即成。

### 姜汁鸡块

[功能主治] 感冒，呕吐。

[原料配方] 鸡肉500g，姜25g，盐10g，醋10g，味精5g，香油15g。

[用法用量] 将鸡去五脏后洗净，放入凉水锅中，上火煮熟（不能煮烂），捞出用冷水泡凉，捞出擦去水分，抹上香油防止外皮干裂。姜去皮、捣烂成汁，放入碗中，加入盐、米醋、味精和香油搅匀成调味汁。将鸡去掉大骨，剁成块，码入盘中，浇匀调味汁即成。

### 辣椒炒姜芽

[功能主治] 止吐，健脾开胃。

[原料配方] 姜芽350g，蒜苗30g，干尖辣椒30g，色拉油30g，料酒10g，白砂糖5g，盐2g，味精1g。

[用法用量] 姜芽洗净切成丝；蒜苗洗净切成段；辣椒切成丝。炒锅中倒入色拉油烧热，放入姜牙丝、蒜苗煸炒，立即捞出，把辣椒丝放入余油中煸炒出香味，再放入姜芽丝、蒜苗、料酒、精盐、味精、白糖炒熟即可。

## （五）便秘

**1. 概述**

便秘是消化系统疾病的常见症状，是指多种原因造成的大便次数减少和粪便干燥难解。症状为大便干燥干硬不正常，排泄困难。

**2. 宜食**

（1）多吃蔬菜和富含纤维素的食物，蔬菜中的纤维能刺激肠道蠕动，帮助大便通畅。并且适当地多喝水也会有助于病情的好转。

（2）常吃润肠通便的油脂类食物和促进肠胃蠕动的纤维类食物，如麻油、猪油、花生、芝麻。

（3）多食新鲜瓜果，如香蕉、生梨。

（4）常食蜂蜜水及其配制品。

**3. 忌食**

（1）忌食辛辣、油炸等刺激性强食物，如烈酒、辣椒、大蒜、大葱、姜、丁香、花椒、咖啡、浓茶等，这类食物易损伤津液，加重便秘。

（2）忌贪或少吃蚕豆、海蜇、蟹、田螺、螺蛳、蚌、蛙、牡蛎、菱角、葫芦、苦瓜，以及冰镇的冷饮、冷食等凉性损气的食物。

（3）虚寒性便秘者，忌食生冷瓜果及冷饮。

**4. 食谱例**

### 燕麦粥

[**功能主治**] 通宿便,养胃润肠,用于调理慢性肠胃炎。

[**原料配方**] 玉米面150g,燕麦片100g,豆浆250g,白砂糖30g。

[**用法用量**] 燕麦仁洗净,放入锅内,加4碗水煮至熟并呈开花状;冷豆浆和玉米粉搅拌,调成玉米糊;将玉米糊缓缓倒入煮熟的燕麦仁锅里,用勺不停搅拌,烧沸;然后转用小火煮10分钟,熄火,加入糖调味即可。

### 银耳羹

[**功能主治**] 可祛热去燥,对烦热不眠,肠道便秘有一定疗效。

[**原料配方**] 银耳（干）30g,冰糖200g。

[**用法用量**] 银耳放入碗内用温水泡透,摘去蒂头,拣去杂质,用手将银耳叶反复揉碎,用清水漂洗待用;将锅置火上,注入清水2000ml,下银耳用大火烧开后改用小火熬3~4小时;银耳熟烂汁稠;冰糖放锅内,加清水50ml,置火上溶化成汁,用双层纱布过滤后对入银耳锅中,煨20分钟即成。

### 菠菜粉丝汤

[**功能主治**] 营养丰富,热病伤津,食少便秘。

[**原料配方**] 粉丝50g,猪肋条肉（五花肉）10g,菠菜25g,花生油5g,香油3g,酱油15g,淀粉（玉米）10g,大葱3g,姜汁5g。

[**用法用量**] 将粉丝用开水泡软,菠菜切段,五花肉切成火柴粗细。锅中放油烧热,下葱末、清汤600ml、粉丝、五花肉、菠菜、盐、酱油、姜汁,待汤开后,勾芡并淋上香油,即成。

# 第三节 心血管系统疾病饮食宜忌

## 一、高血压

### （一）概述

高血压是一种以动脉血压持续升高为主要表现的慢性疾病,常引起心、脑、肾等重要器官的病变并出现相应的后果。

### （二）宜食

1. 高血压患者宜常食植物性蛋白含量高的食物,如各种豆类、豆制品、菠菜、茄子、芝麻、木耳、紫菜等。

2. 应还常吃一些具有降血压作用和降血脂作用的食物,如芹菜、白菜、萝卜、胡萝卜、海蜇、海带、牛肉、表鱼、鳜鱼、黑鱼等。

3. 多吃含钾、钙丰富而含钠低的食品,如土豆、芋头、茄子、海带、莴笋、冬瓜、西瓜等,因钾盐能促使胆固醇的排泄,增加血管弹性,有利尿作用,有利于改善心肌收缩能力。含钙丰富的食品如牛奶、酸牛奶、芝麻酱、虾皮、绿色蔬菜等，对心血管有保护作用。选用含镁丰富的食品，如绿叶蔬菜、小米、荞麦面、豆类及豆制品，镁盐通过舒张血管达到降压作用。

4. 因小麦含有大量纤维，有益于肠内细菌繁殖，重新生成泛酸，泛酸有助于防病，且小麦纤维本身也有助于胆固醇含量的降低，故吃麦米饭对高血压患者来说比吃白米饭要好得多。

5. 多吃绿色蔬菜和新鲜水果，有利于心肌代谢，改善心肌功能和血液循环，促使胆固醇的排泄，防止高血压病的发展。少吃肉汤类，因为肉汤中含氮浸出物增加，能够促进体内尿酸增多，加重心、肝、肾的负担。

### （三）忌食

1. 忌食胀气食物和口味浓重的饼干要远离，像番薯、干豆类容易导致胀气的食品，高血压患者少吃，另外味道浓重的饼干，由于糖盐含量过高，因此还是少吃。高血压病人在选择主食方面，可选择米饭、粥、面食类、软豆类食品，以清淡好消化为主。

2. 忌食饱和脂肪酸含量极高的肉类及肉类加工品，如牛、猪、羊肉、五花肉、肥肉、香肠、腊肠、熏肉等。这类食品含脂肪高，虽然是高蛋白，但饱和脂肪酸含量很高，容易造成血液中血脂过高，诱发冠心病。高血压患者补充蛋白质应选择脂肪含量少的高蛋白食品，如嫩牛肉、家禽肉、鱼肉、鸡蛋、牛奶、酸奶和豆制品等。

3. 忌食刺激性强的食物，如辣椒、芥末、咖喱、酒、咖啡、浓茶、碳酸饮料、腌咸菜、各种酱菜。辛辣刺激、过咸食物和神经兴奋是导致血压升高的重要因素。高血压患者日常适合选择新鲜的果汁和淡淡的红茶做饮料。

4. 忌暴饮暴食。

### （四）食谱例

#### 胡萝卜粥

[功能主治] 高血压以及消化不良、夜盲症、小儿软骨病、营养不良等。

[原料配方] 新鲜胡萝卜、粳米各适量。

[用法用量] 将胡萝卜洗净切皮，与粳米同入锅内，加清水适量，煮至米开粥稠即可。早晚餐热食，现煮现吃。

#### 海蜇丝瓜汤

[功能主治] 海蜇皮有软坚化痰、滋阴平肝、消积润肠的功能；丝瓜能清热凉血、平肝祛风；少量虾米既能调味，又能补肾。夏季用此汤佐餐，对高血压患者颇为适宜。

[原料配方] 海蜇皮 30g，鲜嫩丝瓜 500g，虾米 10g。

[用法用量] 海蜇皮、鲜嫩丝瓜、虾米三味共煮汤饮用。

#### 民间方

1. 带衣花生米 500g，置于容器中，加食醋 100ml，密封浸泡 1 周，每晚临睡前吞服 2~4 粒，疗程不限。

2. 芹菜（连根）60g，粳米 60g，将芹菜洗净切碎，与粳米同煮粥，每天早晚餐服食，连服 7～8 天为 1 疗程。

3. 白木耳（银耳）3g，放入清水浸泡 12 小时，入碗中加冰糖隔水炖 1 小时，每晚睡前服之，疗程不限。

4. 山楂茶：山楂所含成分可以促进消化、降低血脂、扩张血管、降低血压，每次用 1～2 枚泡水，代茶饮用。

5. 枸杞茶：枸杞除了降低血压、胆固醇和防止动脉硬化外，还有补益肝肾、润燥明目等作用。一般每日用量 9g，泡水服用即可。

6. 菊花茶：所用的菊花即甘菊，其味不苦，以杭州大白菊或小白菊为佳，每次用 3g 泡茶服用，每日 3 次。也可用菊花加金银花、甘草同煎，代茶饮用，有平肝明目、清热解毒之功效。

7. 槐花茶：将槐树的花蕾晒干后，用开水浸泡后代茶饮用，有治疗高血压的效果。同时，槐花也有收缩血管、止血的功效。

8. 荷叶茶：荷叶的浸剂和煎剂可扩张血管，清热解暑，有降血压的作用。荷叶还是减肥（减肥食品）良药。家庭中常用的方法是：用鲜荷叶半张，切碎，加水适量，煎后放凉，代茶饮用。

9. 莲心茶：莲心即莲子中间青绿色的胚芽，其味极苦。取莲心 12g，开水冲泡代茶饮，除能降低血压外，还能清热、安神、强心。

10. 决明子茶：决明子具有降压作用，用 15～20g 决明子泡水，代茶饮用，每日数次，效果好。

11. 海带玉米须：海带、玉米须。海带 30g 洗净后切成细丝，玉米须略冲后，与海带丝一同放入砂锅中，加适量水煮成汤食之。

12. 芹菜粥：芹菜 50g，大米 50g。将芹菜洗净去叶梗与大米煮成粥，叶子洗净煎汁，待粥煮沸后加入即可。

13. 罗布麻叶：罗布麻叶、山楂、五味子各适量，用开水冲泡后代茶饮。

14. 西瓜皮：玉米须、西瓜皮、香蕉各适量。将玉米须冲洗净，西瓜皮洗净切块，香蕉去皮后切成块，加入清水 4 碗同放砂锅内煎至 1 碗半，加入冰糖调味即可。

15. 冬瓜草鱼汤：冬瓜 250～500g，草鱼 200～250g。将冬瓜去皮之后切成片，备用，草鱼去鳞及内脏后洗净，放入素油锅内煎至金黄色，再与冬瓜一起放入砂锅中，加清水适量，煲 3～4 小时，再加盐、味精各少许调味服用。

16. 苦瓜芹菜：芹菜、苦瓜各适量。将芹菜去叶后洗净切成丝，苦瓜去瓤后洗净切成丝，然后用素油一起炒食。

17. 淡菜松花蛋：淡菜 15g，松花蛋 2 个。将以火文将淡菜焙干，研成细末，松花蛋去皮切成块状，放于盘中后把淡菜末撒上，加酱油、香油、蒜、醋等调料，拌食即成。

18. 雪羹汤：海蜇皮、荸荠各适量。海蜇皮洗去盐后切成丝，荸荠洗净去皮及嫩芽后切成片状。一同放入锅内，再加适量清水煮成汤即可食用。

19. 菊楂决明：菊花，生山楂片，草决明子各适量。将菊花冲洗干净，山楂片洗净，草决明子打碎，同放入锅中加适量的水煎煮后代茶饮。

20. 菊花乌龙：杭菊花，乌龙茶（或龙井茶）各适量。将杭菊花冲洗干净与乌龙茶一同放入杯中，用滚水冲泡饮用。

21. 何首乌：何首乌、粳米、大枣各适量。将何首乌放入锅中煮取浓汁后去渣，粳米洗净后与大枣、冰糖一同放入砂锅内煮成粥即可食用。

22. 夏枯草：夏枯草、瘦猪肉各适量。将猪肉切成薄片，与夏枯草一同放入砂锅内加适量清水用文火煲汤，即可食用。

23. 昆布海藻：昆布、海藻各 30g，黄豆 150～200g。将昆布、海藻及黄豆洗净之后加入适量的清水，一同放入锅内煮成汤，每日服 2 次。亦可以加入少许白糖调味。

24. 香菇：香菇，瘦肉各适量。将香菇洗净，瘦肉切成薄片。葱、姜末炝锅，肉片略煸加清水或鸡汤后，和香菇煮熟调味服用。

25. 海参：海参、冰糖各适量。将海参洗净打成匀浆，冰糖加水溶化后放入，再加清水放入锅中煮熟后即可饮用。

26. 食醋：食醋，冰糖各适量。冰糖放在食醋中溶化，每次饭后服用。

27. 玉兰花：大朵玉兰花 3～6g。冲干净后放入

杯中，用开水冲泡半小时后代茶饮用。

28. 绿豆黑芝麻：绿豆、黑芝麻各 500g。取绿豆与黑芝麻共炒熟研粉。每次服 30g，每日服 2 次。

29. 鲜竹笋：鲜竹笋适量，清水炖服。

30. 豆腐渣：豆腐渣、蚂蚁各适量，共炒不加盐，当菜吃。

31. 向日葵子：取生向日葵子，每日 1 把剥壳吃。或配饮芹菜汁 100ml，连服 1 个月。或用葵花子仁 6g，研碎，临睡前白糖水冲服。

32. 海带绿豆粥：绿豆、海带各 100g，粳米 150～250g。先将水煮开后，放进绿豆及切碎的海带，再入大米，煮成粥。长期当晚饭吃。

33. 鲜西红柿：将西红柿洗净，蘸白糖每早空腹吃。

## 二、心律失常

### （一）概述

心律失常指心律起源部位、心搏频率与节律以及冲动传导等任一项异常。"心律紊乱"或"心律不齐"等词的含义偏重于表示节律的失常，心律失常既包括节律又包括频率的异常，更为确切和恰当。可见于各种器质性心脏病，其中以冠状动脉粥样硬化性心脏病（简称冠心病）、心肌病、心肌炎和风湿性心脏病（简称风心病）为多见，尤其在发生心力衰竭或急性心肌梗死时。发生在基本健康者或自主神经功能失调患者中的心律失常也不少见。其他病因尚有电解质或内分泌失调、麻醉、低温、胸腔或心脏

手术、药物作用和中枢神经系统疾病等。部分病因不明。

## （二）宜食

1. 宜食富含维生素 B、维生素 C 及钙、磷等食物，以维持心肌的营养和脂类代谢。应多食用含纤维多的新鲜蔬菜及水果，以供给维生素及无机盐，同时还可防止大便干燥，富含维生素和矿物质的食物，如白菜、西红柿、菠菜、苦瓜、芹菜、猕猴桃、香蕉、甘薯、葡萄、橙子等。

2. 以脏补脏的食物，如鸡心、羊心等。此外，大麦、羊肉、杏、桂圆、莲子、百合等也非常好。

## （三）忌食

1. 限制热量供给。一般每日每公斤体重 25 ~ 35 卡，身体肥胖者可按下限供给。

2. 限制蛋白质供给，一般按每日每公斤体重 1 ~ 1.5g 供给，出现心衰及血压高时，蛋白质应控制在每日每公斤体重 1g 以内。

3. 限制高脂肪、高胆固醇食物，如动物内脏、动物油、肌肉、蛋黄、螃蟹、鱼子等。

4. 禁用刺激心脏及血管的物质，如烟酒、浓茶、咖啡及辛辣调味品。慎食胀气的食物，如生萝卜、生黄瓜、圆白菜、韭菜、洋葱等，以免胃肠胀气，影响心脏活动。

5. 限制盐及水的摄入。尤其对有水肿的患者，更应严格控制。有水肿和心力衰竭者，饮食中不得加盐和酱油。

## （四）食谱例

### 莲子百合炖猪肉

[功能主治] 适于气阴两虚型心律失常。

[原料配方] 莲子 50g，鲜百合 60g，瘦猪肉 150g。

[用法用量] 上三味同放入锅内加水，再加入葱、姜、盐、米酒、味精适量作调料。小火煨炖 1 小时即可。每日 1 ~ 2 次。

### 枣仁粳米粥

[功能主治] 养心安神，滋阴敛汗。适于心律失常，属阴虚火旺型，心悸不宁，心烦少寐，头晕目眩，手足心热，午后潮热，盗汗。

[原料配方] 酸枣仁 15g，粳米 100g。

[用法用量] 酸枣仁炒黄研成细末。将粳米煮粥，临熟下酸枣面，空腹食用。每日 1 ~ 2 次，1 周为 1 个疗程，可连服数个疗程。

### 莲子粳米粥

[功能主治] 补血养心，益气安神。适于心律失常，属心血不足型，心中悸动不安，神乏无力，面色无华，失眠多梦者。

[原料配方] 莲子 30g，粳米 50g。

[用法用量] 先煮莲子如泥，再入粳米煮作粥，空腹食用，每日早晚各服 1 次。

### 万年青茶

[功能主治] 活血化瘀止痛。适于心律失常，属心血淤阻型，心悸不安，胸闷不舒，心痛时作，舌质紫暗有淤点。

[**原料配方**] 万年青25g，红糖适量。

[**用法用量**] 将万年青加水150ml，煎至50ml，滤出汁。反复2次。将二汁混合，加入红糖，每日分3次服完。每日1剂，连用1周。

### 民间验方

1. 酸枣仁粥：酸枣仁20g（炒黄研末），粳米100g，加水煮成粥，空腹食之。

2. 圆肉糯米粥：圆肉20g，糯米60g，白糖适量加水煮粥，空腹食之。

3. 莲子百合煨猪肉：莲子50g，鲜百合60g，瘦猪肉150g，同放入锅内加水，再加入葱、姜、盐、米酒、味精适量作调料。先武火烧沸，再用文火煨炖1小时即可，食莲子、百合、猪肉并饮汤。每日1～2次。

4. 黄芪黄鳝猪肉汤：黄芪30g，黄鳝2条，瘦猪肉60g。黄鳝去内脏，切段，同瘦猪肉、黄芪加水共煮熟去黄芪后食用。

5. 鳖肉枸杞汤：鳖1只（约500g），枸杞30g，女贞子25g，莲子15g。将鳖宰杀，去内脏、头，加上述中药共煮熟，去药渣吃鳖肉饮汤。

6. 猪脑炖枸杞：猪脑1具，淮山30g，枸杞20g。将淮山、枸杞用纱布包扎好，与猪脑加水共炖，将熟时下少许盐或调料食用。

7. 白鸽参芪汤：白鸽1只，北芪30g，党参30g。将白鸽去毛及内脏，洗净，同北芪、党参一起放锅内煮汤，吃鸽肉饮汤。

8. 大枣炖猪心：猪心100g，大枣25g，同置碗内加水，文火炖2小时后调味食用。

9. 羊肉枸杞汤：羊肉60g，枸杞30g，黑豆30g，淮山药20g，红糖25g，水煎熟，喝汤吃羊肉。每日1次。

10. 米酒核桃汤：米酒50ml，核桃仁6个，白糖30g。将核桃仁与白糖共捣为泥，放入锅中，下米酒调匀，以文火煎煮10分钟即可，每日1～2次。

11. 熟附羊肉麻雀汤：羊肉300g切块洗净，麻雀2只（去毛及内脏）洗净，熟附子15g，生姜3片，一齐放入锅内，加清水适量，武火煮沸后，文火煲2小时，调味食用。

12. 参茸炖鸡肉：鸡肉100g，高丽参6g，鹿茸3g，一齐放入炖盅内，加开水适量，炖盅加盖，文火隔水炖3小时，调味供食。

## 三、心肌梗死

### （一）概述

心肌梗死是由冠状动脉粥样硬化引起血栓形成、冠状动脉的分支堵塞，使一部分心肌失去血液供应而坏死的病症。多发生于中年以后。发病时有剧烈而持久的性质类似心绞痛的前胸痛、心悸、气喘、脉搏微弱、血压降低等症状，服用硝酸甘油无效，后果严重。心肌梗死常见的诱因主要有过度劳累、情绪激动、暴饮暴食、寒冷刺激和便秘等。

### （二）宜食

1. 病初宜以流质为主，进少量清汤、牛奶、橘子水等食物，病情好转，逐步改为半流质，宜少量多餐。

2. 宜食低热量、低脂肪、低胆固醇、低盐饮食，以豆油、芝麻油、菜籽油、花生油、玉米油为烹调用油，宜多吃豆制品，补充蛋白质。

3. 宜食富含维生素 C 的食物、绿叶蔬菜、萝卜、梨、枣、猕猴桃、山楂、葡萄、杏等。富含维生素 $B_6$ 的食物：酵母、糙米、瘦肉、鱼、蛋、牛奶、豆类、花生等；富含镁的食物：花生、核桃、肉、海产品；富含碘的食物：海鱼、海虾、海带、紫菜等；富含锌的食物：谷类、豆类、坚果、茶叶等；富含铬和锰的食物：粗制红糖、糙米、小麦、黄豆、白萝卜、白萝卜、茄子、大白菜、扁豆等。这些食品有减轻动脉硬化的作用，病情稳定后可适当食用。

4. 宜多食含纤维素丰富的蔬菜，保证大便通畅。水溶性的食物纤维有助于降低血胆固醇的含量。这类纤维见于大麦、豆类、糙米、水果、葡萄糖甘露醇、燕麦。燕麦麸及糙米糠中，是降低胆固醇的最佳选择。因为纤维会吸收食物中的矿物质，因此需额外补充矿物质，但勿与纤维同时使用。下列食物也是很好的选择：杏仁、啤酒酵母、谷类、羊奶、芝麻。

5. 患有心肌梗死的老年人，除了要多了解心脏不好需要吃什么好的问题之外，在平时还需要注意控制情绪，大喜大悲都是禁忌。

### （三）忌食

1. 应控制热能食物的摄入，勿使身体超重，避免食用过多的动物脂肪及含胆固醇较高的动物内脏。

控制食盐摄入，咸菜，豆酱，香肠，腌肉等最好不吃或少吃，忌烟酒及刺激性食物。

2. 避免刺激性饮食：酒、咖啡、可乐、香烟等对身体都具有一定的刺激性，此类刺激性的物质，我们都应该尽量避免；避免食用鱼肝油及喝饮料：要注意避免食用鱼肝油；少调味品：精致调味的食物、糖、白面粉等都不宜食用。因为食用精制糖容易引起血糖出现各种变化，容易使体内所有的细胞产生有害的物质，引起不适的反应。体内的血糖忽高忽低，发生突然的变化，容易威胁到细胞内糖分的稳定。

3. 心肌梗死的饮食需注意的是尽量减少维生素 D 的摄取。勿在高脂的乳品中获取维生素 D，这类食品易促成动脉堵塞。应避免均质化的产品，例如牛奶及其他乳制品。这些均质化产品含有黄嘌呤氧化酶，会破坏动脉及导致动脉硬化。

4. 忌食烟酒、咖啡、红肉、精致调味品、可乐及其他刺激性物质。猪、牛、羊肉和精致调味的食物、糖、白面粉都属不宜食物。精制糖引起血糖的各种变化，使所有的细胞产生有害的反应。血糖忽高忽低的骤变，将威胁到细胞内糖分的稳定性。红肉中所含的胆固醇是动脉硬化病人的大忌。

### （四）食谱例

#### 山楂兔肉

[功能主治] 补脾胃、益气血。适于年老体弱、久病无力、气怯食少之人，以老年人食之最宜。此外，山楂有较持久的扩张血管和降压、强心作用，并能增加胃酶素和脂肪分解酶，故最适于患心脏血管

疾病的老人食用。

　　[配料配方] 兔肉500g，山楂5枚，食盐8g，姜、葱、料酒各10g，糖5g，味精3g。

　　[用法用量] 将兔肉洗净切块，放入砂锅内与山楂等其他调味品同煮烂服食。

### 黑木耳炖猪肉

　　[功能主治] 本方调中益气，滋肾益胃，活血散血，祛除寒湿，近年来证明，此菜有良好的抗凝血作用，对血管栓塞，心肌梗死有一定的防治效果。

　　[配料配方] 黑木耳15g，猪腿肉50g，豆腐2块，植物油、细盐、黄酒、酱油、米醋、蒜泥、豆瓣辣酱、花椒、辣油、味精适量。

　　[用法用量] 先将黑木耳用温水浸泡1小时；发胀后，除去杂质，洗净，在入冷水中浸泡，备用；猪肉洗净，切成肉碎，加细盐，黄酒，酱油拌匀，备用；豆腐切成小方块；起油锅，放植物油2匙，中火烧热油后，倒入肉碎、蒜泥，炒香，再下木耳，豆瓣辣酱，翻炒3分钟后，加淡肉汤或清汤一碗，倒入豆腐，然后加细盐少许；再烧10分钟，加淀粉糊、米醋、花椒粉、辣油、味精，拌和成羹；小沸后装碗，佐餐食用。

### 红花桃仁煲花枝

　　[功能主治] 活血化瘀，滋补气血。适于冠心病心肌梗死患者食用。

　　[原料配方] 红花6g，桃仁6g，鲜墨鱼（花枝）200g，芹菜200g，西兰花100g，冬菇50g，绍酒10g，酱油10g，盐5g，姜5g，葱10g，鸡汤500ml，素油50g。

　　[用法用量] 把红花洗净，桃仁开水焯透去皮尖，冬菇洗净切两半；墨鱼洗净，切3厘米见方块；芹菜切3厘米长的段，西兰花撕成小花朵。葱切段，姜切片。把炒锅置武火上烧热，加入素油烧六成熟时，加入葱、姜爆香，放入墨鱼，加入绍酒、盐、酱油、冬菇、西兰花、红花、桃仁，炒匀，加入鸡汤，用文火煲至浓稠，熟透即成。每日1次，佐餐食用，吃花枝50g，西兰花、芹菜随意食用。

### 附片山楂牛肉汤

　　[功能主治] 回逆救阳，滋补气血。适宜心肌梗死患者食用。四肢发冷、面色青白者食之尤宜。

　　[原料配方] 熟附片15g，山楂20g，牛肉200g，绍酒10g，葱10g，姜5g，盐5g，上汤1000ml。

　　[用法用量] 把附片洗净，山楂洗净去核，切片；牛肉洗净，切成4厘米见方的块；葱切段，姜拍松。把牛肉、绍酒、葱、姜放在一个盆内，腌渍30分钟。附片放入炖锅内，加水100ml，用武火烧沸，文火煮1小时后，再加入牛肉、上汤在炖锅内，再用武火烧沸，文火炖煮1小时即成。每日1次，每次食牛肉50g，喝汤。

### 川芎红花当归炖仔鸡

　　[功能主治] 活血化瘀，滋补气血。适宜冠心病、心肌梗死患者食用。

　　[原料配方] 川芎6g，当归6g，红花6g，仔鸡1只，绍酒10g，葱10g，姜5g，盐5g。

　　[用法用量] 川芎切片，红花洗净，当归切片；

仔鸡宰杀后，去毛及内脏、爪。仔鸡放入锅内，加入绍酒、盐、葱、姜，再加入上汤 2000ml，再放入当归、川芎、红花。炖锅置武火上烧沸，再用文火炖煮 1 小时即成。每日 1 次，每次吃鸡肉 50g，随意喝汤。

## 四、心力衰竭

### （一）概述

心力衰竭是指心脏当时不能搏出同静脉回流及身体组织代谢所需相称的血液供应。心力衰竭不是一个独立的疾病，是指各种病因致心脏病的严重阶段。往往由各种疾病引起心肌收缩能力减弱，从而使心脏的血液输出量减少，不足以满足机体的需要，并由此产生一系列症状和体征，如无缘咳嗽、腹胀、食欲不振、恶心、呕吐、肝区胀痛、少尿及呼吸困难等。

### （二）宜食

1. 宜清淡饮食，宜熟软易消化，少吃多餐，以免增加心脏负担。每日最好吃 4~5 餐，每餐吃八分饱，以流质或半流质食物为宜。

2. 在不增加心脏负担的同时，应该多吃些营养丰富的食物，如瘦肉、鱼类、蛋类、乳类、豆类，以及新鲜蔬菜和瓜果，以补充富含各种必需氨基酸的优良蛋白质、B 族维生素、维生素 C 等。允许摄食的食物包括大米、面粉、小米、玉米、高粱、各种豆类及其制品、鸡肉、鸭瘦肉、猪瘦肉、牛肉、植物油、淡水鱼、牛奶（250ml）、鸡蛋或鸭蛋（每日不超过 1 个）。

3. 宜多吃富含纤维的食物，以保持大便通畅。

### （三）忌食

1. 忌咸，心肌病主要表现为心衰水肿，故要限制食盐，每天不超过 5g 为宜。还忌油腻的动物食品，因易酿生痰浊阻滞心脉，升高血脂，使冠脉血流不畅改心肌缺血。

2. 烟、酒、浓茶、咖啡、可可之类刺激品，能刺激心脏发生或加重心律失常，而心肌病多有心律失常，故宜忌用。

3. 不宜吃过饱，过饱上顶膈肌，增加心肺负担，加重心悸、气喘。

### （四）食谱例

#### 玉米扁豆粥

[功能主治] 适于心衰水肿。
[原料配方] 玉米须 60g，大枣 60 枚，白扁豆 25g，粳米 30g。
[用法用量] 将诸物洗净，按常法煮作粥，每日 1 次。

#### 薏仁海带鸡蛋汤

[功能主治] 适于心衰水肿。
[原料配方] 薏仁 20g，海带 20g，鸡蛋 2 个。
[用法用量] 将海带洗净切条，薏仁洗净，共放入高压锅内，加水炖至极烂，铁锅置旺火上，放入食油，将打匀的鸡蛋炒熟，立即将海带、薏仁连汤倒入，加盐、胡椒粉适量，炖煮片刻，即可服食。

#### 琥珀猪心汤

[功能主治] 心衰心悸明显，夜寐欠佳。

[**原料配方**] 猪心1个,琥珀粉5g,党参粉5g。

[**用法用量**] 将猪心洗净,放入琥珀粉、党参粉,置于砂锅内加水文火炖熟,经调味后,即可食肉喝汤。

### 其他食疗方

1. 椰子汁:代茶饮服,有强心利尿作用。

2. 茶树根:挖取10年以上的茶树根(越老越好),洗净切片,每剂30～60g,加适量糯米酒及清水,以文火煎熬半小时,去药渣后饮用。每日1剂。

3. 夹竹桃粥。夹竹桃叶7片,糯米30g。将夹竹桃叶与糯米共捣烂,加糖煮粥食之。每日1次顿服,连服数日。具有强心、定喘、祛痰的作用。

## 五、动脉硬化

### (一) 概述

动脉硬化是动脉的一种非炎症性、退行性和增生性的病变,其以动脉管壁增厚、变硬、弹性减退、管腔缩小为特征。常见的动脉硬化有小动脉硬化,动脉中层硬化,动脉粥样硬化三种。小动脉硬化是小型动脉发生弥漫性和增生性病变,多见于高血压病人;动脉中层硬化主要影响中型动脉,常见于四肢动脉,尤其是下肢动脉,引起管壁中层变质和钙化;动脉粥样硬化是动脉硬化的一种,大、中动脉内膜出现含胆固醇、类脂肪等黄色物质,多由脂肪代谢紊乱、神经血管功能失调引起。常导致血栓形成、供血障碍等。动脉硬化病因主要有:年龄逐渐增长、长期营养过剩、高血压、吸烟、过度的紧张和情绪激

动,此外性别、糖尿病、肥胖、遗传以及慢性肝病、肾病等也有密切的关系。

冠状动脉粥样硬化可引起心绞痛、心肌梗死及心功能不全等疾病;脑动脉粥样硬化可引起眩晕,头痛,昏厥等脑缺血症状,进一步发展,可致思维迟钝,记忆力减退,特别是近事遗忘,手指颤动,行动不灵,甚至精神变态,行动失常而发生老年性痴呆,此外,脑动脉粥样硬化还可引起有关部位的脑梗死或脑出血,临床表现为头痛,眩晕,呕吐,不能说话,偏盲,意识突然丧失,肢体瘫痪;肾动脉粥样硬化可有夜尿多、顽固性高血压、肾功能衰竭的症状;肠系膜动脉硬化可引起消化不良,便秘等症状,肠系膜血栓形成还可表现为饱餐后腹痛、便血等;下肢动脉粥样硬化可引起下肢发凉,麻木,轻者走路时引起疼痛,休息后消失,严重者可有持续性疼痛,甚至足趾坏死。

### (二) 宜食

1. 多食用植物蛋白(如豆制品)及复合碳水化合物(如淀粉等),少吃单纯碳水化合物(如果糖、蔗糖、蜜糖及乳糖等)。

2. 多吃富含维生素C的食物,从而减少胆固醇在血液和组织中的蓄积。

3. 多吃高纤维素的食物,因食物纤维不易被人体胃肠道所消化,摄入高纤维食物后可改善大便习惯,增加排便量,使粪便中胆固醇及时排出,从而起到降低血清胆固醇含量的作用。

4. 多吃些水产海味食物,如海带、海蜇、淡菜、

紫菜、海藻等食品，这些海产品都含有优良蛋白质和不饱和脂肪酸，是各种无机盐的良好来源，在人体内具有阻碍胆固醇在肠道内吸收的作用。中医认为这类食物具有软坚散结的功效，故经常食用，可以软化血管。

5. 吃低盐饮食，食盐中的钠，能增加血浆渗透压，促使血压升高，而高血压对动脉粥样硬化及冠心病均可带来不利的影响。

6. 常吃红辣椒、牛奶和鱼。尤其是高胆固醇者宜常吃红辣椒、牛奶和鱼。科学家们发现，红辣椒中含有一种番椒素的物质，它能有效地降低人体内胆固醇。牛奶中含有一种乳清酸物质，能抑制肝脏合成胆固醇，降低血液中胆固醇含量，而且牛奶营养丰富。鱼内含有的鱼肝油具有降低胆固醇的作用。

7. 吃植物油，如豆油、菜油、花生油、麻油等。

### （三）忌食

1. 忌食高胆固醇的食物。如羊髓、鸭蛋、猪肝、肥肉、猪肾等。常食多食，对病情极为不利，会加重冠心病及动脉粥样硬化症。

2. 忌食高脂肪食物。对冠心病和动脉粥样硬化之人有弊无利，应忌食之。

3. 忌食发物、烟酒。

4. 忌吃各种动物的内脏。

### （四）食谱例

#### 饮芹菜果汁

[功能主治] 适于动脉硬化伴有血压高者。

[原料配方] 芹菜300g，苹果400g。

[用法用量] 选茎色翠绿的芹菜切段，苹果切块，同放入果汁机内，随个人喜爱兑入开水，过滤后加盐和胡椒调味即可。

#### 豆浆粥

[功能主治] 适于动脉硬化，大便偏干者。

[原料配方] 豆浆500ml，粳米50g，盐少许。

[用法用量] 将豆浆与洗净的粳米、盐少许同入砂锅内，煮至粥稠，表面有粥油为度，每天早晨食用。

#### 草决明汁烧茄子

[功能主治] 适于动脉硬化，大便偏干者。

[原料配方] 草决明30g，茄子500g，豆油250g。

[用法用量] 将草决明捣碎加水适量，煎30分钟左右，去药渣后浓缩汁至两茶匙，待用，再把茄子洗净切成斜片放入油锅炸至两面金黄，捞出控油，另将铁锅内余油留下少许再放在火上，用蒜片炝锅后把炸好的茄片入锅，同时放入葱姜等佐料和用草决明药汁调匀的淀粉倒入锅内翻炒熟后即可出锅食用。

#### 猪肉炒洋葱

[功能主治] 适于动脉硬化血脂偏高者。

[原料配方] 猪肉50g，洋葱150g。

[用法用量] 将植物油少许倒入锅内烧至八成熟，放入猪肉翻炒，再将洋葱下锅与肉同炒片刻，入调料即可。

#### 昆布海藻汤

[功能主治] 适于动脉硬化血脂偏高者。

[**原料配方**] 昆布、海藻各30g，黄豆150～200g。

[**用法用量**] 昆布、海藻、黄豆共煲汤加少许调味品即可。

# 六、冠心病

## （一）概述

冠心病全称冠状动脉粥样硬化性心脏病，是指冠状动脉发生粥样硬化时，斑块隆起，突入血管腔，造成冠状动脉管腔狭窄，血流量减少，甚至完全中断，引起心肌局部缺血、缺氧而产生的一组疾病，故又称缺血性心脏病。该病一般在40岁以上开始发病，50岁以后明显，男性患病较女性多。临床表现主要有心绞痛、心肌梗死、猝死等。冠心病的发病原因是综合性的，主要危险因素包括：遗传、年龄、高血压、高血脂、糖尿病、吸烟、肥胖、情绪紧张、口服避孕药、喝酒、缺乏锻炼等。

## （二）宜食

1. 红色食物。每天可以饮少量红葡萄酒，但不能过量，以50～100ml为宜。还可适当补充瘦猪肉、牛肉等红色肉类，尤其要多吃羊肉和狗肉，因为羊肉和狗肉属于热性食物，产热量大，能够御寒。还要多吃苹果和西瓜，苹果中的纤维可以降低低密度脂蛋白的含量，每天吃1个，可促进胆汁酸的排泄；西瓜含有大量氨基酸、葡萄糖等，每3天吃1次，每次不得多于80g，可以帮助控制血压。

2. 黄色蔬菜。如胡萝卜、甘薯、浅色西红柿，黄色蔬菜富含胡萝卜素，有助于减轻动脉硬化。尤其是别小瞧胡萝卜，可以做成油焖胡萝卜条、清蒸胡萝卜（加适量醋、冰糖或蜂蜜）、油炒胡萝卜丝、胡萝卜水代茶饮、胡萝卜汁代果汁饮等多种花样，对于冠心病人来说，具有降压、强心、降血糖等作用。还要多食黄豆、大豆等豆制品，尤其是大豆，富含蛋白质相当于鱼类、肉类的2倍以上。

3. 黑色食物。黑木耳是冠心病人的首选菜肴。平时要多食黑木耳，但不能过量，每日食用5～10g，因为黑木耳中含有大量维生素，对降低血黏度、血胆固醇有良好效果。还要多吃香菇，因为香菇中含有腺嘌呤，具有降低胆固醇的作用，最好是同鸡肉、猪肉等肉类炖在一起吃，但香菇不能食用过量，每日最多不能超过50g。

4. 绿色蔬菜。如菠菜、韭菜、黄瓜、芹菜、大蒜等，这些蔬菜都含有丰富的维生素和纤维素，可降低人体对胆固醇的吸收。尤其是芹菜，对冠心病伴高血压病人具有降低血压、镇静安神的作用。但在炒绿叶菜时，一定要清淡，不能太咸、太油腻。炒菜时放一小勺盐即可，每日食盐摄入量应控制在3～5g，如果过量容易引发高血压、心力衰竭等疾病。

5. 白色食物。如燕麦粉、燕麦片。能有效降低血液中甘油三酯、胆固醇的含量，每日以食用50g为宜，不能过量。还要多喝牛奶，因为牛奶中含有大量的蛋白质、钙、铁等多种人体需要的营养物质，能抑制胆固醇的含量，有助于防止冠心病进一步发展。尤其是50岁以上的人，不同程度出现骨质疏松、骨质增生，而牛奶不仅含钙量高、吸收好，对心肌有保护作用，冠心病人应选择脱脂奶、酸奶，每天早晨喝一杯，有很好的养护作用。

6.严格控制热量的摄入，少吃多餐，不宜过饱，以低脂低盐饮食为主。

### （三）忌食

1.忌食肥甘甜腻、过咸刺激助火生痰之品。冠心病人，应少饮甜味饮品，减少奶油蛋糕的摄入。另外，忌食过多咸酱、咸菜等。

2.忌食生、冷、辛辣刺激性食物，如白酒、麻椒、麻辣火锅等，还有热性食物如浓茶、绿豆、羊、狗肉等都不宜于冠心病人食用。

3.冠心病不能吃高脂肪、高热量食物。若连续长期的高脂肪、高热量饮食，可使血脂进一步增高，血液黏稠度增加，动脉样硬化斑块容易形成，最终导致血栓复发。肥肉、动物内脏、鱼卵、花生等含油脂多、胆固醇高的食物应少食；全脂乳、奶油、蛋黄、肥猪肉、肥羊肉、肥牛肉、肝、内脏、黄油、猪油、牛油、羊油、椰子油等应忌用或少用；不宜采用油炸、煎炒、烧烤烹调。少吃精制糖：纯糖、甜点心、果子酱、蜜饯等。

4.冠心病人忌嗜烟、酗酒。据调查，酗酒是引起冠心病的诱因之一。烟毒可损害血管内膜，并能引起小血管收缩，管腔变窄，因而容易形成血栓；大量引用烈性酒，对血管有害无益。

### （四）食谱例

#### 荸荠烧香菇

[功能主治] 适于冠心病。

[原料配方] 荸荠250g，香菇100g。

[用法用量] 荸荠、香菇，起油锅翻炒，加入盐、糖、味精等调料。

#### 炒洋葱丝

[功能主治] 适于冠心病。

[原料配方] 洋葱250g。

[用法用量] 洋葱切丝，起油锅翻炒，加入酒、盐、糖等调料。

#### 山楂炖肉

[功能主治] 适于冠心病。

[原料配方] 鲜山楂250g，瘦猪肉25g。

[用法用量] 将鲜山楂去核，加水煮烂，再加少量糖煮成山楂酱，另将瘦肉切块，起油锅翻炒，加入山楂酱即可。

#### 海带炖豆腐

[功能主治] 适于冠心病。

[原料配方] 豆腐（北）２００g，海带（鲜）100g，盐3g，大葱5g，姜5g，植物油15g。

[用法用量] 将海带用温水泡发，洗净，切成菱形片。豆腐切成大块，放入锅内加水煮沸，捞出晾凉，切成小方丁备用。炒锅上火倒油烧热，放入姜末、葱花煸香，放入豆腐丁、海带片，加入适量清水烧沸，加入精盐，改用小火炖，直至海带、豆腐入味时出锅即成。

## 第四节　造血系统疾病饮食宜忌

### 一、贫血

#### （一）概述

贫血是指人体外周血中红细胞容积的减少，低于正常范围下限的一种常见的临床症状。由于红细胞容积测定较复杂，临床上常用血红蛋白（$H_B$）浓度来代替。在中国海平面地区，成年男性 $H_B < 120g/L$，成年女性（非妊娠）$H_B < 110g/L$，孕妇 $H_B < 100g/L$ 就有贫血。造成贫血的原因有多种：缺铁、出血、溶血、造血功能障碍等。临床以面色苍白或萎黄无华、唇甲色淡、困倦乏力、气短头晕、动则心悸、形体消瘦和出血为特征。

#### （二）宜食

1. 宜补充足够蛋白质，宜食牛奶、瘦肉、鱼类、蛋类、豆类及豆类制品。中国古时向来认为吃豆有益，黑豆可以让人头发变黑，也可以生血。黑豆的吃法随个人喜好，如果是在产后，建议用黑豆煮乌骨鸡。

2. 宜吃富含维生素 C 的新鲜蔬菜、水果及酸味水果，如山楂、杨梅。

3. 宜多吃富含铁质的食物，如猪肝、羊肝、瘦肉、蛋黄、豆类、苜蓿、菠菜、芹菜、油菜、萝卜缨、胡萝卜、苋菜、荠菜、西红柿、杏、桃、李、葡萄干、红枣、樱桃、面筋、金针菜、龙眼肉、黑糖等。

4. 宜多吃富含叶酸、维生素 $B_{12}$ 的食物，如茶叶、黄豆等。

5. 贫血可由寄生虫引起，而未经煮熟的食物最易携带寄生虫进入人体，故在饮食中，必须将食品煮熟，以防病从口入，易带虫入口的食品有蔬菜、猪肉、牛肉、羊肉、鱼、蟹、虾等。

6. 低盐、少盐饮食。

#### （三）忌食

1. 忌烟、酒。

2. 忌坚硬不易消化食物。

3. 忌生冷、辛辣、肥腻、黏滞、腌制食品等，如糯米饭、肥肉、腌制蔬菜等，以免伤了脾胃。若食过咸食物过多，会造成钠水潴留，水肿加重。

4. 忌食碱性食物。如馒头、荞麦面、高粱面等。体内如呈碱性环境，不利于铁质的吸收，碱性食物中和胃酸，也会影响食物中铁的游离和转化，故贫血患者应尽量少吃碱性食物。

5. 忌食油炸、粗纤维等不消化食物。贫血患者的胃肠功能好坏，直接影响到疾病的恢复，油煎炸食物既破坏了大量营养成分又影响消化吸收。同时像一些粗纤维的食物如韭菜、蒜苗、洋葱、竹笋、毛笋、甜薯干，不易消化吸收，也应禁食。

6. 忌饮茶。茶叶中含有的鞣酸可以与铁剂结合而妨碍人体的吸收，缺铁性贫血在服用补血药时，不可饮茶，否则也就达不到治疗的目的。

### （四）食谱例

**缺铁性贫血食疗方**

1. 一只鸭的血，黄酒 20g。将血加盐水隔水蒸熟，加入黄酒（或何首乌酒），稍蒸，饭后服，每日 1 次，5 次为 1 个疗程。

2. 大枣 30g，陈皮 6g，鸡肫皮 1 块，煎汤，于饭后饮用。忌饮茶。

3. 猪肝（或羊肝）荠菜汤：猪（羊）肝 100g，荠菜 150～200g，将新鲜猪（羊）肝切片，荠菜去根洗净切段，锅内水烧开，放入肝和荠菜，并加少许盐及姜片，水沸后肝熟，饮汤食肝及菜。

4. 香蕈炖豆腐：香蕈 50g，豆腐 250g，放入砂锅内炖熟食用。

5. 黄豆皂矾丸：炒黄豆 60g，煅皂矾 30g，共研为细末，以大枣煎汤成丸剂。每次 6g，每日 2 次。皂矾主要含硫酸亚铁，故本方可用于缺铁性贫血。

6. 韭菜炒猪肝：猪肝 100g，韭菜 50g，洋葱 80g，色拉油 1 大勺。洗净猪肝的血液，切成 5 毫米薄片，先下锅煮至七成熟，然后与新鲜韭菜、洋葱同炒，并调好味。

**心脾两虚、气血双亏型（饮食无味、语声低微、脉虚软无力）贫血食疗方**

1. 枣参丸：大枣 10 个，蒸软去核后，加入人参 3g，同蒸至烂熟，捣匀为丸，分 1～2 次服用。

2. 代参膏：龙眼肉 30g，放碗内，加白糖少许，一同蒸至稠膏状，分 3～4 次服用，用沸水冲服。

3. 荔枝红枣汤：荔枝干 15g，大枣 30g，加水煎汤服。

4. 糯米阿胶粥：糯米 60g，阿胶 30g，红糖少许。先用糯米煮粥，待粥将熟时，放入捣碎的阿胶，边煮边搅匀，稍煮 2～3 沸即可。

**肝肾阴虚、精血亏损型（头晕目眩，目赤耳鸣，腰酸腿软，遗精盗汗）贫血食疗方**

1. 桑葚膏：鲜桑葚（或干品 600g），绞取汁液，煎熬成稀膏，加蜂蜜 300g，一同熬至稠厚，待冷备用。每次 10g，以沸水冲服。

2. 杞圆膏：枸杞子、龙眼肉各等份，加水，用小火多次煎熬至枸杞子、龙眼肉无味，去渣继续煎熬成膏，每次 10～20g，沸水冲服。

3. 樱桃龙眼羹：龙眼肉 10g（或鲜龙眼 15g），枸杞子 10g，加水适量，煮至充分膨胀后，放入鲜樱桃 30g，煮沸，加白糖调味服食。本方也适于缺铁性贫血。

4. 仙人粥：制何首乌 30～60g，粳米 60g，红枣 3～5 枚，红糖适量。将制首乌煎取浓汁，去渣，同粳米、红枣同入砂锅内煮粥，粥将成时放入红糖以调味，再煮 1～2 沸即可。

5. 龙眼枸杞粥：龙眼肉、枸杞各 15g，黑米、粳米各 50g。将龙眼肉、枸杞、黑米、粳米分别洗净，同入锅，加水适量，大火煮沸后改小火煨煮，至米烂汤稠即可。

**血亏气虚、脾肾阳虚型（头晕目眩，目赤耳鸣，腰酸腿软，遗精盗汗）贫血食疗方**

参归鸽肉汤：鸽子 1 只，党参 25g，当归 12g，加水煨汤服。

## 二、过敏性紫癜

### （一）概述

过敏性紫癜是微血管变态反应性出血性疾病。病因有感染、食物过敏、药物过敏、花粉、昆虫咬伤等所致的过敏等，但过敏原因往往难以确定。儿童及青少年较多见，男性较女性多见，起病前 1～3 周往往有上呼吸道感染史。过敏性紫癜表现为下肢关节周围及臀部皮肤出血点（对称分布、分批出现、大小不等、颜色深浅不一，可融合成片，一般在数日内逐渐消退，但可反复发作）；腹部阵发性绞痛或持续性钝痛等；可有关节疼痛；蛋白尿、血尿等，多见于儿童。

### （二）宜食

过敏性紫癜患者要适当多吃些营养丰富的植物性食品，以补充营养。建议应多吃高维生素 C、维生素 K、高植物蛋白的食物。维生素 C 有减低毛细血管通透性和脆性作用，维生素 K 有利于凝血和止血。富含维生素 C 的食物有柚子、橙子、柑橘、苹果、柠檬、草莓、猕猴桃、鲜枣、西红柿以及各种绿叶蔬菜等。在冬季蔬菜缺乏时，可以食用维生素 C 含量较高的绿豆芽。富含维生素 K 的食物有菠菜等。高植物蛋白的食物有豆腐等。由于维生素 C、维生素 K

都不耐高温，所以烹调时不宜高温和时间过长。总的来说，饮食宜清淡，主食以大米、麦粉、玉米面为主，辅食可以多吃本地常见的各种蔬菜、水果和豆制品。对有消化道症状的患者，可根据病情给予流质或半流质饮食；对有肾脏损害者，应限盐限水。

### （三）忌食

1. 鱼、虾、蟹及其他海产品。

2. 肉类、蛋类、奶制品等。

3. 辛、辣、刺激性食物，例如大葱、大蒜、韭菜、香菜各种调料、各种饮料、小食品和含酒类饮品。

4. 异地或海外进口的蔬菜、水果也尽可能不要吃，例如龙眼、荔枝、芒果、蚕豆、菠萝等南方水果，不适于北方患者食用。

5. 过敏性紫癜患者最好不要食用自己从未吃过的新鲜花蕾类的蔬菜，植物花粉也是一种常见的致敏物。

6. 病人一旦发现对某种食物过敏，应避免食用这种食物，甚至这种食物接触过的炊具和餐具也不宜使用。一般来说，人类祖辈辈经常吃的和经常接触的物质不易引起过敏，例如植物性饮食比较安全，引起过敏的机会很少。而富含异体蛋白质尤其是动物蛋白的食物可引起过敏性紫癜；另外，一些化学物质，例如药物、食品添加剂也容易引起过敏。

### （四）食谱例

1. 花生仁煲大蒜：取花生仁，大蒜各 100g。将花生仁，大蒜放入砂锅内，文火炖熟。隔日 1 次，连食 4~6 天。

2. 花生皮炖红枣：花生米皮 20g，红枣 50g，白糖适量。将上两味加水适量，煮至枣肉烂即可，加白糖适量调味，吃枣喝汤。

3. 藕枣：藕节 250g，大枣 500g，将藕节洗净、切碎；大枣洗净与藕节同放锅内加水烧开，改用文火煮至汁水将尽时去藕节。

4. 绿豆红枣汤：绿豆、红枣各 50g，红糖适量，将绿豆、红枣洗干净后加水适量，煮至绿豆开花，红枣涨圆时，加红糖适量即成。

5. 空心菜鸡蛋汤：鸡蛋 2 个，连根空心菜 250g，盐适量。将鸡蛋用油煎熟，取蕹菜用水煮熟后捞起，和煎蛋一同煮沸即成，酌加盐调味食用。

6. 荞麦叶藕节汤：荞麦叶 100g，藕节 4 个，冰糖适量，水煎服，每日服 2 次。

7. 羊骨糯米粥：新鲜羊骨 500g，糯米 50~100g，生姜 3~5 片，葱白 2 节，盐适量。将羊骨洗净、打碎，加水适量煎汤，取汁代水，如糯米煮粥，待粥将熟时，加入精盐、生姜、葱白，稍煮即可。

8. 赤芍生地银花饮：生地 25g，双花 30g，赤芍 10g，蜂蜜适量。将上三味药加水煎取汁，加蜂蜜调味，分 2~3 次服用。

9. 核桃芝麻羹：核桃肉 1000g，驴皮胶 210g，黑芝麻 500g，黄酒、冰糖适量。把黑芝麻炒熟捣碎，加入核桃肉。驴皮胶用湿水烊化（开水溶化），加入黄酒、冰糖，隔水蒸 1 小时，加芝麻核桃，蒸 2 小时。每次半小碗，每天 2 次。对血小板减少性紫癜有

疗效。

10. 小蓟红米粥：小蓟 15g，红糯米 50g。小蓟煎汤取汁，用药汁煮红糯米，粥熟加红糖，一次吃完。对血小板减少性紫癜有疗效。

# 三、血友病

## （一）概述

血友病是一组遗传性凝血因子缺乏引起的出血性疾病。典型血友病患者常自幼年发病、自发或轻度外伤后出现凝血功能障碍，出血不能自发停止；从而在外伤、手术时常出血不止，严重者在较剧烈活动后也可自发性出血。

## （二）宜食

1. 应以高蛋白质、高维生素 C 和少渣、易消化的食物为主，这对增强体质，防止出血，提高凝血因子数量有益。如苜蓿、菜花、蛋黄、菠菜、肝脏及所有新鲜的绿叶蔬菜（蔬菜食品），不但可以补充促凝血物质、减少出血机会，还能促进人体健康。以高蛋白、高维生素和少渣易消化食物为主。

2. 体质虚弱，气血两亏者，可服牛奶粥，人参、大枣、山药、木耳、鸡汁、黄芪等。出血不止者，可服木耳，柿饼，芥菜，荷叶等粥，生花生米带衣 150~250g（熟品 180~300g），每日分三次吃完，连服 7~10 天。

## （三）忌食

中医学认为，本病属气血亏损之症，因此，饮食不宜偏热性、辛辣、厚味、粗纤维丰富和刺激性食

物，如带皮玉米、竹笋、羊肉、狗肉、辣椒、肥肉以及烟酒类。因为此类食物可诱发出血而损伤脾胃。

**（四）食谱例**

1. 花生米衣六钱，红枣 10 枚，水煎服。连用 7 日 1 疗程。

2. 猪蹄 500g，红枣 250g，同炖成膏，每次 2 匙，开水送服，每日 3 次。

3. 猪皮 250g，红枣 30g，煮沸，去沫，加姜片，共煮稀烂，每日服 1 剂。（或加猪蹄筋 25g，调味同食）。

4. 柿饼、藕节各 30g，芥菜花 15g，切碎，加水 400ml，煎至半量，每日 1 次，吃柿喝汤，连服 15 日。

# 第五节 神经系统疾病饮食宜忌

## 一、头痛

### （一）概述

头痛是临床上常见的症状之一，通常是指局限于头颅上半部，包括眉弓、耳轮上缘和枕外隆突连线以上部位的疼痛。引起头痛的原因很多，有些发病很急，如颅内感染、脑血管意外等，有的则有慢性病，如偏头痛、颅内肿瘤等。头痛又是一种高级神经反射，受许多因素影响，精神和情感因素对疼痛有很大影响。

### （二）宜食

1. 主食及豆类的选择：粳米、黑米、紫米及豆制品、薯类等。

2. 肉、蛋、奶类的选择：鸡肉、羊肉、猪蹄、猪肚、鳝鱼、蛇肉等。

3. 蔬菜的选择：木耳、大葱、莲子、豆芽、苦瓜、竹笋、苋菜等。

4. 水果的选择：石榴、杏、桃、大枣、苹果、梨等。

5. 其他：核桃、苍耳、川芎、白芷等适量选用配置药膳。

### （三）忌食

1. 酒及酒类饮料。酒的主要成分乙醇可通过血液循环进入大脑，损伤脑动脉内膜，刺激脑干神经元兴奋及递质释放，从而诱发或加重本病。中医学认为，饮酒过度易损伤脾胃，脾失健运，痰湿内生，阻遏清，不能上荣于脑，又可导致血虚头痛。因此，饮酒可加重病情，故头痛者应戒酒。

2. 高脂肪食物。高脂肪食物，可引起脂质代谢紊乱，导致脑动脉硬化，从而引起脑血管功能异常，诱发偏头痛的发作。

3. 高酪胺食物。由于本病的发生与血小板内单胺氧化酶活性下降有关，食用高酪胺食物（如奶酪、熏鱼等）后，其氨基酸不易被分解，反而促进前列腺素合成，从而引起颅外血管强烈扩张和炎症反应，诱发头痛。

4. 亚硝酸盐、5 - 羟色胺含量高的食物。亚硝酸盐、5 - 羟色胺等成分都能影响机体而产生头痛。如火腿中含有亚硝酸盐，能引起脑血管扩张；海产品、蛋类、牛奶、巧克力、乳酪、啤酒、咖啡、橘子、茶叶、番茄等进入人体后会产生5 - 羟色胺，导致颅脑血管舒缩功能的失调，而致头痛。

5. 辛辣刺激食物。辛辣之品可刺激机体产生热量，加快血液流速，使头痛加重，故在平时应少有或忌食辣椒、辣油、姜、咖喱、芥末、胡椒等辛辣刺激性食品。

### （四）食谱例

#### 川芎白芷羊头汤

[**功能主治**] 养血祛风、散寒止痛，适于头痛。

[**原料配方**] 羊头肉2000g，川芎40g，白芷40g，姜80g，盐5g。

[**用法用量**] 羊头斩开，取出羊脑；羊头洗净，斩件；用适量水，加姜，慢火煲2小时；去羊头骨，留汤；川芎，白芷洗净；羊脑放入羊骨熬成的汤水中；慢火煲1小时，放盐调味供用。

#### 民间治头痛食疗方

1. 姜糖水：取姜3片，红糖15g，加水煮沸，趁热服。每日3次，每服500ml。适于外感风寒而致的头痛患者。

2. 桂圆红枣汤：取桂圆肉10枚，红枣7枚煎汤。每日睡前服用，用治头痛、贫血。

3. 丝瓜根煮鸭蛋：将鲜丝瓜根150g洗净，与鸭蛋2枚水煎服。治头痛、偏头痛。

4. 壁虎散：取壁虎数条，文火焙干研细末，瓶贮。每日服3次，每次服2g，热开水吞服，连服15天为1疗程。用治三叉神经痛。

5. 白菜根汤：取干白菜根50g，小葱3根，切碎后加水，旺火烧沸后改文火煎煮约20分钟即成。每日2次，温服，每服400ml。适于风寒头痛患者。

6. 葱白桂皮粥：取连须葱白10根，洗净切细，加入粳米50g煮成薄粥，粥中再放入桂皮9g，煮20分钟即可。每日2次温服。适于头痛、恶风、骨关节酸痛者。

7. 杏仁菊花茶：取捣碎杏仁3g，菊花3g，加水煎，代茶饮。适于风热头痛、咽喉肿痛者。

8. 炖羊脑：取羊脑1具，炖熟后调味服。适于风寒头痛经久不愈者。

9. 苍耳金银花茶：取苍耳子、金银茶各3g，水煎代茶饮。适于外感风热、头痛、鼻塞或流浊涕者。

10. 芦根决明茶：取芦根、决明子各30g，水煎代茶频饮。适于肝阳头痛、目糊口干者。

11. 绿豆粳米粥：将绿豆50g加水胀发后，与粳米100g、清水适量共煨粥。每日2次。适于夏季中暑头痛患者。

12. 西瓜汁饮：取西瓜汁适量，频饮。适于暑湿头痛者。

13. 陈皮茶：取陈皮6g，茶叶少许，水煎服。每日2次。适于头痛伴恶心痰多者。

14. 荷叶粳米粥：取荷叶 30g 切细丝，入粳米 50g 加水共煨粥。每日 2 次。适于湿邪所致头痛、头重如裹者。

15. 枸杞鸡汤：取枸杞 30g，母鸡 1 只，按常法煮汤食用。每日 2 次。适于肾虚体亏的头痛，痛势绵绵者。

16. 木耳羹：取木耳（干品）15g，加水胀发洗净，加入清水 300ml，冰糖 10g，文火炖烂即成。适于面色苍白、血虚头痛者。

17. 嚼核桃仁：取核桃仁 5 枚细细嚼服。早晚各 1 次。适于头晕头痛、心悸不寐、唇甲淡白者。

18. 葱姜粥：取葱白、姜适量，洗净，与粳米 30～50g，米醋少许，清水 750ml 共煨粥。热食取汗。用治风寒头痛。

19. 油煎毛蛋：取生姜 60～100g，去皮拍烂，与毛蛋（在蛋内已长羽毛的鸡胚胎）2 枚（去壳），用花生油煎熟即成。适于风湿性头痛，症见头痛困重、遇风或湿邪头痛加重。

20. 米醋花生粥：取花生米、大米各 40g 共研为末，取嫩花生叶 50g 捣泥，再加清水 750ml 煮粥 1 碗，粥成放入米醋 20～30ml 即成。每晚睡前顿服。用于治疗神经官能症，症见头晕隐痛、心悸气短、失眠多梦。

21. 荷叶煮鸡蛋：取荷叶 1 张，红糖 20g，鸡蛋 1 枚，加水共煮，蛋熟时去渣即成。每日 1 次，食蛋饮汤，连服 6 日。用治脏腑内伤、阳气阻塞、浊邪上踞而致的头痛。

22. 芹菜根煮鸡蛋：取芹菜根 250g，洗净切碎，与鸡蛋 2 枚加水煮至蛋熟。每日早晚各 1 次，食蛋饮汤。适于肝阳上亢、时作时止、经久不愈的头痛患者。

## 二、失眠

### （一）概述

失眠是指无法入睡或无法保持睡眠状态，导致睡眠不足。又称入睡和维持睡眠障碍，为各种原因引起入睡困难、睡眠深度或频度过短、早醒及睡眠时间不足或质量差等，常见导致失眠的原因主要有环境原因、个体因素、躯体原因、精神因素、情绪因素等。

### （二）宜食

1. 奇异果：一项最新的研究表明，天天食用两颗奇异果，就可以将睡眠品质进步百分之四十！奇异果中含有丰富的钙、镁及维生素 C，有助于神经传导物质的合成与传递，此外，它还含有其他水果中极为少见的钙质，具有稳定情绪及抑制交感神经的作用。

2. 葡萄：葡萄对改善失眠有很好的作用。其原因在于，葡萄中含有能辅助睡眠的褪黑素。褪黑素是大脑中松果腺分泌的一种物质，其与睡眠之间有着密切的关系，晚上是褪黑素分泌旺盛的时期，预示着即将要睡眠了，早晨是褪黑素分泌最少的时候，也就是该睡醒的时间了。

3. 香蕉：香蕉中含有能让人阔别忧郁情绪的维

生素 $B_6$ 和使人精神愉悦的 5 - 羟色胺物质，可以有效地促进睡眠。

4. 苹果：苹果富含糖类、果胶、蛋白质、苹果酸、奎宁酸、柠檬酸、酒石酸、胡萝卜素、B 族维生素、维生素 C、钾、锌、铁、磷、钙等多种元素。

5. 大枣：大枣中含有蛋白质、糖、维生素 C、钙、磷、铁等有益物质，具有补脾安神的作用，晚饭后用大枣加水煎汁服用或与百合煮粥食用能加快入睡时间。

6. 含 B 族维生素丰富的食物：比如动物肝脏、牛奶、蛋类等富含维生素 $B_{12}$ 的食物，可维持神经功能的稳定，有助于消除焦虑，促进睡眠。小麦、白菜等富含维生素 $B_6$ 的食物，能在脑中帮助血清素的合成，有助于安眠。

7. 食醋催眠：有些人长途旅行后，劳累过度，夜难安睡，可用一汤匙食醋兑入温开水中慢服。饮后静心闭目，不久便会入睡。

8. 糖水催眠：若因烦躁发怒而难以入睡，可饮一杯糖水。因为糖水在体内可转化为大量血清素，此物质进入大脑，可使大脑皮层抑制而易入睡。

9. 牛奶催眠：牛奶中色氨酸是人体八种必需的氨基酸之一，它不仅有抑制大脑兴奋的作用，还含有能使人产生疲倦感觉的作用。它是体内不可缺少的氨基酸之一，一杯牛奶中的含量足够起到使人安眠的作用，可使人较快地进入梦乡。

10. 水果催眠：过度疲劳而失眠的人，临睡前吃苹果、香蕉等水果，可抗肌肉疲劳；若把橘橙一类的水果放在枕边，其香味也能促进睡眠。

11. 小米催眠：小米除含有丰富的营养成分外，小米中色氨酸含量为谷类之首。中医认为，它具有健脾、和胃、安眠等功效。食法：取小米适量，加水煮粥，晚餐食用或睡前食用，可收安眠之效。

12. 鲜藕催眠：藕中含有大量的碳水化合物及丰富的钙、磷、铁等和多种维生素，具有清热、养血、除烦等功效。可治血虚失眠。食法：取鲜藕以小火煨烂，切片后加适量蜂蜜，可随意食用，有安神入睡的功效。

13. 葵花籽催眠：葵花籽富含蛋白质、糖类、多种维生素和多种氨基酸及不饱和脂肪酸等，具有平肝、养血、降低血压和胆固醇等功效。每晚嗑一把葵花籽，有很好的安眠功效。

14. 莲子催眠：莲子清香可口，具有补心益脾、养血安神的功效。莲子中含有的莲子碱、芳香甙等成分有镇静作用；食用后可促进胰腺分泌胰岛素，进而可增加 5 - 羟色胺的供给量，故能使人入睡。每晚睡前服用糖水煮莲子会有良好的助眠作用。

15. 大枣催眠：大枣味甘，含糖类、蛋白质、维生素 C、有机酸、黏液质、钙、磷、铁等，有补脾、安神的功效。每晚用大枣 30 ~ 60g，加水适量煮食，有助于入眠。

16. 促眠饮料：取洋葱 100g 切片，浸泡在 600ml 烧酒中，1 周后取出。以洋葱酒 10ml，牛奶约 90ml，鸡蛋 1 个，苹果半个榨汁。调和后，于睡前 30 分钟饮用。

17. 莴笋催眠：莴笋中有一种乳白色浆液，具有安神镇静作用，且没有毒性，最适宜神经衰弱失眠者食用。使用时，把莴笋带皮切片煮熟喝汤，特别是睡前服用，更具有助眠功效。

## （三）忌食

1. 油腻的食物。因为油腻食物在消化过程中会加重肠、胃、肝、胆和胰脏的工作负担，刺激神经中枢，让它一直处于工作状态，导致失眠。肉类煲汤较油、热量高，最容易发胖，不适合晚上食用，选在上午或中午吃比较好。此时，不妨选择一些菌类汤。

2. 红薯、玉米、豌豆等产气食物。在消化过程中会产生较多气体，等到睡觉前，消化未尽的气体会产生腹胀感，妨碍正常睡眠。

3. 咖啡、浓茶、可乐等令大脑兴奋的食物。尤其一些对咖啡因特别敏感的人，可能持续兴奋的时间更久。此外，咖啡因还有利尿作用，过多喝咖啡，容易让人排尿增多，这也会干扰睡眠。

4. 酒。酒虽然可以让人很快入睡，但却让睡眠状况一直停留在浅睡期，很难进入深睡期。所以，饮酒的人即使睡的时间很长，醒来后仍会有疲乏的感觉。

5. 辣椒、大蒜、洋葱等辛辣食物。

## （四）食谱例

### 酸枣仁粥

[功能主治] 宁心安神。适于心悸、失眠、多梦、心烦。

[原料配方] 酸枣仁末 15g，粳米 100g。

[用法用量] 先以粳米煮粥，临熟，下酸枣仁末再煮。空腹食用。

### 秫米粥

[功能主治] 和胃安眠。适于食滞不化、胃中不适而引起失眠者。

[原料配方] 秫米 30g，制半夏 10g。

[用法用量] 先煎半夏去渣，入米煮作粥。空腹食用。

### 远志莲粉粥

[功能主治] 补中，益心志，聪耳明目。适于健忘、怔忡、失眠等症。

[原料配方] 远志 30g，莲子 15g，粳米 50g。

[用法用量] 先将远志泡去心皮与莲子均研为粉，再煮粳米粥，候熟入远志和莲子粉，再煮一、二沸。随意食用。

### 小米粥

[功能主治] 养心安神。用于心血不足、烦躁失眠。

[原料配方] 小米 50g，鸡蛋 1 个。

[用法用量] 先以小米煮粥，取汁，再打入鸡蛋，稍煮。临睡前以热水泡脚，并饮此粥，然后入睡。

### 小米枣仁粥

[功能主治] 补脾润燥，宁心安神。治纳食不香、夜寐不宁、大便干燥。

[原料配方] 小米 100g，枣仁末 15g，蜂蜜 30g。

[**用法用量**] 小米煮粥，候熟，入枣仁末，搅匀。食用时，加蜂蜜，每日服2次。

## 夜交藤粥

[**功能主治**] 养血安神，祛风通络。适于虚烦不寐、顽固性失眠、多梦症以及风湿痹痛。

[**原料配方**] 夜交藤60g，粳米50g，大枣2枚，白糖适量。

[**用法用量**] 夜交藤用温水浸泡片刻，加清水500g，煎取药汁约300g，加粳米、白糖、大枣，再加水200g煎至粥稠，盖紧焖5分钟即可。每晚睡前1小时，趁热食，连服10天为1个疗程。

## 八宝粥

[**功能主治**] 健脾胃，补气益肾，养血安神。适于失眠以及体虚乏力虚肿等。

[**原料配方**] 芡实、薏仁米、白扁豆、莲肉、山药、红枣、桂圆、百合各6g，大米150g。

[**用法用量**] 先将上8味煎煮40分钟，再加入大米继续煮烂成粥。分顿调糖食用，连吃数日。

## 乌灵参炖鸡

[**功能主治**] 补气健脾，养心安神。适于神经衰弱。

[**原料配方**] 鸡1只，乌灵参100g，酒、姜、葱、盐各适量。

[**用法用量**] 乌灵参用温水浸泡4～8小时，洗净切片，放入鸡腹内。将鸡放入砂锅内，清水淹过鸡体，放入酒、姜、葱适量，旺火烧开后，改文火清炖，待鸡熟后，加盐少许即成。每日2次，食鸡肉，饮汤。

## 茯苓饼

[**功能主治**] 健脾补中，宁心安神。适于气虚体弱所致的心悸、气短、神衰、失眠以及浮肿、大便溏软等。

[**原料配方**] 茯苓细粉、米粉、白糖各等份。

[**用法用量**] 上3味加水适量，调成糊，以微火在平锅里摊烙成极薄的煎饼。可经常随量吃。

# 三、眩晕

## （一）概述

眩晕的主观症状是患者对于空间关系的定向感觉障碍或平衡感觉障碍，患者感到外界环境或自身在旋转移动或摇晃，是由前庭神经系统病变所引起，与头晕不同，一般来说头晕并无外界环境或自身旋转的运动觉即患者主诉的头重脚轻头脑不清楚等。

## （一）宜食

1. 饮食宜清淡，除米、面、豆类主食外，宜多吃新鲜蔬菜、水果等。

2. 饮食宜多样化，以适合胃口，以瘦肉、鸡蛋、鸡汤等清补为宜。

## （三）忌食

1. 慎食蜂蜜、大枣、荔枝、黄精、芥菜、槟榔、萝卜缨、荷叶等。此外，体虚眩晕者还应忌食葱、姜、蒜、韭菜、洋葱、辣椒、胡椒、桂皮、萝卜、茶叶、烟、白酒等辛辣香燥、破气耗气之物；痰湿型眩晕者还应忌食桂圆、肥肉、黄芪、鹅肉等滋腻助湿生痰之品；肝阳型眩晕者还应忌食狗肉、公鸡、辣椒、肉桂、人参、川芎、紫河车等甘温辛辣助热上火的食物。少吃煎炒、炙烤、油腻、肥厚的食物，如肥肉、羊肉等。

2. 忌生冷瓜果。

**（四）食谱例**

1. 天麻炖猪脑：天麻 10g，猪脑 1 个洗净，同放炖盅内，加水适量，隔水炖熟服食。用于治肝阳上亢眩晕。

2. 五月艾煮鸡蛋：五月艾生用 45g，黑豆 30g，鸡蛋 2 个，加水共煲熟服食。用于治血虚眩晕。

3. 羊头黄芪汤：羊头 1 个（包括羊脑），黄芪 20g，水煎服食。用于治肾精不足眩晕。

4. 将枸杞 15g，红枣 10 枚加水煮 30 分钟，将鸡蛋 2 个打破调入煮熟，早晚两次服用。可补养气血、增强体质，对贫血、慢性肝炎、肺结核等慢性病所致头晕眼花、精神恍惚、视力减退、夜尿增多有疗效。

5. 将鸡肉 250g，首乌、当归、枸杞各 20g 加水共煮，食肉饮汤。可补血养肝，治疗肝血不足所致的头晕、眼花。

6. 将牛肝 100g 切成片，与枸杞 30g 加水共煮，食牛肝饮汤，每日 1 剂。可补血养肝，治疗肝血不足所致的头晕、眼花。

7. 甘菊粳米粥：取甘菊新鲜嫩芽或者幼苗 15～30g，洗净，与粳米 60g，冰糖适量煮粥，早晚餐服用，每日 1 次，连服 7 日。适于高血压、肝火亢盛之眩晕。

8. 芹菜苦瓜汤：芹菜 500g，苦瓜 60g，同煮汤饮用。或用芹菜 250g，苦瓜 30g，用沸水烫 2 分钟，切碎绞汁，加砂糖适量，开水冲服，每日 1 剂，连服数日。适于高血压、阴虚阳元之眩晕。

9. 葛根粳米粥：鲜葛根适量洗净切片，沙参、麦冬各 20g，经水磨后澄清取淀粉，晒干，每次用葛根沙参麦冬粉 30g 与粳米 60g 煮粥吃，每日 1 剂，可以常食。适于高血压阴阳两虚之眩晕。

10. 车前粳米粥：车前子 15g（布包）煎水去渣，入粳米 60g 煮粥，玉米粉适量用冷水溶和，调入粥内煮熟吃，每日 1 剂。适用高血压痰湿壅盛之眩晕。

11. 乌鸡粳米粥：乌鸡 1 只剖洗干净，浓煎鸡汁，黄芪 15g 煎汁，与粳米 100g 共煮粥，早晚趁热服食。用于气血两亏之眩晕患者。

12. 荔枝粳米粥：荔枝肉 50g，山药 10g，莲子 10g 加入适量水同煎煮至软烂时再放入大米 250g，煮成粥即可。每日服 2 次，用于脾虚血亏之眩晕者。

13. 龙眼鸡子粥：龙眼肉 50g，鸡蛋 1 只，枣 30 枚，加粳米适量同煮常服，用于气血不足之眩晕患者。

14. 人参粳米粥：人参粉（片）3g，同粳米 100g 加清水适量同煮成粥，再把熬成汁的冰糖徐徐加入粥中，搅匀即成。用于中气不足、清阳不升之眩晕患者。

## 四、脑卒中

### （一）概述

脑卒中是脑中风的学名，是一种突然起病的脑血液循环障碍性疾病，又叫脑血管意外。是指脑血管疾病的病人，因各种诱发因素引起脑内动脉狭窄，闭塞或破裂而造成急性脑血液循环障碍。脑卒中分为缺血性脑卒中和出血性脑卒中。临床表现以猝然昏扑、不省人事或突然发生口眼歪斜、半身不遂、舌强言蹇、智力障碍为主要特征。

### （二）宜食

1. 饮食宜清淡、易消化吸收，多吃新鲜蔬菜及水产品，如青菜、萝卜、海带、紫菜、淡菜等，少食多餐。主食及豆类的选择为玉米、小米、燕麦、荞麦、大麦、大豆、高粱、标准粉、糙米等。

2. 肉、蛋、奶类的选择牛肉、瘦猪肉、鸡、鱼、兔、鹌鹑蛋、海蜇头、海参、淡菜等。

3. 宜多吃含纤维多的食物，如芹菜、青菜、大白菜、萝卜、茄子、荸荠、洋葱、蒜、紫菜、海带、木耳、银耳、香菇等。多吃蜂蜜等润肠食物，保持大便通畅。

4. 水果选择苹果、枣、香蕉、猕猴桃、核桃、葵花子等。

5. 宜限制总热量，减少饱和脂肪酸和胆固醇的摄入。

### （三）忌食

1. 忌肥甘甜腻、过咸刺激助火生痰之品：少甜味饮品、奶油蛋糕的摄入；忌食过多酱、咸菜等。

2. 忌生、冷、辛辣刺激性、肥甘厚味食物：如白酒、麻椒、麻辣火锅、糖、咖啡、可可、浓茶、葱、蒜、姜、韭菜、花椒、辣椒、肥肉、狗肉、羊肉、油煎食品等刺激、兴奋、燥热食品。

3. 忌嗜烟、酗酒：烟毒可损害血管内膜，并能引起小血管收缩，管腔变窄，因而容易形成血栓；大量引用烈性酒，对血管有害无益。据调查，酗酒是引起脑中风的诱因之一。

### （四）食谱例

#### 大枣粥

[功能主治] 治中风，惊恐心悸，四肢沉重者。

[原料配方] 去核大枣7枚，橄榄5枚，大米适量。

[用法用量] 大枣、橄榄煮水取汁，放入大米煮粥食用即可。

#### 葛根粉饭

[功能主治] 治中风，心神恍惚，言语失志者。

[原料配方] 葛根粉200g，大米250g。

[用法用量] 将大米煮至半熟，加入葛根粉拌匀，用急火煮熟食用即可。

#### 夏枯草瘦肉汤

[功能主治] 治中风，肝阳上亢者。

[原料配方] 夏枯草10g，猪瘦肉80g。

[用法用量] 上2味同煮汤服用即可。

#### 山楂糖水

[功能主治] 用于动脉硬化及中风辅助治疗。

[原料配方] 山楂 20g。

[用法用量] 山楂煎水，加糖适量服用。

### 草决明海带汤

[功能主治] 可作为中风辅助治疗方。

[原料配方] 草决明 10g，海带 20g。

[用法用量] 上 2 味同煎水饮服。

# 五、中暑

## （一）概述

中暑是在暑热天气、湿度大以及无风的环境条件下，主要表现以体温调节中枢功能障碍、汗腺功能衰竭和水电解质丧失过多为特征的疾病。可分为中暑高热、中暑衰竭、中暑痉挛和日射病等类型。正常人体的产热和散热处于动态平衡，体温波动在 36～37.5℃之间，在高温高湿环境中，淌汗蒸发等都不能起散热作用，可使体内热蓄积而使体温上升。中暑按病情轻重可分为：①先兆中暑：全身疲乏、头晕、胸闷、口渴、大汗，离开高温环境可恢复正常；②轻症中暑：除有先兆中暑表现外，体温在 37.5℃以上，伴面色潮红、皮肤灼热、恶心、呕吐；③重症中暑：除以上表现外，尚伴有昏厥、头痛、昏迷、肌肉痛性痉挛、高热、烦躁不安。以上分别称之为中暑衰竭、中暑痉挛、日射病、中暑高热。饮食调理对中暑治疗有特别的意义。

## （二）宜食

1. 宜喝淡盐开水、盐茶，适当多吃些含盐高的食物，如咸蛋、咸鱼、咸菜，以补充由于出汗多而丧失的盐分。

2. 宜喝清凉饮料、清凉茶、果汁，如金银花露、荷叶露、西瓜汁、鲜藕汁、果子汁、绿豆汤、冰镇饮料、凉茶、酸牛奶。中暑高热可适当选用冰汽水、冰激凌、雪糕。

3. 宜吃新鲜蔬菜、水果，以补充维生素 C。瓜果汁多味甜，不仅生津止渴，也能清热解暑。西瓜味甜多汁性凉，是清暑解渴的瓜类之首。另外，香瓜、黄瓜洗净之后生食，或榨汁之后饮用，都有很好的清热解暑作用。猕猴桃含有大量维生素 C，有非常好的清热解暑作用。

4. 吃粥。在炎热的夏季，人的肠胃因受暑热刺激，功能会相对减弱，容易发生头重倦怠、食欲不振等不适，重者还会中暑。因此，夏季喝消暑保健粥则是饮食调理措施之一，如绿豆粥、金银花粥、薄荷粥、莲子粥、荷叶粥、莲藕粥等。

5. 宜喝汤。当人出汗比较多，体液损耗比较大的时候，多喝汤既能及时补充水分，又有利于消化吸收。简单易学的"防暑汤"如山楂汤、绿豆酸梅汤、金银花汤、西瓜翠衣汤等。

6. 宜吃青菜。天热湿气重，人们一般都喜欢吃清淡味鲜而不油腻的食物，青菜既有这种特点，又含有丰富的维生素和矿物元素。所以，应尽量多吃青菜，如各种豆类、瓜类、小白菜、香菜等。既可以凉拌生吃，也可放少许瘦肉丝炒熟吃。

## （三）忌食

1. 中暑后不能大量饮水：中暑的人应该采取少

量、多次饮水的方法，每次以不超过300ml为宜。切忌狂饮不止。因为，大量饮水不但会冲淡胃液，进而影响消化功能，还会引起反射排汗亢进。结果会造成体内的水分和盐分大量流失，严重者可以促使热痉挛的发生。

2. 中暑后不能大量食用生冷瓜果：中暑的人大多属于脾胃虚弱，如果大量吃进生冷瓜果、寒性食物，会损伤脾胃阳气，使脾胃运动无力，寒湿内滞，严重者则会出现腹泻、腹痛等症状。

3. 中暑后不能吃大量油腻食物：中暑后应该少吃油腻食物，以适应夏季胃肠的消化功能。如果吃了大量的油腻食物会加重胃肠的负担，使大量血液滞留于胃肠道，输送到大脑的血液相对减少，人体就会感到疲惫加重，更容易引起消化不良。

4. 不能单纯进补：人们中暑后，暑气未消，虽有虚症，却不能单纯进补。如果认为身体虚弱急需进补就大错特错了。因为进补过早的话，则会使暑热不易消退，或者是本来已经逐渐消退的暑热会再卷土重来，那时就更得不偿失了。

5. 忌烟、酒、油腻、煎炸、不易消化、燥热食物。

## （四）食谱例

### 绿豆竹叶粥

[功能功效] 清暑化湿、解表清心；对伏暑引起的酸痛、无汗、头痛、尿黄、苔腻、恶寒发热、心烦口渴有疗效。

[原料配方] 绿豆30g，粳米100g，银花露10g，

鲜荷叶10g，鲜竹叶10g，冰糖适量。

[用量用法] 把鲜荷叶、鲜竹叶洗净，水煎，滤渣取汁。绿豆、粳米淘净后煮成稀粥，水沸后加入银花露、药汁，用微火熬熟，加入冰糖。每天2次，温热服食。

### 导赤清心粥

[功能功效] 清心；对伏暑引起的心烦不寐、小便短赤热痛、发热日轻夜重、口干渴不欲饮有疗效。

[原料配方] 生地黄汁50ml，雪梨1只，粳米20g，竹叶卷心20支，灯芯草2支，连心麦冬6g，莲子心3g，砂糖适量。

[用量用法] 将所有配料用水煮成粥。每天3次服食。

### 冬瓜薏仁绿豆粥

[功能功效] 清暑辟秽化浊；对因中暑引起的症状有疗效。脾胃虚寒、大便溏软者忌食。

[原料配方] 冬瓜250g，薏仁30g，绿豆60g，鲜荷叶、藿香叶适量。

[用量用法] 冬瓜切成小块，与薏仁、绿豆同煮成粥，粥快熟时加荷叶。藿香叶煎成汁，倒入粥中，煮片刻即可。随意饮食。

# 六、神经衰弱

## （一）概述

神经衰弱属于心理疾病的一种，多见于中青年，以脑力劳动者居多。患者常觉脑力和体力不足、容易疲劳、工作效率低下、常有头痛等躯体不适和睡眠障

碍，但无器质性病变存在。多数病人身体瘦弱、自主神经易兴奋、血压常偏低。性格多不开朗，有胆怯、自卑、敏感、多虑、依赖性强、缺乏自信等特点。与此病发病有关的精神因素包括工作和学习过度紧张、生活长期无规律、思想矛盾持久不能解决以及思想负担和不愉快情绪。因此，个性有缺陷、有慢性躯体疾病者，在外界因素影响下较易发病。

## （二）宜食

1. 宜食清淡、易消化、营养丰富的食物，补充维生素，如瘦猪肉、羊肉、牛肉、鸡、鸭、鱼、蛋、动物的脑、肝脏、心脏、肾脏、血、骨髓、海参、鹌鹑蛋及牡蛎、草菇、蘑菇、冬菇等，藕、百合、萝卜、卷心菜、菠菜、大白菜、白糖、红糖、蜂蜜等对神经衰弱失眠亦有好处。

2. 宜多餐具有宁心安神、促进睡眠的食物，如小麦、小米、玉米、大米、面粉、红薯、胚芽、糙米、燕麦、大枣、酸枣、百合、核桃、莲肉、桂圆、桑葚、芡实、莲子、莲心、牛奶、大豆及豆制品等。

3. 水果：花生、核桃、莲子心、芝麻等坚果，酸枣仁、桂圆、大枣、甘蔗、猕猴桃、柑橘类等富含维生素C的新鲜水果。

## （三）忌食

1. 忌食油腻、生冷、辛辣、刺激性、温燥食物，如动物脂肪、肥肉、年糕、粽子、炸糕、胡椒、辣椒、葱、蒜、姜、浓茶、咖啡、白酒及油煎、烧烤食物等。

2. 酸橙等水果中鞣酸较多，妨碍铁的吸收且刺

激神经，不宜多吃。

3. 不宜饮刺激性饮料。

4. 忌晚餐过饱或过少，影响睡眠。

## （四）食谱例

### 红烧牛鞭

[功能主治] 补肾壮阳，益精补髓。

[原料配方] 牛鞭1000g，鸡汤500g，葱段60g，姜30g，蒜瓣12g，花椒油15g，熟猪油75g。

[用法用量] 将牛鞭剪开外皮，在开水锅内烫一下，捞出，撕去外皮再洗净。锅内放入2500ml清水，加入葱20g，姜10g（拍松）及花椒少许，将牛鞭放入锅内煮至用手能掐动，捞出破开，除去尿道，切成3厘米的段。将锅置火上，放入猪油烧热，倒入剩下的葱、姜、和蒜瓣，煸炒出香味，放入料酒、酱油、鸡汤、精盐、味精、白糖等，将汤调成浅红色，把牛鞭段放入汤内，用小火煨至汤将干时，拣出葱姜，用湿淀粉勾芡，淋上花椒油，即可。

### 银耳氽鸡片

[功能主治] 补虚滋阴。

[原料配方] 水发银耳30g，生鸡脯肉120g，鸡蛋2个，鸡汤1000g。

[用法用量] 将水发银耳洗净分成小块待用。鸡胸脯肉切成柳叶形薄片，放入凉水内泡一下捞出，用鸡蛋清上浆。将鸡汤入锅烧开，加入料酒，调好味。下银耳，煮沸10分钟，把鸡片逐片下锅，加水淀粉勾成稀流芡后，随即倒入汤碗内，即可。

## 白鸭茯麦冬瓜汤

[功能主治] 清热宁心，滋阴安神。

[原料配方] 白鸭1只，茯神、麦冬各20g，冬瓜50g。

[用法用量] 取白鸭宰杀；去毛及内脏，放进茯神、麦冬（用纱布包），给足水量，先煮一段时间，然后添放冬瓜，直至鸭肉熟透，冬瓜烂熟为止，最后加入少量调料。吃鸭肉和冬瓜，喝汤汁，分2~3次食完。

## 冰糖桂花莲子

[功能主治] 滋阴养血，补脾安神。

[原料配方] 去芯莲子150g，银耳25g，冰糖200g，桂花卤少许。

[用法用量] 将莲子用水浸泡，胀发后用温水洗净，放碗内加开水，以漫过莲子为宜，蒸50分钟左右，取出待用。银耳用温水泡软胀发后，摘去黄根，掰成小瓣，放碗内上笼蒸熟待用。将锅置于火上，倒入清水1500g，放入冰糖、桂花卤烧开，撇净浮沫，再放入银耳略烫一下，捞在大汤碗内。然后将蒸熟莲子捞入碗内，将锅内的冰糖汁浇在汤碗内即成。

## 糖渍龙眼

[功能主治] 养心安神。

[原料配方] 鲜龙眼500g，白糖50g。

[用法用量] 将鲜龙眼去皮和核，放入碗内，加白糖，反复上笼蒸晾3次，至色泽变黑，再拌白糖少许，贮瓶备用。每日2次，每次食龙眼肉4~5粒。

## 百合芝麻猪心汤

[功能主治] 补血养颜，宁心安神，润燥滑肠。

[原料配方] 猪心400g，百合（干）40g，枣（干）150g，黑芝麻80g，盐3g，姜3g。

[用法用量] 猪心剖开边，切去筋膜，洗净，切片；黑芝麻放入锅中，不必加油，炒香；百合、红枣、生姜分别洗净；红枣去核；生姜去皮，切片；加适量水，猛火煲至水滚；放入全部材料，用中火煲约2小时，加入细盐调味，即可饮用。

# 第六节 泌尿系统疾病饮食宜忌

## 一、肾炎

### （一）概述

肾炎是两侧肾脏非化脓性的炎性病变。因肾小体受到损害出现浮肿、高血压、蛋白尿等现象，是肾脏疾病中最常见的一种。肾炎种类很多，急性（肾小球）肾炎、慢性（肾小球）肾炎、肾盂肾炎、隐匿性肾炎、过敏性紫癜肾炎（紫癜性肾炎）、红斑狼疮肾炎（狼疮性肾炎）等。

### （二）宜食

1. 轻症患者合并血浆蛋白降低时，可适当吃一些高蛋白食物，如鱼类、肉类、蛋类、奶类、豆及豆制品等。

2. 吃新鲜蔬菜和水果。

3. 浮肿明显者可多食萝卜、冬瓜、红小豆、西瓜、黑豆、丝瓜等有利尿作用的食物。

4. 兼见血尿者，可食莲藕、白菜根、花生、茄子等有止血作用的食物。

5. 伴高血压者，可食芹菜、菠菜、木耳、黄豆芽、绿豆芽、鲜玉米等有降血压作用的食物。

### （三）忌食

1. 重症患者合并尿毒症时，不应吃高蛋白食物，以免加重病情。

2. 忌过咸食物，以免水钠潴留，加重水肿。

3. 避免吃刺激性食物，如酒、茶、咖啡、可可及辛辣温热调味品：葱、蒜、姜、韭菜、咖喱、芥末、胡椒、辣椒；各种香料及含挥发油多的蔬菜：韭菜、茴香、芹菜等。

4. 烟酒宜戒，尤其是烈性酒更应禁忌。

5. 忌油煎、烧烤、坚硬不易消化食物。

6. 忌含草酸多食物：菠菜、竹笋、苋菜等。忌含嘌呤高的食物：豆、豆制品、动物内脏、浓鸡汤、肉汤、动物肝、肾等。

7. 忌高钾食物，如牛肉、鸡肉、瘦肉、土豆、韭菜、苋菜、油菜等。

### （四）食谱例

#### 黄芪炖母鸡

[功能主治] 对脾肾不足，低蛋白血症之轻型肾炎患者适宜。

[原料配方] 黄芪120g，母鸡1只（洗净），加水炖烂。

[用法用量] 饮汤食肉。

#### 鲤鱼冬瓜汤

[功能主治] 对浮肿者适宜。

[原料配方] 鲤鱼1条，黄豆50g，冬瓜200g，葱白适量。

[用法用量] 鲤鱼刮鳞去内脏，同黄豆、冬瓜共煮汤，调入葱末、食盐少许食用。每天1剂，半月为1疗程。

#### 绿豆莲菜大枣汤

[功能主治] 伴血尿者适宜。

[原料配方] 绿豆20g，藕节20g，大枣10枚。

[用法用量] 上三味同煎服。每天2次，10天为1疗程。

#### 西瓜蒸蒜

[功能主治] 适于急性肾炎，本方清热利湿消肿。

[原料配方] 大蒜30～45g，西瓜1个（大约重1500g）。

[用法用量] 先在西瓜皮上挖一个三角形的洞，大蒜去皮纳入西瓜内，再用挖出的瓜皮塞住洞口，将洞口向上用瓦碟盖好，隔水蒸熟，趁热吃蒜和瓜瓢，一日内分次吃完。

#### 红小豆煮鲤鱼

[功能主治] 适于肾炎水肿，本方利水消肿。

[原料配方] 红小豆 100g，鲤鱼 1 尾（250～500g）

[用法用量] 将鲤鱼去内脏，不去鳞，洗净，红小豆淘净，文火煨 1 小时，熟后食，不加盐，每日 1 次。

## 二、慢性肾功能衰竭

### （一）概述

慢性肾功能衰竭（简称慢性肾衰）又称慢性肾功能不全，慢性进行性肾实质损害，致使肾脏明显萎缩，不能维持其基本功能，临床出现以代谢产物潴留，水、电解质、酸碱平衡失调，全身各系统受累为主要表现的临床综合征，也称为尿毒症。

### （二）宜食

1. 摄入充足热量：每公斤体重每天至少为 35 千卡，其来源主要依靠糖（碳水化合物）和脂肪。在膳食中既为了要降低植物蛋白质的含量，又要补充足够的热量，以减少体内蛋白过度分解而加重尿毒症症状，现在临床经常采用麦淀粉作为热能的主要来源，也可用玉米淀粉、土豆淀粉代替大米和面粉（淀粉是面粉抽去蛋白质后的制品）。因淀粉中植物蛋白低，每 100g 含 0.4～0.6g 的植物蛋白，而面粉中的植物蛋白为每 100g 含有 6～10g。除淀粉外，膳食中还可采用土豆、山药、芋头、地瓜、藕、南瓜、粉丝、荸荠、藕粉、菱角粉、荸荠粉、团粉等含热量高，蛋白质低的食品作为热能的主要来源。食物中脂类的变化可以影响不同类型的肾脏疾病的进展，其中不饱和脂肪酸，如亚油酸，通过影响前列腺素的水平而对肾功能起到保护作用。因此，为了保证食物中不饱和脂肪酸的供给，应该以植物油为主，少食动物脂肪。

2. 食用有高营养价值的优质蛋白：即蛋白质的摄入量要少且量要好，少而精。通过限制蛋白质的摄入量可以阻断或减缓慢性肾功能衰竭的过程。高营养价值的蛋白称为优质蛋白，其中含必需氨基酸的量高，且在体内分解后，产生的含氮物质较少，此类蛋白以动物性蛋白为代表，如鸡、鱼、牛奶、瘦肉等。植物性蛋白质一般非必需氨基酸较多，生物价低，食用后产生的含氮物质多，故应限制，尤其是含植物蛋白质较高的主食如玉米、面粉，以及干豆类、豆制品、坚果类等，对肾功能继续恶化者，控制应更严格。高氨基酸饮食治疗，当肾功能恶化仅采用高生物价低蛋白饮食已不能保持适当的尿素氮水平时，必需再降低蛋白质的摄入量，同时加入必需氨基酸制剂。常用的剂型有粉剂、片剂、糖浆等，可静脉供给。粉剂可以和麦、玉米淀粉做成各种点心进食。

3. 合理摄入钙与磷、镁：肾小球滤过率降至 40～50ml/min 时，使磷的滤过排出减少，导致血磷升高。若肾功能进一步恶化，血磷的升高不能控制，高血磷及肾实质的损害使肾脏合成活性维生素 D 能力减退，血钙浓度下降，诱发骨质疏松。理想的治疗膳食应提高钙含量降低磷含量，多食含钙丰富的食品有牛奶、绿叶蔬菜、芝麻酱等，少食含磷多的食品如鸡蛋黄、猪肝、奶油、沙丁鱼、瓜子仁、菌类、味精、海米、虾仁等。慢性肾衰竭病人由于长期限制饮食或继发甲状旁腺机能亢进，也抑制了镁的吸收，此时镁可能处于平衡状态。但当病人尿少时，若有大量镁负荷时就很难排出体外，体内过剩的镁可能产生血镁过高，此时应当限制摄入量。

4. 适量补充维生素和微量元素：慢性肾衰竭患者由于食欲不振，食入含维生素的饮食太少；另外尿毒症本身可导致水溶性维生素代谢改变，所以对慢性肾衰患者应注意 B 族维生素、维生素 C 等补充。而不应补充维生素 A，维生素 A 升高，可刺激甲状腺分泌而引起肾性营养不良。还可以引起脂肪代谢紊乱，致使胆固醇、甘油三酯水平增高。再者慢性肾衰时 1.25 - 二羟胆骨化醇产生不足，致使钙磷和骨骼的代谢功能紊乱，出现肾性骨病，因而应注意补充维生素 D。饮食治疗的重点是限制蛋白质的摄入量，以减轻氮质潴留。但要注意保证充足的热量及足够的必需氨基酸。

## （三）忌食

1. 忌食高蛋白食物。慢性肾功能衰竭患者避免植物性高蛋白饮食。

2. 忌食高盐、高钾饮食：慢性肾功能衰竭患者饮食中应摄入适量的钠与钾盐。若合并浮肿和高血压应限钠盐，钠摄入量一般说来 2~3g/d（$N_{AC}1$ 摄入量 5~7g/d），严重病人可限制为 1~2g/d（$N_{AC}1$ 摄入量 2.5~5g/d）若病人服用利尿剂或伴有呕吐或腹泻时，不应再限钠盐，甚至还需补充。若病人合并高血钾症时，钾摄入量每日应低于 1.5~2g/d 若每日尿量大于 1000ml 和血钾量正常时不必再限钾摄入量。

限钾膳食，应避免食用果汁，慎重选食蔬菜及水果如香蕉、柑橙、山楂、桃子、鲜桔汁、油菜、海带、韭菜、番茄、蘑菇、菠菜、木耳、紫菜等含钾高的食物。若病人每日尿量增多，大于 1500ml 时应观察血钾含量，过低时还须补钾。

3. 忌饮大量液体：慢性肾功能衰竭患者饮食中摄入的液体及水应平衡。病人每日入液量可视前一日的排尿量再加上 500ml 左右水作为补充的参考。但当病人合并发烧、呕吐、腹泻等症状时就应再多补充液体。

4. 忌食辛辣刺激、烟酒和嘌呤含量高的食品。

## （四）食谱例

### 红枣羊骨糯米粥（民间方）

[功能主治] 尿毒症。

[原料配方] 红枣 5 枚，羊胫骨 1~2 根，糯米 150g。

[用法用量] 将羊胫骨剁碎，加红枣（去核）、糯米及水两碗半煮粥，调味食之，分 2~3 次食完。

### 麦淀粉饼（民间方）

[功能主治] 尿毒症。

[原料配方] 麦淀粉 150g。

[用法用量] 将麦淀粉加水调糊，文火煎烙成薄饼，每日早晚作点心食用。

### 绿豆西瓜皮汤（民间方）

[功能主治] 尿毒症。

[原料配方] 绿豆 100g，西瓜皮适量。

[**用法用量**] 将绿豆洗净，加水 1500ml 煮汤，至汤色碧绿纯清后，去绿豆，然后再将洗净切块的西瓜皮放入再煮，煮沸后即离火，待温热时饮汤。

### 猪肝菠菜汤 （民间方）

[**功能主治**] 尿毒症。

[**原料配方**] 猪肝 50g，菠菜 150g。

[**用法用量**] 将猪肝洗净切片，加入菠菜、适量水和调味，煮汤食用。

### 鲤鱼冬瓜汤 （中医验方）

[**功能主治**] 尿毒症。

[**原料配方**] 鲤鱼 1 尾（约 500g），冬瓜 500g。

[**用法用量**] 取活鲤鱼开膛去鳞洗净，冬瓜去皮切块，加水煮汤，喝汤并吃鱼肉，每周 2 次。

### 鸡蛋土豆羹 （民间方）

[**功能主治**] 尿毒症。

[**原料配方**] 鸡蛋 2 个，土豆 500g。

[**用法用量**] 将土豆洗净去皮切丝，加水适量煮，待熟烂时打入鸡蛋，稍煮片刻即成，每日分 6~8 次服食。

## 三、肾病综合征

### （一）概述

肾病综合征是指一组临床症状，包括大量的蛋白尿、低蛋白血症、高脂血症和水肿。临床特点：三高一低，即大量蛋白尿（≥3.5g/d）、水肿、高脂血症，血浆蛋白低（≤30g/L）。原因多为肾脏本身疾病引起、遗传及其他疾病继发。

### （二）宜食

1. 钠盐摄入。水肿时应进行低盐饮食，以免加重水肿，一般以每日食盐量不超过 2g 为宜，禁用腌制食品，少用味精及食碱，浮肿消退，血浆蛋白接近正常时，可恢复普通饮食。食用清淡易消化食物。

2. 蛋白质摄入。肾病综合征早期，应给予较高的高质量蛋白质饮食（1~1.5g/kg·d），如鱼和肉类等，此有助于缓解低蛋白血症及随之引起的一些并发症。但高蛋白饮食可使肾血流量及肾小球滤过率增高，使肾小球毛细血管处于高压状态，同时摄入大量蛋白质也使尿蛋白增加，可以加速肾小球的硬化，因此，对于慢性肾病综合征患者应摄入较少量高质量的蛋白质（0.7~1g/kg·d），至于出现慢性肾功能损害时，则应低蛋白饮食（0.65g/kg·d）。

3. 脂肪摄入。肾病综合征患者常有高脂血症，此可引起动脉硬化及肾小球损伤、硬化等，因此应限制动物内脏、肥肉、某些海产品等富含胆固醇及脂肪的食物摄入量。

4. 微量元素的补充。由于肾病综合征患者肾小球基底膜的通透性增加，尿中除丢失大量蛋白质外，还同时丢失与蛋白结合的某些微量元素及激素，致使人体钙、镁、锌、铁等元素缺乏，应给予适当补充，一般可进食含维生素及微量元素丰富的蔬菜，水果，杂粮等予以补充。

5. 可常用的蔬菜。豆腐，大白菜，大葱（调味），甘蓝，蕨菜，榆钱，方瓜，佛手瓜，绿豆芽，红心甘薯，芸豆，葫芦，四季豆，丝瓜，茄子，卷心菜，洋葱，冬瓜，南瓜，西葫芦，黄瓜，小白菜，萝卜，苦菜，豆角，辣椒（调味），芋头，扁豆，胡萝卜，茼蒿，蒜黄，蒜苔，芹菜，韭菜，莴苣，菜花，西红柿，甜柿椒，豆芽，生菜，油菜，山药，藕，榨菜，大蒜（调味），姜，苜蓿，苦瓜，菠菜，雪里蕻，干木耳，银耳，荠菜，土豆。

### （三）忌食

1. 水肿重者应忌盐，限制蛋白食物的摄入量，少饮水。水肿不重，可进低钠盐饮；无浮肿不限制饮水和蛋白食物的摄入量。

2. 忌腥辣，煎炸，水产品如海鱼，海蟹，辣椒，蒜，生葱，香菜，狗肉，牛肉，羊肉，辛辣刺激食物，酒及一切发物如：五香大料，咖啡，香菜等。

3. 忌保健食品，补药，以防上火加重。

4. 高血钾者忌食蘑菇，火腿，木耳，干果类，玉米片，香蕉，柑橘，土豆，萝卜干，茶叶，酱油，味精等。

5. 血尿酸高者尤其忌食动物内脏，鱼虾蟹蚌，啤酒，菇类，豆类，菠菜。

### （四）食谱例

#### 冬瓜腰片汤

[功能主治] 补肾强腰，利湿降压，适于肾病综合征。

[原料配方] 冬瓜250g，猪腰1副，薏米9g，黄芪9g，怀山药9g，香菇5个，鸡汤10杯。

[用法用量] 将用料洗净，冬瓜削皮去瓤，切成块状，香菇去蒂。猪腰对切两半，除去白色部分，再切成片，洗净后用热水烫过。鸡汤倒入锅中加热，先放姜葱，再放薏米、黄芪和冬瓜，以中火煮40分钟，再放入猪腰、香菇和怀山药，煮熟后慢火再煮片刻，调味即可。

#### 五味杜仲炖羊肾汤

[功能主治] 适于肝肾虚寒之肾病综合征，腰脊冷痛、足膝无力、阳痿遗精、小便频数、时有头晕耳鸣等病症。

[原料配方] 羊肾2个，杜仲15g，五味子6g。

[用法用量] 羊肾切开去脂膜，洗净切片。杜仲、五味子分别洗净。将以上用料一齐放入炖盅内，加开水适量，用文火炖1小时，调味食用。

#### 山药扁豆芡实汤

[功能主治] 适于脾肾两虚之肾病综合征，两足水肿、腰部酸痛、蛋白尿、面色苍白、四肢不温、精神不振、食欲不佳等病证。

[原料配方] 干山药25g，扁豆15g，芡实25g，莲子20g，白糖少许。

[用法用量] 将以上4味共入锅中，加水适量，炖熟后，调入白糖即成。每日1剂，连用5剂为1个疗程。

## 四、肾结石

### （一）概述

肾结石指发生于肾盏、肾盂及肾盂与输尿管连接部的结石。多数位于肾盂肾盏内，肾实质结石少见。根据结石成分的不同，肾结石可分草酸钙结石、磷酸钙结石、尿酸（尿酸盐）结石、磷酸铵镁结石、胱氨酸结石及嘌呤结石六类。

## （二）宜食

1. 尿酸结石应采用低嘌呤饮食，膀胱酸结石应采用低蛋氨酸饮食。水果、蔬菜能使尿液转为碱性，对防止尿酸和胱氨酸结石较好，肉类食物使尿呈酸性，对防止感染结石较好。

2. 对磷酸结石采用低钙、低磷饮食，含钙肾结石宜避免高钙、高盐、高草酸、高动物蛋白、高动物脂肪及高糖饮食。

3. 采用高纤维饮食，一般认为患者有肾结石的病人最好能少吃盐和动物性蛋白，坚持大量饮水，保持尿量在 2000～3000ml/天，这样不但起到预防肾结石复发的作用，还能保证钙摄入量，对身体其他方面都有好处。

4. 吃富含维生素 A 的食物，可维持尿道内膜健康，也有助于避免结石复发，这类食物包括：胡萝卜、绿花椰菜、洋香瓜、番瓜、牛肝，但高剂量的维生素 A 有毒，服用前最好请教医生。

## （三）忌食

1. 勿吃富含草酸盐的食物：大约 60% 的结石属于草酸钙结石。因此，应限量摄取富含草酸的食物，包括豆类、甜菜、芹菜、巧克力、葡萄、青椒、香菜、菠菜、草莓及甘蓝菜科的蔬菜。也避免酒精、咖啡因、茶、巧克力、无花果干、羊肉、核果、青椒、红茶、罂粟子等。

2. 少吃盐：如果你有钙结石，应该减少盐分的摄取。你应将每日的盐分摄取量减至 2～5g。

3. 减少蛋白质的摄取量，包括肉类、干酪、鱼和鸡。

4. 限制维生素 C 用量：如果你容易形成草酸钙结石，应限制维生素 C 的用量。一天超过 3～5g，可能增加草酸的制造，因而提高结石的几率。不要摄取高含量维生素 C 补充物。

## （四）食谱例

### 核桃粥

[功能主治] 肾结石。

[原料配方] 核桃仁 100g，大米 100g，冰糖 30g。

[用法用量] 将大米淘洗干净，核桃去壳留仁，放入米锅内，加水 500ml，冰糖打碎，放入锅内。把锅置武火上烧沸，用文火煮 30 分钟成粥即成。每日 3 次，当主食。

### 竹笋炒鸭肫

[功能主治] 消食积，通石淋，适于肾结石。

[原料配方] 鸡内金 30g，鸭肫 100g，竹笋 200g，黑木耳 30g，绍酒 20g，葱 20g，姜 10g，油 50g。

[用法用量] 将竹笋洗净切片，鸡内金研成细粉，鸡肫切片，黑木耳发透去泥沙及蒂，葱切段，姜切片。将素油放入炒勺内，烧六成熟时，加入葱、姜炒香，放入鸭肫，竹笋，木耳及绍酒，盐少许，炒熟后加入鸡内金粉炒匀即成。每日 1 次，佐餐食用。

### 薏仁粥

[功能主治] 除湿健脾，利水消肿。适于肾结石。

[原料配方] 薏仁 50g，大米 150g，白糖 30g。

[用法用量] 将薏仁，大米淘洗干净，放入锅内，加水 1000ml。将锅置武火上烧沸，再用中火煮 50 分钟即成，食用时加入白糖拌匀。每日 2 次，当早晚餐食用。

### 红枣薏仁鱼翅汤

[功能主治] 补益气血，通淋利尿，适于肾结石。

[原料配方] 红枣 10 枚，薏仁 30g，莲子 30g，鱼翅 50g。

[用法用量] 将鱼翅发透，洗净，撕成丝状；薏仁洗净，莲子去心，红枣去核；将莲子，薏仁，红枣先炖，加水 500ml，炖约 30 分钟，加入鱼翅，再炖 20 分钟即成，每日 1 次。

### 薏蒸鸡

[功能主治] 肾结石。

[原料配方] 鸡 1 只，薏仁 30g，核桃仁 30g，鸡内金 15g，海金沙 20g，琥珀 15g，地黄 15g，红枣 10 枚，盐 10g，葱 20g，姜 15g，绍酒 20g，芝麻油 30g。

[用法用量] 将薏仁，核桃仁，鸡内金，海金沙，琥珀，地黄，红枣放入锅内，加水 500ml；置中火上煎煮 25 分钟，过滤，留药汁；鸡宰杀后，抹上绍酒，盐，把葱，姜放入鸡腹内，煎煮好的药汁液同鸡放入蒸盆；把蒸盆置蒸笼内，蒸 1 小时半即成。每日 2 次，吃鸡肉，喝汤。

### 其他食疗方

1. 藕节冬瓜汤：生藕节 500g，冬瓜 1000g，洗净切片，加水适量煮汤服。一天服完。

2. 冰糖核桃仁：冰糖 120g，香油炸核桃仁 120g，共研细末，每次服 60g，每日服 4 次，开水送下，可软化结石。

3. 赤豆粥，粳米、赤豆各 50g，鸡内金 20g 研粉。粳米、赤豆加水煮粥，熟时拌入鸡内金粉，加适量白糖。每日 2 次食用。

4. 鱼脑石粉，黄花鱼头中的鱼脑石 30 粒，研成细末，分 10 等份，开水送服，每次 1 份，每日服 3 次。

5. 乌梅桃仁，乌梅每日 5 枚，或生核桃仁每日 100g，多饮水服用，对磷酸盐结石有防治作用。

# 第七节 内分泌及代谢系统疾病饮食宜忌

## 一、甲状腺功能亢进

### (一) 概述

甲状腺功能亢进症，简称甲亢，是甲状腺过多地分泌甲状腺激素而引起的。本病多见于女性，男女得病之比为 1：4，各种年龄均可发病，但以中青年发病者最多。甲亢的主要临床症状有甲状腺肿大、食欲亢进、体重减轻、心动过速。情绪容易激动、怕热、出汗、手抖。

## （二）宜食

1. 高热量：结合临床治疗需要和患者进食情况而定，一般较正常增加 50%～70%，每人每天可供给 3000～3500 千卡热量。

2. 高蛋白：一般每人每天每公斤体重 1.5～2g 蛋白质。

3. 高维生素：主要补充 B 族维生素和维生素 C。

4. 适量矿物质：主要为钾、镁、钙等。

## （三）忌食

1. 禁忌辣子、生葱、生蒜等辛辣食物。

2. 禁忌浓茶、咖啡、烟酒等刺激食物。

3. 禁食海带、海鱼、海蜇皮等含碘高的食物。

## （四）食谱例

### 佛手粥

[功能主治] 甲状腺功能亢进。

[原料配方] 佛手9g，海藻15g，粳米60g，红糖适量。

[用法用量] 将佛手、海藻用适量水煎汁去渣后，再加入粳米、红糖煮成粥即成。每日1剂，连服 10～15 天，调整精神抑郁，情绪改变，能够疏肝清热。

### 昆布海藻饮

[功能主治] 甲状腺功能亢进。

[原料配方] 昆布、海藻、牡蛎用水煎汁。

[用法用量] 每日1次，连服数日，能疏肝清热，理气解郁。

### 青柿子糕

[功能主治] 甲状腺功能亢进。

[原料配方] 青柿子1000g，蜂蜜适量。

[用法用量] 青柿子去柄洗净，捣烂并绞成汁，放锅中煎煮浓缩至黏稠，再加入蜂蜜1倍，继续煎至黏稠时，离火冷却、装配备用。每日2次，每次1汤匙，以沸水冲服，连服 10～15 天。以清热泻火为主，用于烦躁不安、性急易怒、面部红热者。

### 川贝海带粥

[功能主治] 甲状腺功能亢进。

[原料配方] 川贝、海带、丹参各15g，薏米30g，冬瓜60g，红糖适量。

[用法用量] 川贝、丹参先煎汤后去渣煮粥吃。每日晨起空腹温服，连服 15～20 天。用于颈部肿大、恶心、便溏症。

### 竹菇淡菜煎

[功能主治] 甲状腺功能亢进。

[原料配方] 竹菇、淡菜各15g，牡蛎各30g，红糖适量。

[用法用量] 用水煎汁，去渣。每日1剂，连服 7～10 天。具有化痰利湿，软坚散结功效。

### 什锦豆腐

[功能主治] 甲状腺功能亢进。

[原料配方] 豆腐250g，胡萝卜50g，牛肉100g，鲜豆腐200g，蘑菇100g，豆油250g（实耗75g），料酒25g，酱油50g，精盐2g，糖10g，葱10g，姜5g，

味精 2g，淀粉 15g。

[**用法用量**] 将豆腐、去皮胡萝卜、牛肉均切成豌豆大丁；豌豆去皮；大葱、生姜去皮，均剁成碎末；炒锅旺火烧热，放入豆油，烧五成热，投入豆腐丁稍炒，捞出，控干；胡萝卜丁和豌豆分别放入开水锅中焯一下，捞出，控干；炒锅洗净后，放入 25g 豆油，烧热时，下入牛肉、葱末、姜末，煸炒几下，加少许水，再放酱油、盐、糖、料酒，汤沸后放入豆腐丁、胡萝卜丁、豌豆、味精，用淀粉勾芡，即可。

## 二、痛风

### （一）概述

痛风又称"高尿酸血症"，嘌呤代谢障碍，属于关节炎一种。痛风是人体内嘌呤物质新陈代谢发生紊乱，尿酸的合成增加或排出减少，造成高尿酸血症，血尿酸浓度过高时，尿酸以钠盐的形式沉积在关节、软骨和肾脏中，引起组织异物炎性反应。临床表现为高尿酸血症、急性关节炎反复发作、痛风石形成、慢性关节炎和关节畸形，以及在病程后期出现肾尿酸结石和痛风性肾实质病变。多表现为人体关节部位剧烈疼痛。

### （二）宜食

1. 蔬菜类：白菜、卷心菜、莴苣菜（莴笋）、苋菜、雪里蕻、茼蒿菜、芹菜、芥菜叶、韭菜、韭黄、番茄、茄子、瓜类（黄瓜、冬瓜、丝瓜、南瓜、胡瓜、苦瓜等）、萝卜（包括胡萝卜、萝卜干等）、甘蓝、甘蓝菜、葫芦、青椒、洋葱、蒜、蒜头、姜、木耳、榨菜、辣椒、泡菜、咸菜等。

2. 水果类：苹果、香蕉、红枣、黑枣、梨、芒果、橘子、橙、柠檬、葡萄、石榴、桃、枇杷、菠萝、桃子、李子、金桔、西瓜、木瓜、乳香瓜、葡萄干、龙眼干等。

3. 饮料：苏打水、可乐、汽水、矿泉水、茶、果汁、咖啡、麦乳精、巧克力、可可、果冻等。

4. 奶类：鲜奶、炼乳、奶酪、酸奶、麦乳精、奶粉、冰淇淋等。

5. 多饮水。

### （三）忌食

1. 避免饮酒。酒精具有抑制尿酸排泄的作用，长期少量饮酒还可刺激嘌呤合成量增加，尤其是喝酒时再吃肉禽类食品，会使嘌呤的摄入量加倍。

2. 少吃辣椒等调料。辣椒、咖喱、胡椒、花椒、芥末、生姜等调料均能兴奋自主神经，诱使痛风发作，应尽量少吃。

3. 忌食火锅。

4. 少吃蔗糖、蜂蜜，因为它们含果糖很高，会加速尿酸生成。

### （四）食谱例

#### 薏仁粥

[**功能主治**] 痛风。

[**原料配方**] 取适量的薏仁和白米，两者的比例约为 3：1。

[**用法用量**] 薏仁先用水浸泡四五个钟头，白米

浸泡三十分钟，然后两者混合，加水一起熬煮成粥。

## 冬瓜汤

[功能主治] 痛风。

[原料配方] 取冬瓜300克（不连皮），红枣五、六颗，姜丝少许。

[用法用量] 先用油将姜丝爆香，然后连同冬瓜切片和红枣一起放入锅中，加水及适量的调味料煮成汤。

# 三、肥胖症

## （一）概述

肥胖症指的是由于机体能量超过消耗量，从而导致体内脂肪积聚过多而造成的一种疾病症状。当一个人的体重超过标准体重的20%以上，就成为肥胖症。肥胖症主要表现为不同程度的脂肪堆积，以分布于颈、躯干或臀部为主，显著肥胖者常伴易热、多汗、行动不灵活、易感疲劳、呼吸短促、不能耐受较重的体力活动等症状，严重肥胖则可能促使血压增高，左心室肥大，并伴有糖尿病或高脂血等症。

## （二）宜食

1. 蔬菜类，如萝卜、土豆、绿豆芽、竹笋、冬瓜、黄瓜、番茄、青菜、卷心菜、胡萝卜、南瓜、芹菜、茭白、四季豆等。

2. 豆制品中的豆腐、豆浆、豆奶等。

3. 水果类，如西瓜、苹果、梨、桔子、草莓、桃子、枇杷、橙子、菠萝、葡萄等。

4. 其他还有木耳、海带等。

## （三）忌食

1. 高糖类食物，如各种糖水、麦乳精、甜饮料、各种冷饮等。

2. 高脂肪类食物，如油炸食品（炸土豆条、油条等）；坚果类食物，如花生米、核桃肉、松子、瓜子、芝麻、腰果等。

3. 应限制钠的摄入。

## （四）食谱例

### 苹果玉米汤

[功能主治] 肥胖症。

[原料配方] 苹果2个，玉米3根，鸡腿1只，姜1块。

[用法用量] 鸡腿去掉皮下脂肪，苹果跟玉米切成块；把鸡腿和玉米、苹果，加上2000ml的水一同下入瓦煲；大火煮到滚，再转小火煲40分钟即可，喝的时候再调味。

### 冬瓜薏米煲排骨

[功能主治] 肥胖症。

[原料配方] 冬瓜500g，排骨300g，腔骨1根，薏米100g，大葱1段，生姜1小块，醋2滴，盐少许。

[用法用量] 薏米筛洗干净、冬瓜去皮后切大块，生姜切成片，大葱斜切成小段备用；排骨和腔骨冲洗后放入砂锅，一次性加入足量的水，约5升，大火煮出血沫后用勺小心捞出血沫直到汤洁净无杂物；转为文火，滴入2滴白醋使腔骨里的钙质有效被汤吸

收,然后放入姜片和葱段去肉腥;把洗好的薏米倒入锅内,盖上锅盖煲约2~3小时,最后半小时前放入冬瓜,调入适量盐即可。

## 四、低血糖

### (一)概述

低血糖是指血葡萄糖(简称血糖)浓度低于正常的一种临床现象,病因多种,发病机制复杂。血葡萄糖浓度低于2.8mmol/L,并出现心悸、乏力、出汗、饥饿感、面色苍白、震颤、恶心呕吐等,较严重的低血糖常有中枢神经系统缺糖的表现,如意识模糊、精神失常、肢体瘫痪,大小便失禁、昏睡、昏迷等症状。

### (二)宜食

1. 宜吃低糖、高脂、高蛋白饮食,少食多餐。

2. 有低血糖病史的人应当在活动量增加时,及时少量加餐,外出办事要注意按时吃饭,如果能预见到无法按时吃饭,则应事先吃点东西。

3. 低血糖症较轻的,可随时喝点甜饮料,吃点饼干,严重的患者则应随身携带一些糖块。

4. 少吃多餐,低血糖患者最好少量多餐,一天大约吃6~8餐。睡前吃少量的零食及点心也会有帮助。除此,要交替食物种类,不要经常吃某种食物,因为过敏症常与低血糖有关。食物过敏将恶化病情,使症状更复杂。

5. 均衡饮食,饮食应该力求均衡,最少包含50%~60%的碳水化合物(和糖尿病患者同样的饮食原则),包括蔬菜、糙米、酪梨、魔芋、坚果、谷类、瘦肉、鱼、奶、生乳酪等。

6. 增加高纤维饮食。当血糖下降时,可将纤维与蛋白质食品合用。吃新鲜苹果取代苹果酱,苹果中的纤维能抑制血糖的波动,也可加一杯果汁,以迅速提升血糖浓度。纤维本身也可延缓血糖下降,餐前半小时,先服用纤维素,以稳定血糖。两餐之间服用螺旋藻片,可进一步地稳定血糖浓度。

### (三)忌食

1. 严格限制单糖类摄取量,要尽量少吃精制及加工产品、白面粉、汽水、酒、盐。避免糖分高的水果及果汁。也少吃通心粉、肉汁、白米、玉米片、番薯。豆类及马铃薯可以1周吃2次。

2. 戒烟禁酒。酒精、咖啡因、抽烟都将严重影响血糖的稳定,最好能戒除或少用。

### (四)食谱例

#### 虾皮腐竹

[功能主治] 本品为高蛋白饮食,防止低血糖和高脂血症。

[原料配方] 腐竹250g,虾皮20g,蒜头1瓣,麻油、姜、精盐、味精各适量。

[用法用量] 虾皮加酒、水浸发并煮沸,腐竹冷水发后撕成细长条;油烧热后爆香蒜茸、姜末、加入腐竹及虾皮(连汁),煮沸调味、再用小火烩20分钟,淋上麻油即成。可经常食用

### 西湖牛肉羹

[**功能主治**] 低血糖。

[**原料配方**] 牛腿肉200g，鸡蛋2只，黄酒、葱姜、酱油、麻油、胡椒粉、精盐、味精各适量。

[**用法用量**] 牛肉切成细末，略剁后加少酒、酱油、胡椒粉、生粉拌匀。清水适量加姜末同煮，后将牛肉末拌入，再将打匀的蛋液倒入，调味加薄芡，撒上葱花，淋上麻油即可。每周1~2次。

### 太史鳝羹

[**功能主治**] 低血糖。

[**原料配方**] 鳝丝250g，猪瘦肉100g，水发木耳50g，香菇5只，蒜头1瓣，黄酒葱、姜、麻油、精盐、味精各适量。

[**用法用量**] 将鳝鱼和猪瘦肉分别切成3公分长的丝，鳝丝加酒、盐腌制片刻；油烧至五成熟时爆入蒜茸、姜末，煸炒入鳝丝，加酒、肉丝和适量的水；煮沸后将木耳、香菇丝放入锅内，爆15分钟，调味后加薄芡，放上葱丝，淋上麻油即成。可常食用。

## 五、糖尿病

### (一) 概述

糖尿病是由遗传因素、免疫功能紊乱、微生物感染及其毒素、自由基毒素、精神因素等等各种致病因子作用于机体导致胰岛功能减退、胰岛素抵抗等而引发的糖、蛋白质、脂肪、水和电解质等一系列代谢紊乱综合征，临床上以高血糖为主要特点，典型病例可出现多尿、多饮、多食、消瘦等表现，即"三多一少"症状。糖尿病（血糖）一旦控制不好会引发并发症，导致肾、眼、足等部位的并发症，且无法治愈。

### (二) 宜食

1. 饮食宜清淡：提倡素食为主，多喝水。

2. 宜高维生素、高纤维素、高钙、低脂肪、低胆固醇饮食。总脂肪小于总热量的30%，蛋白质占总热量15%左右。

3. 提倡多吃粗粮、杂粮、新鲜蔬菜、豆制品、瘦肉、鱼、鸡等食物，提倡植物油。

### (三) 忌食

1. 易于使血糖迅速升高的食物：白糖、红糖、冰糖、葡萄糖、麦芽糖、蜂蜜、巧克力、奶糖、水果糖、蜜饯、水果罐头、汽水、果汁、甜饮料、果酱、冰淇淋、甜饼干、蛋糕、甜面包及糖制糕点等。

2. 易使血脂升高的食物：牛油、羊油、猪油、黄油、奶油、肥肉，对富含胆固醇的食物，更应特别注意，应该不用或少用，防止动脉硬化性心脏病的发生。

3. 不宜饮酒。因为酒中所含的乙醇不含其他营养素只供热能，长期饮用对肝脏不利，而且易引起血清甘油三酯的升高。少数服磺脲类降糖药的病人，饮酒后易出现心慌、气短、面颊红燥等反应。

4. 糖尿病人应少吃或不吃水果。因水果中含有较多的碳水化合物，并且主要是葡萄糖、蔗糖、淀粉。食后消化吸收的速度快，可迅速导致血糖升高，对糖尿病病人不利。所以糖尿病一般不宜多吃水果。但是由于水果中含有较多的果胶，果胶有延缓葡萄糖吸收的作用，因此，在病情稳定时可以少吃一些水果。

### （四）食谱例

#### 红烧素三冬

[功能主治] 适于糖尿病患者。

[原料配方] 香菇（干）50g，冬笋100g，冬菜50g，色拉油60g，香油10g，盐2g，味精2g，酱油20g，淀粉（豌豆）15g。

[用法用量] 冬菜用水稍洗，冬菇泡软切半，冬笋切薄片；冬菜、冬菇、冬笋中加入色拉油，加盖高火炒3分钟；再加入精盐、味精、水适量、白糖10g，酱油20g，淀粉15g，高火4分钟，取出淋上芝麻油即成。

#### 炒芹菜豆腐干

[功能主治] 适于糖尿病患者。

[原料配方] 芹菜200g，豆腐干100g，盐3g，味精2g，花椒3g，姜汁10g，姜5g，淀粉（豌豆）5g，花生油30g。

[用法用量] 豆腐干切条，芹菜切段，入沸水锅中焯一下捞出；花椒泡热水制成花椒水；锅内加花生油烧热，放入姜丝炝锅，入豆腐干炒透；再下入芹菜段及其他调料，旺火炒至嫩熟；加味精，勾薄芡，淋明油，出锅装盘。

## 六、高血脂

### （一）概述

高脂血症是一种全身性疾病，指血中胆固醇和甘油三酯过高或高密度脂蛋白胆固醇过低，现代医学称之为血脂异常。脂质不溶或微溶于水，必须与蛋白质结合以脂蛋白形式存在，因此，高脂血症通常为高脂蛋白血症。目前公认高脂血症，包括高胆固醇血症、高甘油三酯血症及复合性高脂血症。

### （二）宜食

1. 主食及豆类的选择：可选择富含优质植物蛋白、植物固醇和降脂的稻谷、小麦、玉米、绿豆、花生豆腐、大豆、及豆制品等。

2. 肉、蛋、奶的选择：适当选择脂肪、胆固醇含量低的食物和有降低胆固醇作用的食物。

3. 蔬菜的选择：可适当多选择具有降低血脂的食物，如洋葱、香菇、蘑菇、平菇、淡菜、萝卜、海带、大蒜、魔芋、黄瓜、苹果、山楂等。

4. 其他：可选用降脂的绿茶，烹调用植物油，如豆油、玉米油、葵花籽油、茶油、芝麻油等，每日烹调油10ml～15ml。宜采用蒸、煮、炖、氽、熬的烹调方法，坚持少盐饮食，每日食盐6g以下。

### （三）忌食

1. 减少动物性脂肪如猪油、肥猪肉、黄油、肥羊、肥牛、肥鸭、肥鹅等。

2. 忌食含胆固醇高的食物，如动物内脏、蛋黄、鱼子、鱿鱼等食物。

3. 要避免饮酒。因为酒能够抑制脂蛋白酶,可促进内源性胆固醇和甘油三酯的合成,导致血脂升高。

### (四)食谱例

#### 山楂粥

[功能主治] 健脾胃,助消化,降血脂。适于高血脂、高血压、冠心病,以及食积停滞,肉积不消。

[原料配方] 山楂30~45g(或鲜山楂60g),粳米100g,砂糖适量。

[用法用量] 将山楂煎取浓汁,去渣,同洗净的粳米同煮,粥将熟时放入砂糖,稍煮1~2沸即可。作点心热服;10日为1疗程。

#### 泽泻粥

[功能主治] 降血脂,泻肾火,消水肿。适于高脂血症、小便不利、水肿等。

[原料配方] 泽泻15~30g,粳米50~100g,砂糖适量。

[用法用量] 每日1~2次,温热服。先将泽泻洗净,煎汁去渣,入淘净的粳米共煮成稀粥,加入砂糖,稍煮即成。

#### 芥菜萝卜汤

[功能主治] 解油腻,降血脂。

[原料配方] 鲜芥菜、白萝卜。

[用法用量] 将鲜芥菜(也可用其他绿叶蔬菜如蕹菜、小白菜、菠菜、莴笋叶等)洗净。白萝卜洗净,切成片,入锅加水1大碗,煮沸后下芥菜,再煮片刻即起锅。加入胡椒粉、芝麻油少许,佐餐食用。

# 七、骨质疏松症

### (一)概述

骨质疏松症是一种系统性骨病,其特征是骨量下降和骨的微细结构破坏,表现为骨的脆性增加,因而骨折的危险性大为增加,即使是轻微的创伤或无外伤的情况下也容易发生骨折。骨质疏松症是一种多因素所致的慢性疾病。在骨折发生之前,通常无特殊临床表现。该病女性多于男性,常见于绝经后妇女和老年人。

### (二)宜食

1. 合理补钙,多吃富含钙食物,饮食中钙摄入不足,每天补钙剂500~1000mg。钙磷比值应以1~1.5:1为好。同时注意补微量元素锌和铜比单纯补钙效果好。

2. 补充脂溶性维生素,补充足够维生素D,不仅可以提高骨密度,也可提高骨强度。维生素A参与骨有机质胶原和黏多糖的合成,对骨骼钙化有利,饮食不足时,应再额外补充维生素A。

3. 主食及豆类的选择:豆类及豆制品、面筋、大米、花生等。

4. 肉蛋奶的选择:牛奶、鱼类、虾蟹、乳制品、沙丁鱼、青鱼、鸡蛋、红肉、牡蛎、虾米等。

5. 蔬菜的选择:油菜、胡萝卜、青椒、西红柿、西兰花、茄子、莴苣、黄瓜、西芹等。

6. 水果的选择：苹果、香蕉、猕猴桃、橘子、芝麻、核桃、松子、蘑菇等。

## （三）忌食

1. 不宜多吃糖。多吃糖能影响钙质的吸收，间接地引发骨质疏松症。

2. 不宜摄入过多蛋白质。摄入蛋白质过多会造成钙的流失。根据实验发现，妇女每日摄取 65g 蛋白质，若增加 50%，也就是每日摄取 98g 蛋白质，则每日增加 26g 钙的流失。

3. 不宜吃得过咸。吃盐过多，也会增加钙的流失，会使骨质疏松症症状加重。在实验中发现，每日摄取盐量为 0.5g，尿中钙量不变，若增加为 5g，则尿中钙量显著增加。

4. 不宜喝咖啡。嗜好喝咖啡者较不喝者易流失钙。

5. 戒烟酒。

## （四）食谱例

### 枸杞甲鱼砂锅

[功能主治] 滋阴补肾，益气健脾。适于骨质疏松，骨质增生等症。

[原料配方] 枸杞子30g，淮山50g，骨碎补20g。活甲鱼1只。

[用法用量] 诸味中药加工后，入布袋；甲鱼宰杀放血，用水焯一下，刮净甲鱼壳和裙边的黑衣，取下甲鱼壳，弃内脏剁成块，入盆中，用水洗净后放入开水锅中捞出。炒锅置旺火上，下熟猪油烧八成热，放入葱、姜炸出金黄色香味时，将料酒、鸡汤、酱油、精盐烧沸倒入砂锅中，砂锅置旺火上，下甲鱼、药包、盖上盖，烧2小时左右，拣出葱姜、药包，撒鸡精，淋香油，佐餐食用。

### 猪皮水煎包子

[功能主治] 主治骨质增生，骨质疏松等症。

[原料配方] 猪皮、面粉、葱白、黑豆适量。

[用法用量] 猪皮切丁加黑豆粉、葱做成馅拌匀成猪皮馅；面粉加入酵面、清水和成面团，盖上湿布放置发酵，纯碱溶化后兑入发好的酵面中揉透，饧20分钟，搓条状成剂子，擀成圆皮，包入馅料，捏成水煎包生坯。用少许油烧热，摆入包子生坯煎片刻，加清水，盖上盖，待水干无声时，加入少许面芡，待底面呈金黄色熟透时即可出锅，扣入盘中即成。猪皮水煎包子，洁白柔软，造型美观，滋阴活血，益气补虚，生津液，丰肌体，泽皮肤。

### 锁阳药酒

[功能主治] 补肾壮阳，健脾益气，主治骨质疏松，骨质增生，阳痿、早泄等症。

[原料配方] 锁阳60g，黑豆100g，核桃仁300g，莲子200g，淮山250g，巴戟天100g，糯米5000g，甜酒曲适量。

[用法用量] 诸味中药水煎弃渣，取药汁；糯米淘洗干净，水浸4小时，沥干，蒸熟摊开待温（32度左右），入药汁、酒曲和匀，置于酒坛中于保温处令其发酵，1~2天闻有酒香即可食用。每日服2次，1次150~250ml，温服。

### 狗肉火锅

[**功能主治**] 主治骨质疏松,骨质增生,风湿性关节炎、类风湿性关节炎等。

[**原料配方**] 黄狗肉250g,熟附子6g,香菜250g。

[**用法用量**] 将黄狗肉剁成大块,下入清水中浸泡5小时,取出投入开水锅中焯煮5分钟,捞出沥干,切片;附片用纱布包扎,缝口。锅置旺火上,下入熟猪油烧6成热,将鲜红辣椒、老姜片炸成金黄色香味时,下入狗肉、料酒、精盐、胡椒粉和鲜汤(狗肉原汤)及附子包,煮20分钟,弃药包、生姜片,倒入点燃的火锅中上桌,汤沸后撒入鸡精、葱花,即可烫食。

# 第六章 外科及骨科疾病饮食宜忌

## 一、急性阑尾炎

### （一）概述

急性阑尾炎是外科常见病，居各种急腹症的首位。转移性右下腹痛及阑尾点压痛、反跳痛为其常见临床表现，但是急性阑尾炎的病情变化多端。其临床表现为持续伴阵发性加剧的右下腹痛，恶心呕吐，多数病人白细胞和嗜中性白细胞计数增高。而右下腹阑尾区（麦氏点）压痛，则是该病重要的一个体征。急性阑尾炎一般分四种类型：急性单纯性阑尾炎，急性化脓性阑尾炎，坏疽及穿孔性阑尾炎和阑尾周围脓肿。

### （二）宜食

1. 宜食清热解毒利湿之品。如绿豆、豆芽、苦瓜等可以探而食之。

2. 术后可给半流质饮食或流质饮食。如牛奶、豆浆、米汤或粥、细软面条等。

3. 多饮瓜果汁。如梨汁、橙汁、苹果汁、芹菜汁、藕汁、西瓜汁等

### （三）食谱例

#### 冬瓜仁苦参汤

[功能主治] 主要治疗急性阑尾炎湿热型：发热、腹痛加剧、拒按、口干欲饮、唇红，大便秘结、小便黄短、苔黄腻、脉滑数。

[原料配方] 冬瓜仁15g，苦参30g，甘草10g，水煎，调蜂蜜适量饮服。

#### 芹菜瓜仁汤

[功能主治] 主要治疗急性阑尾炎导致的微热、右中下腹胀闷、恶心嗳气、食欲不振，大便秘结、尿或黄，舌质略红，苔薄白，脉弦紧。

[原料配方] 芹菜30g，冬瓜仁20g，藕节20g，野菊花30g。

[用法用量] 水煎，每日分2次服。

## 二、肠梗阻

### （一）概述

肠梗阻，指肠内食物通过障碍，通俗地讲就是肠道不通畅。这里肠道通常是指小肠（空肠、回肠）和结肠（升结肠、横结肠、降结肠、乙状结肠）。急性肠梗阻是最常见的外科急腹症之一，在急诊室可经常遇到。由于种种原因，死亡率仍较高，约为5%～10%；若再发生肠绞窄，死亡率可上升到10%～20%。

## （二）宜食

1. 宜吃清淡有营养、流质的食物，如米汤，菜汤，藕粉，蛋花汤，面片等。

2. 容易消化促进排便的食物。如蔬菜：海带、猪血、胡萝卜等；水果：山楂、菠萝、木瓜等；多吃富含纤维的食物，如各种蔬菜、水果、糙米、全谷类及豆类，可帮助排便、预防便秘、稳定血糖及降低血胆固醇。

3. 宜吃富含蛋白质及铁质的食品，如瘦肉、鱼虾、动物血、动物肝肾、蛋黄、豆制品以及大枣、绿叶菜、芝麻酱等。

4. 宜吃加工或烹饪精细的食物，以利咀嚼及消化。全蛋每周可吃1～2个。奶类及其制品、五谷根茎类、肉、鱼、豆、蛋类、蔬菜类、水果类及油脂类等六大类食物，宜多样摄取，才能充分的获得各种营养素。

5. 选用植物性油脂，多采用水煮、清蒸、凉拌、烧、烤、卤、炖等方式烹调。

## （三）忌食

1. 忌吃过冷过热食物。少吃生冷食物，如生白薯，花生等。

2. 忌用熘、炸、煎等食物。高温油脂中，含有丙烯醛等裂解产物，可刺激肠道。

3. 忌用刺激性食物和酒类。

4. 忌吃易产气使腹胀的食物。如炒黄豆，蚕豆，豌豆，红薯等。

5. 忌吃难消化的东西。注重软，烂，易消化。

6. 忌吃的过饱。正餐之间可少量加餐，但不宜过多，以免影响正餐。

7. 少吃粗糙和粗纤维多的食物，要求食物要精工细作，富含营养。

## （四）食谱例

### 养胃粥

[功能主治] 全粥有养胃健脾、补中益气的功效。

[原料配方] 粳米50g，莲子20g，大枣10g，加适量水。

[用法用量] 文火煮成粥，早晚食用。

### 当归补血粥

[功能主治] 益气补血。适于气血不足月经先前，量多色淡，质地清稀，神疲倦怠，面色不华，气短心悸，小腹有空坠感，舌质淡，苔薄而润，脉沉虚无力。

[原料配方] 黄芪30g，当归10g，粳米或糯米100g，红糖适量。

[用法用量] 将黄芪切片，与当归共煎，取汁去渣，再与洗净的粳米同入砂锅，加水适量，共煮为粥，加红糖调味。

# 三、疖疮

## （一）概述

疖疮是皮肤毛囊或皮脂腺的急性化脓性炎症，是外科中最常见的疾病。一般多发生于夏季，任何部位都可发生。而以头面、背及腋下为多见。其特征是色红、灼热、疼痛、突起根浅、肿势局限、脓出即愈。其病因病机为外感热毒，或湿热内蕴，热毒不得外泄，阻于肌肤所致。

### （二）宜食

1. 宜食清淡、寒凉、清热解毒的食物：如西瓜、冬瓜、马齿苋、苦瓜、丝瓜、芹菜，绿豆等。

2. 宜多食清凉饮料。

### （三）忌食

1. 忌烟、酒、浓茶、咖啡等。

2. 忌辛辣刺激性食物，如葱、蒜、花椒、辣椒、桂皮等。

3. 忌海鱼、虾、蟹、鸡头肉、鹅、猪头肉等发物。

### （四）食谱例

#### 绿豆冬瓜汤

[**功能主治**] 清热解毒、止渴消暑、利尿润肤。

[**原料配方**] 冬瓜500g，绿豆300g，清汤500g，姜10g，葱30g，盐适量。

[**用法用量**] 锅洗净置旺火上，倒入鲜汤烧沸，捞尽浮沫；姜洗净拍破，葱洗净切段（小葱挽结）投入汤锅；将绿豆淘洗干净，去掉浮于水面的豆皮，放入汤锅炖烂。将冬瓜去外皮，去瓤、籽，洗净后先切块，烧至软而不烂，加入食盐调味即可。

#### 消肿托疮葱

[**功能主治**] 有补血、消肿、托疮疗效，适于疮疡肿痛的辅助治疗。

[**原料配方**] 猪蹄250g，葱段30g，食盐和水适量。

[**用法用量**] 取猪蹄切块，加葱段、食盐和水。以小火炖烂分次吃。

## 四、烧伤

### （一）概述

烧伤是由高温、化学物质或电引起的组织损伤。烧伤的程度由温度的高低、作用时间的长短而不同。局部的变化可分为四度。烧伤时可见血液中的乳酸量增加，动静脉血的pH值降低，随着组织毛细血管功能障碍的加重缺氧血症。临床经验证明，烧伤达全身表面积的三分之一以上时则可有生命危险。

### （二）宜食

1. 烧伤早期，由于病人胃肠道应激性反应，消化功能受损，应口服清淡易消化的流质或半流质，如选用牛奶、米汤、稀粥、各种少油的汤等。

2. 受伤三天以后，病人胃肠道功能有所恢复，可逐渐增加进食高蛋白、高维生素、高热量饮食，如进食新鲜蔬菜、水果及鸡、鱼、肉、蛋、牛奶等营养丰富的食品。

### （三）忌食

1. 口渴者切记禁饮大量白开水，以免引起水中毒及胃肠黏膜水肿。

2. 不要有进食鱼类、蒸蛋、牛肉等会引起创面"发"的顾虑。不宜进食含糖过多或过油腻、辛辣刺激的食物，以免造成腹泻、创面皮肤瘙痒等不适。

### （四）食谱例

#### 萝卜生姜大枣蜂蜜饮

[**功能主治**] 萝卜含有植物纤维，吸水性强，在

肠道中体积容易膨胀，是肠道中的"充盈物质"，可加强肠道的蠕动，从而利膈宽肠。胡萝卜中的维生素A是骨骼正常生长发育的必需物质，有助于细胞增殖与生长，是机体生长的要素，对促进幼儿的生长发育具有重要意义。萝卜生姜大枣蜂蜜饮补益五脏、白净肌肤、消脂养颜。

[原料配方] 白萝卜750g，枣（干）20g，姜3g，蜂蜜5g。

[用法用量] 将白萝卜，生姜分别洗净，晾干，切成薄片待用。取白萝卜、生姜、大枣，置锅内，加水1碗，煮沸20分钟，去渣留汤，最后加入蜂蜜，再煮沸即可。

### 红枣糯米粥

[功能主治] 健脾、益胃、补气养血、养血安神、缓和药性。

[原料配方] 糯米100g，枣（干）15g。

[用法用量] 将糯米加水煮至八成烂；放入红枣煮5分钟即可食用。

# 五、脱肛

## （一）概述

脱肛也称直肠脱垂，指肛管直肠外翻而脱垂于肛门外。多见于3岁以下小儿，男女发病率相等，随着年龄增长，多可自愈，随着医疗技术提高和生活水平的改善，其发病率有所下降。

## （二）宜食

1. 宜多食新鲜蔬菜、水果，如菠菜、小白菜、

蕹菜、香蕉、梨、苹果以及山药、扁豆、莲子、鳝鱼、甲鱼、猪瘦肉、猪肠、糯米粥、莲子汤等补脾健胃、益气升提的食品。

2. 饮食宜营养丰富，多食蛋类、瘦肉、动物内脏、豆类及豆制品、鱼类等食品。

3. 宜多食酵母、粗粮及脂肪含量高的食物，多饮水、保持大便通畅。

4. 久泻者宜食含纤维素少的水果，如香蕉、菠萝、苹果泥及各种青菜菜泥，少油腻、富脂肪食品。

## （三）忌食

1. 忌烟、酒。

2. 忌辣椒、蒜、花椒、烈性酒等刺激性食品。

3. 忌肥甘美味之品，如肥肉、多油汤类、糯米饭、糍粑等黏滞难消化食品。

4. 久泻者忌蜂蜜、葱、蒜、豆类、土豆、萝卜、芹菜、韭菜等质粗通便食品。

## （四）食谱例

### 何首乌煲鸡

[功能主治] 补肝益肾，养血祛风，温中益气，利九窍。

[原料配方] 何首乌30g，雌鸡1只（约500g）。

[用法用量] 将鸡宰杀去毛及内脏，以白纱布两、三层包何首乌末，纳鸡腹内，加清水适量，放入锅内，煲至鸡肉离骨，取出首乌末，加盐、油、姜、酒调味，饮汤食鸡肉。一日内分2次服完。

### 黄花木耳汤

[功能主治] 止血消炎、利尿安神、健胃，增强

机体免疫力。

［**原料配方**］黄花菜(又名金针菜)100g,木耳25g,白糖5g。

［**用法用量**］将黄花菜、木耳洗净去杂质,加水煮1小时,原汤加白糖调匀服食。

# 六、疝气

## (一) 概述

疝气是指任何脏器或组织离开了原来的部位,通过人体正常的或不正常的薄弱点或缺损、孔隙进入另一部位。俗称"小肠串气",有脐疝、腹股沟直疝、斜疝、切口疝、手术复发疝、白线疝、股疝等。疝气多是因为咳嗽、喷嚏、用力过度、腹部过肥、用力排便、妇女妊娠、小儿过度啼哭、老年腹壁强度退行性变等原因引起。

## (二) 宜食

1. 选择清润又不太寒凉且破气的食物,像菠菜、土豆、胡萝卜、西红柿、木耳、藕、青鱼、鲢鱼等,水果如苹果、葡萄、桃子等。

2. 多吃高纤维饮食,包括五谷、谷物、麸皮、和未加工的水果和蔬菜。

## (三) 忌食

1. 暂时不宜吃的如绿豆、白菜、黄豆芽、白萝卜、青萝卜等;水果有橙子、雪梨等;油腻煎炸之物如薯片、虾条、朱古力等也不宜吃。

2. 少吃易引起便秘及腹内胀气的食物,尤其煮食的鸡蛋、红薯、花生、豆类、啤酒、碳酸饮料等。

3. 忌烟酒。

## (四) 食谱例

### 茴香粥

［**功能主治**］适于小肠疝气、脘腹胀气、睾丸肿胀偏坠以及鞘膜积液、阴囊象皮肿等症。

［**原料配方**］小茴香15g,粳米100g。

［**用法用量**］先煎小茴香,去渣取汁,然后入粳米煮为稀粥。每日分2次服,3～5日为1疗程。

### 荔枝粥

［**功能主治**］有温中、理气、止痛功效,可用于寒疝气痛、小腹冷痛等症。

［**原料配方**］荔枝核30g,粳米50g。

［**用法用量**］先煎荔枝核,取汁,入粳米煮粥,任意食用。

# 七、痔疮

## (一) 概述

人体直肠末端黏膜下和肛管皮肤下静脉丛发生扩张和屈曲所形成的柔软静脉团,称为痔,又名痔疮、痔核、痔病、痔疾等。医学所指痔疮包括内痔、外痔、混合痔,是肛门直肠底部及肛门黏膜的静脉丛发生曲张而形成的一个或多个柔软的静脉团的一种慢性疾病。

## (二) 宜食

1. 主食及豆类的选择多吃些粗杂粮,如小米、高粱米、红薯、玉米、杂豆等医学教育网搜集整理。

2. 肉蛋奶的选择适宜猪瘦肉、猪大肠、鸭肉、甲鱼、海参、及牛奶和豆制品；便血较多时可选用黄鳝、黑鱼等具有止血作用的食物。

3. 蔬菜的选择适宜芹菜、韭菜、冬瓜、丝瓜、菠菜、空心菜、茄子、白菜、萝卜、黄花菜、荸荠等；便血时可以吃黑木耳、鲜藕等以养血止血。

4. 水果的选择适宜橘子、柿子、梨、桑葚、罗汉果、无花果、橄榄、杨桃、香蕉、苹果、红枣等。

5. 其他核桃、芝麻、柿饼、蜂蜜、烹调时多用些芝麻油、菜籽油等，增加肠道润滑性。

### （三）忌食

1. 忌食辛辣刺激的食物，如辣椒、芥末、生姜等食物，可以刺激直肠肛门黏膜、引起血管扩张及充血，使痔疮更加严重。

2. 忌暴饮暴食因为腹腔内压力的增大可以使直肠肛门静脉血液回流受到影响，从而加重痔疮的症状。

3. 忌饮酒酒性辛辣炽热，饮酒可以使肛门不适，加重便血、肿痛的症状。

4. 忌坚硬不易消化的食物蚕豆、麻花等坚硬食物在胃肠难以消化，排便时易损伤直肠及肛门的黏膜，造成便血或疼痛加重。

### （四）食谱例

#### 大荠菜生地煲蚝豉

[功能主治] 清热解毒、凉血养阴，可预防和减少暗疮的发生。适于身体燥热、肌肤灼热、生疮疖、小便不畅、尿液黄赤、牙痛、关节屈伸不利、头颈强痛、大便秘结。

[原料配方] 大荠菜320g，蚝豉80g，生地黄40g，姜3g，盐3g。

[用法用量] 大荠菜、生地、生姜、蚝豉分别用水洗净；生姜去皮，切一片，用适量水，猛火煲至滚；加入大荠菜、生地、生姜、蚝豉，用中火煲1个小时；加细盐调味，即可饮用。

#### 凉拌马齿苋

[功能主治] 清热解毒，消肿止痛。适宜一切疔疮、丹毒、痔疮患者及乳腺炎患者。

[原料配方] 马齿苋500g，仙人掌60g，白砂糖10g，醋5g，香油10g。

[用法用量] 将马齿苋洗净，切成段。仙人掌去刺、皮，切成丝。二味放入沸水中焯过，加入白糖、醋、香油适量，拌匀即可。

## 八、肛裂

### （一）概述

以肛门周期性疼痛，即排便时阵发性刀割样疼痛，便后数分钟缓解，随后又持续剧烈疼痛可达数小时，伴有习惯性便秘，便时出血为主要表现的疾病。

### （二）宜食

1. 宜食用纤维素较为丰富的及具有润肠作用的食物，如荠菜、白木耳等。

2. 宜食易于消化而质地较软的食物。

3. 宜食用偏凉性的食物，如蔬菜、水果等。

### （三）忌食

1. 戒食辛辣刺激、油腻、生冷及热性食品。如辣椒、大蒜、烟酒、豆制品、羊肉，以及冷饮、凉拌菜、毛蚶等。

2. 戒食香燥煎烤的食物，如油煎的食物及炒货等。

3. 戒食温补之品，而宜食滋补之品，如核桃、莲子、大枣等。

### （四）食谱例

#### 无花果炖猪蹄

[功能主治] 此菜具有健胃清肠、消肿解毒、祛风作用。可防治肠炎、痢疾、便秘、痔疮等症。

[原料配方] 无花果100g，树地瓜根100g，金针花根12~24g，奶浆藤100g，猪前蹄膀2只（重约4000g），生姜、葱、绍酒、盐、味精、白糖各适量。

[用法用量] 树地瓜根、金针花很、奶浆藤洗净，切片装入纱布袋内，扎紧袋口；无花果洗净切开；猪蹄拔去毛，洗净，用刀划口，一起放入铝锅内，加水适量（浸过猪蹄）；生姜洗净切片，葱择洗净切段。和绍酒、盐、白糖一起下入铝锅内；将铝锅置武火上烧沸，撇去浮沫，转用文火炖熬猪蹄膀至熟烂。去纱布药袋，加入味精，调好口味即成。

#### 香蕉粥

[功能主治] 清热，解毒，润肠。适于痔疮出血、便秘、发烧等症。

[原料配方] 香蕉250g，大米50g，水适量。

[用法用量] 香蕉扒皮，同大米一同放入锅中，加水适量，煮成粥。每日早晚服用。如治便秘，可在粥中加点香油。

## 九、颈椎病

### （一）概述

因颈椎间盘变性、颈椎骨质增生所引起的，以颈肩痛，放射到头枕部或上肢，甚重者出现双下肢痉挛，行走困难，以致四肢瘫痪为主要表现的综合征。

### （二）宜食

颈椎病患者应以富含钙、蛋白质、B族维生素、维生素C和维生素E的饮食为主。如牛奶、鱼、猪尾骨、黄豆、黑豆等含量为多；蛋白质是形成韧带、骨骼、肌肉所不可缺少的营养素，维生素B、维生素E可缓解疼痛，解除疲劳。如颈椎病属湿热阻滞经络者，应多吃些葛根、苦瓜、丝瓜等清热解肌通络的果菜，如属寒湿阻滞经络者，应多吃些狗肉、羊肉等温经散寒之食物；如属血虚气滞者，应多进食公鸡、鲤鱼、黑豆等食物。

### （三）忌食

1. 应戒烟、酒。
2. 不要经常吃生冷和过热的食物。
3. 切记不可食油腻味重之食。
4. 切忌辛辣刺激性食物。

### （四）食谱例

#### 川芎白芷炖鱼头

[功能主治] 益气、补脑、去头风、治头痛、美白、纤体、调理肠胃。

[原料配方] 川芎15g，白芷15g，鳙鱼头1个，

生姜、葱、盐、料酒各适量。川芎、白芷分别切片，与洗净的鳙鱼头一起放入锅内，加姜、葱、盐、料酒、水适量。

[**用法用量**] 将姜和鱼头放入锅中烫熟，捞起备用；将川芎、白芷泡水约30分钟后洗净备用；将所有的材料依序放入炖盅内，加入热水，放入蒸笼或蒸锅中炖煮1.5小时，起锅前加绍兴酒及盐调味即可。先用武火烧沸后，改用文火炖熟。佐餐食用，每日1次。

### 天麻炖鱼头

[**功能主治**] 平肝熄风、祛风止痛、定惊安神；行气活血。适于颈动脉型颈椎病。

[**原料配方**] 天麻10 g，鲜鳙鱼头1个，生姜3片。

[**用法用量**] 大鱼头洗干净切块，沥去水分后放入炖盅，加入凉开水4碗，放入天麻、姜块、少量油；锅里加入适量的水烧开，放入炖盅，大火滚15分钟后转小火炖1小时，加盐调味即可。

## 十、腰椎间盘突出症

### （一）概述

腰椎间盘突出症是纤维环破裂后髓核突出压迫神经根造成以腰腿痛为主要表现的疾病。

### （二）宜食

多吃含钙量高的食物，如牛奶，奶制品，虾皮、海带、芝麻酱、豆制品也含有丰富的钙，经常吃，也有利于钙的补充，注意营养结构。

### （三）忌食

1. 忌暴饮暴食。腰椎间盘突出症患者因生病而减少了活动量，所以饮食的摄入量也应适当减少，特别是在急性期卧床的病人。除运动减少外，消化功能也明显降低，胃肠蠕动较慢，应注意合理安排饮食，多吃蔬菜水果，脂肪较高的食物少吃，因其易引起大便干燥，排便用力可导致病情加重。应少食多餐。每日4~5次。少吃或不吃辣椒等刺激性食物，以免引起咳喘而使腰腿病症状加重。

2. 忌烟、酒、茶和咖啡。患者如有烟、酒嗜好应及时戒掉，以利早日康复。

3. 忌辛辣刺激之物。如辣椒、辣酱、辣油、芥末、榨菜、咖喱、韭菜、大蒜等，辛辣刺激之物可使症状加重。

4. 忌腥膻之物。如黑鱼、鲤鱼、鲫鱼、鲸鱼、海虾、带鱼、淡菜、乌贼鱼等。

5. 忌高脂肪、油炸、硬质食物。这些食物不利于消化，影响疾病恢复。

### （四）食谱例

#### 茴香煨猪腰

[**功能主治**] 温肾祛寒。主治腰痛。

[**原料配方**] 茴香15g，猪腰1个。

[**用法用量**] 将猪腰对边切开，剔去筋膜，然后与茴香共置锅内加水煨熟。趁热吃猪腰，用黄酒送服。

#### 月季花茶

[**功能主治**] 适于伴有陈旧损伤后淤血患者或创

伤性劳损腰痛者。

[**原料配方**] 开放后的月季花3朵，冰糖30g。

[**用法用量**] 月季花洗净后加水500ml，煎至250ml，再加冰糖，待凉温后顿服。

### 其他食疗方

（1）海带25g，荔枝15g，小茴香15g。加水共煮，每日饮服1次。

（2）生韭菜（或根）500g，捣汁温服，每次500ml，每日2次。

（3）淡菜300g。烘干研末，与黑芝麻150g炒熟，拌匀，早晚各服1匙。

（4）芝麻15g，大米100g，将芝麻用水淘净，轻微炒黄后研成泥状，加大米煮粥。每日1剂，供早餐食用。

## 十一、坐骨神经痛

### （一）概述

坐骨神经痛是指坐骨神经通路及其分布的疼痛，即在臀部大腿后侧、小腿后外侧和足外侧的疼痛。若疼痛反复发作，日久会出现患侧下肢肌肉萎缩，或出现跛行。

### （二）宜食

1. 少量饮酒：少量饮酒对本病有益，根据各人酒量不同，多者不宜超过50ml。

2. 多食两素：两素即维生素和纤维素。尤其是B族维生素，它是神经代谢非常重要的物质，维生素C、维生素D等是人体不可缺的营养物质，有些脂溶性维生素易引起缺乏，所以应适当吃些牛奶、粗米、粗面、胡萝卜、新鲜蔬菜和水果来补充，适当吃些坚果、核桃、白果、松子等，它们含丰富的神经代谢营养物质。

3. 多吃蔬菜、干果、谷类等有益的食物。

### （三）忌食

1. 忌烟、酒、辛、辣、炸烤食物。

2. 避免大量饮酒。因为酒量过多，对肝脏损害较重，降低机体免疫力，对疾病恢复有严重影响。

### （四）食谱例

#### 栗子粥

[**功能主治**] 有补肾强筋、健脾养胃之功，可用于坐骨神经痛脾肾亏虚证。

[**原料配方**] 栗子15枚，猪腰1对，粳米30g。

[**用法用量**] 先将栗子炒香（用沙炒），后去壳，与粳米加水适量同煮粥。或将栗子风干，磨粉，以栗粉30g，粳米20g，猪肾1对，同煮粥亦可，每次1小碗，每日1次。

#### 川乌粥

[**功能主治**] 散寒除湿、通利关节、温经止痛。适于感受风寒湿邪，以寒偏盛之坐骨神经痛。

[**原料配方**] 制川乌10g，姜汁15滴，粳米50g，蜂蜜30g。

[**用法用量**] 先将制川乌与蜂蜜放入砂罐中，加冷水足量，先用大火煮沸，再用小火煎煮2小时以

上，取药汁约 200ml，备用。然后再将粳米煮粥，待粥将熟时，加入药汁、姜汁，再煮 1～2 沸即可。宜多次分服，不可顿服，1～2 天服 1 剂。

# 十二、骨折

## （一）概述

骨的完整性或连续性受到破坏所引起的，以疼痛、肿胀、青紫、功能障碍、畸形及骨擦音等为主要表现的疾病。

## （二）宜食

1. 宜多吃西红柿、苋菜、青菜、卷心菜、胡萝卜等维生素 C 含量丰富的蔬菜，以促进纤维骨骼的生长和伤口愈合。

2. 需要补充锌、铁、锰等微量元素。这几种元素，有的参与组成人体代谢活动中的酶，有的是合成骨胶原和肌红蛋白的原料。经测定，骨折后病人体内上述物质的血清浓度均明显下降。可补充动物肝脏、海产品、黄豆、葵花子、蘑菇中含锌较多；动物肝脏、鸡蛋、豆类、绿叶蔬菜、小麦面粉中含铁较多；麦片、芥菜、蛋黄、乳酪中含锰较多，骨折病人可适当多吃。

3. 骨折病人还宜多食含纤维素多的蔬菜，吃些香蕉、蜂蜜等促进排便。

## （三）忌食

1. 忌盲目补充钙质。根据病情和按医生嘱咐，加强功能锻炼和尽早活动，可促进骨对钙的吸收利用，加速断骨的愈合。尤其对于骨折后卧床期间的病人，盲目地补充钙质，并无裨益，还可能有害。

2. 忌多吃肉骨头。因为受损伤后骨的再生，主要是依靠骨膜、骨髓的作用，而骨膜、骨髓只有在增加骨胶原的条件下，才能更好地发挥作用，而肉骨头的成分主要是磷和钙。若骨折后大量摄入，就会促使骨质内无机质成分增高，导致骨质内有机质的比例失调，就会对骨折的早期愈合产生阻碍作用。但新鲜的肉骨头汤味道鲜美，有刺激食欲作用，少吃无妨。

3. 忌偏食。骨折病人，常伴有局部水肿、充血、出血、肌肉组织损伤等情况，机体本身对这些有抵抗修复能力，而机体修复组织，长骨生肌，骨痂形成，化淤消肿的原料就是靠各种营养素，由此可知保证骨折顺利愈合的关键就是营养。

4. 忌不消化之物。骨折病人因固定石膏或夹板而活动限制，加上伤处肿痛，精神忧虑，因此食欲往往不振，时有便秘。所以，食物既要营养丰富，又要容易消化及通便，忌食山芋、芋艿、糯米等易胀气或不消化食物，宜多吃水果、蔬菜。

5. 忌少喝水。卧床骨折病人，尤其是脊柱、骨盆及下肢骨折病人，行动十分不便，因此就尽量少喝水，以减少小便次数，如此虽小便次数减少，但更大的麻烦也产生了。如卧床病人活动少，肠蠕动减弱，再加上饮水减少，就很容易引起大便秘结。长期卧床，小便潴留，也容易诱发尿路结石和泌尿系感染。所以，卧床骨折病人想喝水就喝，不必顾虑重重。

6. 忌过食白糖。大量摄取白糖后，将引起葡萄糖的急剧代谢，从而产生代谢的中间物质，如丙酮酸、乳酸等，使机体呈酸性中毒状态。这时，碱性的钙、镁、钠等离子，便会立即被调动参加中和作用，以防止血液出现酸性。如此钙的大量消耗，将不利于骨折病人的康复。同时，过多的白糖亦会使体内维生素 $B_1$ 的含量减少，这是因维生素 $B_1$ 是糖在体内转化为能量时必需的物质。维生素 $B_1$ 不足，大大降低神经和肌肉的活动能力，亦影响功能的恢复。所以，骨折病人忌摄食过多的白糖。

### （四）食谱例

#### 鳝鱼强筋健骨汤

[**功能主治**] 鳝鱼具有补中益血，通经活络的作用，配以补血益气，活血通络，行气止痛的党参，当归和强筋骨的牛筋，其功效更加显著，诸物合用，共具补气养血，强筋健骨，通络止痛之效，适于气血虚弱，筋骨软弱无力或疼痛，以及外伤性骨折等症。

[**原料配方**] 鳝鱼250g，党参25g，当归10g，牛蹄筋（泡发）15g，料酒5g，大葱5g，姜5g，植物油10g，盐3g。

[**用法用量**] 将蹄筋放温水涨发，然后除去筋膜，切成6厘米长段，党参，当归洗净切片，装纱布袋扎口；鳝鱼肉切成条，入油锅中炸至金黄色捞出，锅中注入适量肉汤，加入蹄筋，鳝鱼肉，精盐，药包，料酒，葱姜，煮至肉和蹄筋熟烂，拣去药包，葱姜即成。

# 十三、骨质增生

## （一）概述

骨质增生症又称为增生性骨关节炎、骨性关节炎、退变性关节病、老年性关节炎、肥大性关节炎，是由于构成关节的软骨、椎间盘、韧带等软组织变性、退化，关节边缘形成骨刺，滑膜肥厚等变化，而出现骨破坏，引起继发性的骨质增生，导致关节变形，当受到异常载荷时，引起关节疼痛，活动受限等症状的一种疾病。

## （二）宜食

1. 进食高钙食品，以确保老年人骨质代谢的正常需要。老年人钙的摄取量应较一般成年人增加50%左右，即每日成分钙不少于1200毫克，故宜多食牛奶、蛋类、豆制品、蔬菜和水果，必要时要补充钙剂。

2. 要适当增加户外活动，尽量避免长期卧床休息。

3. 要增加多种维生素的摄入，如维生素 A、维生素 $B_1$、维生素 $B_6$、维生素 $B_{12}$、维生素 C 和维生素 D 等。

## （三）忌食

骨质增生患者不能吃发物，发物指的是能使炎症加剧的食物，多数无鳞片的鱼，如黑鱼，鲶鱼等，还有甘蔗、母猪肉、驴肉、马肉也是发物。

骨质增生的饮食不要吃任何柳橙类水果，尤其是橘子、橙子，也避免糖、酒、咖啡。这些物质将阻挠骨质增生的治疗过程，并扰乱体内的矿物质平衡。

## （四）食谱例

#### 甲鱼猪脊髓汤

[**功能主治**] 滋阴补肾、填髓补髓。适于肾阴虚

症型骨质增生症（头晕、耳鸣、腰酸背痛、肢体麻木影响活动）。

[原料配方] 甲鱼750g，猪脊骨200g，骨碎补60g，肉苁蓉60g，姜5g，大葱10g，胡椒粉1g，味精2g，盐6g，料酒10g，花生油25g。

[用法用量] 将甲鱼宰杀，沥净水，去头及内脏，洗净；甲鱼放入沸水中烫3～5分钟，刮去裙边上黑膜，除去腥味；剁去爪和尾，去背板、腹壳，切成肉块，放入蒸盆中；将肉苁蓉、骨碎补装入纱布袋扎口，煎熬成药汁，去纱布袋；将料酒、鸡清汤、猪骨髓、生姜片、葱结、食盐、药汁、熟花生油、胡椒粉均匀放入蒸盆内，盖好盖，密封，上笼蒸一个小时以上至酥烂，取出；揭开盖，加味精调好口味。

### 杜仲炒羊肾

[功能主治] 本品具有补益肝肾、强筋壮骨之功效，适于肝肾阴虚症型骨质增生症患者食用。

[原料配方] 羊腰子500g，杜仲15g，五味子6g，淀粉（玉米）15g，酱油8g，盐4g，大葱10g，姜5g，植物油25g。

[用法用量] 将杜仲、五味子放入锅内，加适量清水，煎煮40分钟；去药渣，再加热浓缩成稠药汁；将羊肾洗净，去筋膜臊腺，切成小块腰花；羊肾放入碗内，加药汁、生粉拌匀；将锅烧热，放入油，至六成热时放入腰花，爆炒至嫩熟；烹酱油、黄酒、放葱、姜末，再炒片刻即可。

# 十四、类风湿关节炎

## （一）概述

类风湿关节炎是以关节病变引起肢体严重畸形，关节滑膜炎及浆膜、心肺、皮肤、眼、血管等结缔组织广泛性炎症为主要表现的慢性全身性自身免疫性疾病。

## （二）宜食

1. 要多用植物油，少用动物油，动植物脂肪比例为2：1为宜。以色拉油、玉米油、橄榄油、葵花子油和鱼油（不是鱼肝油）为佳。

2. 类风湿性关节炎要选用高蛋白、低脂肪、高纤维及容易消化的食物，经过合理的营养搭配及适当的烹调，尽可能提高患者食欲，使患者饮食中的营养及能量能满足机体的需要。

3. 可适量选食富含维生素的蔬菜和水果，如萝卜、豆芽、紫菜、洋葱、海带、木耳、干果及草莓、乌梅、香蕉，以及含水杨酸的西红柿、橘柑、黄瓜等。

## （三）忌食

1. 海产类。病人不宜多吃海产品，如海带、海参、海鱼、海虾等，因其中含有尿酸，被人体吸收后，能在关节中形成尿酸盐结晶，使关节症状加重。

2. 高脂肪类。脂肪在体内氧化过程中，能产生酮体，而过多的酮体，对关节有较强的刺激作用，故患者不宜多吃高脂肪类食物，如牛奶、肥肉等，炒菜、烧汤也宜少放油。

3. 过酸、过咸类。类风湿关节炎患者不宜多吃过酸、过咸类食品，如花生、白酒、白糖以及鸡、鸭、鱼、肉、蛋等酸性食物摄入过多，超过体内正常的酸碱度值，则会使体内酸碱度值一过性偏离，使乳酸分泌增多，且消耗体内一定量的钙、镁等离子，而加重症状。同样，若吃过咸的食物如咸菜、咸蛋、咸鱼等，会使体内钠离子增多，而加重患者的症状。

## （四）食谱例

### 辣椒猪肉汤

[**功能主治**] 具有温经散寒、祛湿止痛的功能，适于关节疼痛较剧者。热痹忌服。

[**原料配方**] 瘦猪肉100g，辣椒根90g。

[**用法用量**] 将瘦猪肉洗净，切块，辣椒根水洗后用纱布包好，封口。再把猪肉、辣椒根、葱段、姜片、花椒一起放入砂锅内，加水适量，先用武火烧沸，改用文火炖煮半小时至肉烂，去辣椒根，吃肉饮汤，每日1剂。

### 桂浆粥

[**功能主治**] 具有温经散寒，暖胃止痛的作用，适于寒痹。热证及阴虚火旺者禁用。

[**原料配方**] 肉桂10g，粳米50g，红糖适量。

[**原料配方**] 将肉桂研成细末，粳米洗净，常法煮粥，待粥将熟时，加入肉桂末、红糖，再煮沸1～2次即成。趁热空腹吃下，每日1剂，3～5日为1个疗程，有效再服1～2个疗程。

# 第七章　妇产科疾病饮食宜忌

## 一、痛经

### （一）概述

凡于经期或行经前后，发生下腹部疼痛或痛引腰骶，以致影响工作及日常生活者称为痛经。痛经又分为原发性和继发性，原发性痛经指生殖系统无器质性病变，往往是初次月经起即伴有腹痛，又称功能性痛经。继发性痛经指因生殖系统病变引起的痛经，其原因为生殖器官炎症、肿瘤等。中医认为，痛经主要是由于情志不舒、经期感寒、素体虚弱或妊娠过多等导致冲任不调、气血运行不畅所致。

### （二）宜食

1. 宜多食富含维生素 E 的食物，如谷类、植物油、麦胚油、水果蔬菜、海藻、贝类、豆类、肉、蛋、奶类等。

2. 宜根据痛经的不同，多食具有温通、顺气、化淤、补虚作用的食物。温通食物有：荔枝、海马、生姜、茴香、花椒；顺气食物有：橘皮、柚子；化淤食物有：桃仁、蚯蚓、米酒；补虚食物有：乌骨鸡、核桃、荔枝、羊肉、海参、鲨鱼、山药等。

### （三）忌食

1. 忌生冷寒凉食物，如冷饮、生冷瓜果、寒凉青菜、生拌瓜菜、田螺、河蚌等。

2. 热性痛经忌食辛辣刺激、燥热行血的食物。

### （四）食谱例

#### 韭菜月季红糖饮

[功能主治] 理气、活血、止痛。

[原料配方] 鲜韭菜 30g，月季花 3 朵，红糖 10g。

[用法用量] 将韭菜和月季花洗净榨汁去渣，加入红糖调味；用黄酒冲服，服后俯卧半小时。

#### 鲜山楂汁

[功能主治] 活血、化淤、止痛。

[原料配方] 鲜山楂、红糖各适量。

[用法用量] 鲜山楂洗净去核，用干净纱布包好榨取汁液；将红糖入锅内加水熬煮溶化，与山楂汁合在一起拌匀。每次 15ml，每日 3 次。

#### 黑豆红花饮

[功能主治] 活血化瘀，缓急止痛。

[原料配方] 黑豆 30g，红花 6g，红糖 30g。

[用法用量] 将黑豆、红花加清水适量，用武火煮沸 4 分钟后，再用文火煮至黑豆烂熟，去黑豆、红花，加红糖调味即成。每次服 2 杯，每日 2 次。

## 川芎煮鸡蛋

[功能主治] 行气活血。可治风邪引起的头晕目眩，月经不调、痛经、闭经等症。

[原料配方] 鸡蛋2个，川芎9g。

[用法用量] 鸡蛋、川芎加水适量，一起煮至蛋熟后，鸡蛋去壳，再放回药汤内，用文火煮5分钟，加黄酒适量。吃蛋饮汤，每日服1剂，5日为1个疗程，每月于行经前3日开始食用。

## 椒附炖猪肚

[功能主治] 温经散寒止痛。

[原料配方] 猪肚150g，附子2g，川椒2g，粳米30g。

[用法用量] 将附子、川椒研末；猪肚洗净，装入药末、粳米及适量的葱，扎口入锅中，加水适量，微火煮至猪肚烂熟。佐餐食用。

## 姜艾鸡蛋

[功能主治] 温经、散寒、止痛。

[原料配方] 生姜15g，艾叶9g，鸡蛋2个。

[用法用量] 将艾叶切断，生姜拍碎，与鸡蛋一起放入锅中，加水300ml同煮，蛋去壳，复入原汁中烧煮5分钟。趁热饮汤吃蛋，每日1次，5日为1个疗程。行经前3日服用。

## 姜枣花椒汤

[功能主治] 温阳、散寒、化湿。

[原料配方] 干姜、大枣各30g，花椒9g。

[用法用量] 干姜切片，大枣去核，加水适量，煮沸，再放入花椒，改用文火煎汤。每日1剂，分2次温服，5日为1个疗程。行经前3日饮服。

## 红糖姜汤

[功能主治] 温经、养血、活血。

[原料配方] 红糖50g，生姜20g，大枣10枚。

[用法用量] 将红糖、大枣加水煎沸20分钟后，放入生姜，再煎5分钟。代茶频饮。

## 山楂桂枝红糖汤

[功能主治] 温经通脉，化淤止痛。适于妇女寒性痛经症及面色无华者。

[原料配方] 山楂肉15g，桂枝5g，红糖30~50g。

[用法用量] 将山楂肉、桂枝装入瓦煲内，加清水2碗，用文火煎剩1碗时，加入红糖，调匀，煮沸即可。

## 胡萝卜炒猪肾

[功能主治] 温阳散寒，活血止痛。

[原料配方] 猪腰子200g，胡萝卜150g，肉桂3g，辣椒（红、尖）5g，花生油20g，酱油5g，盐3g，大葱10g，姜5g，胡椒粉2g，味精2g，料酒5g。

[用法用量] 猪肾去脂膜和肾上腺后洗净，切成片；胡萝卜洗净，切成片；将肉桂、辣椒烘干，研成粉；葱、姜洗净切片；锅内加花生油烧热，葱姜炝锅，放入猪肾和胡萝卜，加入精盐、料酒、酱油、胡椒面、味精、肉桂粉、辣椒粉炒熟即成。

## 归芪酒

[功能主治] 益气养血，活血调经。

[原料配方] 当归、黄芪各 150g，红枣 100g。

[用法用量] 将黄芪、当归切片，与红枣一起置纱布袋内，投入盛酒容器，加酒 500ml，加盖密封 7 日。每次饮 10ml，每日 2 次，7 日为 1 个疗程，行经前 5 日开始饮服。以上剂量可用 3 个疗程。

## 桃仁墨鱼

[功能主治] 养血活血，调经。

[原料配方] 墨鱼 150g，桃仁 6g。

[用法用量] 将墨鱼水泡后，去骨、皮后洗净，与桃仁一起放入锅内，加葱、姜、盐、清水，用武火烧沸后，改用文火，煮至墨鱼烂熟。佐餐食用，每日 1 次，经前连用 3 日。

## 黄芪乌鸡

[功能主治] 益气养血，调经。

[原料配方] 黄芪 100g，乌骨鸡 1 只（约 1000g）。

[用法用量] 黄芪切段后放入鸡腹内，鸡放砂锅内，加水适量，煮沸后，改用文火，待鸡熟烂，加盐调味。以上为 5 日量。月经前 3 日食用。

## 鸡蛋当归姜汤

[功能主治] 益气养血，调经。

[原料配方] 鸡蛋 1 枚，当归 15g，干姜 5g，红枣 15g（去核），陈皮 5g，米酒 20ml。

[用法用量] 将当归、干姜、陈皮加水煮沸 30 分钟，去渣，将鸡蛋打散和米酒红枣放入药汁，再煮沸至红枣烂，饮汤吃蛋枣。

[注意事项] 热盛出血者禁服当归，湿盛中满及大便溏泄者、孕妇慎服当归；阴虚内热、血热妄行者禁服干姜。

## 枸杞炖兔肉

[功能主治] 滋补肝肾，补气养血。

[原料配方] 枸杞子 15g，兔肉 250g。

[用法用量] 将枸杞子和兔肉入适量水中，文火炖熟，用盐调味。饮汤吃肉，每日 1 次。

## 鳖甲炖白鸽

[功能主治] 补益肝肾，调补充任。

[原料配方] 鳖甲 50g，白鸽 1 只。

[用法用量] 将白鸽用水憋死，除去毛及内脏，鳖甲洗净捶成碎块，放入白鸽腹内。将白鸽放入碗内，加姜、葱、盐、黄酒、清水，再将碗放入锅内隔水炖至鸽烂熟。佐餐食用。

## 益母草泡红枣

[功能主治] 温经养血，去瘀止痛。适于血虚寒凝型月经后期者。

[原料配方] 益母草 20g，枣（鲜）100g，赤砂糖 20g。

[用法用量] 将益母草、红枣分放于两碗中，各加 650ml 水，浸泡半小时；将泡过的益母草倒入砂锅中，大火煮沸，改小火煮半小时，用双层纱布过滤，约得 200ml 药液，为头煎。药渣加 500ml 水，煎法同前，得 200ml 药液，为二煎；合并两次药液，倒入煮锅中，加红枣煮沸，倒入盆中，加入红糖溶化，再泡半小时即成。

### 泽兰红糖饮

[功能主治] 温经止痛，适于由瘀湿导致的痛经。

[原料配方] 泽兰9g，艾叶6g，赤砂糖30g。

[用法用量] 将泽兰叶、艾叶、红糖水煎。

### 当归益母草蛋

[功能主治] 适于血瘀痛经，经色紫黯有块，血排出后疼痛减轻者。

[原料配方] 鸡蛋230g，当归10g，益母草30g。

[用法用量] 将当归、益母草、鸡蛋加清水煮至鸡蛋熟后，去壳再煮片刻，去渣取汁。

### 益母草煮鸡蛋

[功能主治] 活血散瘀、养血调经、补益气血。用于治疗气血不足、血液淤滞的痛经，以及月经不调、产后恶露不止、功能性子宫出血等病症。适于月经先期有胸腹胀痛者。

[原料配方] 鸡蛋150g，益母草30g。

[用法用量] 先将益母草择去杂质，清水洗净，用刀切成段，沥干水；把鸡蛋全部放入水中，逐一清洗净；将益母草、鸡蛋下入锅内，加水同煮，20分钟后鸡蛋熟，把外壳去掉，再放蛋在此汤中煮15～20分钟即成。

### 玫瑰花粥

[功能主治] 利气行血，散瘀止痛，用于带下、痛经等。

[原料配方] 粳米100g，玫瑰花20g，樱桃10g，白砂糖30g。

[用法用量] 将未全开的玫瑰花采下，轻轻的摘下花瓣，用冷水漂洗干净；粳米淘洗干净，用冷水浸泡半小时，捞出，沥干水分；锅中加入约1000ml冷水，将粳米放入先用旺火烧沸，然后用小火熬煮成粥；粥内放入玫瑰花瓣、樱桃、白糖，再煮5分钟，即可盛起食用。本品红白相间，酸甜可口，色味诱人，是保健药膳中深受欢迎的佳品。

## 二、月经不调

### （一）概述

月经失调，也称月经不调。妇科常见病之一，表现为月经周期或出血量的异常，或是月经前、经期时的腹痛及全身症状。病因可能是器质性病变或是功能失常。血液病、高血压病、肝病、内分泌病、流产、宫外孕、葡萄胎、生殖道感染、肿瘤（如卵巢肿瘤、子宫肌瘤）等均可引起月经失调。

### （二）宜食

1. 月经来潮前饮食宜清淡，易消化并富含营养。

2. 月经来潮时宜食含铁丰富、润肠通便之物，如鱼、蛋、猪肝、豆制品、新鲜蔬菜、花生仁、蜂蜜等。

### （三）忌食

1. 月经来潮时忌浓茶及生冷辛辣酸敛之品。

2. 月经过少或月经推迟者忌多吃生冷之物，如冷饮、苦瓜、黄瓜、凉拌菜等。

3. 月经过多或月经提前者忌辛辣刺激动血之物，

如辣椒、桂圆、狗肉、羊肉、白酒等。

4. 痛经者忌多吃酸性食物，如食醋、李子、柠檬、梅子、山楂等。

### （四）食谱例

#### 黑糯米粥

[功能主治] 温肾健脾、补血调经。

[原料配方] 大枣30g，桂圆10粒，黑糯米100g，红糖适量。

[用法用量] 大枣洗净待用，桂圆去皮洗净待用；黑糯米洗净，加入大枣、桂圆适量水煮成的粥状，依口味加入适量红糖即可。早晚食用。

#### 莲藕木耳老鸭煲

[功能主治] 滋阴清热，调整月经周期，减少出血；对于月经量多且阴虚内热体质者，效果尤佳。

[原料配方] 鲜莲藕500g，黑木耳60g，老鸭1只，精盐、鸡精、生姜、黄酒适量。

[用法用量] 莲藕洗净，切块待用；黑木耳用温水泡发，择洗干净，待用；老鸭洗净加生姜、黄酒熬汤至八成熟后，放入莲藕、黑木耳煮熟后，放入适量精盐、鸡精适量即可。

#### 山药栗子猪肚煲

[功能主治] 健脾和胃，益肾调经。脾胃虚弱者食之甚佳。

[原料配方] 鲜山药500g，栗子50g，猪肚1个，生姜、料酒、精盐适量。

[用法用量] 鲜山药去皮，洗净，切块待用；栗子去皮洗净待用；猪肚用面粉或精盐反复搓洗数遍后，用水洗净切块，加姜、酒、清水适量，煲至八成熟后，加山药、栗子煲熟加适量精盐即可。中、晚餐食用。

## 三、功能性子宫出血

### （一）概述

功能性子宫出血即功能失调性子宫出血，简称功血，系指内分泌调节系统的功能失常所导致的月经紊乱和出血异常。功血的表现有经量增多、经期延长、月经周期缩短或延长，也可能出现完全不规则出血。功血的原因：青春期功血以中枢成熟缺陷为主，更年期功血主要为卵巢功能衰退，生育年龄功血则原因复杂。功血的诱因有：精神过度紧张、恐惧、环境骤变、劳累、营养不良和代谢紊乱。中医称之为"崩漏"，临床上"崩漏"有两种类型：一种是经血暴下称之为"崩症"。另一种是淋漓不止称之为"漏症"。崩症多为实症、漏症多为虚症。

### （二）宜食

1. 宜食营养而易于消化的食物，多食含铁丰富的食物，如肝等动物内脏、乌骨鸡、黑木耳、桂圆肉、菠菜等新鲜蔬菜、水果等。

2. 属实热者，宜多食新鲜蔬菜、水果和低脂食物，包括牛奶、豆浆、蛋类、瘦肉、肝汤、荠菜、乌骨鸡、柿饼、藕粉、马齿苋、西瓜汁、梨、荸荠、山楂、鲫鱼、黑木耳、韭菜等。

3. 脾肾亏虚者，宜多食固涩滋补食物：扁豆、红枣、猪肚、山药、荔枝、白木耳、黑木耳、黑鱼、黄花鱼、韭菜、芡实、猪腰。

## （三）忌食

1. 忌肥肉、糯米饭等肥腻、黏滞不易消化食物。

2. 实热者忌滋腻、温补性食物以及辛辣刺激物和调味品，如辣椒、酒、胡椒、蒜、葱、姜等，以免增加经血量。

3. 虚寒者忌生冷瓜果、寒凉青菜、冰冻冷饮等。

## （四）食谱例

### 红糖木耳

[功能主治] 滋阴养血、止血作用。适于月经过多、功能性子宫出血及一切出血症。

[原料配方] 木耳120g（水发），红糖60g。

[用法用量] 将木耳煮熟，加入红糖拌匀。1次服完。连服7天为1疗程。

### 乌梅红糖汤

[功能主治] 补血止血、美肤养颜。适于妇女月经过多或功能性子宫出血症。

[原料配方] 乌梅15g，红糖30g~50g。

[用法用量] 将乌梅、红糖一起入煲，加水1碗半，煎至大半碗，每日2次，去渣后温热饮服。

### 红枣炖猪皮

[功能主治] 补脾和血、增加皮肤光泽及弹性。适于治疗脾虚型崩漏及身体虚弱等症。

[原料配方] 红枣15~20枚（去核），猪皮100g。

[用法用量] 将猪皮刮净切成小块，红枣洗净去核，一起装入炖盅内，加少量清水，隔水炖至猪皮熟烂即可。

### 姜汁米酒蚌肉汤

[功能主治] 滋阴养血、清热解毒、润肤嫩肤。适于月经过多及身体虚弱症。

[原料配方] 姜汁3ml~5ml，米酒20ml~30ml，蚌肉150g~200g，食油、精盐各适量。

[用法用量] 蚌肉剖洗干净，用花生油炒香后加入米酒、姜汁及适量清水同煮，待肉熟后再加精盐调味。

### 二鲜汁

[功能主治] 清热凉血、止血固经及增白皮肤。适于月经过多等症。

[原料配方] 鲜藕节、鲜白萝卜各500g。

[用法用量] 以上用料洗净共捣烂，用干净纱布包裹取汁，加冰糖适量即可饮用。

### 鲜蓟白糖饮

[功能主治] 凉血止血。

[原料配方] 鲜大蓟（或小蓟）2500g，绵白糖500g。

[用法用量] 将鲜大蓟洗净切碎，加水适量，中火煮1小时后，去渣，然后以文火浓缩，停火待温时入绵白糖吸净药液，经冷却晾干，轧粉装瓶，每次服10g，滚开水冲服，每天3~4次。

### 豆浆韭菜汁

[功能主治] 补气温经。

[原料配方] 豆浆1碗、韭菜250g。

[用法用量] 韭菜洗净，捣烂取汁，兑入豆浆，空腹时一次饮下。

### 侧柏茅根煮鸡蛋

[功能主治] 凉血止血。

[原料配方] 侧柏叶90g，鲜白茅根90g，鸡蛋3枚。

[用法用量] 侧柏叶、鲜白茅根与鸡蛋同煮、蛋熟后去蛋壳再煮半小时。每天晚饭前服1次，连服5~7天。

### 百草霜炒鸡蛋

[功能主治] 止血、和营。

[原料配方] 百草霜10g，鸡蛋3枚。

[用法用量] 将鸡蛋打碎与百草霜调匀，干炒，蛋熟即成。顿服食用。

# 四、闭经

## （一）概述

通常将闭经分为原发性和继发性两种。凡年过18岁仍未行经者称为原发性闭经；在月经初潮以后，正常绝经以前的任何时间内（妊娠或哺乳期除外），闭经超过6个月者称为继发性闭经。继发性闭经除有闭经外，还有其他内分泌障碍的表现。闭经病因可见子宫性、卵巢性、脑垂体性、丘脑下部性、肾上腺和甲状腺功能紊乱。

## （二）宜食

1. 虚证者宜多食具有滋补作用的食物：羊肉、鸡肉、瘦猪肉、桂圆、核桃、枣、栗、莲子、山药等。

2. 实证者饮食宜清淡易于消化，多餐活血通经作用的食物，如山楂、油菜、黑豆、黑木耳、墨鱼、柳丁、橘饼等。

## （三）忌食

1. 忌肥肉、糯米糕等肥腻、黏滞不易消化食物等。如皮蛋黄、鸡蛋黄、鸭蛋黄、猪脑、猪肝、猪肾、猪油、猪肥肉、猪肠、猪心、羊肉、羊肝、鲤鱼、墨鱼、鸡肉、甲鱼、青鱼、草鱼、虾、带鱼、蚬子、蟹、奶油、巧克力等。这些食物含有较高蛋白质、胆固醇、脂肪，多食后极易造成体内营养过剩，进一步增加脂肪堆积，阻塞经脉，使经血不能正常运行，故应尽量少食或忌食。

2. 虚证忌生冷食物。各种冷饮、拌凉菜、寒性水果、寒性水产品等食物用后可引起血管收缩，加重血液凝滞，使经血闭而不行，故应忌食。

3. 实证忌辛辣刺激、燥热食物。

4. 忌不利营养精血的食物，如大蒜、大头菜、茶叶、白萝卜、咸菜、榨菜、冬瓜等，多食会造成精血生成受损，使经血之源而致闭经，故应忌食。

5. 忌胡萝卜。胡萝卜虽然含有较丰富的营养，但其有引起闭经和抑制卵巢排卵的功能，欲生育的女性多食则不容易怀孕，故应忌食。

## （四）食谱例

### 鹿茸炖乌鸡

[功能主治] 温补肝肾，填补精血。适于原发性

闭经。

[原料配方] 鹿茸10g，乌鸡1只（约1000g）。

[用法用量] 将乌鸡去毛及内脏，洗净，切成小块，与鹿茸一起放入炖盅内，加开水适量，炖盅加盖，文火隔水炖3小时，调味即可。随量食用。

### 阿胶粥

[功能主治] 滋肾益精，养血润燥。适于原发性闭经。

[原料配方] 阿胶30g，粳米50g。

[用法用量] 先将阿胶捣烂炒令黄燥，研末。再取粳米煮粥，粥成后下阿胶末搅匀。早晚分食。

### 党参杞子炖胎盘

[原料配方] 党参30g，枸杞子20g，甘草3g，胎盘1/4个，瘦猪肉100g。

[用法用量] 将前三味装入纱布袋，猪肉切块，与洗净的胎盘一起放入锅内，加生姜片、料酒、清水适量，武火煮沸，去浮沫，改文火煮2小时，调味即可。随量食用。

[功能主治] 补肝肾，益气血。

### 红枣木瓜猪肝汤

[功能主治] 益气养血，通经活络。适于经量少、色淡而渐至闭经。

[原料配方] 红枣20枚，木瓜1个，猪肝50g。

[用法用量] 红枣去核，木瓜去皮、瓤，切成薄片，猪肝剁碎。三物共入锅内，加水用武火煮沸，再以文火炖煮30分钟，加盐调味。每日1剂，分2次饮服，连用15日。

### 归芪墨鱼片

[功能主治] 益气养血，活血通经。对血虚闭经者有辅助治疗作用。

[原料配方] 生姜丝30g，当归10g，黄芪20g，墨鱼300g。

[用法用量] 当归、黄芪水煎，取药液100ml，备用，将墨鱼去骨，切片。锅放油烧热，将墨鱼片、姜丝放入锅内同炒，加盐少许，用当归、芪药液加少量淀粉勾芡，装盘。佐餐食用。

### 当归红枣粥

[功能主治] 益气养血调经。

[原料配方] 当归15g，红枣5枚，粳米50g。

[用法用量] 当归用温水浸泡片刻，加水200ml，煎取浓汁100ml，入粳米、红枣，加水300ml，煮至粥成，加红糖调味。早晚空腹温热食服，10日为1个疗程。

### 鸽肉葱姜粥

[功能主治] 滋肾补气，祛风解毒、和血悦色。

[原料配方] 鸽肉150g，葱姜末20g，猪肉末50g，粳米100g，胡椒末1g，料酒10g，麻油、食盐、味精各适量。

[用法用量] 将鸽肉去净骨刺切块，放入碗内，加猪肉、葱姜末、料酒及盐，拌匀备用。粳米淘洗干净，下锅加水1000ml，烧开后放进鸽肉等，共煮成粥时调入麻油、味精及胡椒粉即可。

### 鸡血藤炖肉

[功能主治] 活血调经。

[原料配方] 鸡血藤10g, 瘦猪肉150g。

[用法用量] 以上二味加水适量, 共炖至肉烂, 调味。食肉饮汤, 每日1次, 5天为1个疗程。

### 香附桃仁粥

[功能主治] 行气活血通经。

[原料配方] 桃仁15g, 香附30g, 粳米50g, 红糖30g。

[用法用量] 香附水煎取液;桃仁捣烂加水浸泡, 研汁去渣, 与粳米、香附煎液、红糖同入砂锅, 加水适量, 用文火煮成稀薄粥。温热食用, 每日2次, 连服数日。

### 月季花汤

[功能主治] 疏肝理气, 活血通经。

[原料配方] 月季花15g, 红糖适量。

[用法用量] 将月季花加水适量, 用武火煎沸10分钟, 去渣取汁。随量饮用。

### 乌豆双红汤

[功能主治] 滋补肝肾、活血行经、美容乌发。

[原料配方] 乌豆(黑豆)50g～100g, 红花5g, 红糖30g～50g。

[用法用量] 将前2味置于炖盅内, 加清水适量, 隔水炖至乌豆熟透, 去红花, 放入红糖调匀。

### 猪蹄葵梗煎

[功能主治] 活血行气化淤。

[原料配方] 猪蹄250g, 向日葵梗10g。

[用法用量] 先将猪爪洗净, 刮去污垢放入砂锅内, 用文火炖至烂熟, 加入向日葵梗, 煮沸熬成浓汁, 去渣, 饮汁。每日服2～3次, 每次20ml～30ml。

### 牛膝炖猪蹄

[功能主治] 活血通经及美肤。

[原料配方] 川牛膝15g, 猪蹄2只, 黄酒80ml。

[用法用量] 猪蹄刮净去毛。剖开两边后切成数小块, 与牛膝一起放入大炖盅内, 加水500ml, 隔水炖至猪蹄熟烂, 去牛膝, 余下猪蹄肉和汤食用。

### 苓花红糖饮

[功能主治] 运湿化痰, 活血通经。

[原料配方] 茯苓50g, 红花6g。

[用法用量] 将茯苓、红花放入砂锅, 加水同煎, 取汁加红糖调味。温热饮服, 每日1次, 连用7日。

### 薏米扁豆粥

[功能主治] 健脾化湿, 化淤通经。

[原料配方] 薏米30g, 炒扁豆15g, 山楂15g。

[用法用量] 薏米、扁豆、山楂一起放入砂锅内加水煮粥, 粥成后加红糖调味。每日1次, 连服7日。

### 桃仁牛血汤

[功能主治] 破瘀行血, 理血通经, 美肤益颜。适于闭经、血燥、便秘等症。

[原料配方] 桃仁10g～12g, 鲜牛血(血已凝固)200g, 食盐少许。

[**用法用量**] 将牛血切块，与桃仁加清水适量煲汤，食时加食盐少许调味。

### 木耳核桃糖

[**功能主治**] 滋肝肾、益气血。适于子宫发育不良之闭经。

[**原料配方**] 黑木耳120g，胡桃仁120g，红糖200g，黄酒适量。

[**用法用量**] 将木耳、胡桃碾末，加入红糖拌和均匀，瓷罐装封。每次服30g，每日2次，直至月经来潮。

### 墨鱼香菇冬笋粥

[**功能主治**] 补益精气、通调月经、收敛止血、美肤驻颜。适于闭经、白带增多、面色无华等症。

[**原料配方**] 干墨鱼1只，水发香菇、冬笋各50g，猪瘦肉、粳米各100g，胡椒粉1g，料酒10g，食盐、味精各适量。

[**用法用量**] 干墨鱼去骨，用温水浸泡发胀，洗净，切成丝状；猪肉、香菇、冬笋也分别切成丝备用。粳米淘洗干净，下锅，加入肉丝、墨鱼、香菇、冬笋、料酒熬至熟烂，最后调入盐、味精及胡椒粉即可。

## 五、白带异常（带下病）

### （一）概述

正常妇女阴道内有少量白色无臭味的分泌物，如分泌过多、过少，或色质异常，并伴有其他症状，则为白带异常，统称带下病。最常见的带下病是指带下量明显增多，色质异常，或有臭味者，称为带下过多。各种生殖器官的炎症、内分泌功能紊乱、子宫黏膜下肌瘤、宫颈癌等均可导致白带过多。

### （二）宜食

1. 宜多吃牛奶、鸡蛋、豆浆、瘦肉、动物内脏等。

2. 宜多吃具有健脾祛湿作用的食物，如山药、扁豆、莲子、白果、薏米、蚕豆、绿豆、黑木耳、豇豆、核桃仁、淡菜、芹菜、龟肉、猪肚、乌骨鸡、芡实。

3. 黄带、血性白带为湿热，宜多喝汤水、饮食清淡，多吃新鲜蔬菜如芹菜、菊花脑、冬瓜、苋菜、西瓜、马兰头、绿豆、赤小豆、荸荠、紫菜、马齿苋、蚕豆花、绿豆、木耳、鲜藕等。

### （三）忌食

1. 忌肥甘厚味及甜腻食品，如肥肉、海腥、糯米、糍粑等，以免留湿生痰。

2. 忌煎炒、油炸类燥热性食物。

3. 忌葱、蒜、姜、辣椒、酒等刺激性食物。

### （四）食谱例

#### 白果黄芪乌鸡汤

[**功能主治**] 健脾益气，固肾止带。

[**原料配方**] 白果30g，黄芪50g，乌鸡1只（约500g），米酒50ml。

[**用法用量**] 将乌鸡去内脏、头足，洗净，把白果放入鸡腹中，用线缝口，与黄芪一起放入砂锅内，加酒及水适量，用文火炖熟，调味即可。分次饮汤

食肉。

## 扁豆山药粥

[功能主治] 有益气养阴,补脾肺肾作用。主治白带过多,五更泄泻,消渴等症(糖尿病患者冰糖改蜂蜜)。

[原料配方] 白扁豆50g,淮山100g,糯米100g,冰糖25g。

[用法用量] 将扁豆洗净去杂,切末;淮山刮皮切丁;糯米淘洗干净备用。锅内加水煮沸后,下糯米、扁豆、淮山煮稠,放入冰糖和匀即可食用。代茶频饮。

## 三味薏米羹

[功能主治] 健脾益气,化湿止带。

[原料配方] 薏米、山药、莲子各30g。

[用法用量] 以上三味洗净,加水适量,用文火熬成粥。早晚食用,连用7日。

## 芡实核桃粥

[功能主治] 益气温肾,止带。

[原料配方] 芡实粉30g,核桃肉15g,红枣7枚。

[用法用量] 将核桃肉打碎,红枣去核,芡实粉用凉开水打成糊状,放入滚开水中搅拌,再入核桃肉、红枣,煮成粥,加糖食用。每日1次,可作点心,连用半个月。

## 韭菜粥

[功能主治] 补肾壮阳,固精止带。

[原料配方] 韭菜50g,粳米50g。

[用法用量] 韭菜切碎,同粳米共入锅中,加水煮至粥成即可。每日1次,供早餐服食,连用半个月。

## 山药羊肉粥

[功能主治] 补脾益肾,温中暖下。

[原料配方] 羊肉500g,山药50g,生姜15g,葱30g,胡椒6g,绍酒20g,食盐3g。

[用法用量] 把精羊肉入沸水中氽去血水,将山药清水焖透后切片,与羊肉同煮,投入葱、姜和调料,武火烧沸后去浮沫,再以文火炖至酥烂。羊肉捞出切片,放入碗中,把原汤连山药一同倒入羊肉碗中。佐餐食用,每日1次,连服1个月。

## 芡实糯米鸡

[功能主治] 健脾补肾,除湿止带。

[原料配方] 芡实50g,莲子50g,乌骨鸡1只(约500g),糯米100g。

[用法用量] 将乌骨鸡去内脏,洗净,将莲子、芡实、糯米放入鸡腹中,用线缝口,放在砂锅内,加水适量,用文火炖烂熟,调味即可。分次酌量食用。连服2周。

## 茯苓车前粥

[功能主治] 利水渗湿,清热解毒。

[原料配方] 茯苓粉、车前子各30g,粳米60g。

[用法用量] 车前子用纱布包好,水煎半小时,去渣取汁,加粳米煮粥,粥成时加茯苓粉、白糖适量稍煮即可。每日空腹服2次。

### 马齿苋粥

[**功能主治**] 清热利湿，解毒止带。

[**原料配方**] 马齿苋 30g，粳米 60g。

[**用法用量**] 将马齿苋切成长段，与粳米一起放入锅内，加水适量煮粥。早或晚食用，每日 1 次。

### 白菜绿豆饮

[**功能主治**] 清热解毒，利湿止带。

[**原料配方**] 白菜根茎 1 个，绿豆芽 30g。

[**用法用量**] 将白菜根茎洗净切片，与绿豆芽一同放入锅内，加水适量，将锅置武火上烧沸，改用文火熬 15 分钟，去渣，待凉装入罐中。代茶频饮。

### 银花绿豆粥

[**原料配方**] 金银花 20g，绿豆 50g，粳米 100g。

[**用法用量**] 金银花加水煎取汁，加绿豆、粳米共煮成粥，白糖调味。每日 1 次，温热服食。

[**功能主治**] 清热解毒，除湿止带。

## 六、妊娠呕吐

### （一）概述

妊娠呕吐是指受孕后 2～3 个月之间，反复出现的以恶心、呕吐、厌食或食入即吐为主要症状的孕期病症，严重者不能进食、进水，从而发生体液平衡失调及新陈代谢障碍，以致营养受到严重影响。轻症者，表现为反复呕吐、厌食、挑食、软弱无力，重症者呕吐发作频繁，不能进食食物和水，吐出物除食物、黏液外，可有胆汁或咖啡色血液，

全身乏力，明显消瘦，小便少，伴脱水和电解质紊乱。

### （二）宜食

1. 饮食宜清淡、易消化、富有营养，供给充足的糖及维生素，主食以烂饭、馒头、粥、烂面条汤为主、辅以面包、饼干、果汁、蜂蜜、果酱点心、蔬菜、水果等。反应较轻时适当吃些蛋、肝、瘦肉、鱼虾、豆制品等蛋白质食品。

2. 宜多吃牛奶、瘦肉、豆浆、豆制品、猪心汤、猪肝汤、白菜、菠菜、萝卜、西红柿、橘子、梨、柿子、橄榄、鲤鱼、生姜、红糖、扁豆、陈皮、柳丁、西瓜汁、绿豆、芦根。

### （三）忌食

1. 忌酒及强烈刺激品。

2. 忌肥肉、坚硬果品等油腻及坚固不消化食物。

3. 忌产气和含粗纤维多的食物，如薯类、多纤维蔬菜。

### （四）食谱例

#### 乌梅生姜红糖饮

[**功能主治**] 和胃止呕，生津止渴。适于肝胃不和之妊娠呕吐。

[**原料配方**] 乌梅肉、生姜各 10g，红糖适量。

[**用法用量**] 将乌梅肉、生姜、红糖加水 200g 煎汤。每次服 100g，每日 2 次。

#### 姜丝鸡蛋饼

[**功能主治**] 祛风暖胃，食后可达进补目的。

[**原料配方**] 鸡蛋 2 只，姜切丝约 2 汤匙，盐

少许。

[**用法用量**] 烧热锅，下油 1 汤匙，放下姜丝炒香铲起；下油 1 汤匙，鸡蛋放入锅中，慢火煎至半凝固时，放入半份姜丝，洒入少许盐，折成半月形，煎至两面黄色铲起上碟。余下鸡蛋 1 只与半份姜丝的做法同上。

[**附：防治妊娠呕吐 5 妙方**]

1. 每次服 1 小勺蜂蜜，每日 3 次。

2. 鲜生姜 1 片，放口中咀嚼。

3. 甘蔗汁 1 杯，加生姜汁少许，1 次服完，可视情况服数次。

4. 柚子皮 20g，切碎，煎水代茶饮，每日 1 次。

5. 米醋 60ml，煮开，加入白糖 30g，溶解后，打入鸡蛋 1 只，待鸡蛋熟，食蛋食醋。

# 七、先兆流产

## （一）概述

先兆流产指在妊娠早期有阴道少量出血，时下时止，伴有轻微下腹痛和腰酸的一种疾病，可能导致流产，也有可能经过适当治疗后继续妊娠。先兆流产的主要症状为停经后或有早孕反应，阴道少量流血，有时伴有轻微下腹部痛和腰酸，但无组织物排出，或感觉胎动下坠。先兆流产的原因：孕妇体质虚弱，或劳累、外伤（包括不当的阴道内诊、性交）所致。

## （二）宜食

1. 气血、肾虚者，以清补为宜，可进牛奶、豆浆、豆制品、瘦肉、鸡蛋、猪心、猪肝、猪腰汤等。

2. 气虚者宜多吃补气固胎食物，如人参汤、鸡汤、小米粥等。

3. 血虚者宜食糯米粥、龙眼、黑木耳、大枣、桂圆、羊肉、羊脊、羊肾、冬虫夏草、黑豆等。

4. 血热者宜清热养血，宜食丝瓜、芦根、梨、山药、南瓜等。

## （三）忌食

1. 不论虚实均忌薏米、肉桂、干姜、桃仁、螃蟹、兔肉、山楂、冬葵籽、荸荠等。

2. 血热者忌辛辣刺激、油腻及偏湿热的食物，如辣椒、羊肉、狗肉、猪头肉、姜、葱、蒜、胡椒、咖喱、酒、咖啡等。

3. 虚者忌生冷寒凉食品，如生冷瓜果，寒凉性蔬菜、冰冻冷饮、冰制品；寒性食物如田螺、河蚌、蟹等也不宜多吃。

## （四）食谱例

### 杜仲腰花

[**功能主治**] 适于先兆性流产等症。

[**原料配方**] 杜仲 12g，猪肾 250g。

[**用法用量**] 将杜仲加适量清水煎成浓汁，加入淀粉、黄酒、酱油、精盐、白糖，搅匀待用，猪肾切成腰花，用旺火爆炒，加葱、蒜、生姜、花椒，起锅前加入杜仲药汁和少量醋，翻炒均匀，作菜肴食。若出血者可与阿胶鸡蛋羹交替食用。

### 鹿茸炖乌鸡

[**功能主治**] 适于先兆性流产等症。

[原料配方] 鹿茸6g，乌鸡肉250g。

[用法用量] 将乌鸡肉洗净，切小块，与鹿茸一齐放入炖盅内，加开水适量，炖盅加盖，小火炖3小时，调味即可。随量食用。

## 炖牛鼻

[功能主治] 适于先兆性流产等症。

[原料配方] 归身、川续断、杜仲、白术各60g，牛鼻1个（约500~1000g）。

[用法用量] 将归身、川续断、杜仲、白术碎为粗末，置入绢中，牛鼻洗净切块。将上药与牛鼻同放砂锅内，加水适量，小火煮烂，去药袋，调味进食。每料可分5~7日服食，为1个疗程。

## 阿胶鸡蛋羹

[功能主治] 适于先兆性流产等症。

[原料配方] 鸡蛋1个，阿胶10g。

[用法用量] 将鸡蛋去壳，搅匀，倒入沸水中，煮成蛋花汤，加阿胶（烊化），放少许食盐调味即成。也可另加黄芪30g，煎汤取汁调入羹汤，效果更佳。

## 首乌黄芪乌鸡汤

[功能主治] 适于先兆性流产等症。

[原料配方] 乌鸡肉200g，制首乌20g，黄芪15g，红枣10个。

[用法用量] 将黄芪、制首乌洗净，用棉布袋装封口。红枣（去核）洗净。乌鸡肉洗净去脂肪，切成小块。把全部用料一齐放入砂锅内，加清水适量，大火煮沸后，小火煮2小时，去药袋后调味即可。随量饮用。

## 黄芪炖鲈鱼

[功能主治] 适于先兆性流产等症。

[原料配方] 鲈鱼1条（约500g），黄芪30g。

[用法用量] 将鲈鱼去鳞、鳃及肠杂后洗净，与黄芪30g同置盛器内，加水适量及少许调味品，隔水炖熟服食。每日1料，每日或隔日1次，3次为1个疗程。

## 安胎鲤鱼汤

[功能主治] 适于先兆性流产等症。

[原料配方] 苎麻根30g（鲜者60~90g），鲤鱼1条（约250g）。

[用法用量] 将苎麻根煎汤，去渣取汁，入鲤鱼（去鳞、鳃及肠杂），煮熟，加油、精盐、胡椒调味，食鱼饮汤。

## 黄芪蒸猪腰子

[功能主治] 适于先兆性流产等症。

[原料配方] 猪腰子2个，黄芪12g。

[用法用量] 将猪腰子切开去筋膜，洗去血水，切成片，放入清水中浸泡30分钟，然后与黄芪共置瓷器内，酌加调料，用旺火蒸至猪腰子熟透，去黄芪后服食。每日1剂，分2~3次食用。5日为1个疗程。

## 卷心荷叶饮

[功能主治] 适于先兆性流产等症。

[**原料配方**] 新鲜卷心荷叶 1~2 张。

[**用法用量**] 将卷心荷叶洗净，切成小块，加水 400ml，用旺火煎至 250ml，去渣取汁，纳入冰糖适量，溶化后顿服，每日 1~2 剂，5 日为 1 个疗程。

[**附：宫腔镜可视取胚后食疗方**]

1. 荔枝大枣汤：干荔枝、干大枣各 7 枚。共加水煎服，每日 1 剂。具有补血生津作用。适于妇女贫血及流产后体虚的调养。

2. 豆浆大米粥：豆浆 2 碗，大米 50g，白糖适量。将大米淘洗净，以豆浆煮米作粥，熟后加糖调服。每日早空腹服食。具有调和脾胃、清热润燥作用。适于人流后体虚的调养。

3. 乳鸽枸杞汤：乳鸽 1 只，枸杞 30g，盐少许。将乳鸽去毛及内脏杂物，洗净，放入锅内加水与枸杞共炖，熟时加盐少许。吃肉饮汤，每日 2 次。具有益气、补血、理虚作用。适于人流后体虚及病后气虚、体倦乏力、表虚自汗等症。

4. 鸡蛋枣汤：鸡蛋 2 个，红枣 10 个，红糖适量。锅内放水煮沸后打入鸡蛋卧煮，水再沸下红枣及红糖，文火煮 20 分钟即可。具有补中益气和养血作用。适于贫血及病后、产后气血不足的调养。

5. 糖饯红枣：干红枣 50g，花生米 100g，红糖 50g。将干红枣洗净后用温水浸泡，花生米略煮，去皮备用。枣与花生米同入小铝锅内，加水适量，以文火煮 30 分钟，捞出花生米，加红糖，待红糖溶化收汁即成。具有养血、理虚作用。适于流产后贫血或血象偏低等。

# 八、妊娠中毒症

## （一）概述

妊娠中毒症是指妊娠 20 周以后发生高血压、水肿、蛋白尿的症候群，因并未发现毒素，故又名妊娠高血压综合征。根据临床表现此病分为轻度、中度和重度（先兆子痫、子痫）。水肿为主要体征，多由踝部开始，渐及小腿、大腿、外阴和腹部，水肿部位隆起，皮肤张紧发亮，按之凹陷，血压升高、蛋白尿。重度者有头晕、眼花、呕吐、胸闷、抽搐、昏迷症状。

## （二）宜食

1. 宜选择高维生素特别是 B 族维生素含量高、高蛋白食物、低盐饮食，宜吃瘦猪肉、猪腰、鸡、鸡蛋、鸭、鸭蛋、鲤鱼、鲫鱼、黑鱼、红豆、绿豆、玉米、豆浆、牛乳、羊乳、黑豆、冬瓜、荸荠、芹菜等。

2. 中、重度者宜进流质、半流质饮食。

## （三）忌食

1. 忌盐及含碱质较重的食物，如咸蛋、咸肉、咸菜、榨菜、松花蛋、火腿肉。

2. 忌肥腻厚味、坚硬不消化食物。

3. 忌辛辣刺激性食物，如酒、姜、蒜、辣椒等。

4. 昏迷、抽搐者禁食。

## （四）食谱例

1. 豆浆饮食：黄豆制作的豆浆（黄豆与水之比为 1∶8）2000ml，加糖 200g，分 6 次进食，仍可自由饮水。一般持续 2～4 天，改用无盐饮食。在豆浆饮食的第二天开始，可酌情加水果或藕粉，以缓解饥饿感。具有降压利尿作用，用于治疗急性妊娠中毒症。

2. 冬瓜皮赤豆煎：冬瓜皮 50g，赤豆 50g，水煎服，每日 1 次。可利尿降压。

3. 冬瓜茶：冬瓜 150g，洗净，切块，放入清水中炖，每日 2 次当茶吃。有降压利尿作用。

4. 鲤鱼赤豆汤：鲤鱼 1 条（约 250g），赤豆 60g，鲤鱼去鳞及内脏，与赤豆同放在锅内用慢火炖，待鱼熟豆烂时进服，每日 1 次，连服 3～5 日。有利尿作用。

5. 鲤鱼木耳汤：鲤鱼 1 条（约 250g），黑木耳 30g，鲤鱼去鳞及内脏，加黑木耳、水、油、少量盐，煮熟吃，每隔 5 日吃 1 次。有利尿作用。

6. 芹菜汁：鲜芹菜 500g，用冷开水洗净，捣烂取汁，再加蜂蜜 50ml 调匀，每日 1 剂，分 3 次饮服；或用芹菜连根 120g 切碎，加水 250ml，煮成粥，经常服用，15 天为 1 疗程。有降压作用。

# 九、妊娠水肿

## （一）概述

妊娠中、晚期，孕妇肢体、面目肿胀者，称为妊娠水肿，亦称为妊娠肿胀或子肿。如在妊娠晚期，仅见脚部浮肿，且无其他不适者，为妊娠后期常见现象，可不必作特殊治疗，多在产后自行消失。妊娠后，若肢体面目浮肿、少气懒言、食欲不振、腰痛、大便溏薄，舌质淡，苔白，脉滑无力，多为病态。

中医认为，本病主要是由于素体阳虚，妊娠期间阴血聚以养胎，妨碍肾阳的温化，脾阳失运，以致水湿泛滥而为肿胀；胎气壅塞气机，水湿不化，也能造成肿胀，故临床常见脾虚水肿、肾虚水肿和气滞水停三个证型。

## （二）食谱例

### 茯苓粉粥

[功能主治] 健脾利水。

[原料配方] 茯苓粉 30g，粳米 30g，红枣 7 个。

[用法用量] 先把粳米加适量水煮沸，放入红枣，粥成时再加入茯苓粉搅匀，稍煮即可。作早餐食用，或不拘时服食。

### 赤小豆鲤鱼汤

[功能主治] 健脾行水。

[原料配方] 赤小豆 100g，鲤鱼 250g。

[用法用量] 赤小豆、鲤鱼洗净，同放瓷罐内，加水 500ml，武火隔水炖烂。每日 1 剂，7 日为 1 个疗程。

### 鲤鱼汤

[功能主治] 填补精血，健脾利水。

[原料配方] 鲤鱼 1 条（约 250 g），白术、生姜、茯苓各 15g，芍药、当归各 10g。

[用法用量] 将鲤鱼洗净，与上药一起入锅，加清水 1000ml，煮沸，文火煮 1 小时，调味即可。每日 1 剂，分 3 次吃，食鱼喝汤，连服数日。

### 黄芪三皮饮

[功能主治] 补气健脾，行水消肿。

[原料配方] 黄芪、冬瓜皮、茯苓皮各30g，生姜皮10g，大枣5枚。

[用法用量] 上药加水500ml同煎，煎取药液300ml，加白糖调味。每日1剂，分2次服。

### 川断羊肾粥

[原料配方] 川断15g，羊肾2对，羊肉250g，粳米50g，薏米20g，调料适量。

[用法用量] 先煮川断、羊肾、羊肉，加入调料，汤成下米和薏米熬成粥。晨起作早餐服食。

[功能主治] 健脾利水，温肾安胎。

### 补肾鲤鱼汤

[功能主治] 温阳利水，补肾安胎。

[原料配方] 杜仲、枸杞子各30g，干姜10g，鲤鱼1条（约500g）。

[用法用量] 前三味装入纱布袋内，扎口，鲤鱼洗净，与药共煮1小时，去药袋。空腹顿食，连服5日。

### 黑鱼冬瓜汤

[功能主治] 温肾安胎，利水消肿。

[原料配方] 黑鱼1条（约500g），冬瓜500g。

[用法用量] 先将黑鱼洗净，冬瓜切块，同放瓦锅中煮烂，再加少许葱白、大蒜，不加盐。吃鱼喝汤。

### 黑豆大蒜煮红糖

[功能主治] 健脾补肾，利水消肿。

[原料配方] 黑豆100g，大蒜、红糖各30g。

[用法用量] 黑豆加水1000ml，煮沸后，加入大蒜片、红糖，再用文火煮至黑豆熟。每日1剂，分2次服食，连服5~7日。

### 蜂蜜瓜皮煎

[原料配方] 蜂蜜50g，冬瓜皮15g，香附6g。

[用法用量] 冬瓜皮、香附加水适量煎煮，取汁，兑入蜂蜜。每日1次，连续饮数日。

[功能主治] 理气利水。

### 清水豆芽

[功能主治] 健脾宽中，利水消肿。

[原料配方] 黄豆芽适量。

[用法用量] 黄豆芽加水煮3~4小时，取汁。不拘时温饮。

## 十、产后出血

### (一) 概述

胎儿娩出后24小时内阴道流血量超过500ml者，称为产后出血。产后出血包括胎儿娩出后至胎盘娩出前，胎盘娩出至产后2小时以及产后2小时至24小时3个时期，多发生在前两期。此为产科常见的严重并发症，为产科危症之一，可分为宫缩乏力、软产道裂伤，胎盘因素及凝血功能障碍4类。临床表现为产道出血急而量多，或持续小量出血，重者可发生休克;同时可伴有头晕乏力、嗜睡、食欲不振、腹泻、浮肿、乳汁不通、脱发、畏寒等。

## (二) 宜食

1. 子宫收缩不良宜多食百合、羊血、鸡蛋、鱼鳔、韭菜、荷叶蒂、醋、鲤鱼、海马、荠菜等。

2. 胎盘滞留或有淤血者宜多吃芸苔、羊血、赤砂糖、慈姑、兔肉等。

3. 产道损伤或有血热表现者宜多吃泥鳅、黑大豆、干冬菜、杨梅、荠菜、金针菜、甜菜、鲫鱼等。

4. 各类型出血均宜多吃富含维生素 E 的食物,如小麦芽油、棉籽油、花生油、豆油等植物油,小米、玉米等全粒粮食,菠菜、莴苣、甘蓝菜等绿色蔬菜,牛奶、鸡蛋、动物肝、心、肾、肉类、鱼类、胡萝卜、甘薯、土豆、奶油、青豆、西红柿、香蕉、苹果等。

## (三) 忌食

1. 忌辛辣刺激性食物。

2. 忌生冷、寒凉食物。

3. 忌烟、酒。

## (四) 食谱例

### 荠菜炒鲜藕片

[功能主治] 和脾、利水、止血。适于血淤引起的妇女产后腹痛、出血等症。

[原料配方] 鲜荠菜50g,鲜莲藕90g,猪油20g,精盐、味精各适量。

[用法用量] 将荠菜去杂后,用清水洗净,待用;鲜藕刮皮,洗净,切成薄片,待用;将炒锅洗净,置于炉火上,起油锅,倒入荠菜,鲜藕片,翻炒至熟,点入精盐、味精调味,即可服食。一般服食5~7天有效。

### 田七红枣炖鸡

[功能主治] 止血,镇痛,强身。对于妇女产后流血不止有辅助治疗作用。

[原料配方] 鲜鸡肉200g,田七5g,红枣8枚,生姜3片,精盐少许。

[用法用量] 将红枣用清水浸软后,去核,洗净,待用;把田七切成薄片,用清水略冲洗,待用;将鸡肉去皮,洗净,滤干水分,待用;把所有原料放入一个洗净的炖锅内,加入清水适量,置于炉火上,以旺火隔水炖2小时,点入精盐、味精调味,即可趁热饮用。

### 大枣花生桂圆泥

[功能主治] 清气醒脾,调中开胃,补血止血。适于妇女产后子宫出血和缺铁性贫血等症。

[原料配方] 大枣100g,花生米100g,桂圆肉15g,红糖少许。

[用法用量] 将大枣去核,清水洗净,待用;花生、桂圆肉洗净,待用;将大枣、花生米、桂圆肉放入大碗内,共捣为泥,加入红糖搅匀后,上笼蒸熟即成。

### 红糖桃仁粳米粥

[功能主治] 化淤止血,养血益胃。对妇女淤血内停所致的产后出血较为有效。

[**原料配方**] 桃仁35g，粳米100g，红糖50g。

[**用法用量**] 将粳米淘洗干净，待用；把桃仁去皮尖，清水洗净，待用；将粳米与桃仁齐放入洗净的煮锅中，加清水适量，置于炉火上煮，待米烂汁黏时离火，加入红糖搅化调味即可食用。

### 三七炖鸡蛋

[**功能主治**] 化淤止血，养血活血，通络止痛。此方重在化淤止血，故对淤血内停所致的妇女产后出血甚为适宜。

[**原料配方**] 鸡蛋3个，三七粉3g，红糖20g。

[**用法用量**] 将鸡蛋打入碗内，用筷子搅匀，待用；在锅中加清水适量，放入炉火上烧开，将鸡蛋倒入锅内，再把三七粉放入，煮至鸡蛋凝固时，即可离火，盛入大碗中，再加入红糖搅化即可食用。

### 归桂红糖粥

[**功能主治**] 温经散寒，化淤止血，益气养血。适于产后寒凝、淤血内阻所致的产后出血。

[**原料配方**] 当归20g，肉桂10g，粳米100g，红糖50g。

[**用法用量**] 将当归、肉桂清洗净，放入砂锅内，加清水适量，置于火上，煮1小时后，取汁去渣，待用；把粳米淘洗干净，直接放入锅中，加入药汁，再兑适量清水，煮至米烂汁黏时，放入红糖搅化，即可食用。

### 豆豉酱猪心

[**功能主治**] 补血养心，安神止痉。适于心血与亏虚所致的心悸、烦躁，特别是妇女产后血虚所致的惊悸、抽风等症。

[**原料配方**] 猪心1000g，豆豉30g，姜片、酱油、面酱、黄酒各适量。

[**用法用量**] 将猪心对切成两半，清水洗净，沥干后，与豆豉一并放入锅内，加适量姜丝、酱油、黄酒，加入清水适量，置于火上，煮沸后，转为文火炖半小时，以猪心熟烂为度；把猪心取出，晾凉后切成薄片，食用。

# 十一、产后发热

## （一）概述

产后发热指以产褥期（坐月子）内，高热寒战或发热持续不退，或伴有其他症状为主要表现的疾病。产后一周内常有轻微发热，一般能自行退热，为生理性发热，不是病态，只有在产褥期内，体温超过38℃，或持续发热不减，才可以诊断为产后发热。产后发热为一组症候群，最常见的原因为产褥感染。

## （二）宜食

1. 感染邪毒发热宜食具有清凉解毒作用的食物，如藕、甲鱼、小麦、淡菜、鲫鱼、银鱼、猪肝、野绿豆、地骨皮露、金银花等。

2. 外感发热宜食豆豉、葱、姜、红糖、大枣、香菜、甘蔗、绿豆、藕粉、焦米粥、金银花等。

3. 血虚发热宜食牛血、鸡蛋、牛奶、猪肝、西红柿、苹果、瘦肉、黑木耳、银耳、红枣、肝、腰子、猪肚、蛋黄、芹菜、油菜、萝卜缨、苋菜、荠菜、西红柿、杏、桃、李、葡萄、大枣、杨梅、柳丁、柚子、无花果、桂圆肉等。

**（三）忌食**

1. 忌食辛辣刺激、肥腻、燥热性食物，如桂皮、羊肉、辣椒、花椒、肥肉等。

2. 忌烟、酒。

3. 忌生冷寒凉性食物、冷饮等。

**（四）食谱例**

1. 猪肾汤：猪肾、豆豉 15g，葱 10g，粳米 50g，煮食。

2. 鳢鱼塘葛菜：乌鳢鱼 1 条，塘葛菜 60g，煮食。

3. 无花果炖猪瘦肉：无花果 60g（干品），猪瘦肉 100～120g。无花果、猪瘦肉放入瓦盅内，加清水适量，然后隔水炖熟，调味后服食。

4. 黑木耳煮桑葚：黑木耳 10g，桑葚子 30g，红枣 8 枚，煮熟食用。

5. 葱豉肉粥：大葱 10g，豆豉 10g，煮汁，取汁加肉糜、米煮粥食。

6. 豆豉鱼粥：豆豉 15g，鱼肉 100～200g，煮粥服。

7. 竹叶神粬粥：竹叶 30g，神粬 10g 煮汁，取汁煮粥食。

8. 蔗浆粥：蔗浆汁 100g，粳米 100g，煮粥服食。

9. 姜汁黄鳝饭：黄鳝 150g，姜汁 10～20ml，与米饭同煮。

10. 牛血粥：牛血 60g，大米 100g，煮粥食。

11. 木耳红枣汤：黑木耳 30g，浸泡 30 分钟后，捞出，与枣 20 枚共煮汤，调入红糖适量服食。

12. 桂圆桑葚汤：桂圆肉 15g，桑葚子 30g，共入锅中加水煎煮，去渣取汁，调蜜饮，连用 10～15 日为 1 疗程。

13. 海参猪肝汤：海参 60g，泡发，猪肝 60g，共炖汤，调味服食。每日 1 剂，连用 10～15 日。

14. 花生枣猪蹄汤：花生米 100g，枣 10 枚，猪蹄 2 只，共放锅中加水煮熟，调入少许食盐。

15. 桃仁莲藕汤：桃仁 10g，莲藕 250g。莲藕洗净切片，桃仁去皮尖打碎；将打碎的桃仁、莲藕放锅内，加水 500ml 共煮汤；酌加适量红糖或食盐调味即可。

# 十二、产后缺乳

**（一）概述**

在正常生理情况下，产后 3～4 天，乳房开始分泌乳汁，即可哺乳，如因各种原因，产后 1 周仍无乳汁分泌，或虽有泌乳，但乳汁甚少，不能满足婴儿的需要，则为缺乳症。主要表现为产后乳少或无乳可下，乳汁清稀、乳房无胀痛、面色无华、皮肤干燥、食少，大便稀溏，或乳房胀痛，烦闷不快等。

中医认为本病有虚实之分。虚者多为气血虚弱，乳汁化源不足所致，一般以乳房柔软而无胀痛为辨证要点。实者则因肝气郁结，或气滞血凝，乳汁不行所致，一般以乳房胀硬或痛，或伴身热为辨证要点。虚者宜补而行之，实者宜疏而通之。

## （二）宜食

1. 宜进食营养丰富、易消化食物，汤水要充足，保证供应充分的热量、蛋白质、脂肪、铁、维生素、水分。

2. 宜多吃瘦肉、豆制品、蛋类、猪蹄、猪肝、猪心、鱼类、赤豆、豌豆、金针菜、茭白、莴苣、丝瓜、花生、芝麻、鲤鱼、鲫鱼、虾、鲢鱼等。

## （三）忌食

1. 忌辛辣刺激性食物，如葱、蒜、花椒、辣椒、桂皮等。

2. 忌烟、烈性酒。

## （四）食谱例

### 赤豆酒酿蛋

[功能主治] 益气养血，祛瘀通乳。适于产后乳少，甚或全无，乳汁清稀，乳房柔软无胀感，面色无华，神疲食少，舌淡少苔。

[原料配方] 赤小豆50g，糯米甜酒酿250g，鸡蛋4个。

[用法用量] 赤小豆加水煮烂，入甜酒酿，烧沸，打入鸡蛋，待蛋凝固后加红糖调味。每日1剂，分2次服食。

### 归芪鲫鱼汤

[功能主治] 产后气血不足，食欲不振，乳汁量少。

[原料配方] 鲫鱼1尾（半斤），当归10g，黄芪15g。

[用法用量] 将鲫鱼洗净，去内脏和鱼鳞，与当归、黄芪同煮至熟即可。饮汤食鱼，每日服1剂。

### 鲫鱼通乳汤

[功能主治] 益气健脾，通经下乳。

[原料配方] 鲫鱼500g，通草9g，猪前蹄1只。

[用法用量] 鲫鱼洗净，猪蹄洗净。二者与通草一起加水同煎，熟后去通草。饮汤吃肉，随量食用。

### 花生炖猪爪

[功能主治] 益气养血通乳。

[原料配方] 花生米200g，猪脚爪2只。

[用法用量] 将猪脚爪洗净，用刀划白，放入锅内，加花生米、盐、葱、姜、黄酒、清水，用武火烧沸后，转用文火熬至熟烂。随量食用。

### 鸡蛋羹

[功能主治] 适于产后气血虚弱所致乳汁不足，乳无汁。

[原料配方] 芝麻酱100g，鸡蛋4个，小海米、葱丝、味精各适量，食盐少许。

[用法用量] 先用水将麻酱调成稀糊状，然后打入鸡蛋，加适量水搅匀，再加入调料，置锅内蒸熟即可。将蒸熟的羹1次食用。每日2次，一般3日见效。

### 豆腐汤

[功能主治] 适于产后血虚津亏所致乳汁不行，乳无汁，有热者更宜服用。

[原料配方] 豆腐120g，红糖30g，黄酒1小杯。

[用法用量] 将豆腐、红糖加水600ml，入锅中

用文火煮，煮至水约400ml时，即可加入黄酒调服。吃豆腐，喝汤。

### 鸡爪花生米

[功能主治] 益气养血通乳。

[原料配方] 鸡爪10只，花生米50g，调料适量。

[用法用量] 将鸡爪剪去爪尖，洗净，下锅，加水黄酒、姜片、煮半小时后，再入花生米、精盐、味精，用文火焖煮1.5～2小时，撒葱花，淋鸡油。

### 金针炖肉

[功能主治] 宣郁通乳。适于产后乳少或无乳，乳房胀痛，胸胁胀满，食欲减退等症。

[原料配方] 干黄花菜30g，猪瘦肉250g。

[用法用量] 将瘦猪肉切成小块，与黄花菜一起放入锅内，加水适量，炖熟，调味即可。佐餐分3次吃完，5日为1个疗程。

### 海带佛手浆

[功能主治] 行气解郁，散结通乳。

[原料配方] 豆浆300g，海带60g，佛手10g。

[用法用量] 海带、佛手加水适量，煎煮30分钟，再入豆浆煮30分钟。1次饮服，每日1次，连服5日。

### 橘叶青皮猪蹄汤

[功能主治] 行气通乳。

[原料配方] 橘叶、青皮各10g，猪蹄1只。

[用法用量] 先把猪蹄洗净，再与橘叶、青皮加水适量同煮，炖至猪蹄烂熟。饮汤吃肉，每日数次。

### 赤小豆汤

[功能主治] 适于产后乳房充胀，乳脉气血壅滞所致的乳汁不行，乳无汁。

[原料配方] 赤小豆50～100g。

[用法用量] 将小豆洗净，加水700ml，入锅中，旺火煮至豆熟汤成，去豆饮汤。

### 山甲炖母鸡

[功能主治] 主治乳汁不足。

[原料配方] 老母鸡1只，穿山甲（炮制）60g，葱、姜、蒜、五香粉、精盐等适量。

[用法用量] 母鸡去毛及内脏，穿山甲砸成小块，填入鸡腹内。入锅，加水及调味料，炖至肉烂脱骨即可食用。

### 乌鸡白凤尾菇汤

[功能主治] 补益肝肾，生精养血，养益精髓，下乳。适于产后缺乳、无乳或女子乳房扁小不丰、发育不良等。

[原料配方] 乌鸡500g，白凤尾菇50g，料酒、大葱、食盐、生姜片各适量。

[用法用量] 乌鸡宰杀后，去毛，去内脏及爪，洗净。砂锅添入清水，加生姜片煮沸，放入已剔好的乌鸡，加料酒、大葱，用文火炖煮至酥，放入白凤尾菇，加食盐调味后煮沸3分钟即可起锅。

### 猪蹄黄豆汤

[功能主治] 滋补阴血，化生乳汁。

277

[原料配方] 猪蹄1只，黄豆60g，黄花菜30g。

[用法用量] 猪蹄1只洗净剁成碎块，与黄豆60g，黄花菜30g共煮烂，入油、盐等调味，分数次吃完。2～3日1剂，连服3剂。

### 猪骨西红柿粥

[功能主治] 有通利行乳、散结止痛、清热除淤。

[原料配方] 西红柿3个（重约300g）或山楂50g，猪骨头500g，粳米200g，精盐适量。

[用法用量] 将猪骨头砸碎，用开水焯一下捞出，与西红柿（或山楂）一起放入锅内，倒入适量清水，置旺火上熬煮，沸后转小火继续熬半小时至1小时，端锅离火，把汤滗出备用。粳米洗净，放入砂锅内，倒入西红柿骨头汤，置旺火上，沸后转小火，煮至米烂汤稠，放适量精盐，调好味，离火即成。

### 猪蹄茭白汤

[功能主治] 益髓健骨，强筋养体，生精养血，催乳。可有效地增强乳汁的分泌，促进乳房发育。适于妇女产后乳汁不足或无乳等。

[原料配方] 猪蹄250g，茭白（切片）100g，生姜2片，料酒、大葱、食盐各适量。

[用法用量] 猪蹄于沸水烫后刮去浮皮，拔去毛，洗净，放净锅内，加清水、料酒、生姜片及大葱，旺火煮沸，撇去浮沫，改用小火炖至猪蹄酥烂，最后投入茭白片，再煮5分钟，加入食盐即可。

### 猪蹄通草汤

[功能主治] 适用脾胃素虚，兼有肝部气滞，经

脉不畅的乳汁不行，乳无汁。

[原料配方] 母猪蹄4只，土瓜根、通草、漏芦各100g，粳米（或糯米）500g。

[用法用量] 猪蹄洗净，每只切两半入锅内，加水3000ml，旺火煮至1500ml，取出猪蹄，放入土瓜根、通草、漏芦再煮，取汁900ml，然后去滓，将米入汁内煮粥。趁热喝汁，以饱为度，若身热微汗出者佳，不见效再服。

### 豆腐酒糖汤

[功能主治] 宽中益气，消胀利水。适宜于乳少伴乳房胀痛者服用。

[原料配方] 豆腐150g，红糖50g，米酒50ml。

[用法用量] 将豆腐、红糖加适量水煮，待红糖溶解后加入米酒，吃豆腐喝汤，1次吃完，每日1次，连吃5日。

### 米酒蛋花汤

[功能主治] 催乳。

[原料配方] 鸡蛋1枚，米酒1碗。

[用法用量] 鸡蛋打匀；米酒放锅内烧开；倒入鸡蛋液，要及时快速的搅开蛋液，一直搅拌到烧开即可。

[附：食疗偏方]

1. 莴苣子100g，糯米、粳米各50g，甘草25g。将4味加水1200ml（3大碗），煎汁取700ml。去渣分3次温服，1～2剂即可见效。本方对产后脾胃虚弱所致的血虚乳少、乳无汁有特效。

2. 蹄筋350g，鸡脯肉50g，鸡蛋清3只，料酒、

精盐、葱末、生粉各适量。将蹄筋切成段，加水烧开片刻后，捞起备用，鸡脯肉去筋放在肉皮上，敲成细茸，放入碗中用水化开，加料酒、盐、生粉和蛋清等调成薄浆。锅内调入清油，烧熟后放入蹄筋和调味品，待入味后，将鸡茸浆徐徐倒入，浇上葱油。本方尤适于产后亏损所致乳汁缺乏。

3. 鲜橙汁半碗，米酒 1 ～ 2 汤匙。将米酒冲入鲜橙汁内，每日服 2 次。本方尤适于妇女哺乳期乳汁排出不畅、乳房红肿、结硬疼痛等症。

4. 川芎 6 ～ 9g，当归 9 ～ 12g，穿山甲肉 45 ～ 100g。放容器中，加水适量，放入锅中，隔水炖 2 ～ 3 小时，饮汁食肉。本方适于产妇乳房胀硬、乳汁不下等症。

5. 木瓜 500g，生姜 30g，米醋 500g。用瓦煲，分次吃，以利于吸收。

6. 生姜 500g，猪脚 2 只，甜醋 1000ml。将生姜刮去皮切块，猪脚切块，二者同醋煮熟。分数日食完，煮好后若放置一、二周再食，效果更佳。

7. 棉花子 10g，鸡蛋 2 个。将上述 2 物加清水 2 碗同煎，蛋熟后去壳再煎片刻，加白糖适量调味；饮汤食蛋。

8. 猪蹄 1 只，花生米 50g，香菇 15g，调料少许。煮熟后食用。

9. 鲫鱼 500g，通草 9g，猪前蹄 1 只。共煮汤，熟后去药，食肉饮汤。

10. 芝麻 30g，鸡蛋 3 只，盐少许。将芝麻炒香，研细末，加少许盐，另将鸡蛋煮熟后，剥去外壳沾芝

麻末食用，以能消化为度。

11. 豆腐 5 块，丝瓜 250g，香菇 25g，猪前蹄 1 只。先煮猪蹄、香菇，加盐、姜调味，待肉熟后，放入丝瓜、豆腐同煮食用。1 日内分次吃完。

12. 花生米 200g，红糖 20g。先将花生米炒熟，碾成粉状，加入红糖，用开水调成糊状服用。

13. 紫河车 100g，猪瘦肉 200g，葱白 3 茎，黄酒 50ml，精盐少许。将胎盘洗净，切成长 3 厘米，宽 1 厘米长条，瘦肉切成长 3 厘米，宽 2 厘米的薄片。然后将上五味一同入锅，加水 800ml，用旺火炖至肉熟，吃胎盘、猪瘦肉，喝汤，一般 3 ～ 5 次见效。

14. 鲶鱼 1 条（重 300 ～ 400g），鸡蛋 4 个。将鲶鱼去内脏洗净，置锅内，加水 700 ～ 800ml，用旺火煮沸后，改用文火，将鸡蛋打入鱼汤中，稍候片刻，继续用旺火煮至鲶鱼熟透，吃鲶鱼、鸡蛋，喝汤，每日服 2 次，一般 3 ～ 4 日见效。

15. 人参、生黄芪各 30g，当归 60g，麦冬 15g，木通、桔梗各 9g，七孔猪蹄 2 个（去爪壳）。水煎服，每日 2 次。

16. 核桃 5 个，黄酒适量。核桃去壳取仁，捣烂，黄酒冲服。本方尤适于乳汁不通所致乳少。

17. 红衣花生、玉米碴、大米各 100g。将玉米渣，花生加水煮至五成熟，入大米，再加适量水，以小火熬成原粥，随口味加糖服。

18. 天花粉 15g，豇豆 100g。上二味洗净，加水同煮，油、盐调味，饮汤食豇豆。

19. 红薯叶 250g，猪五花肉 200g，调料适量。洗

净红薯叶，切碎，猪肉洗净，切成 2 厘米长，1 厘米宽的块，将 2 味放锅内，加葱、姜、盐、味精等，武火烧沸后，转用文火炖至肉烂，食肉饮汤。

20. 羊肉 250g，猪蹄 1 只（约 500g），调料适量。将猪蹄刮洗净，加酒、酱油浸 1 小时，羊肉切成方块，用少许油爆香蒜茸，投入羊肉翻炒至干，烹上米醋，再炒焙干，以去尽膻味，然后投入葱、姜、桂皮及调料，改用文火焖熟，拆去骨，收干卤汁。食羊肉猪蹄膏，每日数次。

21. 党参 9g，大枣 20g，覆盆子 9g，粳米 60g。将前 3 味用纱包袋包好，加水煎汤去渣后入粳米煮作粥。每日 1 剂，连续服食 4～5 剂。

22. 豌豆 100g，红糖适量。将豌豆用温水浸泡数日，用微火煮至糜烂如泥，调入红糖，不拘时食。本方尤适于脾胃不和所致乳汁不下。

23. 大鲤鱼 1 条，赤小豆 50g，陈皮、苹果各 6g。将鱼去鳞、鳃及内脏，洗净，切段，与诸药加水同煮约 40 分钟，调味，空腹温服。

24. 金针菜 30g，猪瘦肉 60g，调料少许。将金针菜洗净，猪肉切成片，同放陶瓷锅内，用旺火隔水炖熟，加入调料，吃肉、菜、喝汤。

25. 牛鼻子 1 个，生姜 2 片。将牛鼻子洗净，去毛，切片，放炖盅内，加生姜、水适量，隔水炖熟，食盐调味，饮汤食肉。

26. 炙黄芪 50g，通草 10g，母鸡 1 只，精盐、黄酒各适量。前 2 味洗净，鸡宰杀后去皮，剖腹，洗净，滤干，切大块，放入磁盘内，加入 2 药，撒上精盐 1 匙（宜淡不宜咸），淋上黄酒 3 匙，不加盖，用旺火隔水蒸 3～4 小时，空腹食或佐餐食。每日分 2～3 次吃完。

27. 母鸡 1 只（约 1500g），猪排骨 2 块，调料适量。将母鸡宰杀后，去毛、内脏、洗净，与猪排骨同入沸水锅内，加葱姜、料酒、精盐，用文火焖约 3 小时，至鸡肉脱骨入味精，佐餐食用，每日数次。

28. 天冬 60g，猪瘦肉 500g。将肉切块洗净，与天冬共加水，文火炖至肉熟烂，食肉饮汤。

29. 鲜石斛 50g，花生米 500g，食盐 6g，大茴香、山楂各 3g。将石斛切成 1 厘米长的节，锅内加清水，并入食盐、大茴香、山楂、石斛，待盐溶后，倒入花生米，烧沸后文火煮约 1.5 小时，佐餐食用。

30. 虾米 30g，粳米 100g。将虾米用温水浸泡半小时，与粳米煮粥，每日早晚温热服食。本方尤宜于肾精不足所致的乳汁不通。

31. 穿山甲珠 30g，瓜络 15g，猪蹄筋 200g，佛手 10g。将 3 药装纱布袋内，扎口，与猪蹄筋同置砂锅或高压锅内炖至熟，弃药袋，调入适量盐、姜汁。饮汤食肉，每日数次，连用至乳多为止。

# 十三、更年期综合征

## （一）概述

更年期妇女因卵巢功能衰退直到消失，引起内分泌失调和自主神经紊乱的症状，从而出现一系列程度不同的症状，如月经变化、面色潮红、心悸、失眠、乏力、抑郁、多虑、情绪不稳定，易激动，注意力难于集中等，称为"更年期综合征"。此病的病因与卵巢功能减退、体质、健康状态、社会环境、神经精神因素有关，体检无特殊发现。

## （二）宜食

1. 宜食具有安神降压的食物，如猪心、芹菜、红枣、山楂、酸枣、桑葚等。

2. 宜多食富含 B 族维生素的食物，如粗粮（小米、玉米、麦片）、蘑菇、香菇、动物肝、肾、瘦肉、牛奶、蔬菜、水果等。

3. 宜用植物油烹调，如豆油、葵花籽油、芝麻油、玉米油、花生油等。

4. 宜多吃新鲜蔬菜和水果，如菠菜、甘蓝、油菜、西红柿、胡萝卜、黑木耳、山楂、橘子、鲜枣、香蕉、梨、苹果等。

## （三）忌食

1. 忌辛辣刺激性食物，如酒、咖啡、可可、浓茶、葱、蒜、辣椒、胡椒等。

2. 忌高脂肪、高胆固醇食物，如动物肥肉、鱼子、蛋黄、内脏等。

3. 忌咸肉、咸蛋、咸菜、榨菜等过咸食物。

## （四）食谱例

### 甘麦大枣汤

[功能主治] 益气养阴，宁心安神。适于绝经前后伴有潮热出汗、烦躁心悸、忧郁易怒、面色无华者。

[原料配方] 小麦５０ｇ左右，大枣１０ｇ，甘草15g。

[用法用量] 用水煎甘草，去渣取汁，再用药汁与大枣、小麦一起煮粥。每日早晚各服 1 次。

### 清蒸杞甲鱼

[功能主治] 滋补肝肾，适于月经紊乱，经量时多时少，经色鲜红，头晕耳鸣等症。

[原料配方] 甲鱼 1 只，枸杞子 15g。

[用法用量] 甲鱼去内脏，用开水烫2～3分钟，去黑衣，洗净，再将枸杞子放入甲鱼腹内，加葱、姜、蒜、盐、糖等调料少许，放锅上清蒸。食肉饮汤。

### 百合枣仁汤

[功能主治] 滋阴清热，宁心安神。

[原料配方] 鲜百合50g，枣仁 15g。

[用法用量] 先将百合用清水浸十昼夜，枣仁水煎去渣取汁，加入百合煮熟。饮汤吃百合，每日 1 剂。

### 枸杞肉丝冬笋

[功能主治] 滋补肝肾。适于头目昏眩、心烦易怒、经血量多、面色晦暗、手足心热等。

[原料配方] 枸杞、冬笋各 30g，瘦猪肉 100g，猪油、食盐、味精、酱油、淀粉各适量。

[用法用量] 炒锅放入猪油烧热，投入肉丝和笋丝炒至熟，放入其他佐料即成。每日 1 次，佐餐食用。

### 虫草炖鸡

[功能主治] 益气温阳，补肾填精。适于月经量

多色淡，带下清稀等症。

[原料配方] 冬虫夏草10g，母鸡1只（约1350g）。

[用法用量] 将鸡去毛、内脏，入锅中，加水烧沸后去浮沫，放入冬虫夏草，用文火炖至鸡肉烂熟。吃肉喝汤，每日1次，连服3~4日。

# 十四、外阴瘙痒

## （一）概述

外阴瘙痒是由多种原因引起的一种症状，瘙痒多发生在阴蒂、小阴唇区，者重者可波及到整个外阴部及肛门周围。婴幼儿、成年、老年妇女均可见，但大多数为更年期妇女。瘙痒程度不一，重者坐卧不安，影响工作、生活和睡眠。引起外阴瘙痒主要有以下几种疾病：滴虫性阴道炎、真菌性阴道炎、老年性阴道炎、外阴湿疹、阴疮、溃疡。

## （二）宜食

1. 滴虫性阴道炎宜多吃大蒜、洋葱、桃、萝卜、猪肾、樱桃等。

2. 真菌性阴道炎宜多吃大蒜、桉叶等。

3. 老年性阴道炎宜多吃海参、乌贼、乌骨鸡、海马、鲍鱼等。

4. 外阴湿疹宜多吃海蛤、薏米、油菜、核桃、橄榄、地耳等。

5. 阴疮、溃疡宜多吃白果、橄榄、鲥鱼、薏米、无花果、海蜇等。

## （三）忌食

1. 忌烟、酒及辛辣刺激性食物。

2. 忌羊肉、鱼类、虾、蟹、鸡头、猪头肉、鹅肉公鸡等发物。

3. 避免吃油炸、油腻的食物，这些食物有助湿增热的作用，会增加白带的分泌量，不利于病情的治疗。

## （四）食谱例

### 海带绿豆粥

[功能主治] 清热解毒，利水泄热。适于阴部瘙痒。

[原料配方] 海带30g，绿豆30g，白糖适量，粳米100g。

[用量用法] 先将海带洗净切碎，绿豆浸泡半天，粳米淘洗干净，共煮为粥。将熟时加入白糖调味即成。每日早晚服用，宜连续食用7~10日。

### 薏仁红枣粥

[功能主治] 清热健脾止痒。

[原料配方] 薏仁30g，红枣10枚，大米50g。

[用量用法] 以上原料洗净，共煮粥食用。

### 首乌桑葚芝麻粥

[功能主治] 养血、滋阴、止痒。

[原料配方] 何首乌30g，桑葚果10g，黑芝麻10g，大米50g。

[用量用法] 以上原料洗净，共煮粥食用。

### 蒸猪肝

[功能主治] 清热祛湿。

[原料配方] 猪肝60g，马鞭草30g。

[用量用法] 将猪肝与马鞭草切成小块拌匀，装在有盖的碗中，放在蒸锅内蒸30分钟即可。1次顿服。

## 十五、乳腺增生和乳腺腺瘤

### (一) 概述

乳腺增生又称为乳房囊性增生病，既非炎症，也非肿瘤，而是乳腺导管和小叶在结构上的退行性和进行性变化。此病是女性最常见的乳房疾病，其发病率占乳腺疾病的首位，多发于30~50岁女性，发病高峰为35~40岁。表现为两侧乳房同时或相继出现多个大小不一、圆形、质韧的结节，与周围组织分界不清，与皮肤、筋膜无黏连，乳房胀痛，乳头流少量黄绿色、棕色或血性液体。病程可长达数年，发病与月经有关。

乳腺腺瘤是发生于乳腺小叶内纤维组织和腺上皮的混合性瘤，亦为乳房常见疾病之一，以20~25岁青年女性，多为单发，发病与雌激素的刺激有密切关系。一般生长缓慢，可在数年没有变化，但在妊娠期或哺乳期可迅速增大，多无疼痛。最主要的临床表现就是乳房肿块，而且多数情况下乳房肿块是本病的唯一症状。

### (二) 宜食

1. 宜多吃具有抗乳腺增生和腺瘤作用的食物，如芦笋、南瓜蒂、榧子、丝瓜、橘饼、鳝鱼皮、蟹、海马等。

2. 疼痛宜吃鲨鱼、蛇肉、獐肉、鹿肉、鳖、穿山甲、丝瓜、海参、榧子、茄子等。

3. 月经不调宜吃芹菜、田鸡、丝瓜、鲫鱼、甜杏仁、核桃、山楂、赤豆、甜菜、桃子、乌贼、田鸡等。

4. 乳房溢液宜吃苦瓜、无花果、苦菜、萝卜叶、橙、玫瑰花等。

### (三) 忌食

1. 忌烟、酒、咖啡、可可等。

2. 忌葱、蒜、椒、桂皮等辛辣刺激性食物。

3. 忌肥腻、油煎、霉变、腌制等食物。

4. 忌公鸡、鹅、猪头肉等发物。

### (四) 食谱例

1. 猪蹄1只，黄花菜25g，炖熟后不加佐料食之，每日1次。用于乳腺炎初期未成脓者。

2. 乳鸽1只，黄芪30g，枸杞子30g。将乳鸽洗净，黄芪、枸杞子用纱布包好与乳鸽同炖。

3. 海带2~3尺，豆腐1块，煮沸汤饮食之。佐料按常规加入，可加食醋少许。

4. 黄鳝2~3条，黑木耳3小朵，红枣10枚，生姜3片，添加佐料，如常法红烧食用。

5. 黑芝麻10~15g，核桃仁5枚，蜂蜜1~2匙冲食之。

6. 生山楂10g，橘饼7枚沸水泡之，待茶沸热时，再加入蜂蜜1~2匙，当茶频食之。

7. 天门冬15g，合欢花8g，红枣五枚，泡茶食之，加蜂蜜少许。

## 十六、多囊卵巢综合征

### （一）概述

多囊卵巢综合征是一种生殖功能障碍与糖代谢异常并存的内分泌紊乱综合征。多发生于20～40岁生育期的妇女，具有月经紊乱，闭经，无排卵，多毛，肥胖，不孕和双侧卵巢增大呈囊性改变等症状。患者可具备以上典型症状，也可以只有部分症状，但因排卵障碍而致不孕则是多囊卵巢综合征的主要临床表现。

### （二）宜食

清淡、高蛋白或低碳水化合物的低热饮食。

### （三）忌食

1. 动物内脏。

2. 富含锌食物如豆类、花生、小米、萝卜、大白菜、牡蛎、牛肉、鸡肝、蛋类、羊排、猪肉等。

3. 富含精氨酸的食物如鳝鱼、鲶鱼、泥鳅、海参、墨鱼、章鱼、蚕蛹、鸡肉、冻豆腐、紫菜、豌豆。

4. 富含钙的食物如虾皮、咸蛋、乳类、蛋黄、大豆、海带、芝麻酱等。

5. 忌辛辣刺激的饮食，甜食，绿豆、螃蟹、柿子等。

### （四）食谱例

1. 薏米30g，炒扁豆15g，山楂15g，红糖适量，四味同煮粥食。每天1次，每月连服7～8天。

2. 苍术30g，粳米30～60g。先将苍术水煎去渣取汁，再入粳米煮粥，每日1次，可连续服食数天。

3. 白萝卜3个切碎，用干纱布包好，绞取汁液。每天1剂，分3次服完，宜常服。

上述三方适于月经稀发，或闭经，或不孕，体形肥胖，晨起痰多，恶心欲呕，食欲不振，脘腹胀闷，口腻不爽。

4. 当归30g，黄芪30g，生姜65g，羊肉250g。将羊肉切块，生姜切丝，当归、黄芪用纱布包好，同放瓦锅内加入水适量，炖至烂熟，去药渣，调味服食。每天1次，每月连服3～5天。

5. 北黄芪30g，枸杞子30g，乳鸽1只。将乳鸽洗净，黄芪布包，同放炖盅内加水适量，隔水炖熟，调味后饮汤食肉。隔天炖服1次，每月连服4～5次。

6. 归参炖母鸡：嫩母鸡1只（约500g）活宰，取鸡肉，切块，与当归身15g，党参30g，生姜10g同入炖盅，加沸水适量、烧酒少许，炖盅加盖，隔水文火炖3～4小时，调味。食鸡饮汤。

上述三方适于月经延后，经行量少、色淡质稀，面色萎黄，眩晕心悸或产后血虚眩晕。

7. 白鸽鳖甲汤：白鸽1只去毛、内脏，鳖甲50g打碎后纳入白鸽腹，同入锅加水1升，武火煮沸后改文火煲1～2小时，待鸽肉煮烂调味。食肉饮汤，每日1次。

8. 鳖1只，瘦猪肉100g，共煮汤，调味服食，每天1次，每月连服数天。

上述二方适于月经稀发，迟迟不来，腰膝酸软，午后潮热，手足心热，盗汗，烦躁易怒，失眠多梦。

9. 乌骨鸡鸡血藤汤：乌骨鸡250g宰后去毛、肠杂，斩件，放滚水中煮5分钟，取出过冷，与鸡血藤30g（斩碎），生姜10g，红枣4个（去核）同入锅，加清水适量，武火煮沸后改文火煲2小时，调味食。

10. 川芎6~9g，鸡蛋2个，红糖适量，加水煎煮，鸡蛋熟后去壳取蛋，再煮片刻，去药渣，加红糖调味，吃蛋喝汤。每天1次，连服5~7天。

11. 益母草50~100g，橙子30g，红糖50g，水煎服，每天1次，每月连服数天。

上述三方适于月经稀发，经行量少、色紫红、时有血块，则有腹痛，面色萎黄，眩晕心悸。亦可用于出血后之贫血。

12. 艾叶9g，生姜15g，鸡蛋2个，加水适量，放入砂锅内同煮，蛋熟后去壳取蛋，再煮片刻，调味后饮汤食蛋，每天1次，每月连服5~6次。

13. 当归30g，生姜15g，羊肉250g，放瓦锅内共煮汤，烂熟后调味服食。每天1次，每月连服5~6次。

# 十七、盆腔炎

## （一）概述

盆腔炎指女性上生殖道及其周围组织的炎症，主要包括子宫内膜炎、输卵管炎、输卵管卵巢脓肿、盆腔腹膜炎，最常见的是输卵管炎、输卵管卵巢炎。由于输卵管、卵巢统称附件，且输卵管发炎时常波及"近邻"的卵巢。因此，又有附件炎之称。盆腔炎多发生在性活跃期、有月经的妇女；初潮前、绝经后或未婚者很少发生盆腔炎。

## （二）宜食

1. 宜食清淡易消化食品。
2. 宜食具有活血理气散结之功效食品。
3. 宜适当补充蛋白质等。
4. 小腹冷痛、怕凉，腰酸疼的患者，属寒凝气滞型，则在饮食上可给予姜汤、红糖水、桂圆肉等温热性食物。
5. 五心烦热、腰痛者多属肾阴虚，可食肉蛋类血肉有情之品，以滋补强壮。

## （三）忌食

1. 忌食生冷之物如冷饮、瓜果等。
2. 白带色黄、量多、质稠的患者属湿热症，忌食辛辣温热、刺激性食物如辣椒、羊肉、狗肉、公鸡等。
3. 忌食肥腻、寒凉黏滞食品，如肥肉、蟹、田螺、腌腊制品等。
4. 禁烟、酒。

## （四）食谱例

### 槐花瓜仁"二米"粥

[功能主治] 适于盆腔炎患者补养。

[原料配方] 槐花9克，薏米30克，冬瓜子仁20克，粳米60克。

[用法用量] 槐花、冬瓜子仁加水煎汤，去渣后再放入薏米、粳米同煮成粥。每天1剂，共服7~8天。

### 马车败酱饮

[功能主治] 适于盆腔炎患者补养。

[原料配方] 马齿苋（鲜品）60克，车前草（鲜品）30克，败酱草（鲜品）30克。

[用法用量] 马齿苋、车前草、败酱草3种草药，洗净，入锅中加水煎30分钟，去渣取汁，加入红糖，分次温服。

### 瘦肉枸杞当归汤

[功能主治] 适于盆腔炎患者补养。

[原料配方] 枸杞、当归各20克，猪瘦肉适量。

[用法用量] 上三料加水共煮，食肉饮汤。

### 芪薏炖乌鸡

[功能主治] 适于盆腔炎患者补养。

[原料配方] 黄芪20克，茯苓12克，淮山药30克，薏仁15克，乌骨鸡1只（约重500克）。

[用法用量] 宰鸡，去毛和内杂，洗净切块，用水焯一下，去浮沫，放炖锅中，加入上药、盐、胡椒、姜、葱、料酒及水，用小火炖2小时，再加味精等调味即可，喝汤吃鸡肉。

# 十八、外阴白斑

## （一）概述

外阴白斑，又名女阴白斑，指出现在妇女阴部皮肤的局限性或弥漫性白色斑块，可向两下肢内侧、会阴及肛门蔓延，但很少侵犯尿道口及前庭。主要症状为瘙痒，同时皮肤干燥，肥厚变白，失去弹性，甚至萎缩破溃，有疼痛及烧灼感。引起外阴白斑多为各种类型的外阴营养不良、外阴潮热、慢性刺激及瘙痒、某种营养缺乏、变态反应、代谢紊乱、神经精神因素，都可能是发病原因。故此病又名外阴白色病变、外阴营养不良。

## （二）宜食

1. 宜多吃具有抗外阴肿瘤和白斑作用的食物，如芝麻、杏仁、小麦、大麦、乌骨鸡、乌贼、菊花、乌梅、桃子、荔枝、马齿苋、鸡血、鳗鱼、鲍鱼、蟹、沙丁鱼、文蛤、玳瑁。

2. 疼痛宜吃龙虾、淡菜、海参、虎鱼、甜菜、绿豆、萝卜、鸡血。

3. 瘙痒宜吃苋菜、白菜、芥菜、芋艿、海带、紫菜、鸡血、蛇肉、穿山甲。

4. 增强体质、预防转移宜吃银耳、黑木耳、香菇、猴头菇、鸡肫、海参、薏米、核桃、蟹、石龙子、针鱼。

## （三）忌食

1. 忌烟、酒及辛辣刺激性食物。

2. 忌肥腻、油煎、霉变、腌制食物。

3. 忌公鸡、鹅等发物。

4. 瘙痒严重时忌海鲜及刺激、致敏食物。

5. 溃疡、出血忌温热性食物：羊肉、韭菜、姜、胡椒、桂皮等。

## （四）食谱例

1. 马鞭炒猪肚：鲜马鞭草60g，猪肝100g。鲜马鞭草洗净切成小段，猪肝切片，混匀后放于碟内，隔水蒸熟服食，每日1次。功用是清热解毒，活血散瘀。

2. 枸杞子、薏仁各适量，乌蛇适量。水煎服，每日 2 次。

3. 白果适量，土茯苓适量，木瓜适量。水煎服，每日 2 次。

4. 黄柏、蛇床子、防风各适量，水煎。黄酒为引，空腹服。用于阴痒。

5. 地肤子适量，蒲公英、补骨脂、百部各适量，枯矾、雄黄、鹤虱各适量。上药水煎，外洗患部 15 分钟，每日冲洗 2 次。

6. 土槿皮、蛇床子各适量，白鲜皮适量，苦参适量，青黛、川椒、防风、荆芥各适量，仙灵脾适量。上药共煎汤先熏后洗患部 20 分钟，每日 2 次。

7. 鹿含草、仙灵脾各适量，蝉蜕适量。上药水煎、熏洗患处，每日 2 次。

8. 乳香、没药、儿茶、血竭、雄黄各适量，蛇床子、枯矾、仙灵脾、补骨脂各适量，冰片适量。上药共研为末，用甘油调成软膏，先用中药煎水熏洗后用软膏敷患处。

9. 蛤粉、紫草、鹿含草、覆盆子、刺蒺藜各适量，白鲜皮、百部各适量，密陀僧、蟾蜍各适量。上药共研细末，用鱼肝油调成软膏，先用中药煎汤熏洗，后将此软膏涂敷患处，每日换药 2 次。

## 第八章　男科疾病饮食宜忌

### 一、前列腺炎

#### （一）概述

前列腺炎是指前列腺特异性和非特异感染所致的急慢性炎症，从而引起的全身或局部症状。前列腺炎可分为非特异性细菌性前列腺炎、特发性细菌性前列腺炎（又称前列腺病）、特异性前列腺炎（由淋球菌、结核菌、真菌、寄生虫等引起）、非特异性肉芽肿性前列腺炎、其他病原体（如病毒、支原体、衣原体等）引起的前列腺炎、前列腺充血、前列腺增生和前列腺痛。

急性前列腺炎可有恶寒、发热、乏力等全身症状；局部症状是会阴或耻骨上区域有重压感，久坐或排便时加重，且向腰部、下腹、背部及大腿等处放射，若有小脓肿形成，疼痛加剧而不能排便；尿道症状为排尿时有烧灼感、尿急、尿频，可伴有排尿终末血尿或尿道脓性分泌物；直肠症状为直肠胀满、便急和排便感，大便时尿道口可流出白色分泌物。

慢性前列腺炎分为细菌性前列腺炎和前列腺病。慢性细菌性前列腺炎常由急性前列腺炎转变而来；前列腺病常由病毒感染、泌尿系结石、前列腺慢性充血等引起。性交中断、性生活频繁、慢性便秘均是前列腺充血的原因。

#### （二）宜食

1. 宜食蔬菜、水果：西瓜、香瓜、葡萄、猕猴桃、甘蔗、荸荠、冬瓜、黄瓜等，此类食物大多味甘性凉，具有利尿通淋之功，能清热解毒，化湿利水，起到抑制炎症的作用。

2. 宜食干果、杂粮：红豆、绿豆、南瓜子、葵花子、薏米、核桃仁、芝麻等这些食物含有丰富的微量元素和大量 B 族维生素，有着良好的营养作用，并具清热、降火、杀虫、润肠等功用，能够杀灭细菌，通便逐滞，使前列腺腺管畅通，炎症消除。

3. 宜食保健饮品、草药：如花粉、绿茶、蜂蜜，以及草药中的鲜芦根、鲜茅根、鲜竹叶等，鲜芦根等草药煎汤服用对前列腺炎有很好的作用。在蜂蜜中，槐花蜜比较好。

4. 宜食动物内脏，因其含有较多的胆固醇，而胆固醇是合成性激素的重要组成部分。此外，还含有肾上腺素，能促进精原细胞的分裂和成熟。

5. 宜食含锌食物：精子数量的多少和人体内微量元素锌有一定的联系。含锌量最高的食物是牡蛎，其他如牛肉、牛奶、鸡肉、鸡肝、蛋黄、贝类、花生、谷类、豆类、马铃薯、红糖中都含有一定量的锌。

6. 宜食含精氨酸的食物：精氨酸是精子形成的必要成分，外表特别黏滑的食物都富含精氨酸，如：鳝鱼、泥鳅、海参、墨鱼、章鱼、蚕蛹、鸡肉、冻豆腐、紫菜、豌豆等。

7. 宜食含钙食物：钙离子能刺激精子成熟，含钙丰富的食物有虾皮、咸蛋、蛋黄、乳制品、大豆、海带、芝麻酱等。

8. 宜食富含维生素的食物：维生素 A、维生素 E 和维生素 C 都有助于延缓衰老和避免性功能衰退。

### （三）忌食

1. 首先要忌酒。酒属于苦性温大热之品，导致局部血管扩张引起血管充血，饮酒会导致炎症扩散。

2. 其次是戒烟，香烟中的烟碱、焦油、尼古丁、亚硝胺类等有毒物质能干扰支配血管的神经功能，影响前列腺的血液循环，从而导致前列腺充血。其有毒物质还可直接毒害前列腺组织。

### （四）食谱例

1. 车前草糖水。每次可用车前草 100g（鲜品 400g），竹叶心 10g（鲜品 30g），生甘草 10g，黄片糖适量。制作时，先将车前草、竹叶心、生甘草同放进砂锅内，加进适量清水，用中火煮水，煮 40 分钟左右，放进黄糖，稍煮片刻即可，每天代茶饮用。

2. 灯芯花苦瓜汤。每次可用灯芯花 6 扎，鲜苦瓜 200g。制作时，先将苦瓜洗净除瓤和瓜核，切成小段，与灯芯花一同煎汤饮用。

3. 冬瓜海带薏米汤。每次用鲜冬瓜（连皮）250g，生薏米 50g，海带 100g。制作时，先将冬瓜洗净切成粗块，生薏米洗净，海带洗净切成细片状。将以上三物同放进砂锅内，加适量清水煮汤食用。

4. 公英银花粥。蒲公英 60g，金银花 30g，大米 100g，砂糖适量。制作时，先将蒲公英、金银花同放进砂锅内，加适量清水煎汁，然后去渣取药汁，再加入大米煮成稀粥。粥成后加入适量砂糖。每日 2 次食用。

5. 土茯苓粥。土茯苓 30g（鲜品 100g），大米 100g。制作时，先将土茯苓洗净，去外皮，切成片状（已晒干并切成片的，可免此工序），放进砂锅内，用中火煎煮 30～40 分钟左右，取汁。将大米加入土茯苓煎汁，用中火煮粥。每天食 1～2 次。

6. 泥鳅鱼炖豆腐。活泥鳅鱼 500g，鲜豆腐 250g，盐、姜、味精各适量。制作时，先将泥鳅鱼剖开，去鳃及内脏，洗净放入炖盅内，加上食盐、生姜、清水各适量。先用武火烧开后，再用文火清炖至五成熟。然后，加入豆腐块于炖盅内，再用文火炖至泥鳅鱼肉熟烂，加味料即可佐餐食用。

7. 白玉兰猪瘦肉汤。鲜白玉兰（又称白兰花）30g（干品 10g），鲜猪瘦肉 150g。制作时，先将猪瘦肉洗净切块，与白玉兰同放入砂锅内，加进适量清水，用中火煲汤。汤成后，加食盐少许调味即可。

8. 芪茅饮。生黄芪 30g，白茅根 30g（鲜品 60g），肉苁蓉 20g，西瓜皮 60g（鲜品 200g），砂糖适量。制作时，先将黄芪、白茅根切段，与肉苁蓉、西瓜皮同放进砂锅内，用中火煮汤饮用，每日饮 2～

3 次。

9. 参芪杞子粥。党参 30g，黄芪 30g，枸杞子 10g，大米 100g。制作时，先将党参、黄芪同放砂锅内，加适量清水，用中火煎汁。与此同时，将枸杞子、大米共放进另一锅内煮粥。待煮至粥半熟时，倒入参芪药汁再煮成粥，调味后早晚服食。对于前列腺炎的饮食治疗，不管是急性前列腺炎还是慢性前列腺炎，在食物的选择上都应多选用清凉、清补的食品。忌食或少食煎炒油炸、辛辣燥热之物，咖啡、可可、烈酒等饮料和香烟都在戒禁之列。

10. 葵菜羹：将葵菜叶洗净，煮沸加入淀粉少量作羹，另以食盐、味精调味即成。空腹食，每日 2 次。

11. 独味蜂王浆：用开水将蜂王浆配制作 1∶100 的溶液。每日口服 2 次，每次 20～30ml，长期服用。滋补强壮，益肝健脾。适于慢性前列腺炎以及病后体虚、营养不良。

12. 葡萄煎。葡萄汁、藕汁、生地黄汁各 150ml，白花蛇舌草汁、王不留行汁各 100ml，白蜜 250ml，将以上各味调和，煎为糖稀状，饭前服 60ml。

13. 将爵床草 100g（干者减半）洗净切碎，同红枣 30g 一起加水 1000ml，熬至 400g 左右。每日 2 次分服，饮药汁吃枣。利水解毒。适于前列腺炎。

14. 车前绿豆粱米粥：将车前子 60g，橘皮 15g，通草 10g 纱布包，煮汁去渣，入绿豆 50g 和高粱米 100g 煮粥。空腹服，连服数日。适于老人前列腺炎、小便淋痛。

15. 慈姑凌霄粉：将山慈姑花 30g，凌霄花 20g 共研为细末。每次取 6g，白开水送服，每日 3 次。适于前列腺炎。白兰花粉：将白兰花研为粉末。每次取 10g，温开水送服。每日 3 次。适于前列腺炎。

16. 萝卜浸蜜：将萝卜 1500g 洗净，去皮切片，用蜂蜜浸泡 10 分钟，放在瓦上焙干，再浸再焙，不要焙焦，连焙 3 次。每次嚼服数片，盐水送服，每日 4～5 次，常吃。适于气滞血瘀型慢性前列腺炎。

17. 胡枝草煎：将胡枝子（牡荆）鲜全草 30～60g，车前草 15～24g，冰糖 30g。3 味酌加水煎。每日服 3 次。润肺清热，利水通淋。适于前列腺炎，小便淋漓。

18. 二紫通尿茶：紫花地丁、紫参、车前草各 15g，海金砂 30g。上药研为粗末，置保温瓶中，以沸水 500ml 泡闷 15 分钟。代茶饮用，每日 1 剂，连服 5～7 日。消炎利尿。适于前列腺炎、排尿困难及尿频尿痛症者。脾胃虚寒者忌用。

## 二、性功能障碍

### （一）概述

性功能障碍是指不能进行正常的性行为，或在正常的性行为中不能获得满足。性功能障碍多数都没有器质性病变，也就是说性器官没有异常或病变，而是因为心理因素造成的。因而在性学中常常称为性心理功能障碍。性功能障碍大致分为四种：一是性欲的抑制，表现为持续性、蔓延性的性兴趣缺乏和性唤起抑制；二是性兴奋的抑制，表现为以男性射精和女性阴道润滑作用障碍为特征，如阳痿、性冷淡等；三为性高潮抑制，表现为男性能勃起和女性能出现正常的性兴奋期，但性高潮障碍反复发生并持续存在，或者不适当地推迟，如早泄、射精延迟、女性性高潮缺乏；四为其他性功能障碍，如性交疼痛、阴道痉挛等。

### （二）宜食

1. 多食优质蛋白质。优质蛋白质主要是指各种动物性食物，如鸡、鸭、鱼、瘦肉、蛋类，可提出供人产生精子所需要的各种氨基酸。一些动物性食品本身就含有一些性激素，有利于提高性欲及精液、精子的生成。

2. 适当摄入脂肪。长期素食的女性，月经初潮年龄推迟，雌激素分泌减少，性欲降低并影响生殖能力。男性由于必需脂肪酸摄入减少，精子生成受到限制，性欲下降，甚至不育。

3. 补充维生素和微量元素。维生素 A 和维生素 E 是与维持性功能并延缓衰老有关的维生素。它们在促进睾丸发育、增加精子的生成并提高其活力等方面具有决定性作用。维生素 C 对性功能的恢复也有积极作用，其富含于鲜枣、山楂、青椒、西红柿等果蔬中。

### （三）忌食

1. 忌温热油腻食物。应忌食羊肉、狗肉、鸡肉、雀肉以及辣椒、葱、韭菜、蒜等辛温之品。另外，烟、酒、咖啡、煎熏之物更属忌口之品。

2. 忌寒凉食物。如绿豆、冬瓜、芹菜、荸荠、冷食。值得一提的是，有些人认为要食高蛋白，故多食用甲鱼等滋补品，此类食物性偏寒，食后不易消化，妨碍脾胃的运化，更加重病情，故寒凉食物一般均要忌食。

### （四）食谱例

1. 韭菜150g，鱼虾240g，菜油、味精、食盐适量。将韭菜切成3厘米长的段，鲜虾淘洗干净，将锅烧热，放入菜油，下韭菜、鲜虾，撒上盐及味精，炒匀起锅。佐餐食用。

2. 大泥鳅250g用盐水洗净，豆腐200g，大蒜两头，大葱一棵，生姜末适量及各种调料，豆油烧开，将豆腐翻炒，下泥鳅及各种调料即可。

3. 肉苁蓉20g，精羊肉和粳米各100g，精盐少许，葱白两根，姜两片，分别将肉苁蓉、羊肉洗净切细，先用砂锅煎取苁蓉汁，去渣，入羊肉、粳米同煮至熟，加进盐、姜再煮。熟后服用。

4. 山芋肉15~20g用清水冲洗干净，与粳米100g入砂锅煮粥，粥将熟时，加入冰糖适量稍煮即可。每日晨起空腹顿服1次。

5. 取枸杞子20g，苦瓜子9g，羊肾1只，羊肉100g，葱白、食盐适量，大米50g。将羊腰洗干净，去筋膜，切丝，羊肉切碎；枸杞子、苦瓜子煎汤去渣，再同大米、羊腰、羊肉煮熟，熟后加葱、盐、味精调味。可做早晚餐食用。

## 三、生殖系统感染

### （一）概述

生殖感染：也叫性传播疾病。是以性接触为主要传播方式的一组疾病。世界卫生组织将生殖感染，分类为四级。一级生殖感染：艾滋病。二级生殖感染：梅毒、淋病、软下疳、生殖感染性淋巴肉芽肿、腹股沟肉芽肿、非淋菌性尿道炎、生殖感染性衣原体病、泌尿生殖道支原体病、滴虫性阴道炎、细菌性阴道炎、生殖感染性阴道炎、生殖感染性盆腔炎。三级生殖感染：尖锐湿疣、生殖器疱疹、阴部念珠菌病、传染性软疣、阴部单纯疱疹、加特纳菌阴道炎、生殖感染性肝周炎、瑞特氏综合征、维生素 B 群佐球菌病、乙型肝炎、疥疮、阴虱病、人巨细胞病毒病。四级生殖感染：梨形鞭毛虫病、分枝杆菌病、阿米巴病、沙门氏菌病、志贺氏菌病、甲型肝炎。

## （二）宜食

1. 我国中医认为生殖感染湿热贯穿整个疾病的始终，早期以湿热为主，后期虽然出现肾虚，但仍可兼夹湿热余邪，故宜吃清淡、富含水分及维生素的食物，如青菜、冬瓜、胡萝卜、西瓜、梨以及葡萄等，以帮助清利湿热。

2. 生殖感染宜多吃牛奶、蛋、鱼、肉等富含营养的食物，以增强人体抗病能力。出现肾功能减退时则宜进优质低蛋白饮食，忌食韭菜、胡椒、羊肉、狗肉等辛辣或温热食物，以免助长湿热之邪；菠菜、咖啡也不宜多食。

3. 生殖感染治疗期间：宜食大豆、四季豆、萝卜及瓜果等，以碱化尿液；在应用青霉素、四环素、呋喃妥因等药物时，宜吃鱼、肉、鸡、米面等，以酸化尿液，提高抗菌药物的作用。

## （三）忌食

忌食辛辣、刺激性食物、忌食温热性食物，如羊肉、狗肉、兔肉和其他油腻食物，以避免炎症加剧。

## （四）食谱例

### 白果莲子猪小肚汤

[功能主治] 补脾止泻，补肾缩尿，益肾涩清，养心安神。适于膀胱炎、尿道炎。

[原料配方] 猪小肚2个，白果30g，莲子30g，胡椒粒少许，盐、鸡精各适量。

[用法用量] 先将猪小肚（即猪的膀胱）翻转用食盐搓擦，用清水洗干净，去除异味；白果去壳取肉，用清水浸去外层薄膜，用清水洗干净，莲子洗干净；然后一起放进砂锅内熬2~3小时，调入盐和鸡精即可。

### 车前田螺汤的做法

[功能主治] 清热利尿、凉血解毒。适于泌尿系感染之小便短赤涩痛、淋漓不畅者。

[原料配方] 车前草30g，猫毛草15g，田螺（连壳）500g。

[用法用量] 先用清水静养田螺1天，经常换水以漂去污泥，斩去田螺尾；将全部用料放入锅内，加清水适量，武火煮沸后，文火煲1小时，饮汤吃田螺肉。

# 四、男性不育

## （一）概述

男性不育指夫妇同居未采取避孕措施两年以上，

而无生育者。女方检查正常，男方检查异常。凡夫妇婚后同居2年以上，未采用避孕措施而未受孕，其中有女方的原因也有属于男方的病证。若属于男方的病症，常见病因有：先天不足，肾精不充；肾气不足，精关不固或肾精亏耗，滑脱不禁，或房劳过度，肾不藏精，或情志紧张，精气失调等，总之，该病病因不离乎肾、肾精、气虚及至肾阳虚，肾阴虚，肾阴阳两虚。

## （二）宜食

1. 各种蛋类和鱼子。这是机体消化吸收后制造卵子或精子的上佳原料，属高蛋白，应多食。蛋类每天1~2只。鸡蛋偏热，鸭蛋偏凉，可交替食用，若宫寒不孕者，可多食鸡蛋。对湿热下注，经常尿路感染，黄带，赤带者可进鸭蛋。鱼子不宜一次进食过多，以30~50g为宜，每周1~2次。

2. 多食荤腥、多食野味、鱼类等水产品，如麻雀、野鸡、野鸭、野兔、鸽子、乌骨鸡、童子鸡、牛羊猪肉及各种鱼虾、龟鳖之类。这些食品富有人体所需的各种营养成分，特别是蛋白质比素食类高得多。各种水产品，大多性平而偏凉。生虾仁浸酒，滋阴补肾，有助于生精。

3. 鳗和鳗精，鳗鱼鲜美，日常佳肴。自古入药，味甘性平。《本草汇言》曰："补肾脏，壮虚羸"。《经验广集》曰："话男妇一切虚劳弱症"。《日华子本草》曰："起阳"。

4. 牛鞭膏，牛鞭选用带睾丸者效果更佳。洗净，斩段，清水煮沸，弃腥水，再仔细去毛及杂物，须用筷子通净尿道内"臊物"。加黄酒500~1000ml，白酒250ml，葱姜，窍门是加一匙红糖及半杯啤酒，不必加水，放入高压锅，烧开后用小火炖烂如膏。牛鞭膏主要是吃蛋白质和各级水解物（胨、氨基酸）。自制牛鞭膏，也可请中医开滋补方，中药煎浓汁混入，每天50ml左右，空腹服用。处方中牛鞭具有补肾阳、益阳气的功效；淫羊藿、胡桃肉辅助方便。牛鞭助阳益精。补益肝肾，有坚筋强骨的作用；首乌、熟地、菟丝子、女贞子能敛精气，补肝肾；黄精、党参、淮山药、茯苓，可以补脾、养气、生津；佐以白芍、丹皮的养阴、清热生血、和血的功能使全方具有补而不腻，温而不燥的功效。适于肾阳不足，肾气亏损、阳痿遗精、腰膝酸软，畏寒肢冷等症。

5. 猪、牛骨汤或小排骨汤。煮前先将汤骨敲断，煮时加少量米醋，可使骨髓的有效物质更多地溶入汤内，提高浓度。骨髓有效物质有助于造血、生精、改善性功能，提高性生活质量。

6. 人参类。益气、生精，有壮阳之功，宜男子服用，效果更佳。

7. 素补膏滋。酌选黑芝麻、核桃肉、桂圆肉、津小枣、莲子肉等，用阿胶炼成膏滋，每日50~100ml，空腹服用。

8. 饮食要清淡而富有营养，多食新鲜蔬菜、水果，注意荤、素搭配，少食辛、辣、酸、苦等调料，忌食毛笋、雪里蕻咸菜。不育症夫妇一定要戒烟忌酒。

## （三）忌食

1. 忌过量饮酒及饮咖啡：酗酒以及饮用咖啡对

精液的生成有一定障碍，故应忌之。

2. 忌食生冷寒凉的食物：本病患者多有肾阳气亏虚的症状，性寒凉的食物易损伤人体阳气，故应忌之。

### （四）食谱例

1. 枸杞黑豆糯米糊：黑豆30g，绿豆30g，淮山药60g（切片），桑葚子30g，枸杞子30g，糯米粉适量。前5味加水适量煮熟，再加糯米粉煮沸搅匀即成。每天1料，5天为1疗程。

2. 枸杞子炖鸽蛋：枸杞子15g，龙眼肉15g，菟丝子15g，五味子10g，鸽蛋4枚，白糖适量。鸽蛋煮熟去壳，同枸杞子、龙眼肉、菟丝子，五味子共炖，加糖食用。每天1次。

3. 核桃五味子蜜糊：核桃仁8个，五味子5g，蜂蜜适量，洗净共捣成糊状服食。

4. 淮山大枣藕粉糊：淮山60g（切片），大枣（去核）5枚，核桃仁3个，藕粉50g，前3味先煎熟，后加入藕粉煮沸搅匀即成，每天1料。

5. 淮山薏仁萝卜粥：大萝卜1000g，薏仁30g，淮山药20g，大米50g，萝卜煮熟绞汁，与薏仁、淮山、大米一起煮粥食用。

6. 淮山海参粥：淮山药30g，海参30g，莲子20g，大米60g，冰糖适量，煮粥食。每天1料。

7. 枸杞海参粥：海参30g，枸杞30g，淮山药30g，糯米100g。将海参浸透、剖洗干净，切片煮烂；将糯米、淮山药、枸杞子煮成稀粥并与海参混合再煮片刻，调味食，每天1料。

## 一、麻疹

### （一）概述

麻疹是由麻疹病毒引起的急性呼吸道传染病，以初热期发热、咳嗽、流涕、眼结膜充血、畏光等，2～3天后口腔黏膜粗糙，有细小白点（麻疹黏膜斑）为主要表现。5岁以下儿童发病率最高，全年均可发病，以冬春二季为流行高峰。麻疹具有终身免疫，易并发肺炎、心肌炎、脑炎。

### （二）宜食

1. 饮食宜清淡、易消化，富于营养和维生素，如稀粥、菜泥、冬瓜、萝卜、芹菜等。

2. 发热出疹期间，宜进流质或半流质，如藕粉、面条、菜汁、新鲜果汁。

3. 热退后宜进牛奶、豆浆、猪肝汤、腰花汤、鲜鱼汤、瘦肉、新鲜蔬菜和水果。

4. 恢复期宜吃健脾胃食物，如莲子、大枣、萝卜等。

5. 小儿麻疹后若出现角膜软化症，适宜服食猪肝、羊肝、鸡肝等动物肝脏。

6. 宜选用促使疹发透的食物，如芫荽、鲜虾、鲜鲫鱼、鲜笋、荸荠、甘蔗汁、金针菜、蘑菇、樱桃、鲜芦根、菊花、苋菜、雄鸡、大葱、鸽子、蕹菜等。

### （三）忌食

1. 忌油腻厚味、辛辣动火食物，如肥肉，煎炸、烧烤食物及辣椒、花椒等。

2. 忌酸涩食物，忌香燥食物如蒜、葱、生姜、八角、茴香等。

### （四）食谱例

#### 葛根粉粥

[功能主治] 清热除烦，生津止渴，透疹。主治热病烦渴，斑疹不透，夏令口渴多饮等症。

[原料配方] 葛根粉30g，粳米50g。

[用法用量] 粳米浸泡一宿，同葛根粉共入砂锅内，加水500ml，用文火煮至米花粥稠。不拘时，稍温服食。

#### 荠菜豆腐羹

[功能主治] 益气透疹。预防和治疗麻疹中期，疹出腹、四肢者。

[原料配方] 鲜荠菜连根250g，豆腐250g，荸荠粉适量。

[用法用量] 荠菜、豆腐加水适量煮开，调入适量荸荠粉至稠，加入盐、味精适量调味。每日分2

次，温服。

### 竹笋鲫鱼汤

[**功能主治**] 适于小儿麻疹初起，发热口渴，小便不利。

[**原料配方**] 鲜活鲫鱼1条（约250g），春笋50g，葱适量。

[**用法用量**] 鲫鱼去鳞及内脏，洗净；春笋洗净切片，鲫鱼入锅，放入春笋片和葱；加水适量炖至汤浓，加盐少许调味。每日1剂，分3次，温服。

### 荸荠柽柳煎

[**功能主治**] 解表生津，清热透疹。主治麻疹出疹期，疹出颈腹及四肢者。

[**原料配方**] 荸荠90g，柽柳15g（鲜枝叶30g）。

[**用法用量**] 水煎服。

### 甘蔗马蹄饮

[**功能主治**] 清热止咳。主治麻疹咳嗽，四肢、颈、腹、背出疹者。

[**原料配方**] 红皮甘蔗（连皮去节）、马蹄适量。

[**用法用量**] 煎汤代茶饮。

### 绿豆丝瓜花汤

[**功能主治**] 用于患儿麻疹已出齐时。

[**原料配方**] 绿豆20g，鲜丝瓜花3朵。

[**用法用量**] 将绿豆淘洗干净放入锅内加水煮至绿豆开花，滤去绿豆；在汤内放入丝瓜花，烧开即可服。

### 百合绿豆粥

[**功能主治**] 清热润肺。主治小儿疹回期，疹点出齐后，热渐退，咳嗽轻者。

[**原料配方**] 百合50g，绿豆50g，粳米50g，冰糖适量。

[**用法用量**] 将百合、绿豆、粳米洗净入锅同煮至熟烂，加糖调味。每日早晚各1次，温服。

### 五汁饮

[**功能主治**] 滋阴清热。主治热病之后，口渴，舌红苔少者。

[**原料配方**] 洗净鲜芦根，鲜梨，鲜荸荠，鲜藕，鲜麦冬各适量。

[**用法用量**] 以上原料切碎，绞汁，冷饮或温饮。

## 二、水痘

### （一）概述

水痘是由水痘带状疱疹病毒初次感染引起的急性传染病。学龄前儿童多见，以发热及成批出现周身性红色斑丘疹、疱疹、痂疹为特征。冬春两季多发，其传染力强，接触或飞沫均可传染，易感儿发病率可达95%以上。该病为自限性疾病，病后可获得终身免疫，也可在多年后感染复发而出现带状疱疹。

此病症状为骤然起病，皮疹和发热，体温多在39℃以下，皮疹分布呈向心性，躯干、头部、腰部较多，四肢较少，初起为红色斑疹、丘疹，以后变为椭圆形，薄膜包围的"露珠"状疱疹，大小不一，几天后，疱疹中间微见凹陷，然后结痂，脱落，不留疤痕。严重的并发症有脑炎、肺炎、败血症。

### （二）宜食

1. 饮食宜清淡，可选用轻透作用的食物，如芦根、百合、杏仁、赤小豆、金银花、绿豆汤、小麦、梨汁、猪胆、螺蛳、赤砂糖、黄豆、黑大豆。

2. 宜多饮开水。

### （三）忌食

1. 忌辛辣刺激性食物，如姜、辣椒、花椒、桂皮等。

2. 忌鸡、鸭、鹅、鱼、虾、猪肉、香菇等发物。

3. 忌烟、酒。

4. 忌油腻、煎炸、燥热食品和甜食，如南瓜、荔枝、桂圆肉、梅子、杏子、大枣、柿子、石榴、樱桃、栗子以及炒花生、炒蚕豆、炒瓜子、糍粑、年糕、肥肉、猪油等。

### （四）食谱例

#### 竹笋鲫鱼汤

[功能主治] 益气、清热、透疹。

[原料配方] 鲜竹笋30g，鲫鱼1条（约150g）

[用法用量] 将鲜竹笋洗净切片，鲫鱼去鳞及内脏，同煮汤。每日3次，随量食用。

#### 银花薏米粥

[功能主治] 疏风、清热、除湿。

[原料配方] 金银花15g，薏米30g，冰糖适量。

[用法用量] 将金银花水煎3次，去渣取汁；薏米加水煮粥，至八成熟时，入药汁共煎至粥成，入冰

糖调味。每日2次，连服3日。

#### 青果芦根茶

[功能主治] 清热解毒，生津利咽。

[原料配方] 青果30g，芦根60g。

[用法用量] 将青果捣碎，芦根切碎，加适量水煎煮，去渣取汁。代茶饮用。

#### 二胡茶

[功能主治] 发汗透疹，健脾化湿。

[原料配方] 胡萝卜100g，胡（羌）荽60g。

[用法用量] 上二味洗净切碎，加水煎取汁液。每日1剂，不拘时，代茶温饮。

#### 金银花甘蔗茶

[原料配方] 金银花10g，甘蔗汁100ml。

[用法用量] 金银花水煎至100ml，兑入甘蔗汁。代茶饮，可频频服之，每日1剂，7～10日为1疗程。

#### 金针苋菜汤

[功能主治] 清热解毒。

[原料配方] 金针菜30g，马齿苋30g。

[用法用量] 上二味加水适量煎煮20分钟，去渣取汁。每日2次，随量饮用。

#### 梅花绿豆粥

[功能主治] 清热、养阴、解毒。

[原料配方] 腊梅花15g，绿豆30g，粳米50g。

[用法用量] 先将腊梅花水煎取汁，绿豆和粳米煮粥，粥将成时，入药汁和匀，再加冰糖调味。每日

1 剂,分 2 次服用。

### 乌梅二豆汤

[**功能主治**] 清热解毒,生津止渴。

[**原料配方**] 乌梅 2 个,黑豆 15g,绿豆 15g。

[**用法用量**] 上三味共为粗末,用水煎取汁。代茶频饮。

## 三、流行性腮腺炎

### (一)概述

流行性腮腺炎简称流腮,俗称"猪头疯"、"蛤蟆瘟"、"对耳风"等,是由腮腺炎病毒引起的急性呼吸道传染病,以非化脓性腮腺肿痛为特征。流行性腮腺炎以 5~9 岁的小儿为多见,常发生于冬春两季,通过飞沫传播。

中医称之为痄腮、温毒、搭腮肿、蛤蟆瘟等,多由温毒侵袭所致。临床主要分为温毒在表、热毒蕴结两个证型。

### (二)宜食

1. 饮食宜清淡、易消化的半流食或软食,如浓米汤、藕粉、橘子水、梨汁、蔗汁、牛奶、蛋花汤、豆浆、瘦肉汤等。

2. 宜多吃具有治疗作用的食物,如马齿苋、香椿头、芫荽、绿豆汤、赤小豆、丝瓜、陈小麦粉、芹菜、马铃薯、泥鳅、荸荠、藕汁、茅根、萝卜等。

### (三)忌食

1. 忌公鸡、鹅、猪头肉、海腥等发物。

2. 忌辛辣刺激性食物,如辣椒、花椒、姜、蒜、桂皮以及过酸的食品。

3. 忌油腻厚味食物。忌烟、酒。

4. 忌闻烟、油锅气等刺激性气味。

### (四)食谱例

#### 银花凉茶

[**功能主治**] 清热解毒。

[**原料配方**] 鲜金银花 60g 或干品 30g。

[**用法用量**] 将金银花稍加水浸洗后,放入砂锅内,加水适量煎沸 3 分钟,去渣取汤约 250ml。以上为 1 日量,作冷饮或凉茶,分 2~3 次饮服,连用 3~5 日。

#### 冰糖炖鸭蛋

[**功能主治**] 清热解毒,健脾开胃。

[**原料配方**] 鸭蛋 1 个,冰糖 15g。

[**用法用量**] 先将冰糖加开水溶化,待水凉后打入鸭蛋搅匀,蒸熟。每日 2 次,连服 1 周。

#### 绿豆白菜汤

[**功能主治**] 清热解毒。

[**原料配方**] 绿豆 100g,白菜心 3 个。

[**用法用量**] 先把绿豆加水适量煮沸,煮至将熟时,放入白菜心,再煮 20 分钟即可。取汁温热顿服,1 日内分 2 次服完,直至痊愈。

#### 牛蒡粥

[**功能主治**] 疏风散热,解毒消肿。

[**原料配方**] 牛蒡子 20g,粳米 60g,白糖适量。

[**用法用量**] 将牛蒡子打碎,水煎取汁 100ml,

粳米煮粥，待粥将成时兑入牛蒡子汁，调匀，加白糖调味。每日2次，温服。

### 凉拌黄花菜

[功能主治] 清热消肿散结。

[原料配方] 黄花菜30g，海带丝30g。

[用法用量] 先用温水将黄花菜浸泡，洗净后与海带丝同煮熟，沥去水，放凉，加调料拌匀。佐餐服食。

### 绿豆黄豆汤

[功能主治] 清热解毒，消肿定痛。

[原料配方] 绿豆100g，黄豆50g，白糖30g。

[用法用量] 将绿豆、黄豆加水适量，煮至烂熟，加入白糖搅匀。每日1剂，分2次食用，连用5日。

### 荸藕茅根茶

[功能主治] 清热凉血，生津止渴。

[原料配方] 荸荠、生藕、鲜茅根各等量。

[用法用量] 上三味加适量水同煮，去渣取汁。代茶饮。

## 四、百日咳

### （一）概述

百日咳是由百日咳杆菌所引起的小儿常见急性呼吸道传染病。其临床特征为阵发性痉挛性咳嗽，咳后伴有鸡鸣样吸气吼声，最后倾吐痰沫而止，病程延续可达2～3月之久，故名："百日咳"。本病四季均可发生，以冬春季为多发，1～5岁小儿多见，年龄愈小病情愈重。

### （二）宜食

1. 宜进食清淡易消化的食物，如软饭、粥类、面片汤、菜泥等。

2. 宜多吃茄子、大蒜、萝卜、芹菜、刀豆、扁豆、豆芽等新鲜蔬菜。

3. 宜梨、橘、核桃仁、红枣等水果及梨汁、萝卜汁、荸荠汁、藕汁、蜂蜜等润肺滋阴食品。

4. 宜多吃具有治疗作用的食物，如豆腐、大蒜、牛胆、猪胆、猪小肠、鸡胆、麻雀肉、栗子、核桃仁、红萝卜、橄榄、冰糖、花生等。

### （三）忌食

1. 忌辛辣刺激性食物。

2. 忌烟、酒。

3. 忌刺激性气味。

### （四）食谱例

#### 饴糖萝卜汁

[功能主治] 止咳化痰。

[原料配方] 白萝卜汁30ml，饴糖20ml。

[用法用量] 上二味与适量沸水搅匀即可。每日3次，顿服。

#### 麻黄蒸梨

[功能主治] 宣肺止咳。

[原料配方] 麻黄3g，大梨1只。

[用法用量] 先把麻黄捣为粗末，生梨挖去梨核，把麻黄放入梨心内，再将梨合严，插上小竹签，然后放入碗内，隔水蒸熟。每日2次，每次1只，去

麻黄吃梨饮汁，连用 35 日。

## 秋梨白藕汁

[**功能主治**] 清热润肺，化痰止咳。

[**原料配方**] 秋梨 2 个，白藕 1 节。

[**用法用量**] 将秋梨去皮、核，白藕洗净，两者均切碎，以洁净纱布绞汁。代茶频饮。

## 芦根粥

[**功能主治**] 清解肺热。

[**原料配方**] 鲜芦根 50g，竹茹 8g，粳米 30g，生姜 2 片。

[**用法用量**] 将芦根与竹茹加适量清水同煮，去渣取汁，加入粳米煮粥，粥将成时加生姜，稍煮片刻即可。早晚分次食用。

## 橄榄核冰糖茶

[**功能主治**] 清热润肺，化痰止咳。

[**原料配方**] 鲜橄榄核 2 个，冰糖 10g。

[**用法用量**] 将鲜橄榄核打碎，加水适量煎煮，煮至味出，加入冰糖调味。趁热 1 次顿服。

## 川贝杏仁饮

[**功能主治**] 润肺，化痰，止咳。

[**原料配方**] 川贝母 6g，杏仁 3g，冰糖少许。

[**用法用量**] 将杏仁去皮，与川贝母加清水适量，用武火煮沸后，放入冰糖，改用文火煮 30 分钟。每日临睡前服 1 次。

## 二白饮

[**功能主治**] 清热润肺，化痰止咳。

[**原料配方**] 白萝卜 500g，鲜百部 50g，饴糖少许。

[**用法用量**] 将百部与白萝卜共捣绞汁或煎汤，调入适量饴糖，用开水搅匀即可。代茶频饮。

## 花生冰糖液

[**功能主治**] 润肺和胃。

[**原料配方**] 花生米 60g，冰糖 20g。

[**用法用量**] 用水先煎花生米，待熟软加入冰糖继续煮。酌量服食。

## 黄芪阿胶粥

[**功能主治**] 补气养血。

[**原料配方**] 黄芪 15g，阿胶 10g，粳米 30g。

[**用法用量**] 黄芪水煎取汁，用药汁煮粳米为粥，烊化阿胶，兑入粥中。每日 1 次，温服。

## 川贝雪梨炖猪肺

[**功能主治**] 养阴，润肺止咳。

[**原料配方**] 川贝母 8g，雪梨 1 只，猪肺 20g，冰糖少许。

[**用法用量**] 将川贝母洗净，雪梨去皮切成小块，猪肺洗净，挤去泡沫，切成块。以上原料一起放入砂锅，加冰糖、水适量，煮沸后改文火炖 3 小时。饮汤吃梨、猪肺。

## 薏米杏仁粥

[**功能主治**] 益气健脾，润肺止咳。适于恢复期气虚者。

[**原料配方**] 薏米 15g，杏仁 5g。

[用法用量] 将薏米加清水适量,用武火烧沸后,改用文火煮至半熟,放杏仁,继续用文火煮至熟,放入冰糖即可。每日2次,作早晚餐食用。

# 五、婴幼儿腹泻

## (一)概述

婴幼儿腹泻又称小儿肠炎,除细菌性痢疾、霍乱、伤寒外,还包括其他细菌、病毒引起或原因不明的腹泻,是婴幼儿期的一种急性胃肠道功能紊乱,以腹泻、呕吐为主要症状。此病全年可发,以夏秋季为多,2岁以下常见。本病治疗得当,效果良好,但不及时治疗以至发生严重的水电解质紊乱时可危及小儿生命。

## (二)宜食

1. 总的原则是饮食宜清淡、易消化、低脂肪。

2. 宜保证足够水分,纠正脱水后,再给流质、半流质,逐渐过渡到正常饮食。

3. 宜进食母乳、鲜牛奶、脱脂奶、酸牛奶、米汤、新鲜果汁、去油肉汁、蛋白汤等流质和藕粉、面包、饼干等半流质及少渣食物如豆浆、豆腐、馒头、稀饭、无油蛋糕、菜泥、苹果泥、香蕉、碎鱼、碎肉、蒸鸡蛋。

## (三)忌食

1. 忌生冷瓜果、冷拌菜等生冷类和辣椒、芥末等刺激类食物。

2. 忌豆类、过多的牛奶等导致腹胀的食物。

3. 忌糖果、巧克力、甜点等高糖食物。

4. 忌奶油、肥肉、油酥点心等高脂肪类食物。

5. 忌芹菜、菠菜、韭菜、榨菜、笋类等含粗纤维素较多的食物。

6. 忌油炸、烧烤等不易消化的食物和垃圾食品。

7. 忌咖啡、茶及汽水等含气饮料。

8. 忌公鸡、鹅、海鲜等发物。

9. 腹泻、呕吐严重者禁食。

## (四)食谱例

1. 乌梅汤:乌梅10只,加500ml水煎煎汤,加适量红糖,代水喝。

2. 橘枣茶:红枣10个,橘皮10g,沸水煮10分钟,代水喝。上两方适于大便伴有不消化的食物,呈草绿色或者黄色,小便黄少。

3. 糯米固肠粥:炒糯米30g,淮山药15g,共煮粥,熟后加胡椒末少许,加糖或盐食用。

4. 姜糖饮:生姜5片,红糖50g,清水适量,煮沸即可,趁热饮用。

5. 姜枣饮:大枣、干姜丝各3g,放入瓷杯中,以沸水150ml冲泡,加盖泡10分钟,随意饮用。

6. 柿饼2个,放米饭上蒸熟,分两次食用。

7. 绿豆、胡椒各等量研末,每次服3~6g,每日3次,开水送服。

3~7方适于饮食过凉或腹部着凉引起的大便稀薄如泡沫状,色淡,臭气不绝,肠鸣隐痛,手足发凉。治疗宜温中祛寒止泻。

8. 山药羹:炒山药研粉,每次10~15g,开水调糊,沸水冲服,每日服2次。

9. 山药蛋黄粥：生山药（干）30g 研细粉，温水调成稀糊状，煮沸，加熟鸡蛋黄 2 个，调匀，每日空腹食 2~3 次。

10. 胡萝卜汁：鲜胡萝卜 250g 洗净切碎入锅，加细盐 3g，适量水煮烂后去渣取汁，每天分 2~3 次服用。有健脾消食止泻作用。

11. 栗子糊：栗子 3~5 个，去壳捣烂加水适量煮成糊状，再调点白糖后 1 次服用，每天 2~3 次。有温中止泻作用。

12. 焦米汤：大米适量，洗净，晒半干，炒至焦黄，100ml 水中加焦米 6~10g，文火煮 1 小时，加食盐少许，饮汤。

13. 无花果 5~7 个，水煎服。

14. 酸石榴皮适量水煎，加红糖，频服。

8~14 方适于久泻之后。特点为便稀，多饭后即泻，不臭，有不消化物，时轻时重，伴面黄体弱、睡时露睛等症。治疗宜健脾止泻。

15. 苹果泥或苹果汤：苹果泥适于 6 月龄以上的小儿，每天 2~3 次，每次 30~60g；苹果汤：苹果 1 个洗净切碎，加盐 0.8~0.9g 克，糖 5g，水 250ml 共煎汤。分 2~3 次饮用。

16. 马齿苋粥：鲜马齿苋 250g（或干品 60g），洗净，切碎，水煎 10~20 分钟，去渣，加入适量大米，煮成粥，频服。

15~16 方适于有腹胀腹痛、泻前哭闹，大便酸臭如蛋花状、口臭、厌食等症状。

# 六、疳积

## （一）概述

疳积是积滞和疳症的总称，多见于 1~5 岁儿童。积滞是由乳食内积，脾胃受损而引起的肠胃疾病，临床以腹泻或便秘、呕吐腹胀为主要症状；疳症是指由喂养不当，脾胃受伤，影响生长发育的病症，相当于营养障碍的慢性疾病；另外小儿感染寄生虫病，也可转为疳证。

现代医学认为本病类似于"小儿营养不良"，是一种慢性营养缺乏症。其主要原因为摄入不足，喂养不当、偏食、消化吸收不良，或继发于各种慢性疾病，引起蛋白质或热量缺乏或消耗增加，以致不能维持机体正常代谢，而消耗自身组织，使体重下降，皮下脂肪减少，表现为逐渐性消瘦、水肿、生长发育滞缓，严重者伴有各器官的功能低下。

## （二）宜食

1. 宜食易消化、营养丰富的食物，合理喂养、少吃多餐。

2. 宜多吃具有治疗作用的食物如山楂、麦芽、鸡内金、猪肚、红枣、莲子、山药。

3. 脾疳宜食麦类（如麦片、大麦粉）及鸡肝、八珍糕、山药、莲子等。

4. 干疳宜食藕粉、绿豆汤、马蹄粉、天花粉、鲜橘汁、青菜汤、西红柿汤等。

5. 哺乳疳宜食奶粉、黄豆粉、豆浆、红枣粥、山药粥、鸭肫、鸡肫。

6. 蛔疳宜吃南瓜子、花椒。

7. 宜补充维生素、微量元素：钙片、鱼肝油、果汁。

### （三）忌食

1. 忌饮食无节、过饱过饥、过于油腻食物。

2. 忌炎夏断奶。

3. 忌过食生冷瓜果、冷冻食品及坚硬不易消化食物。

4. 忌不洁饮食。

### （四）食谱例

1. 二丑消积饼：黑、白丑各60g，白面500g。将二丑炒香脆，研成细粉状，与白面调和，加适量白糖，焙制成每块重3g的饼干食用。每次1块，每日3次。治宜消食导滞。

2. 鸡内金粥：鸡内金6g，干橘皮3g，砂仁1.3g，粳米30g，白糖少许。先将前三味共研成细末，然后与粳米同煮粥，待熟时调入白糖。温服，早晚各1碗。治宜消食导滞。

3. 鹌鹑大米粥：鹌鹑1只，大米适量，调味料少许。将鹌鹑处理干净，切成小块，与大米同煮作粥，调好味。空腹温热食，每日2～3次。治宜消食导滞。

4. 二藤健脾糕：旋花根150g，鸡血藤60g，粳米250g，白糖250g。将前三味共研细粉，混匀后加白糖，用水适量揉成面团，切块或搓成小团块，蒸熟。分顿随量食。治宜健脾益胃，补养气血。

5. 山楂蜜膏：山楂、蜂蜜各500g。将山楂洗净，去核，切成薄片，加水适量煮糊，再加蜂蜜炼成膏。每次服半匙，每日3次。治宜健脾益胃，补养气血。

6. 小米山药粥：山药45g（鲜品100g），小米50g，白糖适量。将山药洗净捣碎或切片，与小米共煮作粥，熟后加白糖适量调匀，空腹温热服食。

## 七、小儿肺炎

### （一）概述

小儿肺炎是发生于小儿的肺部感染性疾病，是临床常见病，四季均易发生，以冬春季为多。如治疗不彻底，易反复发作，影响孩子发育。小儿肺炎临床表现为发热、咳嗽、呼吸困难，也有不发热而咳喘重者。其病因主要是小儿喜吃过甜、过咸、油炸等食物，致宿食积滞而生内热，痰热壅盛，偶遇风寒使肺气不宣，二者互为因果而发生肺炎。

### （二）宜食

1. 吃奶的患儿应以乳类为主，宜适当喝点水；牛奶宜适当兑稀，每次喂少些，增加喂的次数。

2. 年龄大一点能吃饭的患儿，宜食营养丰富、容易消化、清淡的食物，多吃水果、蔬菜，多饮水。

### （三）忌食

1. 忌食多糖之物。因为肺炎患儿多吃糖后，体内白细胞的杀菌作用会受到抑制，加重病情。

2. 忌高蛋白饮食。因为小孩进食蛋白质多，排出尿素相对也会增高，而带走的水分亦会增加，因此对高热失水的患儿应忌食高蛋白饮食，疾病后期可适当补充。

3. 忌辛辣食物。辛辣之品刺激大，而且容易化热伤津。

4. 忌油腻厚味。肺炎患儿消化功能多低下，若食油腻厚味，则更影响消化功能。因此，不宜吃鱼肝油、松花蛋黄、蟹黄以及动物内脏等厚味食品；若喝牛奶应将上层油膜除去；乳母也应少吃油腻。

5. 忌喝茶。肺炎患儿多有发热，而饮茶后会刺激心肌，加重消耗，如此非但不能退热，相反还会使体温升高，诱发其他疾病。

6. 忌生冷食物，特别对有消化道症状的患儿更应禁忌。若过食西瓜、冰淇淋、冰冻果汁、冰糕、冰棒、冷饮、香蕉、生梨等生冷食物，体内阳气易受损而无力抗邪，病情也难痊愈。

7. 忌用酸性药物和食品如五味子、乌梅、维生素 C、酸果、橘子、食醋等，因为其有碍汗排出体表。

## （四）食谱例

### 鱼腥草芦根汤

[功能主治] 清热化痰。

[原料配方] 鱼腥草 30g，芦根 30g，红枣 12g。

[用法用量] 以上原料加水煮 30 分钟饮用。

### 糖杏梨

[功能主治] 有清热宣肺作用。

[原料配方] 梨 1 个，杏仁 10g，冰糖 12g。

[用法用量] 将梨去皮核，加杏仁及冰糖，隔水蒸 20 分钟食用。

### 葱姜粥

[功能主治] 有祛寒宣肺作用。

[原料配方] 葱白 3 根，生姜 3 片，粳米 50g。

[用法用量] 以上原料共煮粥，热服。

### 杏仁粥

[功能主治] 有宣肺化痰作用。

[原料配方] 杏仁 10g，粳米 50g。

[用法用量] 将杏仁加水煮 15 分钟，去渣留汁加粳米煮粥食用。

### 银菊芦根饮

[功能主治] 清热宣肺，化痰止咳，疏风解表。

[原料配方] 银花 20g，菊花、冬桑叶、杏仁各 10g，芦根 80g，蜂蜜 30g。

[用法用量] 将上方加清水适量煮沸后，文火煎煮 5 分钟左右，去渣取汁，加蜂蜜拌匀，分 3 次服完，每日 1 剂，连续 3~5 剂。

### 参枣粥

[功能主治] 有益气健脾作用。

[原料配方] 党参 12g，红枣 15g，粳米 50g。

[用法用量] 将上方加水煮粥食用

### 鸭肫山药粥

[功能主治] 有健脾收敛作用。

[原料配方] 鸭肫 1 个，山药 15g，芡实 15g，粳米 50g。

[用法用量] 将鸭肫洗净，切碎，再将山药、芡实、粳米加水煮粥食用。

### 麻黄根鱼粥

[功能主治] 有健脾止汗作用。

[原料配方] 麻黄根15g，鲫鱼1条，粳米50g。

[用法用量] 将麻黄根加水煮20分钟，去渣留汁。把鱼去鳞及内脏，洗净，同粳米一起放入汁中煮粥食用。

### 核桃粥

[功能主治] 有补肾健脾作用。

[原料配方] 核桃肉15g，大枣12g，桂圆肉10g，粳米50g。

[用法用量] 将核桃肉打碎，大枣去核，以上加水煮粥食用。

### 银耳冰糖梨

[功能主治] 有润肺止咳作用。

[原料配方] 银耳12g，梨1个，冰糖12g。

[用法用量] 将梨去皮及核，切成块。银耳用清水洗净，与梨同放入锅中，小火煮30分钟，加入冰糖溶化后食用。

## 八、遗尿症

### （一）概述

遗尿，又称遗溺、尿床，是指超过3岁，特别是5岁以上儿童不能自主控制排尿，睡中小便自遗，醒后方觉得一种疾病。轻者数夜1次，重者1夜数次。对于3周岁以下的小儿，其肾气尚未充沛，智力发育不全，排尿的正常习惯还未养成，或3岁以上儿童偶然遗尿者，均不属病态。遗尿的特点是夜间长期尿床习惯，排尿多在半夜或可发生于清晨，遗尿后继续熟睡。

遗尿症的病因为肾与膀胱的病变，主要在于膀胱不能约束，临床主要分为肾气不足、脾肺气虚和肝经湿热三个证型。

### （二）宜食

宜多吃健脾、补肾作用的食物，如莲子、薏米、山药、芡实、大枣、黄花菜、香菇、瘦猪肉、猪肚、猪骨、羊乳、鸡肫、鸭肫、鸭肉、鳝鱼、羊肉、狗肉、鱼类、龟、鳖、猪肾等。

### （三）忌食

1. 晚餐忌饮过多汤水。

2. 睡前忌饮水。

3. 忌生冷、寒凉性食物，如生冷瓜果、寒凉性蔬菜、冰冻食品。

### （四）食谱例

#### 狗肉炖黑豆

[功能主治] 温阳暖肾。适于睡中遗尿。

[原料配方] 狗肉150g，黑豆20g。

[用法用量] 狗肉加水、料酒适量，用武火煮沸，去浮沫，改用文火煨至极烂，调味即可。1日内分食完，15日为1个疗程。

#### 山茱萸韭菜饮

[功能主治] 温阳补肾。适于遗尿症。

[原料配方] 山茱萸15g，韭菜30g。

[用法用量] 先煮山茱萸20分钟左右，再入韭

菜，煮一、二沸，取汁去渣。代茶频饮。

### 莲子粉粥

[**功能主治**] 益气健脾。适于尿频而量少的遗尿症。

[**原料配方**] 莲子粉20g，粳米100g。

[**用法用量**] 粳米与莲子粉同入锅内，加水适量，置武火上煮沸，再用文火熬至粥成。每日1次，宜常食。

### 赤豆薏米粥

[**功能主治**] 清热利湿。适于小便黄赤的遗尿症。

[**原料配方**] 赤小豆30g，生薏米30g。

[**用法用量**] 以上二味加适量水煮至薏米熟烂。早晚服食。

## 九、佝偻病

### （一）概述

佝偻病是婴幼儿时期常见的一种营养缺乏症，主要是由于维生素D不足、钙磷代谢失常所致。

中医认为，本病的发生与先天胎中失养或后天调护不当有密切的关系。佝偻病属中医的"鸡胸"、"龟背"、"五迟"等病证范畴。临床主要分为脾肾虚弱、肾气亏虚两种类型。

### （二）宜食

宜食莲子、山药、山萸肉、枸杞子、核桃仁、骨头汤、骨髓、田螺、莲子、鸡蛋、鱼、虾、紫菜等，同时应多在室外活动，增加日照时间。

### （三）忌食

1. 忌乳食单调。因乳类和淀粉类食物中维生素D的含量很少，远不能满足小儿日常生长发育的需要。长期单纯乳类或淀粉类食物喂养，就可导致或加重本病。

2. 忌过食谷类食物如大米、小米、高粱、小麦、玉米等。谷类食物含维生素D和钙、磷不足，长期食用这类食物会使本病加重。

3. 忌不及时为婴儿添加辅食。

4. 忌吃糖过多。吃糖过多会影响钙质的吸收，造成小儿体内钙的缺乏。

### （四）食谱例

### 一品山药

[**功能主治**] 补脾益肾。适于佝偻病。

[**原料配方**] 生山药500g，面粉150g，核桃仁100g，什锦果脯、白糖、猪油、蜂蜜、豆粉适量。

[**用法用量**] 将生山药洗净去皮蒸熟，加面粉揉成面团，放在盘中，拼成圆饼状，饼上摆核桃仁、什锦果脯，然后放入蒸锅内，置武火上蒸20分钟。将白糖、猪油、豆粉放入另一锅内熬成糖汁，加入蜂蜜，浇在圆饼上。可作点心食用。

### 补虚正气粥

[**功能主治**] 益气健脾。

[**原料配方**] 炙黄芪60g，人参5g，粳米150g，白糖10g。

[**制法用法**] 将黄芪、人参切片，用冷开水浸泡半小时，入锅煎沸后改用文火煎成浓汁，取汁后再加

冷水如上法煎取二汁去渣，将两次药汁合并，用药汁与粳米一起煮粥，粥成加白糖，稍煮即成。早晚服用。

### 龟甲鸡骨核桃汤

［功能主治］益肾气，填肾精。适于发育迟缓，骨骼畸形明显，鸡胸、驼背、下肢弯曲等症。

［原料配方］龟甲30g，乌鸡胫骨2对，核桃10g，食盐、味精各适量。

［制法用法］将龟甲、鸡骨打碎，加水适量，文火炖约2小时，再加核桃、食盐继续炖至核桃熟烂，入味精调味即可。每日1次，常食。

### 龙牡山萸粥

［功能主治］补肾壮骨。

［原料配方］龙骨30g，牡蛎30g，山茱萸10g，粳米100g。

［制法用法］将龙骨、牡蛎打碎煮约1小时，再加山茱萸煎半小时，用纱布过滤出药汁，后再如法煎煮提取2次，把3次药汁合在一起，加入粳米，加适量的水煮粥。早晚分食。

## 十、流涎

### （一）概述

流涎亦称小儿流涎，是幼儿最常见的疾病之一。多见于1岁左右的婴儿，常发生于断奶前后，是一种以流口水较多为特征的病症。流涎的原因很多，一般分为生理性和病理性两大类。病理性流涎是指婴儿不正常地流口水，常有口腔炎、面神经麻痹，伴有小嘴歪斜、智力下降等。另外，唾液分泌功能亢进、脾胃功能失调、吞咽障碍、脑膜炎后遗症等均可引起病理性流涎。

### （二）宜食

1. 脾胃积热证者应选择具有清热养胃、泻火利脾作用的食物，如绿豆汤、丝瓜汤、芦根汁、雪梨汁、西瓜汁、金银花露等。

2. 脾胃虚寒证者应选择具有温和健脾作用的食物，如虾、海参、羊肉、韭菜、花生、核桃等。

### （三）忌食

脾胃积热证的患儿应避免食用刺激性的食物，如辣椒、姜、蒜等。

### （四）食谱例

1. 鲜石榴饮：鲜石榴适量，适量温开水。鲜石榴洗净去皮后将其捣烂；加适量温开水调匀，取石榴汁涂于口腔。

2. 绿豆凉粥：绿豆100g，苦瓜50g，薏米150g，大米100g。将绿豆、苦瓜、薏米、大米分别洗净，备用；将洗净的绿豆、苦瓜、薏米、大米放入锅中一同煮成粥，放凉后给患儿食用。

## 十一、儿童多动症

### （一）概述

儿童多动症在医学上一般称为注意力缺陷与多动障碍，是儿童和青少年期间最为普遍的心理障碍之一。这类患儿的智能正常或基本正常，但学习、行为及情绪方面有缺陷，表现为注意力不易集中，活动过多，情绪易冲动以致影响学习成绩。

### （二）宜食

1. 缺铁、锌以及维生素可能是引起儿童多动症的诱因，因此，宜食含锌、铁丰富的食物。

2. 宜适当减少高糖、高蛋白食物的摄入，多吃番茄、橘子等水果和新鲜绿叶蔬菜。

### （三）忌食

1. 忌偏食。

2. 少食胡椒、辣椒等刺激性强的调味品以及含有食品添加剂的食物。

3. 由于多动症患儿大多表现为阴虚阳亢的症候，因此，应避免辛辣油腻之品。

4. 忌食含甲基水杨酸较多的食物，如番茄、苹果、橘子等。

### （四）食谱例

1. 甘麦大枣核桃煲猪心：用浮小麦 60g，甘草 3g，大枣 10 枚（去核），核桃肉 30g，猪心 1 个（洗净、剖开留心内血），一齐放锅内，调味后，饮汤吃肉。

2. 黑豆珍珠煲乌龟：黑豆 50g（炒），珍珠母 50g（打碎，用纱布包好），乌龟宰后去内脏，切块，沸水烫过，用黑豆、珍珠母放锅内加适量沸水烫汤，调味后，饮汤吃肉。

3. 大枣百合炖猪脑：大枣 6 枚（去核），猪脑 2 个（去红筋衣膜，洗净），同大枣、百合放入炖盅中，加适量水，隔水炖熟，调味后，饮汤吃肉。

4. 鹌鹑羊肝羹：鹌鹑蛋 4 只，羊肝（或牛肝）100g，水发银耳 50g，玉米粉 10g。羊肝切小块，银耳切成小粒，共放锅中，加适量清水，汤沸时用玉米粉加鹌鹑蛋（去壳）拌匀，勾芡，以油、盐调味后食用。长期服用，对小儿多动症患者效果良好。

5. 甘枣麦片汤：枸杞子 12g，甘草 6g，红枣 15g，煎煮 20 分钟，滤汁，留红枣，加燕麦片 20～30g，煮成粥，作早餐，可以常服食。此粥可养心补肝，对儿童多动症起辅助疗效。

6. 狗肉黑豆汤：狗肉 50g，黑豆 20g，将狗肉洗净切块，与黑豆同煮汤服用，隔日 1 次。治疗肾气虚所致的儿童多动症。

7. 百合、甘草各 10g，大麦 30g，红枣 15g，加水适量煮水服，每日 1 次，连服 1 个月为 1 个疗程，或以猪脊髓，淡盐蒸服适量。适于肾阴不足、肝阳偏旺型多动症。

8. 龙眼肉 500g，白糖 50g，将龙眼肉放碗中加白糖，反复蒸晾 3 次，使色泽变黑，将龙眼肉再伴少许白糖装瓶备用，每天服 2 次，每次 4～5 颗，连服 7～8 天，或芡实 100g，甘草 18g，大枣 15 枚，水煎服每天早晚分服，连服数天。适于心脾气虚之多动症。

9. 竹笋 15g，荸荠 9g，红糖适量，水煎饮汤，每天 1 次，连服。适于湿热内蕴、痰火扰心之多动症。

## 十二、幼儿湿疹

### （一）概述

幼儿湿疹是一种变态反应性皮肤病，即过敏性皮肤病，主要原因是对食入物、吸入物或接触物不耐受或过敏所致。幼儿湿疹是婴儿时期常见的一种皮肤病，常在两个月至两岁期间发病，2岁以后大多数可以自愈，但少数可以延伸到幼儿或儿童期。起初的湿疹为红斑，以后在红斑上发生细小的表皮水泡，破泡后产生湿性结痂区，皮损可迅速蔓延至其他部位，主要是头皮、颈项、前额、手腕、四肢以及臀部。

中医学称为奶癣，认为系内蕴湿邪、外感风热引起，也与母体饮食因素有关。

### （二）宜食

1. 宜多食富含维生素类食品，如新鲜水果、蔬菜等。即可防止感染，又能减少皮肤过敏反应。

2. 宜食清热解毒、利湿、凉血的食物如黄瓜、丝瓜、冬瓜、西瓜、藕、绿豆等。

3. 烹调宜用芝麻油、菜油、花生油、豆油等，可提高患儿血中不饱和脂肪酸的含量，有利于促进湿疹痊愈。

### （三）忌食

1. 患儿应禁忌一切引起过敏的食物。对于母乳喂养的婴儿，如怀疑某食物过敏，则母乳也应停食。

2. 忌食辛辣刺激性食物。

3. 忌食鱼、虾等海产品和柑橘等食物。

4. 忌狗肉、牛肉、羊肉。

### （四）食谱例

1. 绿豆海带汤：绿豆30g，海带10g，鱼腥草10g，白糖适量。先洗净海带、鱼腥草，将鱼腥草加适量的水煎20分钟，去渣取汁，然后加入绿豆、海带煮熟，加入白糖调味饮用，每天1剂，连服5～7剂。

2. 绿豆薏仁汤：绿豆、薏仁各30g，白糖适量。先煮绿豆、薏仁至烂熟，加入白糖调味，一天内分几次食完。每天1剂，连服5～7剂。

3. 红豆薏仁汤：红豆15g，薏仁30g，玉米须15g（布包）。将三味加水适量煮熟，去玉米须，加白糖适量，分次服食。每天1剂，连服7天。

4. 冬瓜薏仁汤：冬瓜皮、薏仁各30g，车前草15g。将三味加适量水煎煮，去渣取汁饮用。每天1次，连服7天。

5. 马齿苋汁：马齿苋（鲜）250～500g，洗净切碎，加水适量，煎煮取汁饮用。每天1次，连服7天。

6. 茯苓炖乌龟：土茯苓30g，乌龟1只。洗净土茯苓、乌龟，加适量水，共炖烂熟，喝汤食龟。每天1剂，连服7剂。

7. 薏仁荸荠汤：薏仁30g，荸荠10个。将荸荠去皮洗净，加薏仁、适量清水，煮熟加适量白糖调味服食。每天1剂，连服5～7天。

8. 赤豆芡实饮：赤小豆、芡实各30g，白糖适量。先将赤小豆、芡实加水煮烂熟，白糖调味，饮用。每天1剂，连服7天。

9. 玉米须芯汤：玉米须15g，玉米芯30g，冰糖适量。先煎玉米须、玉米芯，去渣取汁，加冰糖调味，代茶饮用。可连服5～7次。

10. 乌龟煮百合：乌龟1只，百合30g，红糖少许。将乌龟、百合煮熟透，加入红糖，食用，或熬膏服食。婴幼儿减量。

11. 红枣扁豆粥：红枣 10 只，扁豆 30g，红糖适量。将前二味加水煮烂熟，加入红糖，服食。婴儿减量。

12. 乌梢蛇当归玉竹汤：乌梢蛇（干）15g，当归 6g，玉竹 10g。加适量水煎汤，服食。每天 1 剂，连服 10 剂。

13. 桑葚百合汤：桑葚、百合各 15g，大枣 5 枚，青果 6g，加水适量煎汤服用。每天 1 剂，连服 10 剂。婴幼儿减量。

# 十三、小儿盗汗

## （一）概述

小儿在入睡后出汗，谓之盗汗。可能有以下几种原因：一是热性病之后，阴液大伤，出现盗汗，此为阴虚盗汗；二是结核感染，是由细菌引起的中毒症状，常在下午有潮热现象，夜间盗汗，此为结核盗汗；三是由于血钙偏低引起，在佝偻病患儿中尤其多见，但盗汗并非佝偻病特有的表现；四是由于神经系统发育尚不完善引起，此为生理性盗汗，十岁前可自愈。病理性盗汗主要症状：入睡后，头面和胸前出汗，醒后疲倦不堪或伴有主要疾病的症候群，如肺结核常伴有咳嗽等。

## （二）宜食

1. 盗汗中损失大量 B 族维生素、维生素 C，故宜补充富含维生素的食物如麦类，粗米，新鲜水果、蔬菜。

2. 宜食滋阴、补虚食物，如山药、大枣、莲子、银耳、麦片、糯米、桂圆、老鸭、泥鳅（如兼有自汗者，可食羊肉）。

## （三）忌食

忌食辛辣刺激、动火食物，如葱、姜、韭、蒜、芳香调味料等。

## （四）食谱例

### 黄芪粳米粥

[功能主治] 具有补气升阳，固表止汗的作用。

[原料配方] 黄芪 20g，粳米 50g，白糖适量。

[用法用量] 将黄芪煎汁，用汁煮米为粥，放入白糖调味温服。

### 地黄乌鸡

[功能主治] 具有滋阴、止盗汗的作用。

[原料配方] 生地黄 150g，乌肉鸡 1 只，饴糖 100g。

[用法用量] 将生地黄切碎与饴糖拌匀，放入鸡腹内蒸熟即成。

### 泥 鳅

[功能主治] 治疗因营养不良，自主神经功能紊乱、缺钙、佝偻病等引起的盗汗。

[原料配方] 泥鳅 200～250g。

[用法用量] 将泥鳅用温水洗去黏液，去头尾、内脏，用适量菜油煎至黄色，然后加水适量，煮汤至半碗，再加盐适量，喝汤吃肉，每日 1 次，年龄小者分次服食，一般连用 5、6 天。

4. 麦冬莲子冰糖饮：麦冬 15g，莲子 30g，冰糖适量，加水炖熟后食莲子喝汤，每天 1 次，连服数天。

5. 核桃芝麻蜜：核桃肉 20g，黑芝麻 15g（炒香），蜂蜜 30g，先将核桃肉、芝麻研细末，加入蜂蜜调匀，每日 1 剂，分 2 次用开水送服。

6. 红枣浮麦饮：红枣 20g，浮小麦 30g，乌梅 10g，冰糖适量，水煎，代茶频频饮用，每天 1 剂。

7. 熟地乌梅汁：熟地 30g，乌梅 20g，蜂蜜 30g，先将乌梅打碎，与熟地共放锅内，加水 500ml，慢火煎至 250ml，捞去药渣，加入蜂蜜搅拌溶化后 2 次饮用，每天 1 剂。

8. 石斛萸肉茶饮：石斛 15g，萸肉 15g，茶叶 5g，冰糖适量。上药共置茶杯内，冲入沸水加盖浸泡片刻，即可饮用，边饮边加开水，每天 1 剂。

9. 猪排骨太子参汤：猪排骨 1000g，太子参 50g，炖汤分数次食用。

# 一、白内障

## （一）概述

白内障是发生在眼球里面晶状体上的一种疾病，根据调查，白内障是最常见的致盲和视力残疾的原因，人类约 25% 患有白内障。引起白内障的因素很多，凡是各种原因引起晶状体代谢紊乱，导致晶状体蛋白质变性而发生混浊，称为白内障。此时光线被混浊晶状体阻挠无法投射在视网膜上，就不能看清物体，视物模糊，可有怕光、看物体颜色较暗或呈黄色，甚至复视（双影）及看物体变形等症状。世界卫生组织对晶状体发生变性和混浊，变为不透明，以至影响视力，而矫正视力在 0.7 或以下者，归入白内障诊断范围。

## （二）宜食

1. 膳食中应摄入充足的维生素。多吃富含维生素 C 的番茄、菠菜、洋葱、大白菜、四季豆等新鲜蔬菜和草莓、橘子、柚、橙等水果。富含维生素 E 的卷心菜、花菜、葵花子油、花生油、谷类、豆科、深绿色植物、肝、蛋和乳制品等。

2. 饮食中注意补充微量元素。缺硒能诱发晶状体混浊而致白内障，饮食上应多食富含硒的食物如动物肝、肾、心、鱼虾、乳类、蛋黄、瘦肉、香菇、木耳、芝麻等。

3. 宜多吃深绿色的蔬菜。

4. 多饮茶。

5. 平时应多饮水，每天至少 1500ml 水。

6. 平时多食鱼类，能保持正常的视力，阻缓病情的进展。

7. 宜多食用具有抗氧化能力的食物，使眼睛免受阳光紫外线的损害，进而起到防治辐射性白内障的作用。

## （三）忌食

1. 忌食油炸食品以及人造脂肪、人造黄油、动物脂肪。这些食物会加速氧化反应，使人容易患白内障。

2. 慎用全脂奶粉、牛奶、奶油、奶酪、冰淇淋等含乳糖丰富的乳制品。不要喝过多的牛奶，因为牛奶中含有乳糖，会促成白内障。

3. 忌食辛辣刺激的食物，如葱、蒜、辣椒等食物。

4. 忌高胆固醇类食物，以减缓眼球血管的硬化。

5. 忌高盐饮食。

6. 忌饮酒。

## （四）食谱例

### 鸡肝明目汤

[**功能主治**] 白内障，视物模糊，头晕耳鸣，补益肝肾。

[**原料配方**] 水发银耳25g，鸡肝100g，枸杞15g。

[**用法用量**] 鸡肝洗净切片，加料酒、姜、盐拌匀，与银耳、枸杞同煮汤，佐餐食用。

### 莲心薏米粥

[**功能主治**] 白内障，属阴虚夹湿热型，目涩视昏，烦热口臭，舌红、苔黄腻。滋阴清热，宽中利湿。

[**原料配方**] 莲子心10g，薏仁30g，粳米100g。

[**用法用量**] 将莲子心、薏仁、粳米加水500ml，煮粥，早晚食用。

### 决明子茶

[**功能主治**] 清热平肝

[**原料配方**] 决明子100g。

[**用法用量**] 决明子炒香，分成每包10g纱布袋装好。每日1包，沸水冲泡，量不宜多，代茶饮用。

# 二、急性扁桃体炎

## （一）概述

急性扁桃体炎是腭扁桃体的一种非特异性急性炎症，常伴有一定程度的咽黏膜及咽淋巴组织的急性炎症。常发生于儿童及青少年。表现为咽部疼痛逐渐加剧，吞咽不便，当吞咽或咳嗽时疼痛加剧，喉核红肿，咽部鲜红，并见发热恶寒、头痛、鼻塞、咳嗽咳痰，舌质红，苔薄白或微黄，脉浮数。

## （二）宜食

1. 注意休息，多饮水，通大便，进流食或软食，止痛退热。

2. 扁桃体炎患者宜食清淡，水分多的食物。如稀饭，绿豆汤，新鲜的蔬菜，如青菜，番茄，豆腐，胡萝卜等。

3. 宜进流质或半流质饮食，以利吞咽，减轻疼痛。

4. 一些水果也对扁桃体炎有利，如金橘，能起到消除扁桃体发炎的作用。梨子有退烧、润喉、止痛的作用以及能消炎、化痰、排脓的桔梗。

5. 宜多食用凉性和平性的水果。

## （三）忌食

1. 忌食辛辣刺激食物，如辣椒、花椒、韭菜、五香粉、麻辣火锅、榨菜等。

2. 忌食炙烤、肥腻食物，如肥肉、肥鸡、羊肉、烧鹅、烤鸭、烧羊肉串、猪排等。

3. 忌饮生冷冰冻食物，如冰果汁、冰西瓜、冰汽水、冰可乐、冰奶、冰糖水等。

4. 忌食鱼腥发物，如虾、蟹、带鱼、黄鳝、公鸡、狗肉、竹笋等。

5. 忌食各种温阳补肾之品，如鹿茸、人参、十全大补酒等。

6. 忌食荔枝、桂圆等容易上火的水果。

7. 忌饮酒、吸烟。

## （四）食谱例

### 金银花粥

［功能主治］清热解毒、宣散风热、凉血止血。

［原料配方］金银花15g，大米100g，白糖适量。

［用法用量］将金银花洗净，加清水适量，浸泡5～10分钟后，水煎取汁，加大米煮粥，待熟时调入白糖。再煮沸即成，每日1～2剂，连续3～5天。

### 橄榄酸梅汤

［功能主治］清热解毒、生津止渴。

［原料配方］生橄榄60g，酸梅10g。

［用法用量］水煎去渣加白糖调味食用。

### 五汁饮

［功能主治］滋阴降火，清利咽喉。

［原料配方］雪梨100g，甘蔗100g，荸荠100g，莲藕100g，新鲜芦根100g。

［用法用量］将上述食材榨汁混合，每日饮用，10天为1疗程。

## 三、鼻窦炎

### （一）概述

上颌窦、筛窦、额窦和蝶窦的黏膜发炎统称为鼻窦炎。鼻窦炎是鼻窦黏膜的非特异性炎症，是一种常见病，可分为急性和慢性两类，急性化脓性鼻窦炎多继发于急性鼻炎，以鼻塞、多脓涕、头痛为主要特征；慢性化脓性鼻窦炎常继发于急性化脓性鼻窦炎，以多脓涕为主要表现，可伴有轻重不一的鼻塞、头痛及嗅觉障碍。平时注意锻炼身体，劳逸结合，衣着适度，多呼吸新鲜空气，避免鼻子干燥，不轻易滴用鼻药。对鼻腔病变及时诊治，邻近的病灶感染需治疗。

### （二）宜食

1. 饮食选择以性寒凉，清热解毒的食物为主，如苋菜、荠菜、白菜、冬瓜、丝瓜、苦瓜、梨、枇杷等。

2. 平时应多食新鲜水果和蔬菜，以摄取维生素C和生物类黄酮。

3. 膳食中应多食全谷类和豆类，以摄取B族维生素，适当摄入葵花子、种子油，以摄取维生素E。

4. 日常膳食适当增加贝类和坚果的摄入，以增加锌的摄入量。

5. 膳食中注意补充优质蛋白质，增强抵抗力。预防感冒（流感）和其他感染，促进循环，可减少鼻窦炎发病率。

6. 鼻窦炎患者稍稍进食平补气血的食品，如木耳、香菇、莲子、菱角、花生、芝麻等益气补血之品。

7. 可适当食用能减充血作用的草药和调味品，例如接骨木花、麝香草和姜。

8. 可适当食用生的或熟的洋葱和大蒜。

9. 每日饮大量水和新鲜蔬菜汁、果汁及汤、中药等热饮料，有助于黏膜分泌通畅，缓解堵塞鼻窦压力，加红辣椒和生洋葱后症状减轻较快。

10. 食谱中多用亚麻籽油，可减轻疼痛，控制炎症，增强机体功能。

11. 慢性化脓性鼻窦炎应食用无盐食品，减少摄盐量。

### （三）忌食

1. 忌食辛辣刺激食物，如辣椒、胡椒、咖喱、油条、炸鸡、烤鸭、烧鹅、麻辣火锅等，因这些食品易助热化火，使肺胃热盛，加重本病。

2. 忌食肥腻、温热食物，如虾、蟹、羊肉、公鸡、鱼、狗肉、荔枝、樱桃等。因这些食物易聚湿生痰，郁困脾胃，致湿热内生，循经上蒸，停聚窦内，使本病病情加重。

3. 忌刺激性饮料，如浓咖啡、可可等。因这些食物可刺激大脑皮层，引起兴奋增加对症状不适的敏感性；同时这些食物也是湿热之品，能使湿热内生，加重病情。

4. 忌吸烟、饮酒。

5. 慢性化脓性鼻窦炎慎食乳制品，以防黏液增加，但可食用低脂酸食品，如酸奶酪和家制奶酪。

### （四）食谱例

#### 葱白红枣鸡肉粥

[**功能主治**] 解毒散寒、祛风通鼻窍。常人食用有增强体质之功效。

[**原料配方**] 红枣10枚（去核），葱白5根，鸡肉连骨100g，芫荽10g，生姜10g，粳米100g。

[**用法用量**] 将粳米、鸡肉、生姜、红枣先煮粥，粥成再加入葱白、芫荽，调味服用，每日1次。

#### 薄荷双花饮

[**功能主治**] 清热解毒，排脓通窍。对治疗急性化脓性鼻窦炎，脓涕淋漓，鼻塞不通有良效。

[**原料配方**] 新鲜薄荷叶10g，金银花、菊花各10g。

[**用法用量**] 将薄荷叶、金银花、菊花三者共放入锅中，加适量清水煎煮取汁。代茶饮用。

#### 参苓粥

[**功能主治**] 祛风散寒

[**原料配方**] 党参20g，白茯苓20g（捣碎），生姜10g，白芷6g，粳米100g。

[**用法用量**] 先将党参、茯苓、生姜、白芷浸泡30分钟后，水煎去渣取药汁，用药汁煮粳米，粥熟时服用。

## 四、中耳炎

### （一）概述

中耳炎是中耳鼓室黏膜的炎症，多由细菌感染引起。常发生于8岁以下儿童，其他年龄段的人群也有发生。中耳炎又分为急性与慢性中耳炎，急性中耳炎多起病较急，耳内疼痛，并见耳鸣、听力障碍、耳内胀闷感、头痛，常于剧痛后，耳膜穿孔，流出脓液，流脓之后，耳痛及其他症状也随之缓减，多伴有发热恶寒，口干咽干，大便秘结等全身症状；另外，有耳鸣及听力下降，如果出现并发症，会有眩晕和头痛，慢性中耳炎无法根治。

## （二）宜食

1. 宜食清热消炎作用的新鲜蔬菜，如黄瓜、苦瓜、雪梨等，其中芥菜、芹菜、蕹菜、荠菜等泻肝胆之火最好。

2. 对于脾虚、肾虚的慢性患者，可多用健脾补肾之品，如淮山药、扁豆、薏米、党参、枸杞子、杜仲、芡实、核桃、栗子、黑豆、猪羊肾、狗脊骨、甲鱼等。

3. 日常多饮水。

4. 摄入优质蛋白质，提高免疫力。

## （三）忌食

1. 忌吸烟、饮酒。

2. 忌辛辣、香料等刺激性强的食物。

3. 忌服热性补药，如人参、肉桂、附子、鹿茸、牛鞭、大补膏之类。

4. 忌海鲜等鱼腥食物。

5. 忌食生冷的食物。

6. 化脓性中耳炎患者除应少食辛辣刺激性和助热生火的食物，如辣椒、花椒、杨梅、荔枝、桂圆、橘子、羊肉等外。急性期也不宜食用油腻、煎炸食品，忌食小麦粉、麦麸、花生、牛奶和黄豆制品。

## （四）食谱例

### 白茯苓粥

[功能主治] 健脾渗湿。对化脓性中耳炎，属脾虚湿困、上犯耳窍型有效。

[原料配方] 白茯苓15g，粳米50g。

[用法用量] 白茯苓研细末，与粳米入砂锅内，加水500ml，煮成稠粥，每日2次，分早晚温热服食。

### 银菊茶

[功能主治] 清热解毒。对化脓性中耳炎，属肝胆火盛、邪热外侵型有食疗作用。

[原料配方] 金银花10g，菊花10g。

[用法用量] 开水冲泡代茶饮。

### 红枣桂圆枸杞粥

[功能主治] 对脾虚慢性中耳炎者有食疗作用。

[原料配方] 枣肉15g，桂圆肉20g，枸杞20g，粳米100g。

[用法用量] 将粳米加入红枣，桂圆肉，枸杞煮制半个小时，粥煮好后加适量白糖调味服用。每日2次。

# 五、牙痛

## （一）概述

牙痛是口腔科牙齿疾病最常见的症状之一。很多牙病能引起牙痛，常见的有龋齿、急性牙髓炎、慢性牙髓炎、牙周炎、牙龈炎等。此外，某些神经系统疾病，如三叉神经痛、周围性面神经炎等；身体的某些慢性疾病，如高血压病患者牙髓充血、糖尿病患者牙髓血管发炎坏死等都可引起牙痛。

## （二）宜食

1. 饮食宜清淡易消化的半流质或软饭、面条。

2. 实证胃火宜多吃清泻胃火作用的食物，如豆腐、黄瓜、丝瓜、黑豆、芥菜、番茄、粥、西瓜、苦瓜等。

3. 宜食用凉性或平性水果，以防上火。

4. 多食富含维生素的食物。

5. 虚火牙痛宜多吃滋阴降火作用的食物，如马兰头、田鸡、甲鱼、丝瓜、橄榄、西瓜、豆腐、藕、荸荠、蜂蜜等。

6. 多喝水，摄入足量膳食纤维，保持大便通畅，勿使粪毒上攻。

### （三）忌食

1. 忌辛辣刺激性食物，如葱、蒜、韭菜、花椒、辣椒、桂皮等。

2. 忌肥腻、荤腥、过甜食物。

3. 忌酸涩、坚硬食物。

4. 忌煎炸、烧烤燥热性食物。

5. 忌吸烟、饮酒。

6. 减少或控制饮食中的糖含量，睡前不宜吃糖、饼干等淀粉类的食物。

### （四）食谱例

#### 绿豆鸡蛋糖水

[**功能主治**] 适宜风热牙痛、口腔红肿热痛的风热牙痛者食用。

[**原料配方**] 绿豆100g，鸡蛋1个，冰糖适量。

[**用法用量**] 将绿豆捣碎，用水洗净，放锅里加水适量，煮至绿豆烂熟，把鸡蛋打入绿豆汤里，搅匀，稍凉后1次服完，连服2～3天。

#### 三花茶

[**功能主治**] 清热解毒和中。适于胃火牙痛。

[**原料配方**] 金银花20g，野菊花20g，茉莉花若干。

[**用法用量**] 将金银花、野菊花、茉莉花加水煮沸5分钟或沸水冲泡，加糖代茶饮。

#### 丝瓜姜汤

[**功能主治**] 牙齿隐痛或微痛，咬物时疼痛明显，午后疼痛较重，牙龈微红、牙根浮动，咽干，舌质红，脉细数。虚火牙痛型。

[**原料配方**] 鲜丝瓜300g，鲜姜60g。

[**用法用量**] 将鲜丝瓜洗净切段，鲜姜洗净切片。上二味水煎1小时，每日饮汤2次。

#### 骨碎补粥

[**功能主治**] 益肾健齿，固齿止痛。适于肾虚牙痛。

[**原料配方**] 骨碎补20g，粳米50g。

[**用法用量**] 骨碎补水煎，取汁加米煮粥调味。

#### 生地黄汁

[**功能主治**] 滋阴清热，止血止痛。适于肾虚牙痛。

[**原料配方**] 鲜生地黄适量。

[**用法用量**] 鲜生地黄洗净，用净纱布包裹，咀嚼令汁浸渍牙根并咽之。

#### 三花茶

[**功能主治**] 清热解毒和中。适于胃火牙痛。

[**原料配方**] 金银花20g，野菊花20充，茉莉花25朵。

[**用法用量**] 上料加水煮沸5分钟或沸水冲泡，加糖代茶饮。

### 生姜粥

[**功能主治**] 辛温散寒。适于寒凝牙痛。

[**原料配方**] 生姜10g，适于粳米50g。

[**用法用量**] 先用粳米煮粥，粥熟后加入生姜片，再略煮片刻，空腹趁热食用。

### 牛蒡饮

[**功能主治**] 疏风散热，消肿止痛。适于风热牙痛。

[**原料配方**] 牛蒡根250g。

[**用法用量**] 牛蒡根水煎，代茶饮。

## 六、沙眼

### （一）概述

沙眼是由沙眼衣原体引起的一种慢性传染性结膜角膜炎，是致盲眼病之一。因其在睑结膜表面形成粗糙不平的外观，形似沙粒，故名沙眼，多为急性发病。临床常见眼睛发涩、干燥、磨痛、逆风流泪。再严重会眼红，畏光，视力下降，睫毛倒里，角膜发炎变混浊，视物模糊等症，甚至失明。

### （二）宜食

1. 宜多食富含维生素A的食品。如各种动物的肝脏、鱼肝油、奶类和蛋类，植物性的食物，比如胡萝卜、苋菜、菠菜、韭菜、青椒、红心白薯以及水果中的桔子、杏子、柿子等都含胡萝卜素。

2. 宜多食富含维生素B的食品。维生素B是视神经的营养来源之一，如芝麻、鲜奶、小麦胚芽等食品。

3. 膳食上多吃具有明目作用的食物，如枸杞、香蕉、桑葚子、决明子等。枸杞子能清肝明目，决明子具有清肝明目及润肠的功能，能改善眼睛肿痛、红赤多泪，防止视力削弱。

4. 多食具有降火清热功能的蔬菜、鲜瓜果。本病与外邪入侵有关，故宜清不宜补。

5. 多饮茶。茶叶中含有丰富的胡萝卜素、维生素$B_1$、维生素$B_2$和维生素C，而且含有多种微量元素。"茶能明目"几乎众人皆知，所以饮茶可以保护视力，还常用它来治疗一些眼疾。

6. 多饮水。

### （三）忌食

1. 忌食葱、韭菜、大蒜、辣椒、羊肉、狗肉等辛辣、热性刺激食物。

2. 忌食酒酿、芥菜、雪里蕻、鲥鱼、带鱼、黄鱼、鳗鱼、虾、蟹等海腥发物。

3. 忌吸烟、饮酒。烟酒易伤经络，引起气滞血瘀。

4. 少吃助湿生热的食品。因湿热内蕴也会激发本病。

### （四）食谱例

#### 黑木耳红枣粥

[**功能主治**] 益气养血,凉血止血。作为沙眼的食疗，也适于高血压眼底出血者。黑木耳当中含有丰富的蛋白质、铁、钙、维生素、粗纤维，还含有一定

量的胡萝卜素。而红枣营养丰富，当中还含有维生素 A，对眼睛很有益处。

[原料配方] 黑木耳15～30g，红枣20枚（去核），粳米50g，冰糖适量。

[用法用量] 粳米淘洗干净，用冷水浸泡半小时，捞出，沥干水分。黑木耳放冷水中泡发，择去蒂，除去杂质，撕成瓣状。红枣洗净，去核，备用。锅中加入约1000ml冷水，将粳米放入用旺火烧沸，下入黑木耳、红枣，改用小火熬煮约45分钟。黑木耳、红枣熟烂、粳米成粥后，加入冰糖调好味，再稍焖片刻，即可盛起食用。

### 枸杞菜猪肝汤

[功能主治] 清肝明目、凉血减燥，对面色萎黄及黄褐斑较有效。

[原料配方] 新鲜枸杞菜500g，新鲜猪肝100g，姜适量。

[用法用量] 将枸杞菜去梗洗净、猪肝洗净切片、姜切片代用。点火起锅，放入冷水2升左右。水开后放入姜片、枸杞菜、猪肝并滴入少许料酒。加盖再煮15分钟，放入盐、鸡精，滴入少许香油即可。

### 枸杞粥

[功能主治] 补肾益精，养肝明目。也适于糖尿病以及肝肾阴虚所致的头晕目眩、视力减退、腰膝酸软等。

[原料配方] 枸杞子15～20g，粳米50g，白糖适量。

[用法用量] 将枸杞子、粳米放入砂锅内，加水500g，用文火烧至沸腾，待米开花，汤稠时，加入白糖停火焖5分钟即成。

# 七、结膜炎

## （一）概述

结膜炎是结膜组织发生的炎性反应的统称，是一种传染性眼病。夏秋本病的流行季节，特别是一些沿海城市，由于天气湿热利于细菌繁殖很多人会患急性结膜炎。它起病急骤来势凶猛，无论男女老少一旦被感染上，几个小时内就可发病。可在一定范围内暴发流行，影响人们的健康。中医称之为"天行赤眼"。由于本病发作时，有畏光、流泪、刺痛和有稀薄的分泌物，同时眼睑肿胀，眼结膜因扩张的血管和出血使之成为红色，俗称红眼病。

## （二）宜食

1. 宜多食富含维生素 A 的食品。维生素 A 的最好来源是各种动物的肝脏、鱼肝油、奶类和蛋类，植物性的食物，比如胡萝卜、苋菜、菠菜、韭菜、青椒、红心白薯以及水果中的桔子、杏子、柿子等都含胡萝卜素。

2. 宜食熟软易消化的食品。

3. 平时饮食宜偏清淡，尤其是实热眼病，可食带凉性的素菜与水果，马兰头，枸杞叶，茭白，冬瓜，苦瓜，绿豆，菊花脑，香蕉，西瓜等具清热利湿解毒功效，可做辅助性治疗结膜炎。

4. 多吃水果和蔬菜，补充维生素 C，保护眼睛免于更进一步的发炎，同时也促进组织复原。

5. 如患者风重于热，在饮食上宜吃散风为主、清热为辅的食物。可用车前草、薄荷叶煎汤洗眼或服用。

6. 如因热重于风引起，饮食上宜清热为主，散风为辅。

7. 多吃富含优质蛋白、矿物质、维生素的食品。

8. 多饮水，有条件可多喝绿茶。

### （三）忌食

1. 忌食辛辣刺激性食物，如葱、姜、韭菜、大蒜、芥末、辣椒等，能温阳而助风热时邪，并可耗损肺胃之阴，使肺胃积热加重，使风热时邪与肺胃积热搏结难去，而不利于本病的早期康复。

2. 忌食带鱼、鲤鱼、虾、蟹等海腥发物，否则导致风热之邪更盛、热毒愈益内盛，给治疗、康复带来不必要的麻烦。

3. 风热、实热、阴虚火旺眼病，湿热眼病热重于湿者，少食焦烤油爆之品，以免灼津耗精伤血，助热生火。

4. 阳虚阴盛体质者，则少食生冷，以免滞脾碍胃，致生化乏源，目失濡养。

5. 肥胖之人应避食肥甘，以免助湿生痰，而以清淡低脂类为宜。

6. 忌食羊肉、狗肉等温补热性食物。

7. 忌吸烟、饮酒。

### （四）食谱例

#### 清炒西瓜翠衣

[功能主治] 清热去火，用于热毒症所暴发"火眼"。

[原料配方] 西瓜皮适量，葱、姜及佐料适量。

[用法用量] 将西瓜皮外层之青皮去掉，切成小条，用油爆炒佐餐。

#### 银耳汤

[功能主治] 银耳味甘，性平，有清肺热，益脾胃，滋阴生津，益血活血的功效。茶味苦，性微寒，有清热降火、消食利尿的功效。冰糖养阴生津，润肺止咳。疏风清热。适宜初起红眼、痛痒交替、流泪作痛、怕热畏光等症。

[原料配方] 银耳 30g，清茶 6g，冰糖 50g。

[用法用量] 将银耳泡发，洗净，与清茶、冰糖同入锅内，加适量清水，用小火煎汤，熬至黏稠即可。

#### 马兰头炒猪肝

[功能主治] 清热凉血，解毒散邪。适于疫热伤络型红眼病，证见白睛或睑内有点状或片状溢血，患眼灼热疼痛，泪黏稠。

[原料配方] 马兰头 50g，猪肝 100g。

[用法用量] 马兰头洗净，同猪肝加盐、味精等调料，共炒食用。

## 八、口腔溃疡

### （一）概述

口腔溃疡，又称为复发性口腔溃疡，是口腔黏膜反复发作的局限性溃疡性疾病，又称复发性阿弗他口炎、复发性阿弗他溃疡、复发性口疮、简称"口疮"，是发生在口腔黏膜上的表浅性溃疡发生单个或者多个大小不等的圆形或椭圆形溃疡，表面覆盖灰白或黄色假膜，中央凹陷，边界清楚，周围黏膜红而微肿，溃疡局部灼痛明显，溃疡具有周期性、复发性及自限性等特点，好发于唇、颊、舌缘等。病因及致病机制仍不明确，诱因可能是局部创伤、精神紧张、食物、药物、激素水平改变及维生素或微量元素缺乏。口腔溃疡一般多发于春秋季节交换的时候，一般免疫力低下的人由于季节的变化，而体内的环境不能及时调整，发生免疫低下，病毒此时就会乘虚而入，造成溃疡。通常，口腔溃疡经过休息、饮食调节、保持大便通畅等可以自愈，部分患者仅需局部用药或服用数帖中药即可痊愈，一般不会对全身产生严重不良后果。

根治口腔溃疡，要从增强身体素质、提高免疫力着手。经常患口腔溃疡的人在日常生活中应注意做到：保持心理平衡，保持口腔卫生，正确刷牙、漱口，保持大便通畅、保证睡眠充足，同时要注意营养搭配，多吃新鲜水果和蔬菜。

**（二）宜食**

1. 宜多食含锌食物，以促进创面愈合，比如牡蛎、动物肝脏、瘦肉、蛋类、花生、核桃等。

2. 膳食应摄入富含 B 族维生素、维生素 C 的食物，有利于溃疡愈合。因此应多吃新鲜蔬菜和水果，如番茄、茄子、胡萝卜、白萝卜、白菜、菠菜等。

3. 平时多喝开水，多吃新鲜清淡菜肴，多吃纤维素丰富的食物，保持大便通畅，也有助于减少口

疮发作。

4. 注意补充卵磷脂，长期不吃鸡蛋黄易导致"烂嘴角"和口腔溃疡。

5. 保证摄入优质蛋白质是修复口腔溃疡创面所必需的营养素。

6. 口腔溃疡患者饮食要烯软、易消化，重者可给予半流质饮食。

7. 如心火上炎，宜吃清心降火，凉血利尿食物；如因脾胃积热引起，在饮食上宜吃清热泻火，凉血通腑之物；如患者有阴虚火旺，宜吃滋阴降火之物调理。

8. 如因脾虚湿困引起，饮食宜多吃具有益气健脾、芳香化湿的食物。有脾肾阳虚的，治宜温补脾肾，散寒化湿。

**（三）忌食**

1. 忌食辛辣、香燥、刺激性食物如韭、蒜、辣椒、醋、姜、葱、八角等。这些食物不但会诱发疼痛，还会刺激溃疡面，使其进一步扩大。

2. 忌食温热之物，如牛肉、狗肉、羊肉等。

3. 忌吃粗糙坚硬的食物如坚果之类。因这些坚硬的食物容易在溃面产生摩擦，加重病情。

4. 忌吃研磨后的食物，如面包末、玉米或土豆片等，因为研磨后的食物，容易黏附在溃面，影响溃面的愈合。

5. 忌吃过烫的食物。开水或滚烫的汤会造成刺激，待食物冷却到室温后再进食是最好的选择。

6. 忌吸烟、饮酒及刺激性饮料。

7. 忌食煎炸、油腻肥厚之物。

## （四）食谱例

### 桑葚山药绿豆粥

[**功能主治**] 养阴润燥，清热除烦。适于虚火型口腔溃疡。

[**原料配方**] 桑葚20g，山药50g，绿豆30g，沙参15g，粳米50g，白糖适量。

[**用法用量**] 将沙参用纱布包好，与山药、桑葚、绿豆、粳米共置锅内，加水煮粥，熟后拣出药袋，调入白糖即成。

### 莲心栀子甘草茶

[**功能主治**] 莲子心性寒味苦能清心火、除烦热；栀子既轻清上行又苦寒泄降，能清三焦之火；甘草不但清热解毒还能缓急止痛。这例药茶具有清心泻火的功效，常用于因心火上炎导致的口疮反复发作的人。但注意，这些药茶性质偏凉，不宜长时间服用，而且脾胃虚寒的人不宜服用。

[**原料配方**] 莲子心3g，栀子9g，甘草6g。

[**用法用量**] 取莲子心，栀子，甘草，用开水浸泡后代茶频饮，每天1剂，可连服3天。

### 萝卜炖莲藕

[**功能主治**] 清热除烦、生津止渴，适于起口疮时伴有口干口渴、心烦身热的人。

[**原料配方**] 生萝卜1个，鲜藕500g。

[**用法用量**] 将萝卜、莲藕切块，一同炖煮半小时，食用即可。莲藕清热解暑，白萝卜清热生津，合用具有清热除烦、生津止渴的功效，夏季饮用能清解暑热。

### 其他食疗方法

1. 蜜汁含漱法：可用10%的蜜汁含漱，能消炎、止痛、促进细胞再生。

2. 蜂蜜疗法：将口腔洗漱干净，再用消毒棉签将蜂蜜涂于溃疡面上，涂擦后暂不要饮食。15分钟左右，可用蜂蜜连口水一起咽下，再继续涂擦，每天可重复涂擦数遍。

3. 可可疗法：将可可粉和蜂蜜调成糊状，频频含咽，每日数次可治口腔发炎及溃疡。

# 九、唇疱疹

## （一）概述

唇疱疹是由单纯疱疹病毒引起的一种急性疱疹性皮肤病。它通常发生于发烧、感染、感冒，或风吹日晒后、生活紧张、月经期间、睡眠不足或当免疫系统受抑制时。这种病具高度传染性。潜伏期约3～10天，出现唇疱疹后，可能维持3周之久。在发病前患者能感觉到口唇局部皮肤瘙痒、灼痛，继而出现红斑，成簇的粟粒大水疱，水疱融合后破裂结痂，如果处理不好，易出现感染。

## （二）宜食

1. 宜进食具有清热解毒作用的清淡之品，如，绿豆芽、冬瓜、黄瓜、西瓜、丝瓜、小白菜、鲜藕、马兰头、荠菜、芹菜等。

2. 膳食中注意摄入富含 B 族维生素的食物，如全麦谷物类食物、蛋奶类等。

3. 食用富含赖氨酸食物或直接补充赖氨酸。

4. 膳食多使用含有维生素和矿物质的新鲜水果和蔬菜。以及富含蛋白质的食物如牛奶、鸡蛋等有助于疾病的康复。

5. 食用易消化及营养丰富的流质和半流质饮食，如绿豆汤、银花露、小麦汤、粥等。

6. 荤素单配，调整饮食结构，增强机体免疫力。

7. 多喝水。

### （三）忌食

1. 忌食辛辣温热食物，如生姜、辣椒、羊肉、牛肉及煎炸食物等。

2. 忌食肥甘油腻的食物，如肥肉、饴糖及甘甜等食物。

3. 避免含丰富精胺酸的食物，如巧克力、可乐、豌豆、麦片、花生、明胶、腰果、啤酒等。

4. 避免食用过咸的食物，薯片等食物会进一步刺激唇疱疹，加重疼痛。

5. 忌食酸涩收敛之品，如豌豆、芡实、石榴、鱼头、菠菜等。易使气血不通，邪毒不去，疼痛加剧。

6. 忌吸烟、饮酒。

### （四）食谱例

#### 马齿苋薏米粥

[功能主治] 清热解毒，健脾化湿。

[原料配方] 薏米30g，马齿苋30g。

[用法用量] 先将薏米和马齿苋加水煮熟，再加红糖调味。

#### 百合绿豆汤

[功能主治] 清热解毒暑热烦渴、湿热泄泻、水肿腹胀、疮疡肿毒、丹毒疖肿、痄腮、痘疹以及金石砒霜草木中毒者。绿豆性寒，素体虚寒者不宜多食或久食，脾胃虚寒泄泻者慎食。

[原料配方] 绿豆100g，百合10g，冰糖适量。

[用法用量] 绿豆去掉杂质洗净，百合剥开洗净，绿豆放入锅中，加入500ml清水烧开，转用小火煮至绿豆开花，放入百合，继续煮到绿豆，百合熟烂时，放入冰糖，待糖化开，盛入汤碗即可。

#### 黄瓜猕猴桃汁

[功能主治] 黄瓜性甘凉，能入脾胃经，能清热解毒，利水。可治疗身热、烦渴、咽喉肿痛。而猕猴桃性甘酸寒，能入肾和胃经，功能解热止渴，所以两种合用能润口唇。

[原料配方] 黄瓜200g，猕猴桃30g，凉开水200ml，蜂蜜两小匙。

[用法用量] 黄瓜洗净去籽，留皮切成小块，猕猴桃去皮切块，一起放入榨汁机，加入凉开水搅拌，搅拌成汁后倒出加入蜂蜜于餐前一小时饮用。

## 十、失音

### （一）概述

由喉部肌肉或声带发生病变而引起的发音障碍叫做失音。症状为患者说话时声调变低，声音微弱，严重时发不出声音。有新久之别，新病多因外感风寒燥热之邪，或痰热内蕴而发病；久病则多属肺肾阴虚。相当于西医的急慢性喉炎、声带病变、癔症性失音、喉头结核等疾病。另外还有一种功能性失音，是喉发声功能暂时性障碍，并无器质性改变的一种表现。一般均有情绪激动或精神刺激的病史。如过度悲哀、恐惧、忧郁、紧张、激怒等。表现为突然的发声障碍。病人于受到精神刺激后，立即失去正常发声功能，轻者仍可低声讲话，重者仅能发出虚弱的耳语声，但很少完全无音。失音主要表现在讲话时，但咳嗽、哭笑的声音仍正常，呼吸亦完全正常。发声能力可以骤然恢复正常，但在某种情况下又可突然复发。此种情况可相应的进行心理治疗、心理暗示、精神治疗等。

### （二）宜食

1. 饮食宜清淡。

2. 多饮水。

3. 实证失音者宜多吃降火生津、宣散风寒、疏风清热的食物，如新鲜瓜果、青菜以及小麦、面筋、高粱、绿豆。胖大海或罗汉果泡水当茶饮。

4. 虚证失音者则宜食滋阴填精、养肺润喉的食物，如瘦肉类、蛋类、乳品类。

5. 膳食中注意补充优质蛋白质、维生素和矿物质，增强抵抗力。

### （三）忌食

1. 风寒感冒引起的失音，忌吃生冷性寒或油腻敛涩之物，如猪肉、鸭肉、鹅肉、螺蛳、蚌肉、鳖、梅子、石榴、糯米等。

2. 痰热失音或风热外感失音者，忌吃助热生痰食品，如羊肉、肥肉、狗肉、鹅肉、各种海鱼、龙眼肉、荔枝、大枣、辣椒、洋葱、韭菜等。

3. 肺燥肾虚的慢性失音者，忌吃温热、辛辣燥烈，助火伤阴的食品，如羊肉、狗肉、雀肉、胡椒、葱蒜等物。

4. 凡失音之人，均忌吃辛辣、油腻的食物。

5. 忌吸烟、饮酒。

6. 秋燥失音少喝可乐、咖啡等饮料，不要使用菊花等清火之物防秋燥，并不对症。

7. 喉糖、罗汉果、枇杷膏或胖大海等，只能稍微缓解症状，不可过度依赖。

### （四）食谱例

#### 米醋蛋清汤

[功能主治] 滋阴润燥化痰。适于教师、演员等职业性的慢性咽喉炎、声音嘶哑等病症。

[原料配方] 鸡蛋2个，半夏5g，米醋5匙。

[用法用量] 将鸡蛋去黄留清，半夏研制为细末。将蛋清、半夏粉、米醋拌匀，煮沸冷却含服。

#### 雪梨荸荠蜂蜜饮

[功能主治] 止咳解毒、温中益气。对痰热失音者尤宜，肺燥阴伤者失音亦宜。适于气候干燥引起的咽喉干燥、发痒，皮肤干燥皱裂，口唇干裂等，常用本汤有润肌白肤、滋阴祛痰、健美容颜、益寿延年之功效。

[原料配方] 梨2个，生荸荠10个，冰糖适量，蜂蜜适量。

[**用法用量**] 荸荠洗净、去皮,梨去皮、去核切块,加水适量置锅内用文火隔开水炖半小时左右,煮开后加入适量的冰糖,饮用时加入蜂蜜即可。

### 鲜姜萝卜汁

[**功能主治**] 清热解毒、利尿消炎、化痰止咳。适于风寒郁闭而致急性喉炎、失音不语者饮用。

[**原料配方**] 白萝卜100g,生姜50g。

[**用法用量**] 将白萝卜、生姜洗净,切碎,分别绞取汁液,两汁相合,一并饮服。每次50ml,每日2次。具有化痰利咽之品功效。

# 十一、牙龈出血

## (一) 概述

牙龈出血是口腔科常见的症状之一,一般情况下,牙龈出血常见于牙周炎的早期——牙龈炎(牙龈炎是指牙齿组织在致病因素的作用下而发生的急、慢性炎症,是由细菌的入侵造成的)。牙龈出血的原因很多,可分为两个大的方面。一方面是口腔局部因素引起,如牙龈炎、牙龈瘤等。另一方面是全身性疾病表现的牙龈出血,如贫血、白血病、血友病等,此外,由于口腔不清洁,使食物残渣、牙垢、牙石经常堆积在牙体周围,口腔内的各种细菌在此大量繁殖,导致牙龈炎而发生牙龈出血,病人常常伴有口臭。其他牙龈病如牙龈瘤,由于血管异常丰富,在嚼东西时,瘤体因摩擦而溃破,也可引起出血。其他如刷牙方法不正确、残根(烂牙根)、残冠、制作不良的牙套、不良填充物等锐利的边缘刺激牙龈肿胀发炎均可引起牙龈出血。

## (二) 宜食

1. 宜多食富含维生素C的水果,如梨、枇杷、苹果、荸荠等,以滋阴降火、清泻胃热。

2. 宜多食具有清热、凉血、止血作用的新鲜蔬菜、豆类、西红柿、藕、海带、紫菜等。

3. 多喝水,也可饮用有清热效果的饮料,如菊花茶、芦根汁、马兰头以及各种果汁、花露等。

4. 食物应以软烂为宜。

## (三) 忌食

1. 忌食辛辣刺激食物,以免动火出血,如尖椒、生姜、洋葱、韭菜、胡椒之类以及醋腌过的食物。

2. 忌吸烟、饮酒,以免助长火热之势,生热动火,加重出血。

3. 忌食海腥等发物,如虾、蟹、海鱼等。

4. 忌食生硬食物。

5. 忌食油煎炒炸的食品。

6. 忌温补之物。

## (四) 食谱例

### 八宝番茄

[**功能主治**] 富含维生素C、铁和糖分,对牙龈出血、缺铁性贫血及食欲不佳具有防治作用。

[**原料配方**] 番茄10个,水发莲子25g,蜜枣25g,樱桃15g,密瓜片25g,桃脯15g,杏脯15g,桃仁15g,橘饼15g,鸡蛋1个,熟猪油、白糖、精盐适量。

[**用法用量**] 先把8种果料去核、切小丁,再用

些许白糖拌匀；番茄洗净，在距离顶端 1.5 厘米处切开、成盖，再用小刀挖去内瓤，填入已制作好的果馅；鸡蛋清打入一个小碗里，搅匀后加淀粉调匀，把装好果馅的番茄用蛋清糊封闭，放入蒸笼里蒸 5 分钟；火上放锅，加清水 100ml，白糖和精盐些许，以旺火烧开；再用淀粉勾成汤芡，淋上猪油，浇在蒸好的番茄上即成。

### 莲藕雪梨炖荸荠

[功能主治] 清热去火、消炎。

[原料配方] 梨 2 个，鲜藕 250g，生荸荠 125g，生地 15g，白糖适量。

[用法用量] 将梨切块，藕去皮切块，荸荠去皮下入锅内，加水适量，共同煎服，每天 1 剂，连服 4~5 剂。

### 红椒拌藕片

[功能主治] 红椒富含维生素 C，莲藕中富含丹宁酸，具有收缩止血的作用，此外对孕妇有生津止渴、清热除烦、养胃消食、养心生血之功效，可辅助治疗牙龈炎，改善牙龈出血的症状。

[原料配方] 红椒 2 个，白嫩莲藕 1 根，白糖、生姜、芝麻油、香醋及精盐适量。

[用法用量] 先将莲藕、红椒及生姜清洗干净（最后一遍水应该用温白开水），莲藕去皮切成薄薄的片，先不要散开，直接装入一个器皿中，放精盐并加凉开水大约 300ml 浸泡至软，取出后装盘；红椒去籽、去蒂、切丝，装入莲藕片盘中；生姜切细丝，把白糖、香醋及姜丝一起撒在藕片和红椒丝上，略腌

一会儿，淋上芝麻油拌匀即成。此菜酸甜有味，清淡爽口。

# 十二、鼻出血

## （一）概述

鼻出血又称鼻衄，是临床常见症状之一，多因鼻腔病变引起，也可由全身疾病所引起，偶有因鼻腔邻近病变出血经鼻腔流出者。鼻出血多为单侧，亦可为双侧；可间歇反复出血，亦可持续出血；出血量多少不一，轻者仅鼻涕中带血，重者可引起失血性休克；反复出血则可导致贫血。多数出血可自止。当患有鼻部疾病时鼻腔黏膜易肿胀、充血，发烧、咳嗽、一些不良习惯也可造成鼻出血，偏食、挑食，可因维生素缺乏而致鼻出血。对于经常鼻出血者可在鼻腔内涂薄荷油、鱼肝油等以保持鼻黏膜湿润，防止鼻黏膜干燥，有效地减少鼻出血。当鼻出血量较多，不容易止住血时，要及时送往医院就诊、处理。应学会鼻出血的简单处理方法，流鼻血时，一般人都习惯于将头向后仰，鼻孔朝上，认为这样做可以有效止血，其实是错误的，如此做只是眼不见血外流，但实际上血还是继续的在向内流。

## （二）宜食

1. 饮食宜选用清淡而富含维生素、蛋白质、矿物质的食物，新鲜蔬菜和水果，如青菜、芹菜、菊花、荸荠、马兰头、梨、荸荠、藕、枇杷、桔子。

2. 宜吃红枣、山楂、西红柿、绿叶蔬菜、猪肝、豆油、猪蹄、柿饼等，调配使用。

3. 宜吃西瓜、萝卜、苦瓜、绿豆汤等凉性食物清热降火，具有清热凉血、止血作用。

4. 可吃葱、蒜、韭菜、食盐、米醋等，具有止鼻血作用。

5. 适量多进食富含粗纤维和水分的食物，同时，要在日常餐饮中补充足够量的植物油脂类食品，如可常服食黑芝麻、香蕉、蜂蜜等，保持大便通畅。

6. 脾虚鼻血者以花生、红枣为最好。

7. 鼻出血期间饮食不宜过热，应放置温凉后再食用。

### （三）忌食

1. 忌食辛辣刺激食物，如尖椒、生姜、洋葱、韭菜、胡椒、辣椒、花椒等，以免热毒上攻或炎症加剧。

2. 忌食油煎炒炸肥厚之物，如炸薯条、烧烤、肥肉、饴糖及甘甜等食物。

3. 忌食海鲜等发物，如虾、蟹、海鱼等。

4. 忌吸烟、饮酒。以免助长火热之势，生热动火，加重出血。

5. 鼻出血期间忌用温补。

6. 忌食羊肉、狗肉等热性食物。

7. 尽量少喝咖啡、可乐等刺激性饮料。

### （四）食谱例

#### 绿豆鲜藕汤

[功能主治] 肝火上逆型鼻出血，鼻衄，头痛，目赤，口苦咽干，易怒，舌边红，苔薄黄，脉弦数。莲藕含铁量较高，而且含有丰富的维生素 K，具有收缩血管和止血的作用。因此，如果经常流鼻血的话，吃些莲藕不仅能达到清火的目的，而且还可以起到补血、止血的作用。

[原料配方] 绿豆 50g，鲜藕 200g。

[用法用量] 先将鲜藕洗净、切片备用。绿豆洗净，放入砂锅，足量加水，大火煮沸后，改用小火煨煮 30 分钟，待绿豆熟烂，放入藕片，继续用小火煨煮 30 分钟，至绿豆酥烂、藕熟、汤汁黏稠即成。早晚 2 次分服。

#### 甘蔗雪梨汁

[功能主治] 清热去火。

[原料配方] 甘蔗 2000g，雪梨 1000g。

[用法用量] 先将甘蔗洗净，去皮，切成 2 厘米长的小段，压榨取汁，过滤，备用。将雪梨洗净，去皮，切成小块，榨汁，用洁净纱布过滤，取汁放入容器中，加入甘蔗汁，混合均匀即成。早晚 2 次分服。

#### 黄花菜瘦肉汤

[功能主治] 清热平肝、润燥、止鼻血之效。

[原料配方] 黄花菜 30g（干品，浸泡洗净），瘦猪肉 100g，蜜枣 2 个。

[用法用量] 将猪肉切块与黄花菜、蜜枣同入锅内，加水适量，慢火煲制 1 小时，以盐调味后食用。

## 十三、面瘫

### （一）概述

面神经麻痹（面神经炎、贝尔氏麻痹，亨特综合征），俗称"面瘫"、"歪嘴巴"、"歪歪嘴"、"吊线风"，是以面部表情肌群运动功能障碍为主要特征的一种病，常由面神经炎引起，是茎乳突孔内急性非化脓性的炎症。此病任何年龄都可发病，但以20~40岁最为多见，男性略多，绝大多数为一侧性，通常急性起病，一侧面部表情肌突然瘫痪，往往在清晨起床洗脸漱口时发现口角歪斜、面肌麻痹。表现为病侧额纹消失、眼裂扩大、鼻唇沟平坦、口角下垂、面部被牵向健侧。病侧不能皱额、蹙眉、闭目、露齿、鼓气。吹口哨时漏气，并有食物残留、流口水。通常在起病后1~2周内开始恢复，大约75%的病人在几周内可基本恢复正常。心理因素是引发面神经麻痹的重要因素之一，面神经麻痹发生前，有相当一部分病人特别在身体疲劳，睡眠不足，精神紧张及身体不适等情况，应注意保持良好心情。防止面瘫最好的办法是平时要注意保持良好的心情，保证充足的睡眠，并适当多次进行体育运动，增强机体免疫力。

### （二）宜食

1. 饮食宜清淡、易消化、富营养，多食果汁、菜汤、肉汤、蛋汤、乳类等。

2. 急性期宜进流质、半流质，以避免面部肌肉运动。

3. 宜多吃具有清凉作用的食物：菊花脑、马兰头、枸杞头、小白菜、冬瓜汤、丝瓜汤等及新鲜蔬菜、水果，宜做成泥、汁、汤。

4. 宜吃鳝鱼血、鲤鱼血、鳖鱼血、雄鸡血、嫩黄牛肉等。

5. 多饮水，补充必要的水分，一方面帮助补充正气，一方面也有助于平息体内上蹿之火，促进机体平衡。对上火比较重的人来说，饮菊花水效果更佳。

6. 膳食中注意补充优质蛋白质、维生素和矿物质。

7. 患者可以多吃富含B族维生素新鲜蔬菜，水果、粗粮、豆类、鱼类，如玉米、瘦肉、洋葱、山楂、海带、大枣、苦瓜、冬瓜、黄瓜、香蕉、紫茄、丝瓜、南瓜、甜瓜、桑葚等等。尤其季节转换的时候，可以多吃些韭菜、芹菜、春笋、芥菜等，既可增强体质，又可增强抗病能力。

### （三）忌食

1. 忌烟及辛辣刺激性食物，如葱、蒜、姜、韭菜、花椒、辣椒等。

2. 忌油炸烧烤、肥腻厚味食物。

3. 忌坚硬、黏滞，不易消化食物。

4. 忌含粗纤维多的食物。

5. 面瘫患者不能吃热性补药，热性食物，如绿豆、羊、狗肉，动物内脏等食物。

6. 忌吸烟、饮酒。

7. 不宜饮茶。

### （四）食谱例

#### 大枣粥

[**功能主治**] 补气养血，实用于气病弱之口眼歪斜，气短乏力者。

[**原料配方**] 大枣30g，粳米100g，冰糖适量。

[**用法用量**] 将粳米、大枣一同入锅加适量水，煮至熟烂成粥。

## 薏米扁豆粥

[**功能主治**] 健脾化湿,活血通络。薏仁、扁豆治脾虚有湿,山楂活血化积;红糖补血活络。全方使脾得健运,痰化湿除,面部络脉贯通。适于脾虚湿困,经络受阻之证。

[**原料配方**] 薏仁50g,炒扁豆15g,山楂10g,红糖、粳米适量。

[**用法用量**] 将薏仁、炒扁豆、粳米、山楂共同下锅,加适量水煮粥。食用前加红糖,早晚餐食用即可。

## 防风粥

[**功能主治**] 祛风解表散寒,适于风寒袭络引起的面瘫,肌体肌肉辛酸等。

[**原料配方**] 防风10～15g克,葱白适量,粳米30～60g。

[**用法用量**] 将防风、葱白水煎取汁,去渣,粳米煮粥,待粥将熟时参加药汁,煮成稀粥,服用即可。

## 一、皮肤粗糙

### （一）概述

皮肤粗糙多是因为肌肤水油平衡失调、新陈代谢能力下降所导致的，日常的生活中，强烈的紫外线照射、干燥环境的影响、工作压力大、不良的生活习惯，如熬夜、吃快餐、吸烟等因素都会导致皮肤越来越干燥、干裂粗糙的现象。皮肤粗糙是人体衰老的表现之一。当体内的维生素 A 和维生素 B 族维生素缺乏时易导致皮肤粗糙。如果日常饮食中脂肪酸的摄入过少、各种水果的摄取不足或饮水不够等都易造成维生素、水分和油脂的摄取不足，从而导致皮肤粗糙。

### （二）宜食

1. 多补充胶原蛋白含量高的食物，比如莲藕炖猪蹄的效果就很好，每天喝豆浆，养成多喝水的习惯，适当补充维生素 E。

2. 补充大量的水分，每天要保证 6 ~ 8 杯，另外食用一些蛋白质及维生素丰富的物质就可以改善皮肤粗糙的问题，像是柠檬、西瓜、柑橘、菠萝改善皮肤粗糙柑橘有高洁净功效，可去除污垢和多余的油。

3. 多吃木耳，木耳含丰富的维生素和矿物质，有净化血液的作用，是对皮肤好的食品。

4. 多吃芝麻，芝麻含有丰富的亚油酸及维生素 E，可改善末梢血管障碍，使肌肤柔软。

5. 每天要吃一定量的蔬菜与水果，早晚空腹吃苹果 1 个，或每餐前吃香蕉 1 ~ 3 个。

6. 多吃猪皮、猪蹄、猪尾，其中含有丰富的大分子胶原蛋白和弹性蛋白，其含量可与熊掌媲美，有“美容食品”之誉。胶原蛋白能促进皮肤细胞吸收和贮存水分，防止皮肤干瘪起皱，使其丰润饱满，平展光滑；弹性蛋白能使皮肤血液循环旺盛，营养供应充分，增强皮肤的弹性和韧性，使多皱的皮肤皱纹变浅或消失。

7. 多吃坚果核桃、松子、棒子、花生、芝麻等果仁，其中富含维生素 E，这是一种有效的抗氧化剂，可防止体内不饱和脂肪酸的过分氧化，防止皮肤过早出现老年斑（寿斑），也可有效地阻止褐色素在皮肤中沉积，防止面部出现褐色斑纹、斑块；维生素 E 还具有促进细胞分裂、再生、延缓细胞变老、恢复皮肤弹性的作用；果仁中含有的多种氨基酸、维生素 A、维生素 D、维生素 K 及铁、磷、锌、锰等，对促进毛发、指甲生长，防止脱发、过早白发和防止皮肤干燥粗糙、过早衰老均具有很大的作用。

8. 多吃鲜枣，鲜枣含有大量的维生素 C，它是一种有效的抗氧化剂，不仅能保持皮肤的弹性，还能抑制与阻断皮肤黑色素的形成。皮肤中黑色素细胞多，肤色就黑。平时多吃一些富含维生素 C 的新鲜蔬菜、水果，少吃盐，可使沉着的色素斑减退或消失。

9. 多吃地瓜，地瓜中含有一种类似雌性激素的物质及维生素 E，常吃对保持皮肤细嫩、延缓衰老有功效；同时含有大量的粘蛋白，有促进健康、防止疲劳、使人精力充沛的作用。地瓜中还含有大量的纤维素，能抑制糖类转化成脂肪，是较理想的减肥食品。

10. 多吃畜禽肝脏，畜禽肝脏含有丰富的维生素A，具有润滑、强健肌肤、防止皮肤粗糙、呈鳞片状或患干眼症、角膜溃疡、口角炎等的发生。

11. 多吃黄瓜，黄瓜在国外被称为"天然美容食品"，常食能使皮肤细腻柔嫩，身材苗条，轻健多力。黄瓜含有丰富的丙醇二酸，可阻止体内糖类转化成脂肪，并能把体内多余脂肪消化掉。

12. 多吃苹果，苹果中除含有较多的胡萝卜素、维生素 B、维生素 C 外，还含有较多的镁，能使人皮肤健美、红润、光泽，还能清除面部的黄褐斑、蝴蝶斑等。

13. 多吃海带，海带中富含铁元素，可以防治缺铁性贫血，使人肤色红润美丽，并能防治缺铁性秃发；含有丰富的碘，能防治"粗脖子"病，还能促进新陈代谢，使人体组织的更新速度加快，人也显

得年轻而精神焕发。

14. 多吃脂肪，脂肪主要分布于少女胸、臀部位，构成女性特有的曲线美，体现现代女性的青春活力，才使得"女大十八变，越变越好看"。皮下脂肪可使皮肤光滑而不皱折，富于弹性而不松软。脂肪摄入不足，会使人皮肤干燥粗糙，无光泽，给人以未老先衰的感觉。

15. 多吃冬瓜，冬瓜历来被认为是减肥和美容佳品。《本草纲目》说，冬瓜"令人好颜色，益气不饥，久服轻身耐老"。冬瓜含有葫芦巴碱和丙醇二酸，前者可加速人体新陈代谢，后者可阻止糖类转化成脂肪，从而取得减肥之效。

16. 多吃无花果，无花果含有 17 种人体必需的氨基酸，其中以抗疲劳的天门冬氨酸含量最高，内含一种超氧化物酸化酶，有延缓衰老、延年益寿之效：其根、茎、叶水煎外洗，有治疗皮癣、黑痣、雀斑及润滑皮肤的美容作用。

17. 多吃洋葱，洋葱富含维生素 C 和维生素 $B_3$，能促进表皮细胞对血液中氧的吸收，有利于细胞间质形成并增强细胞的再生能力，使皮肤保持洁白、丰满、光洁。除经常食用外，还可将半个洋葱洗净，浸泡于一碗水中，睡前用此水洗脸，可收美容之效。

18. 多吃桑葚，桑葚含有多种维生素和 10 多种氨基酸及钙、磷、铁、铜、锌等，具有补肝益肾、滋阴养血、黑发明目、祛病延年的功效。桑葚还能提高人体内酶的活性，有延缓细胞衰老的作用。

**（三）忌食**

1. 烟、酒、浓茶、咖啡、可可、咖啡。

2. 忌辛辣刺激性食物，如葱、蒜、姜、韭菜、辣椒等。

3. 忌致敏性食物，如虾、蟹、雪菜、白果、草莓等。

### （四）食谱例

#### 黑木耳红枣汤

[**功能主治**] 驻颜祛斑、健美丰肌，并用于治疗面部黑斑、形瘦。

[**原料配方**] 黑木耳30g，红枣20枚。

[**用法用量**] 将黑木耳洗净，红枣去核，加水适量，煮半个小时左右。每日早、晚餐后各1次。

#### 泡咸梅干酒

[**功能主治**] 防干燥，去角质。

[**原料配方**] 2～3个咸梅，1杯清酒。

[**用法用量**] 将咸梅干泡入清酒中，需泡1个星期。洗澡时，拿泡好的酒小心地边擦肌肤边按摩，肌肤会逐渐变得光滑。

#### 山芋拌咸梅干

[**功能主治**] 可强化胃肠、促进消化，改善便秘引起的肌肤粗糙，能促进新陈代谢。

[**原料配方**] 山芋、酸梅适量。

[**用法用量**] 细切山芋，和酸梅混拌，再加入切碎的海苔山芋有润泽肌肤的作用，使粗糙的肌肤变得光滑，山芋和其他滑溜的蔬菜一样，含具滋养、强壮效果的黏蛋白及各种酵素成分。

#### 蜜汁花生枣

[**功能主治**] 主要治疗气血不足引起的皮肤粗糙。

[**原料配方**] 红枣100g，花生仁100g，蜂蜜200g。

[**用法用量**] 红枣100g，花生仁100g，温水泡后放锅中加水适量，小火煮到熟软，再加蜂蜜200g，至汁液黏稠停火，也可用高压锅煮30分钟左右，蜂蜜可待花生仁、红枣熟后入锅。红枣补气，花生衣补血，花生肉滋润，蜂蜜补气。

#### 干果山药泥

[**功能主治**] 防止皮肤老化，粗糙。

[**原料配方**] 鲜山药或马铃薯500g，红枣、山楂、青梅、蜂蜜适量。

[**用法用量**] 鲜山药或马铃薯500g煮熟，去皮，压泥，再挤压成团饼状，上置桃仁、红枣、山楂、青梅等果料，上蒸锅煮约10分钟，后浇上蜂蜜。

#### 栗子炖白菜

[**功能主治**] 面容黑暗。

[**原料配方**] 生栗子200g，鸭汤适量，白菜条200g，盐、味精少许。

[**用法用量**] 生栗子200g，去壳，切成两半，用鸭汤适量煨至熟透，再放入白菜条200g，盐、味精少许，白菜熟后勾芡。鸭滋阴补虚，栗子健脾补肾，白菜补阴润燥，综合生效使面色白皙明亮。

#### 笋烧海参

[**功能主治**] 面容粗糙。

[**原料配方**] 水发海参200g，鲜笋或水发笋100g，瘦肉适量，盐、味精、糖、酒少许。

[**用法用量**] 水发海参200g切长条，与鲜笋或水发笋100g切片同入锅，加一起煨熟，加入盐、味精、糖、酒，勾芡后食用。海参滋阴养血，竹笋清内热，综合生效使皮肤细腻光润。

# 二、痱子

## （一）概述

痱子是夏天最多见的皮肤急性炎症。痱子是由汗孔阻塞引起的，多发生在颈、胸背、肘窝、腘窝等部位，小孩可发生在头部、前额等处。初起时皮肤发红，然后出现针头大小的红色丘疹或丘疱疹，密集成片，其中有些丘疹呈脓性。生了痱子后剧痒、疼痛，有时还会有一阵阵热辣的灼痛等表现。痱子的形成是由于夏季气温高、湿度大，身体出汗过多，不易蒸发，汗液浸渍表皮角质层，致汗腺导管口闭塞，汗腺导管内汗液储留后，因内压增高而发生破裂，汗液渗入周围组织引起刺激，于汗孔处发生疱疹和丘疹，发生痱子。也有医家认为：汗孔的闭塞是一种汗孔的原发性葡萄球菌感染，此种感染与热和湿的环境有关。痱子有三种类型：红痱临床上最常见的红痱（红色粟粒疹）是因汗液在表皮内稍深处溢出而成。任何年龄均可发生。多发于手背、肘窝、颈、胸、背、腹部、妇女乳房下以及小儿头面部、臀部，为针头大小的尖头圆形的密集的丘疹或丘疱疹，有轻度红晕。皮疹常成批出现，自觉轻微烧灼及刺痒感。皮疹消退后有中轻度皮屑。白痱（晶形粟粒疹）是汗液在角质层内或角质层下溢出而成。常见于高温环境中大量出汗、长期卧床和过度衰弱的患者。在颈、躯干部发生多数针尖至针头大小，浅表性小水疱，壁极薄，微亮，内容清，无红晕。无自觉症状，轻擦之后易破，干后有极薄的细小鳞唇。脓痱（脓疱性粟粒疹）是顶端有针头大浅表性小脓疱。临床上较为少见，常发生于皱襞部位，如四肢屈侧和阴部，小儿头颈部也常见。脓疱内常无菌，或为非致病性球菌，但溃破后可继发感染。

## （二）宜食

1. 苦瓜味苦性寒，能增进食欲，清热解暑，解毒凉血，多吃苦瓜还能预防痱子的发生。

2. 黄瓜性凉、味苦，发涩的口感主要来自黄瓜所含的丙醇二酸，这是其他一般蔬菜不含的成分，具有解毒，清热利尿的功效。

3. 西瓜性寒，味甘，归心、胃、膀胱经；具有清热解暑、生津止渴、利尿除烦的功效；主治胸膈气壅，满闷不舒，小便不利，口鼻生疮，暑热，中暑，解酒毒等症。西瓜皮是中药，叫"西瓜翠衣"。将西瓜皮洗净切片熬汤，或制作菜肴，长期食用，对预防痱子也有良好的效果。

4. 绿豆汤，多吃青菜和瓜果，这样既可以消夏解暑，又可以补充水分及维生素，增加凉爽感，以减轻刺痒等症状。

## （三）忌食

1. 忌辛辣刺激性食物，如辣椒、花椒、生姜、大蒜、桂皮等。

2. 忌酒、烟。

3. 忌煎炒、油炸等燥热性食物。

4. 忌公鸡、鹅、猪头肉、鱼腥海鲜等发物。

## （四）食谱例

### 冬瓜薏仁汤

[功能主治] 清热解暑。

[原料配方] 冬瓜300g，薏仁50g，姜丝、葱末、料酒、精盐、味精、熟猪油、胡椒粉、香菜末各适量。

[用法用量] 冬瓜去皮，洗净，切成小块；薏仁去杂洗净，用清水浸软，备用。锅内加水适量，放入薏仁、姜丝、葱末、料酒，大火烧沸，改用文火煮10分钟，加入冬瓜块，再煮沸5~7分钟，调入精盐、味精、熟猪油、胡椒粉，撒上香菜末即成。每日1剂，2次分服，连服1个月。

### 薏仁绿豆粥

[功能主治] 清热解暑。

[原料配方] 绿豆30g，薏米30g，粳米100g，藿香5g。

[用法用量] 薏仁、绿豆、粳米淘洗干净，加清水煮为稀粥。另将藿香单煎，取少许药汁，粥熟后加入调匀，再稍煮片刻。温热服食，每日1~2次。

### 三豆汤

[功能主治] 清热解毒、健脾利湿。

[原料配方] 绿豆、赤豆、黑豆各10g。

[用法用量] 绿豆、赤豆、黑豆各10g，加水600ml，小火煎熬成300ml，连豆带汤喝下即可，宜常服。如汤中加薏米20g，效果更好。

### 金银花苦瓜汤

[功能主治] 清心祛火，利尿通淋，明目解毒。

[原料配方] 苦瓜200g，金银花15g。

[用法用量] 将苦瓜切开去瓤和籽；与金银花一起放入锅中；加清水适量，煎汤饮用即可。

### 青蒿绿豆粥

[功能主治] 清暑泄热。

[原料配方] 青蒿5g，绿豆30g，西瓜皮60g，茯苓12g，荷叶10g。

[用法用量] 将青蒿（或用鲜品绞汁）、西瓜翠衣、赤茯苓共煎取汁去渣。将绿豆淘净后，与茶叶同煮为粥。待粥成时，将上青蒿、西瓜翠衣、赤茯苓三味药汁对入，稍煮即成。

# 三、痤疮

## （一）概述

痤疮俗称"青春痘"，又叫"面疱"、"粉刺"等，是一种较常见的皮肤病，由于毛囊及皮脂腺阻塞，发炎所引发的一种慢性炎症性皮肤病。通常好发于面部、颈部、胸背部、肩膀和上臂。临床以白头粉刺、黑头粉刺、炎性丘疹、脓疱、结节、囊肿等为主要表现。这种疾病青春期多见，但也不完全受年龄阶段的限制，大约98%的人在一生中都会出现过痤疮。痤疮病因主要有皮脂腺增生、雄性激素分泌过盛、毛囊角化过度、痤疮杆菌繁殖等。

## （二）宜食

1. 多吃能促进体内血液变成碱性的蔬菜、水果。吃富含维生素 A 和维生素 B 的食物。维生素 A 有益于上皮细胞的增生，能防止毛囊角化，消除粉刺，调节皮肤汗腺功能，减少酸性代谢产生对表皮的侵蚀。含维生素 A 丰富的食物有：金针菜、胡萝卜、西兰花、小白菜、茴香菜、荠菜、菠菜、动物肝脏等。维生素 $B_2$ 能促进细胞内的生物氧化过程，参与糖、蛋白质和脂肪的代谢。各种动物性食品中均含有丰富的维生素 $B_2$，如动物内脏、瘦肉、乳类、蛋类及绿叶蔬菜。维生素 $B_6$ 参与不饱和脂肪酸的代谢，对本病防治大有益处。含维生素 $B_6$ 丰富的食物有蛋黄、瘦肉类、鱼类、豆类及白菜等。富含锌的食物也有控制皮脂腺分泌和减轻细胞脱落与角化作用。如瘦肉类、牡蛎、海参、海鱼、鸡蛋、核桃仁、葵花子、苹果、大葱、金针菇等。宜食清凉祛热食品：痤疮患者大多数有内热。饮食应多选用具有清凉祛热、生津润燥作用的食品如瘦猪肉、猪肺、兔肉、鸭肉、蘑菇、木耳、芹菜、油菜、菠菜、苋菜、莴笋等。

2. 首先多吃柠檬，柠檬因含有丰富的维生素 C 和钙质而作为化妆品和护肤品的原料。其主要的美容功效有：增白洁肤、去除色斑、紧肤、润肤、消除疲劳、抗肌肤老化等。

其次苹果营养丰富，是一种广泛使用的天然美容品，被许多爱美人士奉为美容圣品。苹果中含有 0.3% 的蛋白质，0.4% 的脂肪，0.9% 的粗纤维和各种矿物质、芳香醇类等。其所含的大量水分和各种保湿因子对皮肤有保湿作用，维生素 C 能抑制皮肤中黑色素的沉着，常食苹果可淡化面部雀斑及黄褐斑，同时，苹果中所含的丰富果酸成分可以使毛孔通畅，有祛痘作用。

另外葡萄含有大量葡萄多酚，具有抗氧化功能，能阻断游离基因增生，有效延缓衰老；它还含单宁酸，柠檬酸，有强烈的收敛效果及柔软保湿作用。还有，葡萄果肉蕴含维生素 $B_3$ 及丰富矿物质，可深层滋润、抗衰老及促进皮肤细胞更生。

## （三）忌食

1. 不能吃高脂类食物。中医学认为痤疮的成因是由肥甘而引起。高脂类食物能产生大量热能，使内热加重。因此必须忌食这类食品，如猪油、牛油、羊油、奶油、肥肉、猪脑、羊脑、牛脑、猪肝、猪肾、鸡肝、鸡蛋黄等。

2. 不能吃腥发之物。腥发之物会加重痤疮，因此，腥发之物必须忌食，特别是海产品，如海鳗、海虾、海蟹、带鱼等。贝壳类食物也属易发之品，如蛤蜊、淡菜、河蚌等。河鲜较海鲜好一些，确定痤疮因何物所发，即可忌食。肉类中的性热之品也是发物，如羊肉、狗肉等。

3. 不能吃高糖食物。摄入高糖食物后，会使皮质腺分泌增多，因此必须忌食高糖食物，如白糖、冰糖、红糖、葡萄糖、麦芽糖、巧克力、奶糖、水果糖、水果罐头、冰淇淋、果酱、炼乳以及各种高糖制品等。

4. 不能吃辛辣刺激之品。此类食品食后易升火，所以患者平时应忌食辛辣刺激之品，如辣椒、辣酱、辣油、桂皮、姜、葱、韭菜、洋葱、芥末、鲜辣粉等。

5. 不要吃难于消化的食物，食物难以消化会导致便秘，从而使直肠血管曲张。

### （四）食谱例

#### 绿豆薏仁汤

[功能主治] 清热利尿，排暑解毒。

[原料配方] 绿豆、薏仁各25g，山楂10g。

[用法用量] 山楂、绿豆、薏仁洗净，加清水500g，泡30分钟后煮开，沸几分钟后即停火，不要揭盖，焖15分钟即可，当茶饮。每天3~5次，适于油性皮肤。

#### 果菜绿豆饮

[功能主治] 清热解毒、杀菌。

[原料配方] 小白菜、芹菜、苦瓜、柿子椒、柠檬、苹果、绿豆各适量。

[用法用量] 先将绿豆煮30分钟，滤其汁；将小白菜、芹菜、苦瓜、柿子椒、苹果分别洗净切段或切块，搅汁，调入绿豆汁，滴入柠檬汁，加蜂蜜调味饮用。每日1~2次。

#### 海带绿豆汤

[功能主治] 消暑止渴，解毒，排除体内的毒素。

[原料配方] 海带、绿豆各15g，甜杏仁9g，玫瑰花6g，红糖适量。

[用法用量] 将玫瑰花用布包好，与各药同煮后，去玫瑰花，加红糖食用。每日1剂，连用30日。

#### 薏仁海带双仁粥

[功能主治] 清热解毒、清火消炎、活血化瘀、养阴润肤之功效。

[原料配方] 薏仁、枸杞子、桃仁各15g，海带、甜杏仁各10g，绿豆20g，粳米80g。

[用法用量] 用将桃仁、甜杏仁用纱布包扎好，水煎取汁，加入薏仁、海带末、枸杞子、粳米一同煮粥。每日2次。

#### 枸杞消炎粥

[功能主治] 具有脱毒排邪、养阴润肤之功用。

[原料配方] 枸杞子30g，白鸽肉、粳米各100g，细盐、味精、香油各适量。

[用法用量] 洗净白鸽肉、剁成肉泥；洗净枸杞子和粳米，放入砂锅中，加鸽肉泥及适量水，文火煨粥，粥成时加入细盐、味精、香油，拌匀。每日1剂，分2次食用，5~8剂为1个疗程。

## 四、黄褐斑

### （一）概述

黄褐斑也称为肝斑和蝴蝶斑，是面部黑变病的一种症状，是发生在颜面的色素沉着斑。黄褐斑形成的原因主要是因女性内分泌失调，精神压力大，各种疾病（肝肾功能不全，妇科病、糖尿病）等以及体内缺少维生素及外用化学药物刺激引起。

## （二）宜食

1. 猕猴桃。猕猴桃被喻为"水果金矿"。含有丰富的食物纤维、维生素C、维生素B、维生素D、钙、磷、钾等微量元素和矿物质。猕猴桃中的维生素C能有效抑制皮肤内多巴醌的氧化作用，使皮肤中深色氧化型色素转化为还原型浅色素，干扰黑色素的形成，预防色素沉淀，保持皮肤白皙。

提醒：脾胃虚寒的准妈妈不可多吃，容易腹泻。

2. 西红柿。西红柿具有保养皮肤、消除雀斑的功效。它丰富的西红柿红素、维生素C是抑制黑色素形成的最好武器。有实验证明，常吃西红柿可以有效减少黑色素形成。

3. 柠檬。柠檬也是抗斑美容水果。柠檬中所含的枸橼酸能有效防止皮肤色素沉着。使用柠檬制成的沐浴剂洗澡能使皮肤滋润光滑。

提醒：柠檬极酸，吃过多会损伤牙齿。

4. 各类新鲜蔬菜。各类新鲜蔬菜含有丰富维生素C，具有消褪色素作用。

其代表有：西红柿、土豆、卷心菜、花菜；瓜菜中的冬瓜、丝瓜，准妈妈也要多多享用，它们也具有非同一般的美白功效。

## （三）忌食

1. 忌烟、酒。

2. 忌辛辣刺激性食物，如辣椒、花椒、葱、蒜、桂皮等。

3. 忌公鸡、鹅、海鱼、虾等发病。

4. 忌油腻、黏滞、酸涩的食物。

5. 避免刺激性的食物：刺激性食物易使皮肤老化。尤其咖啡、可乐、浓茶、香烟、酒等，吃得越多，老化会越快，引致黑色素分子浮在皮肤表面，使黑斑扩大及变黑。

## （四）食谱例

### 绿豆百合美白汤

[功能主治] 绿豆与百合所含的维生素能使黑色素还原，具有美白作用。

[原料配方] 绿豆、赤小豆、百合适量。

[用法用量] 将绿豆、赤小豆、百合洗净，用适量清水浸泡半小时。大火煮滚后，改以小火煮到豆熟。依个人喜好，加盐或糖调味皆可。

### 丝瓜化淤茶

[功能主治] 清热祛风消滞，适宜气滞血瘀的患者。

[原料配方] 丝瓜络15g，茯苓20g，白菊花10g，玫瑰花5朵，红枣5枚。

[用法用量] 将上述材料加水煎取汁，代茶饮服。药渣可再煎取汁温敷于脸部。

### 柠檬冰糖汁

[功能主治] 柠檬中含有丰富的维生素C，100g柠檬汁中所含维生素C可高达50毫克。此外，还含有钙、磷、铁和B族维生素等。不仅可以白嫩皮肤，防止皮肤血管老化，消除面部色素斑，而且还具有防治动脉硬化的作用。

[原料配方] 柠檬、冰糖。

［**用法用量**］将柠檬榨汁，加冰糖适量，饮用。

### 牛奶核桃饮

［**功能主治**］祛斑。

［**原料配方**］牛奶、豆浆、黑芝麻各200g，核桃300g。

［**用法用量**］将核桃、芝麻放入小石磨中；牛奶和豆浆混匀，慢慢倒入小石磨中边倒边磨，磨好后倒入锅内煮沸，后加入少量白糖调味，也可在煮沸时，打入生鸡蛋，边搅边煮。每日1次，每次1小碗。可经常食用。

## 五、白癜风

### （一）概述

白癜风是一种常见多发的色素性皮肤病。该病以局部或泛发性色素脱失形成白斑为特征，是一种获得性局限性或泛发性皮肤色素脱失症，是一影响美容的常见皮肤病，易诊断，治疗难。中医学称之为"白癜风"或"白驳风"。白癜风是后天性因皮肤色素脱失而发生的局限性白色斑片，使得局部皮肤呈白斑样。医学上通常把这种病变叫色素脱失。

### （二）宜食

1. 多食坚果（白果、核桃、花生、葵花子、栗子、莲子、南瓜子、松子、西瓜子、杏仁）、豆类和豆制品、黑芝麻、动物肝脏等。

2. 多食新鲜、清淡的叶绿茶，多食猪肝、瘦肉、牛肉、黑色食物如黑芝麻、黑豆等。

3. 吃含铜丰富的食品，若体内铜离子含量增高，黑色素的生成亦增加。故应多吃田螺、河蚌、毛蚶等含铜食品。

### （三）忌食

1. 不宜吃菠菜，因菠菜含大量草酸，易使患部发痒。

2. 绝对禁食鱼虾海味、禁饮酒。因食鱼、饮酒引起白癜风发病、复发或病情加重者，屡见不鲜。常见一些患者，因不能严格戒酒或海味、虽经长时间治疗，但病情仍不能得以控制。

3. 少吃含维生素C多的食物。因维生素C能使血清铜与血清铜氧化酶水平降低，影响酪氨酸酶的活性，干扰皮肤黑色素的合成，加重白癜风的病情。如樱桃、西红柿、苹果、橘子等。

4. 不可过食辛辣等刺激性食物。

### （四）食谱例

1. 取核桃仁500g，黑芝麻400g，沙苑子300g磨泥状，搅匀、贮存备用。每次取50g，倒入500ml豆浆中，煮沸加适量白糖服用，早晚各1次，食用1年。

2. 花生仁15g，红花15g，女贞子15g，冰糖30g。将女贞子打碎，加花生仁、红花、冰糖及水煎汤代茶饮，每日1剂，并吃生花生仁。坚持经常服用。

3. 马齿苋200g，水煎服，每日1剂；再配合马齿苋捣烂取汁外涂，每日5次，10天为1个疗程，1~3月疗程显效。

4. 取白芷9g，鱼头（胖鱼头或草鱼为好）1个，加适量水炖汤，油盐调味食用，可连续食用。

5. 将黑豆先以水浸泡软后，用八角茴香及适量盐煮熟或炒食，每日吃 50～90g 为宜。黑豆除含有丰富的蛋白质，卵磷脂，脂肪及维生素外，还含有色素源及盐酸，以常内服黑豆能促使黑素原转变为黑色素。

6. 将黑芝麻炒熟，加盐，研碎成芝麻盐，蘸馒头面包或烂粥食用，黑芝麻有激活局部黑色素细胞及再生黑色素功能。

7. 黑芝麻 60g，猪肝 1 具，食盐少许，先将黑芝麻炒熟研成细末备用再将猪肝洗净，放锅中加水及盐，煮至用筷子扎猪肝不出血为度，捞出切薄片，用猪肝蘸黑芝麻末食用，每日 1 次，功能滋补肝肾，填精润肤，适于肝肾不足，精血亏虚之白癜风。

# 六、玫瑰糠疹

## （一）概述

玫瑰糠疹是常见的炎症性皮肤病，好发于躯干和四肢近端大小不等，数目不定玫瑰色斑片，其上有糠状鳞屑，本病有自限性，一般持续 6～8 周而自愈。但也有经久不愈的情况，由于很多玫瑰糠疹患者延误治疗后容易遗留难看的色素沉着。应及早治疗。玫瑰糠疹是一种常见的自限性、有特征性皮损的炎症性皮肤病。本病春秋季节好发，多见于青少年。

## （二）宜食

1. 地瓜。地瓜所含的纤维质松软易消化，可促进肠胃蠕动，有助排便。最好的吃法是烤地瓜，而且连皮一起烤、一起吃掉，味道爽口甜美。

2. 绿豆。绿豆具清热解毒、除湿利尿、消暑解渴的功效，多喝绿豆汤有利于排毒、消肿，不过煮的时间不宜过长，以免有机酸、维生素受到破坏而降低作用。

3. 燕麦。燕麦能滑肠通便，促使粪便体积变大、水分增加，配合纤维促进肠胃蠕动，发挥通便排毒的作用。将蒸熟的燕麦打成汁当做饮料来喝是不错的选择，搅打时也可加入其他食材，如苹果、葡萄干，营养又能促进排便。

4. 薏仁。薏仁可促进体内血液循环、水分代谢，发挥利尿消肿的效果，有助于改善水肿型肥胖。薏仁水是不错的排毒方法，直接将薏仁用开水煮烂后，依据个人口味添加少许的糖，是肌肤美白的天然保养品。

5. 小米。小米不含麸质，不会刺激肠道壁，是属于比较温和的纤维质，容易被消化，因此适合搭配排毒餐食用。小米粥很适合排毒，有清热利尿的功效，营养丰富，也有助于美白。

6. 糙米。糙米就是全米，保留米糠，有丰富的纤维，具吸水、吸脂作用及相当的饱足感，能整肠利便，有助于排毒。每天早餐 1 碗吃糙米粥或来 1 杯糙米豆浆是不错的排毒方法。

7. 红豆。红豆可增加肠胃蠕动，减少便秘，促进排尿。可在睡前将红豆用电锅炖煮浸泡一段时间，隔天将无糖的红豆汤水当开水喝，能有效促进排毒。

8. 胡萝卜。胡萝卜对改善便秘很有帮助，也富含 β-胡萝卜素，可中和毒素。新鲜的胡萝卜排毒效果比较好，因为它能清热解毒，润肠通便，打成汁再加上蜂蜜、柠檬汁，既好喝又解渴，也有利排毒。

9. 山药。山药可整顿消化系统，减少皮下脂肪沉积，避免肥胖，且增加免疫功能。

10. 牛蒡。牛蒡可促进血液循环、新陈代谢，并有调整肠道功能的效果，所含的膳食纤维可以保有水分、软化粪便，有助排毒、消除便秘。可作成牛蒡茶随时饮用，长期服用。

11. 芦笋。芦笋含多种营养素，所含的天门冬素与钾有利尿作用，能排除体内多余的水分，有利排毒。

12. 莲藕。莲藕的利尿作用，能促进体内废物快速排出，借此净化血液。莲藕冷热食用皆宜，将莲藕榨汁，可加一点蜂蜜调味直接饮用，也可以小火加温，加一点糖，趁温热时喝。

13. 白萝卜。萝卜有很好的利尿效果，所含的纤维素也可促进排便，利于减肥。如果想利用萝卜来排毒，则适合生食，建议可打成汁或以凉拌、腌渍的方式来食用。

14. 山茼蒿。山茼蒿含丰富维生素 A，可维护肝脏，有助体内毒素排出。将山茼蒿和柳丁、西红柿、胡萝卜、柚子、苹果等蔬果一起打成汁饮用是不错的选择。

15. 地瓜叶。地瓜叶纤维质地柔细、不苦涩，容易有饱足感，又能促进胃肠蠕动、预防便秘。把新鲜地瓜叶洗净后用开水烫熟捞起，与剁碎的大蒜及少许盐、油拌匀，就是一道美味爽口的蒜拌地瓜叶。

16. 萝卜叶。萝卜叶含有丰富的维生素和纤维质，有促进食欲、活泼肠道的作用，也能改善便秘。将洗净沥干的新鲜萝卜叶打成汁，再加入少许蜂蜜一起饮用，常喝可排毒。

17. 川七。川七叶片含有降血糖作用的成分，并能治疗习惯性便秘，减少身体负担。把川七叶、西红柿、苜蓿芽、黄甜椒、奇异果等蔬果，加上坚果与少许的百香果汁或苹果醋混合打成汁饮用。

18. 醋。醋有利于人体的新陈代谢，可排出体内的酸性物质消除疲劳，还有利尿通便的效果。每天早晚用过餐后，各喝一次稀释过的醋，适量饮用有助健康。

## （三）忌食

1. 海鲜及肉类发物如：鱼、虾、螃蟹、河蚌、牛肉、羊肉、狗肉等。

2. 油炸食品如：炸鸡、薯条、烤鸭等。

3. 香料如：葱、姜、蒜、辣椒、花椒等。

## （四）食谱例

### 凉血活血汤

[功能主治] 本方以槐花、生地黄、白茅根、紫草根清热凉血，辅以丹皮，赤芍凉血化淤，佐鸡血藤养血活血。

[原料配方] 生槐花30g，生地黄30g，丹皮15g，白茅根30g，紫草根15g，赤芍15g，鸡血藤30g。

[用法用量] 水煎服，每日1剂，分2次服。本方以槐花、生地黄、白茅根、紫草根清热凉血，辅以丹皮，赤芍凉血化淤，佐鸡血藤养血活血。

### 脾肺热毒汤

[**功能主治**] 凉血消风、清热解毒。

[**原料配方**] 生地20g，赤芍10g，丹皮10g，紫草10g，板蓝根10g，蚤休10g，荆芥10g，防风10g，银花15g，薄荷（后下）5g。

[**用法用量**] 水煎服，每日1剂，分2次服。5剂为1个疗程，一般2个疗程可治愈。咽喉痛加射干10g，牛蒡子10g。

### 玫瑰祛风散

[**功能主治**] 清热解毒、祛风祛湿、调节阴阳。

[**原料配方**] 生地30g，土茯苓30g，知母10g，黄芩9g，栀子8g，紫草12g，白附子25g，马钱子5g，荆芥穗6g，透骨草10g，蜈蚣3条，冰片15g。

[**用法用量**] 上述共研细末，加醋、酒比例为3：1，调匀擦患处，每日6次，7天为1个疗程，1~3个疗程可以治愈。

## 七、单纯疱疹

### （一）概述

亦称为发热性水疱，是由单纯疱疹病毒所致的疼痛性感染，他可以在全身出现，但最常见于牙龈上、口腔外侧、嘴舌外侧、鼻子、颊或手指上。水疱形成后，破损产生渗出液，其后产生黄白色的痂壳最终脱落，在痂壳的下面产生新的皮肤。溃疡通常持续7~10天。单纯疱疹是由单纯疱疹病毒引起，可以通过与感染病人接吻或共用食用器皿、毛巾、剃须刀等接触形成传播。在发病之前，会感到该处瘙痒或过敏。

### （二）宜食

宜食牛奶、鸡蛋、猪肉、水果、蔬菜和豆制品。

### （三）忌食

1. 忌烟、酒、茶、咖啡、可可等。

2. 忌葱、蒜、姜、韭菜、花椒、辣椒等刺激性食物。

3. 忌鱼腥、海鲜等发物：鸡、肉、虾、蟹、猪头肉、鹅等。

4. 忌油腻、燥热食物。

### （四）食谱例

1. 鱼腥草、生山楂各15g，水煎饮。

2. 绿豆30g，芦根50g，水煎饮。

3. 多饮绿豆汤或赤小豆汤。

4. 绿豆衣、金银花泡水代茶饮。

5. 用马齿苋30g，煎水待凉，用纱布叠5~6层；浸透作湿敷，每次20分钟，每日2~3次。

6. 紫草12g，板蓝根30g，连翘30g，生薏仁30g，煎水口服，每周2次，以防复发。

## 八、疥疮

### （一）概述

疥疮是由于疥虫感染皮肤引起的皮肤病，本病传播迅速，疥疮的体征是皮肤剧烈瘙痒（晚上尤为明显），而且皮疹多发于皮肤皱折处，特别是阴部。疥疮是通过密切接触传播的疾病。疥疮的传染性很强，在一家人或集体宿舍中往往相互传染。疥虫离开人体能存活 2～3 天，因此，使用病人用过的衣服、被褥、鞋袜、帽子、枕巾也可间接传染。性生活也是传染的一个主要的途径。

### （二）宜食

1. 多吃清淡的食品，如蔬菜和水果。

2. 多吃清热利湿的食物，如丝瓜、冬瓜、苦瓜，马齿苋、芹菜、马兰头、藕、西瓜、薏仁、绿豆、赤小豆等。

### （三）忌食

1. 少吃辛辣刺激性食物，如花椒、辣椒、韭菜、生蒜、胡椒、茴香、生葱、生姜等。这类食品辛温燥热，耗伤肺阴。"肺主皮毛"，肺阴受伤，则加重皮肤丘疹或脓疱瘙痒。

2. 少吃"发物"，如鸡、马肉、猪头肉、鱼、蟹、海腥、鹅、驴肉、母猪肉、虾、鳖、韭菜等。这类食物可使疾病复发，经久难愈。

3. 少吃黏腻食物，如肥肉、油炸、糍粑、油煎、年糕、糯米饭等。因这类食物易助湿生热，湿热内盛，将加重病情发展。

4. 少吃兴奋作用的食物，如咖啡、浓茶、可可等。这类食品兴奋神经，可造成失眠，加重瘙痒；另一方面，由于这些食物的兴奋作用，神经系统的敏感性增高，瘙痒加重。

5. 少吃生冷之物，如梨、柿及各种生冷之品。

6. 少吃发血之物，如辣椒、胡椒、杨梅等。

7. 少吃发风之物，如虾、蟹、椿芽、芥菜、腐乳等。

8. 少吃发滞气之物，如土豆、莲米、荞麦、芡实及各类豆制品。

### （四）食谱例

#### 菖蒲米酒

[功能主治] 适于疥疮食疗。

[原料配方] 菖蒲 200g，米酒 1000ml。

[用法用量] 菖蒲细切蒸 2～3 小时，晒干入米酒浸渍 3～5 日，去渣澄清即得。或以菖蒲水煎取汁约 500ml，糯米 1 碗酿酒，去渣温饮之，每日服 1～2 杯。

#### 苦参酒

[功能主治] 适于疥疮食疗。

[原料配方] 苦参 50g，酒 250ml。

[用法用量] 浸渍 5～7 日后可饮，每次饮 25ml，每日 1 次，空腹大口咽下。

## 九、冻疮

### （一）概述

冻疮是指人体受寒邪侵袭所引起的全身性或局部性损伤。冻疮是因天气寒冷所引起的，多发生在手脚的末端、鼻尖、面颊和耳部等处。患处皮肤苍白、发红、水肿、发痒热痛，有肿胀感。严重的可出现紫血疱引起患处坏死，溃烂流脓疼痛。局部性冻伤者病情较轻，以局部肿胀、麻木、痛痒、青紫，或起水疱，甚则破溃成疮为主症；全身性冻伤者病情较重，以体温下降，四肢僵硬，甚则阳气亡绝而死亡为主要特征。根据冻伤的严重程度，将其分为三度。Ⅰ度

（红斑性冻疮）：损伤在表皮层，皮肤红肿，疼痛瘙痒。Ⅱ度（水疱性冻疮）：损伤达真皮层，先出现红肿，继而出现大小不等的水疱或血疱，局部感觉迟钝，疼痛较剧烈。Ⅲ度（坏死性冻疮）：损伤皮肤全层，严重者可深达皮下、肌肉或整个肢体坏死，一般伤后 3～7 天出现水疱，肢体活动受限，病变部位变紫黑色，周围水肿，疼痛明显，约 7 天后出现干性坏疽，患部感觉和功能完全丧失。约 2～3 周后，冻伤坏死组织与正常组织分离。

## （二）宜食

北方冬季寒冷，可补温热食品，如牛、羊肉或狗肉；而南方气候较温和，应清补甘温之味，如鸡、鸭、鱼类才更加适宜。

## （三）忌食

忌寒凉性食物：梨、瓜等生冷果品，寒凉性蔬菜、冰冻饮料等。

## （四）食谱例

1. 羊肉 500g，花椒 3g，生姜 15g，当归 30g。将羊肉 500g，花椒 3g，生姜 15g，当归 30g 一同煮食。

2. 将生姜、红花、当归、川芎各 10g，以 500ml 白酒浸泡，一周后即可服用。每次饮酒 10ml，每天 2～3 次。

3. 将山楂、当归各 15g，红枣 10g，混合煮食，对阳虚体质的女性尤其适用。

4. 将桂枝 6g，白芍 12g，当归 10g，生姜 3 片，红枣 10g，炙甘草 5g，分 2 次煎服，每日服 1 次。

5. 桂姜粥：桂枝 10g，干姜 3g，糯米 50g。先把

桂枝、干姜加水煎煮，用其汁液与糯米煮粥，早晚分次食用。

6. 附姜煨狗肉：熟附片 6g，生姜 150g（煨熟切片），狗肉 150g（切块）。先以蒜头及花生油炝锅，放入狗肉微炒，待皮色转黄，再加水适量，以武火烧开后，放入熟附片及煨姜，改用文火煨至狗肉熟烂，加食盐、味精调味即可，佐餐食用。

7. 当归羊肉羹：当归 25g，黄芪 25g，党参 25g，羊肉 500g。当归、黄芪、党参装入纱布袋内，与羊肉一起放入锅内，加葱、姜、料酒、精盐、清水适量，用武火烧沸，改用文火煨至羊肉软烂，味精调味，吃肉喝汤，每日 2 次。

8. 当归四逆汤：当归 15g，桂枝 12g，赤芍 10g，细辛、通草、甘草各 6g，大枣 8 枚煎服。使阳气通、寒气散、气血通畅。

9. 当归红花川芎酒：将生姜、当归、红花、川芎各 10g，同浸于 500ml 白酒中一周后即可服用，每次饮酒 10ml，每日 2～3 次。

10. 当归生姜羊肉汤：将当归、生姜、羊肉煮熟进食。

# 十、秃发

## （一）概述

秃发分先天性秃发与后天性秃发两种。先天性秃发是在出生时就发生或在出生后某一段时间内，毛发全部秃光。后天性秃发包括各种因素引起的秃发，如斑秃、脂溢性秃发等。脂溢性秃发最多见，可

能与脂代谢异常有关。斑秃是一种局部的、不规则的斑状秃发，常常骤然发生。它的特点是，发生病变的地方（亦即时发生斑秃的地方），头皮没有任何炎症或异常的现象，患者常常没有自觉症状，都是在无意中发现的。斑秃的形状有圆形或椭圆形或不规则的形状，秃发区边缘的头根部较松动，很容易拔起。斑秃，俗称"鬼剃头"。病人常在头部突然出现圆形或椭圆形的脱发斑。最初为小片脱发区，一片或几片，无自觉症状。少数病人在短期内头发可全部脱落，故称普秃。斑秃大多可以恢复。新生长的头发，呈细软黄白色的毫毛，逐渐变粗变黑，直到恢复正常。

脂溢性脱发，又称男性型脱发，俗称秃顶。多见于青壮年男性。有的病人头发油腻呈擦油状；也有的头发干燥缺乏光泽，常有大量头皮屑，有瘙痒感。日久，前额两侧及头顶部毛发开始脱落，枕后及两侧颞部仍保持正常的头发。脱发的速度和范围因人而异，多数进展缓慢。女性病人头发脱落主要在头顶部，头发呈弥漫性稀少。

## （二）宜食

1. 补充铁质。根据科学家研究，秃发妇女中，缺铁秃发者占30%，这是中年女性常见的一种秃发症。应补充铁质丰富的食物，如黄豆。黑豆、蛋类、带鱼、虾、熟花生、菠菜、鲤鱼、香蕉、胡萝卜、马铃薯等。

2. 补充植物蛋白。有的女性，头发末梢裂开，形成一束细丝羽毛状，易断易脱，医学上称"头发纵裂症"。原因是由于头发中蛋氨酸、胱氨酸明显减少，而磺丙氨酸明显上升，使头发质地变脆易裂。可以多吃大豆、黑芝麻、玉米等食品。

3. 吃含碱性物质的新鲜蔬菜和水果。中老年妇女容易秃发、头发变黄的因素之一是由于血液中有酸性毒素，原因是体力和精神过度疲劳，长期过食纯糖类和脂肪类食物，使体内代谢过程中产生的乳酸、丙酮酸、碳酸等酸性毒素滞留，产生酸毒素。肝类、肉类、洋葱等食品中的酸性物质容易引起血中酸毒素过多，所以要少吃。

4. 补充碘质。妇女头发的光泽与甲状腺的作用有关，补碘能增强甲状腺的分泌功能，有利于头发健美。可多吃海带、紫菜、牡蛎等食品。

5. 补充维生素 E。维生素 E 可抵抗毛发衰老，促进毛母细胞分裂，使毛发生长。可多吃鲜莴苣、青色卷心菜、黑芝麻等。

6. 溢性脱发患者应多吃富含维生素的食物。维生素 A 对于维持上皮组织的正常功能和结构的完善，促进生长发育起重要作用。此类食物有胡萝卜、菠菜、小白菜、韭菜、苋菜、西兰花、空心菜、芥菜、苜蓿、马兰头、金针菜、茴香菜、香菜、芥蓝、杏等。维生素 $B_6$ 对调节脂肪及脂肪酸的合成，抑制皮脂分泌，刺激毛发再生有重要作用。富含维生素 $B_6$ 的食物有马铃薯、蚕豆、青鱼、橘子、芝麻等。此外，多吃含维生素 $B_2$ 及维生素 C 丰富的食物也对脂溢性脱发有一定效果。

## （三）忌食

1. 少食动物脂肪、甜食及辛辣刺激性食物。

2. 酒及辛辣刺激食物，如葱、蒜、韭菜、姜、花椒、辣椒、桂皮等。

3. 油腻、燥热食物如肥肉、油炸食品。

4. 脂肪丰富的食物，如肝类、肉类、洋葱等酸性食物。

**（四）食谱例**

1. 桑葚、蜂蜜各适量。用纱布将桑葚挤汁，过滤后装于瓷器皿中，文火熬成膏，加适量蜂蜜调匀。贮存于瓶中备用。每次服1～2汤匙，每日1次，温开水送服。养血脉，乌须发。治头发早白。

2. 大蒜2个，蜂蜜30ml，将大蒜捣烂，与蜂蜜调成糊，擦患外头皮。每日1～2次。

3. 生姜，切开擦患处，每日1～2次。

4. 猪胆汁1个，蜂蜜10ml，混合后涂患处，每日1～2次。

5. 先将粳米100g加水煮粥，沸后加入酥油20～30g，蜂蜜15g，文火同煮成粥即可。

6. 红砂糖500g，黑芝麻250g，核桃仁250g。红砂糖放入锅内，加水少许，以小火煎熬至汁稠时，加入炒熟的黑芝麻及核桃仁，调匀下火，趁热倒在表面涂有食油的瓷盘中，待稍冷将糖压平，用刀划成小块，放凉待用。每次数块，坚持服用，补血养容，用于治疗须发早白及脱发。

7. 生芝麻适量。榨取芝麻油，涂抹脱发处头皮，每日数次，坚持使用。润肤生发。用于治疗脱发及须发早白，头发干枯。

8. 老母鸡1只。将鸡开膛洗净，加水熬汤，煮至四小时以上，晾凉后捞出汤上浮油盛于碗内，再继续熬汤捞油，如此反复多遍，直至鸡烂，油净为止。吃饭时取鸡油拌饭吃，常服有效。补肝肾，生发乌发。

9. 黑豆500g，盐少许。黑豆加水，文火煮熬，以水尽豆烂饱胀为度，取出放盘内晾干，然后撒上细盐，贮存于瓶内。每次6g，饭后食用，每日服2次。养发生发。治脂溢性脱发，产后脱发，病期脱发等。

10. 芝麻酱、海带末、白糖、湿淀粉各适量。芝麻酱与海带均晾干，研为细末，用白糖、湿淀粉合拌，晾干即成。经常食用，日久见效。养发生发。

11. 黑芝麻500g，海带粉末250g，蜂蜜少许。将芝麻炒香，同海带粉末调和，加适量蜂蜜，每日服食1～2匙，可长期食用。滋阴润燥，养血养发。能使头发滋润光亮。

12. 韭菜、大葱各适量。将二菜洗净切段，上锅加油爆炒，佐餐食用。去头屑，止头痒。

13. 米醋适量。用洗发剂洗头后，再用清水加少许米醋洗刷1次，如头屑过多，可用醋直接涂抹头皮，每晚1次，数日见效。消脂止痒，养发护发。用于头发干枯易脱，头皮多屑。久用可使头发柔顺光泽。

# 第十二章　肿瘤疾病饮食宜忌

## 一、肺癌

### （一）概述

肺癌是最常见的肺原发性恶性肿瘤，绝大多数肺癌起源于支气管黏膜上皮，故亦称支气管肺癌。近50多年来，世界各国特别是工业发达国家，肺癌的发病率和病死率均迅速上升，死于癌病的男性病人中肺癌已居首位。肺癌的分布情况右肺多于左肺，上叶多于下叶，从主支气管到细支气管均可发生癌肿。起源于主支气管、肺叶支气管的肺癌，位置靠近肺门者，称为中央型肺癌；起源于肺段支气管以下的肺癌，位置在肺的周围部分者称为周围型肺癌。

肺癌的病因至今尚不完全明确，大量医学资料表明肺癌的危险因子包含吸烟（包括二手烟）、石棉、氡、砷、电离辐射、卤素烯类、多环性芳香化合物、镍等，肺部慢性疾病如肺结核、矽肺、尘肺等，以及人体内在因素如家族遗传以及免疫机能降低代谢活动内分泌功能失调等。

肺癌在早期并没有什么特殊症状，仅为一般呼吸系统疾病所共有的症状，如咳嗽、痰血、低热、胸痛、气闷等，很容易忽略。肺癌晚期症状主要包括面、颈部水肿、声音嘶哑、气促等。

### （二）宜食

1. 宜多食增强机体免疫、抗肺癌作用的食物，如薏米、甜杏仁、菱、牡蛎、海蜇、黄鱼、海龟、蟹、海参、茯苓、山药、大枣、乌梢蛇、四季豆、香菇、核桃、甲鱼等。

2. 咳嗽多痰宜吃白果、萝卜、芥菜、杏仁、橘皮、枇杷、橄榄、橘饼、海蜇、荸荠、海带、紫菜、冬瓜、丝瓜、芝麻、无花果、松子、核桃、淡菜、罗汉果、桃、橙、柚子等。

3. 发热宜吃黄瓜、冬瓜、苦瓜、莴苣、茄子、发菜、百合、苋菜、荠菜、蕹菜、石花菜、马齿苋、梅、西瓜、菠萝、梨、柿、橘、柠檬、橄榄、桑葚子、荸荠、鸭、青鱼等。

4. 咯血宜吃青梅、藕、甘蔗、梨、棉、海蜇、海参、莲子、菱、海带、荞麦、黑豆、豆腐、荠菜、茄子、牛奶、鲫鱼、鲩鱼、乌贼、黄鱼、甲鱼、牡蛎、淡菜等。

5. 宜吃减轻放疗、化疗副作用的食物：鹅血、蘑菇、鲨鱼、桂圆、黄鳝、核桃、甲鱼、乌龟、猕猴桃、莼菜、金针菜、大枣、葵花籽、苹果、鲤鱼、绿豆、黄豆、赤豆、虾、蟹、银豆、泥鳅、马哈鱼、绿茶、田螺等。

## （三）忌食

1. 忌烟、酒。
2. 忌辛辣刺激性食物：葱、蒜、韭菜、姜、花椒、辣椒、桂皮等。
3. 忌油煎、烧烤等热性食物。
4. 忌油腻、黏滞生痰的食物。

## （四）食谱例

### 蜂蜜润肺止咳丸

[功能主治] 适于肺癌咳嗽明显者。

[原料配方] 露蜂房、僵蚕各等份，蜂蜜适量。

[用法用量] 将3味药研末，炼蜜为丸。每日2次，每次6g。功效润肺化痰、散结消肿。

### 甘草雪梨煲猪肺

[功能主治] 润肺除痰作用，适于咳嗽不止者。

[原料配方] 甘草10g，雪梨2个，猪肺约250g。

[用法用量] 梨削皮切成块，猪肺洗净切成片，挤去泡沫，与甘草同放砂锅内。加冰糖少许，清水适量小火熬者3小时后服用，每日1次。

### 冰糖杏仁糊

[功能主治] 润肺祛痰、止咳平喘、润肠。

[原料配方] 甜杏仁15g，苦杏仁3g，粳米50g，冰糖适量。

[用法用量] 将甜杏仁和苦杏仁用清水泡软去皮，捣烂加粳米、清水及冰糖煮成稠粥，隔日1次。

### 白果枣粥

[功能主治] 有解毒消肿等作用。

[原料配方] 白果25g，红枣20枚，糯米50g。

[用法用量] 将白果、红枣、糯米共同煮粥即成，早、晚空腹温服。

### 白芷炖燕窝

[功能主治] 补肺养阴，止咳止血。

[原料配方] 白芷9g，燕窝9g，冰糖适量。

[用法用量] 将白芷、燕窝隔水炖至极烂，过滤去渣。加冰糖适量调味后再炖片刻即成，每日1~2次。

### 银杏蒸鸭

[功能主治] 补虚平喘，利水退肿。适宜于晚期肺癌喘息无力、全身虚弱、痰多者。

[原料配方] 白果200g，白鸭1只。

[用法用量] 白果去壳，开水煮熟后去皮、蕊，再用开水焯后混入杀好去骨的鸭肉中。加清汤，笼蒸2小时至鸭肉熟烂后食用。

### 五味子炖肉

[功能主治] 补肺益肾，止咳平喘，适宜于肺癌肾虚型病人。

[原料配方] 五味子50g，鸭肉或猪瘦肉适量。

[用法用量] 五味子与肉一起蒸食或炖食，并酌情加入调料。肉、药、汤俱服。

### 莲子鸡

[功能主治] 适于肺癌气血不足者。

[原料配方] 莲子参15g，鸡或鸭、猪肉适量。

[用法用量] 莲子参与肉共炖熟，适当加入调料

即可。经常服用，补肺、益气、生津。

### 冬瓜皮蚕豆汤

[功能主治] 除湿、利水、消肿。适于肺癌有胸水者。

[原料配方] 冬瓜皮60g，冬瓜子60g，蚕豆60g。

[用法用量] 将上述食物放入锅内加水3碗煎至1碗，再加入适当调料即成，去渣饮用。

### 红豆薏米粥

[功能主治] 清热解毒、活血止血，减轻药物对肝脏以及机体免疫功能的损害；适合肺癌患者食用。

[原料配方] 薏米100g，枣（干）25g，赤小豆50g，仙鹤草10g，白砂糖30g。

[用法用量] 将薏米、红豆以温水浸泡半日；用纱布将仙鹤草包好；大枣去核浸泡；将薏米、红豆、仙鹤草、大枣一同放入锅中；加水煮成稀粥，最后撒上糖调味即可。

## 二、胃癌

### （一）概述

胃癌是我国常见的恶性肿瘤之一，在我国其发病率居各类肿瘤的首位。早期胃癌多无症状或仅有轻微症状，随着病情的发展，可逐渐出现非特异性的、类同于胃炎或胃溃疡的症状，包括上腹部饱胀不适或隐痛、泛酸、嗳气、恶心，偶有呕吐、食欲减退、消化不良、大便潜血阳性或黑便、不明原因的乏力，消瘦或进行性贫血等。当临床症状明显

时，病变已属晚期，见胃区疼痛，常为咬啮性，与进食无明显关系，也有类似消化性溃疡疼痛，进食后可以缓解。上腹部饱胀感、沉重感、厌食、腹痛、恶心、呕吐、腹泻、消瘦、贫血、水肿、发热等。癌肿扩散转移可引起腹水、肝大、黄疸及肺、脑、心、前列腺、卵巢、骨髓等的转移而出现相应症状。胃癌常见并发症：当并发消化道出血，可出现头晕、心悸、柏油样大便、呕吐咖啡色物；胃癌腹腔转移使胆总管受压时，可出现黄疸，大便陶土色；合并幽门梗阻，可出现呕吐，上腹部见扩张之胃型、闻及震水声；癌肿穿孔致弥漫性腹膜炎，可出现腹肌板样僵硬、腹部压痛等腹膜刺激征；形成胃肠胆管，见排出不消化食物。病因主要包括：环境和饮食因素，如摄入过多的食盐、高盐的盐渍食品、熏制鱼类、亚硝胺类化合物的食物是诱发胃癌的相关因素；幽门螺杆菌感染；遗传因素；免疫功能低下的人胃癌发病率较高。

### （二）宜食

1. 术后饮食：需结合对饮食耐受情况及胃肠容量酌情调整进食量及种类、进食间隔和次数。术后初期一般采用特殊途径供给营养，如静脉营养或肠内营养。术后3~4天排气、胃肠功能恢复后，可渐进食，通常应循以下原则。

（1）少食多餐：以每天8~10餐开始为宜，术后1月左右逐渐改为5~6餐，3~6个月后逐渐改为3~4餐。因各人情况不同，没有绝对标准。主食与配菜应选稀、软且易于消化的食物。

（2）多食蛋白质丰富食物：术后初期应按照无渣流食、少渣流食、半流食、软食、普食顺序进食。流质饮食以米汤、蛋汤、菜汤、藕粉、肠内营养制剂、奶、蛋白粉为宜。半流食应选高蛋白、高热量、高维生素、低脂肪、新鲜易消化食物；动物性蛋白最好来源是鱼类，也可食蛋羹、酸奶；植物性蛋白以豆腐为佳。进食后，应多食蔬菜、水果。

（3）预防贫血：胃癌全胃切除后，易发生缺铁性贫血，因此可适当食用瘦肉、鱼、虾、动物血、动物肝以及大枣、绿叶菜、芝麻酱等富含蛋白质与铁质的食品。

（3）细嚼慢咽：术后胃研磨功能减弱，对于较粗糙不易消化的食物，应细嚼慢咽。

2. 放化疗期间饮食：加强营养可使癌细胞生长，活跃生长的癌细胞更易被放化疗损伤，因此放化疗期间应该增加营养摄入，宜补充高蛋白质食品。

（1）增加开胃食品，如山楂、萝卜、香草、陈皮等。

（2）少食多餐。

（3）更换食谱，改变烹调方法。

（4）食物要比较熟烂便于消化吸收。

（5）多吃维生素含量高的生拌凉菜和水果。实在难以进食者应给予肠内营养或静脉营养支持。

3. 其他注意事项。

（1）宜吃止痛消肿作用的食物：芦笋、藕、慈姑、山楂、蟹、鲨、甲鱼、海蛇等。

（2）宜吃预防放疗、化疗副作用的食物：蜂乳、核桃、猕猴桃、银耳、香姑、大头菜、花粉等。

（3）宜多吃能增强免疫力、抗胃癌作用的食物，如山药、扁豆、薏米、菱、金针菜、香菇、蘑菇、葵花籽、猕猴桃、无花果、苹果、沙丁鱼、蜂蜜、鸽蛋、牛奶、猪肝、沙虫、猴头菌、鲍鱼、针鱼、海参、牡蛎、乌贼、鲨鱼、老虎鱼、黄鱼鳔、海马、甲鱼等。

（4）宜多吃高营养食物，防治恶病质，如乌骨鸡、鸽子、鹌鹑、牛肉、猪肉、兔肉、蛋、鸭、豆豉、豆腐、鲢鱼、鲩鱼、刀鱼、塘虱鱼、青鱼、黄鱼、乌贼、鲫鱼、鳗、鲮鱼、鲳鱼、泥鳅、虾、淡菜、猪肝、鲟鱼等。

## （三）忌食

1. 忌烟、酒。

2. 忌辛辣刺激性食物，如葱、蒜、姜、花椒、辣椒、桂皮等。

3. 忌发物，肥腻食品。

4. 忌霉变、污染、坚硬、粗糙、多纤维、油腻、冰冷、过烫、黏滞不易消化食物。

5. 忌煎、炸、烟熏、腌制、生拌食物。

6. 忌暴饮暴食，硬撑硬塞。

7. 少食甜食和脂肪，应避免摄入大量过甜食物引起不适。脂肪供能不超总能量35%，少食畜肉脂肪，应食易消化吸收的脂肪，如植物油、奶油、蛋黄等。

## （四）食谱例

### 蔗姜饮

[**功能主治**] 和中健胃作用，适合胃癌初期用。

[**用法用量**] 甘蔗、生姜各过量。

[**原料配方**] 取甘蔗压汁半杯，生姜汁1匙和匀炖即成。每周2次，炖温后服用。

### 红糖煲豆腐

[**功能主治**] 常常服食，和胃止血，吐血分明者可选用此食疗方医治。

[**原料配方**] 豆腐100g，红糖60g，清水1碗。

[**用法用量**] 红糖用清水冲开，参加豆腐，煮10分钟后即成。

### 陈皮红枣饮

[**功能主治**] 此食疗方行气健脾，降逆止呕、适于虚寒呕吐。

[**原料配方**] 桔子皮1块，红枣3枚。

[**用法用量**] 红枣去核与桔子皮共煎水即成。每日1次。

### 莱菔粥

[**功能主治**] 消积除胀，腹胀者选用。

[**原料配方**] 莱菔子30g，粳米适量。

[**用法用量**] 先将莱菔子炒熟后，与粳米共煮成粥。每日1次，早餐服食。

### 陈皮瘦肉粥

[**功能主治**] 此食疗粥降逆止呕，健脾顺气，腹胀者可首选此膳。

[**原料配方**] 陈皮9g，乌贼鱼骨12g，猪瘦肉50g，粳米过量。

[**用法用量**] 用陈皮、鱼骨与米煮粥，煮熟后去陈皮和乌贼骨，参加瘦肉片再煮，食盐少许调味食用。每日2次，早、晚餐服用。

### 莴苣大枣饼

[**功能主治**] 健脾益胃，燥湿利水；大便稀薄或腹泻可选用。

[**原料配方**] 莴苣250g，大枣250g，面粉500g。

[**用法用量**] 将莴苣切碎，大枣煮熟去核，与面粉混合后做饼即成。当点心服用。

### 芡实六珍糕

[**功能主治**] 此方健脾，止泻效果良好。

[**原料配方**] 芡实、山药、茯苓、莲肉、薏米仁、扁豆各30g，米粉500g。

[**用法用量**] 将上述全部加工成粉末与米粉和匀即成。每日2次或3次，每次6g，加糖调味，开水冲服，也可做糕点食用。

### 桂圆花生汤

[**功能主治**] 养血补脾，贫血分明者可用此方。

[**原料配方**] 花生连红衣250g，大枣5枚，桂圆肉12g。

[**用法用量**] 大枣去核，与花生、桂圆一同加水煮熟即可。每日1次。

### 乌梅粥

[**功能主治**] 收涩止血。

［原料配方］乌梅20g，粳米100g，冰糖过量。

［用法用量］先将乌梅煎取浓汁去渣，入粳米煮成粥，粥熟后加少许冰糖，再稍煮即可。每日1次。

### 麻仁粥

［功能主治］润肠通便，大便枯燥秘结者可用此粥。

［原料配方］芝麻、桃仁各20g，粳米80g。

［用法用量］用芝麻、桃仁和糯米共同煮粥即成。隔日1次。

### 芝麻粥

［功能主治］补血润肠。

［原料配方］芝麻6g，粳米30g，蜂蜜过量。

［用法用量］将芝麻炒香待米煮粥行将熟时加放，再加蜂蜜调匀即成。每日1次。

### 鱼肚酥

［功能主治］补肾益精，滋养筋脉，止血、散淤、消肿。

［原料配方］鱼肚（大黄鱼、鲤鱼、黄唇鱼、鳗鱼的鳔均可做原料），芝麻油。

［用法用量］鱼肚用芝麻油炸酥，压碎即成。每日3次，每次10g，用温开水送服。

### 健胃防癌茶

［功能主治］防癌，抗癌消炎。胃癌术后吻合口有炎症者可选此膳。

［原料配方］向日葵杆蕊或向日葵盘30g。

［用法用量］用上述原料煎汤即成。煎汤代茶饮用。

## 三、原发性肝癌

### （一）概述

肝癌是指发生于肝脏的恶性肿瘤，包括原发性肝癌和转移性肝癌两种，人们日常说的肝癌指的多是原发性肝癌。原发性肝癌是临床上最常见的恶性肿瘤之一，根据最新统计，全世界每年新发肝癌患者约六十万，居恶性肿瘤的第五位。原发性肝癌按细胞分型可分为肝细胞型肝癌、胆管细胞型肝癌及混合型肝癌。常见临床表现为食欲明显减退：腹部闷胀，消化不良，有时出现恶心、呕吐；右上腹隐痛：肝区可有持续性或间歇性疼痛，有时可因体位变动而加重；乏力、消瘦、不明原因的发热及水肿；黄疸、腹水、皮肤瘙痒；常常表现为鼻出血、皮下出血等。平时自我感觉疲惫乏力持续不能缓解时，很可能是肝病的预兆；心窝处沉闷感，或是腹部右上方感觉钝痛，有压迫感和不适感等，体重减轻，时有原因不明的发烧及出现黄疸，应尽早前往医院检查。原发性肝癌的病因未完全阐明，但与病毒性肝炎、酒精和饮食密切相关。

### （二）宜食

1. 宜多吃软坚散结、抗肝癌作用的食物，如赤豆、薏米、大枣、裙带菜、海蒿子、海带、毛蚶、海鳗、海龟、泥鳅等。

2. 宜多吃护肝作用的食物：甲鱼、蚶、牡蛎、桑葚子、香菇、蘑菇、刀豆、蜂蜜等。

3. 腹水宜吃赤小豆、鹌鹑蛋、海带、青蟹、蛤蜊、黑鱼、鲤鱼、鲫鱼、鸭肉等。

4. 黄疸宜吃鲤鱼、鲮鱼、泥鳅、蟹、蛤蜊、田螺、甘薯、茭白、荸荠、金针菜、橘饼、金橘等。

5. 出血倾向宜吃贝、橘、海龟、牡蛎、海蜇、海参、乌贼、带鱼、乌梅、柿饼、马兰头、荠菜等。

6. 肝痛宜吃金橘、橘饼、佛手、杨梅、山楂、慈姑、黄瓜等。

7. 肝昏迷倾向宜吃刀豆、薏米、牛蒡子、河蚌、海马等。

## （三）忌食

1. 忌烟熏、烧烤、腌制的食品：烟熏、烧烤之品含有致癌物质，腌制食品中会有亚硝酸盐，也为致癌物，故腌菜、泡菜、腌鱼肉等均应忌食，以免加重病情。

2. 忌食霉变食物：霉变的食物中含有黄曲霉素，有很强的致癌力，应禁忌用。

3. 忌饮酒：酒精在肝脏中代谢，饮酒只会加重肝脏的负担，进一步损害肝功能。

4. 忌食肥甘油腻食物及油煎、油炸食品：如肥猪肉、猪油、炸牛排、炸猪排等油腻食物损伤脾胃，影响脾胃的消化吸收，酿生湿邪，蕴于肝脏，而加重病情。

5. 忌食辛辣、温热助阳食物：如辣椒、胡椒、咖喱等辛辣食物以及羊肉、狗肉、公鸡、猪头肉、母猪肉等性温助阳发物可助火生热，使湿热毒邪更重，病情加重，故应忌食。

## （四）食谱例

### 枸杞甲鱼

[功能主治] 滋阴、清热、散结、凉血，提高机体免疫功能。

[原料配方] 枸杞30g，甲鱼150g。

[用法用量] 将枸杞、甲鱼共蒸至熟烂即可，枸杞与甲鱼汤均可食用。每周1次，不宜多食，尤其是消化不良者，失眠者不宜食。

### 茯苓清蒸桂鱼

[功能主治] 健脾利湿，益气补血。

[原料配方] 茯苓15g，桂鱼150g。

[用法用量] 加水及调料同蒸至熟烂即成。

### 翠衣番茄豆腐汤

[功能主治] 经常食用，健脾消食，清热解毒，利尿、利湿，虚寒体弱不宜多服。

[原料配方] 西瓜翠衣30g，番茄50g，豆腐150g。

[用法用量] 将西瓜翠衣、番茄和豆腐全部切成细丝做汤食。

### 荠菜鲫鱼汤

[功能主治] 经常食用，消淤血、止吐、改善症状之功效。脾胃虚寒、无淤滞者忌服。

[原料配方] 荠菜30g，鲫鱼1条。

[用法用量] 荠菜与鲫鱼共同煮汤，加适当调料即成。

## 芡实炖肉

[功能主治] 泻火，祛痰、通便，有腹水者可用此方。

[原料配方] 芡实 30g，猪瘦肉 100g。

[用法用量] 两者合起放砂锅中加水适量炖熟后去药渣，吃肉喝汤。

## 冬虫夏草汤

[功能主治] 阻止肿瘤复发、转移。

[原料配方] 冬虫夏草适量。

[用法用量] 粉碎后服用，每次 1.5g，每日 2 次，连续服用 1 个月大部分患者可取得良好的疗效。

## 薄荷红糖饮

[功能主治] 可代茶饮，此药膳清热，利温、退黄；有黄疸、腹水者可选用。

[原料配方] 薄荷 15g，红糖 60g。

[用法用量] 煎汤后加糖调味即成。

## 青果烧鸡蛋

[功能主治] 适于肝癌腹痛、腹水明显者。

[原料配方] 青果 20g，鸡蛋 1 只。

[用法用量] 先将青果煮熟后再加入鸡蛋，共同煮混后可食用。每周 3 次，每次 1 个鸡蛋，可破血散淤。

## 猕猴桃根炖肉

[功能主治] 清热解毒，利湿活血。

[原料配方] 鲜猕猴桃根 100g，猪瘦肉 200g。

[用法用量] 将上述两物在砂锅内加水同煮，炖熟后去药渣即成。

## 苦菜汁

[功能主治] 清热，适宜于肝癌口干厌食等症。

[原料配方] 苦菜、白糖各适量。

[用法用量] 苦菜洗净捣汁加白糖后即成。每周 3 次。

## 马齿苋卤鸡蛋

[功能主治] 清热解毒，消肿去淤，止痛、适宜于肝癌发热不退，口渴烦躁者。

[原料配方] 马齿苋适量，鲜鸡蛋 2 只。

[用法用量] 先用马齿苋加水煮制成马齿苋卤，再取 300ml，用卤汁煮鸡蛋。每天 1 次，连汤一起服用。

## 藕汁炖鸡蛋

[功能主治] 止血，止痛、散淤、肝癌有出血者宜用。

[原料配方] 藕汁 30ml，鸡蛋 1 只，冰糖少许。

[用法用量] 鸡蛋打开搅匀后加入藕汁，拌匀后加少许冰糖稍蒸熟即可。

# 四、鼻咽癌

## (一) 概述

鼻咽癌是指发生于鼻咽黏膜的恶性肿瘤。中国的广东、广西、福建、湖南等地为多发区，男多于女。发病年龄大多为中年人，亦有青少年患病者。病因与种族易感性（黄种人较白种人患病多）、遗传因素及人类疱疹病毒感染等有关，鼻咽癌恶性程度较高，早期即可出现颈部淋巴结转移。常见临床症状是鼻塞、鼻涕流血、头痛、耳鸣；晚期侵及颅脑，可出现耳鸣、耳聋、头痛、复视及颈淋巴结肿大。鼻咽癌病因可能与遗传（种族遗传性、家族聚集性、血型基因）、环境因素及维生素 A 缺乏有关。

### （二）宜食

1. 宜多吃抗鼻咽癌作用的食物，如大叶菜、芋艿、魔芋、黄瓜、蒲公英、猕猴桃、蟾蜍、青蛙、蛇肉、淡菜等。

2. 宜食防护化疗、放疗副作用的食物：无花果、茄子、核桃、绿豆、赤豆、葵花籽、油菜、柿饼、乌梅、西瓜、黄瓜、南瓜、芦笋、柠檬、大枣、泥鳅、蟹、鸡血、鳗鱼、鲨鱼、青鱼、甲鱼、海蜇、猪脑、羊脑、鸭血、鹅血、鲛鱼、海参等。

### （三）忌食

1. 忌烟、酒及辛辣刺激性食物。

2. 咯血时忌燥热性食物，如韭菜、葱蒜、桂皮及油煎食物。

3. 忌肥腻食物。

### （四）食谱例

#### 猪肉蜜膏

[功能主治] 滋阴生津，利咽润燥。适于鼻咽癌患者放疗时或放疗后出现口腔黏膜溃疡，吞咽困难，咽干舌燥，声音嘶哑。

[原料配方] 半肥半瘦猪肉 1000g，蜂蜜 500g

[用法用量] 将猪肉洗净切成小块，加水适量，煮至猪肉熟烂，去渣后加入蜂蜜，拌成蜜膏即可。

#### 桂圆膏

[功能主治] 补气养血，生津润燥，清热养阴。适于鼻咽癌患者日久体虚，或手术后及放化疗后身体虚弱，白细胞减少者。

[原料配方] 桂圆肉120g，党参250g，沙参150g，蜂蜜适量。

[用法用量] 将桂圆肉、党参、沙参放入锅中，加清水适量浸泡后，煎煮 20 分钟取药汁 1 次，加清水再煮，如此共取药汁 3 次。将 3 次所得药汁合并，用小火煎熬浓缩至黏稠如膏时，加入蜂蜜，煮沸即关火，冷却，装瓶即可。

#### 金银花露

[功能主治] 疏风散热，和中润肺。

[原料配方] 金银花50g（鲜品加倍），蜂蜜50g。

[用法用量] 将金银花加清水2碗，加盖，小火煎煮取汁一碗，趁热加蜜，滚开后撤火，冷藏储存。

#### 桂圆蔬果饮

[功能主治] 改善放疗后的咽部干燥症状。

[原料配方] 桂圆肉、葡萄和藕适量。

[用法用量] 将葡萄与藕分别榨汁，等量混合；桂圆肉温水洗净，先口中细嚼桂圆肉，再饮葡萄汁与藕汁混合饮汁，顺便咽下桂圆肉，每日数次。

#### 生姜茶

[功能主治] 解毒散寒，止呕防癌。

[原料配方] 鲜生姜500g，茶叶5g。

[**用法用量**] 将鲜生姜在冷开水中浸泡30分钟，取出后切片或切碎，取汁，纱布过滤，装瓶贮存于冰箱备用；将茶叶放入杯中，用沸水冲泡，加盖，闷15分钟即可饮用。

### 芦笋茶

[**功能主治**] 润肺祛痰，解毒抗癌。适于鼻咽癌、肺癌、食管癌、乳腺癌、宫颈癌等癌症。

[**原料配方**] 鲜芦笋100g，绿茶3g。

[**用法用量**] 先将鲜芦笋洗净，切成1厘米的小段；砂锅加水后，中火煮沸，放入芦笋小段，加入用纱布袋扎裹的绿茶，煎煮20分钟，取出茶叶即成。

### 杏仁蜜奶茶

[**功能主治**] 补虚润肺，解毒抗癌。适于各类癌症患者，作经常服用的防癌抗癌辅助茶疗饮品。

[**原料配方**] 杏仁30g，蜂蜜30g，牛奶250g。

[**用法用量**] 将杏仁用温水浸泡，剥去皮尖，晒干或烘干，炒黄，研成细末；砂锅加水适量，煮沸时调入杏仁粉末，小火煨煮30分钟，加入牛奶，拌和均匀，继续煮至沸腾即离火，趁热调入蜂蜜即成。

### 罗汉果茶

[**功能主治**] 清肺止咳，防癌抗衰。适于鼻咽癌、喉癌、肺癌患者做辅助治疗的常用茶疗饮品。

[**原料配方**] 罗汉果适量。

[**用法用量**] 每年9月到10月间果实成熟时采摘，置地板上使其熟，10天后果皮转黄再用火烘烤，制成叩之有声的干燥果实，择量切成片，放在有盖杯中，以沸水冲泡，加盖焖15分钟即可饮用。

### 鱼腥草茶

[**功能主治**] 解毒消痈，清热利尿，强身抗癌。

[**原料配方**] 鱼腥草30g。

[**用法用量**] 鱼腥草采收后洗净，阴干，切碎，放入砂锅，加水浓煎2次，每次30分钟，合并2次煎汁，小火再煎至约400ml。

### 半边莲茶

[**功能主治**] 清热解毒，利水消肿，抗癌。适于各类癌症，做防癌抗癌茶疗饮品，对鼻咽癌、肝癌、肾癌等癌症患者，以及伴有癌性腹水者尤为适宜。

[**原料配方**] 半边莲30g。

[**用法用量**] 将半边莲(干品)拣杂，切碎，放入杯中，用沸水冲泡，加盖焖15分钟即可饮用

### 半枝莲蜜饮

[**功能主治**] 清热解毒，祛湿利水，化淤抗癌。适于各类癌症，作防癌抗癌茶疗饮品，对鼻咽癌、胃癌、肝癌、食道癌、大肠癌、肺癌等癌症尤为适宜，加大用量，对继发性胸膜肿瘤及伴有胸腹水者，也有辅助治疗效果。

[**原料配方**] 半枝莲150g，蜂蜜30g。

[**用法用量**] 将半枝莲洗净，切段，放入砂锅，加水煎煮2次，每次30分钟，合并2次煎液，趁热加入蜂蜜，拌匀即成。

## 五、乳腺癌

### （一）概述

乳腺癌是最常见和最重要的乳房疾病，为女性发病率最高的恶性肿瘤，发病率占全身各种恶性肿瘤的7%～10%。此病多发于40～60岁绝经期前后的妇女，雌激素对乳癌的发生起着重要作用，月经来潮早和绝经晚的妇女，易发乳腺癌，生育和哺乳可减少发病。仅约1%～2%的乳腺患者是男性。主要症状表现为乳腺肿块、乳腺疼痛、乳头溢液、乳头改变、皮肤改变、腋窝淋巴结肿大。中医认为乳腺癌是由于情志失调，肝气郁结或因冲任失调，气血运行不畅，气滞血凝，经络阻塞，结滞于乳中所致。

### （二）宜食

1. 宜多食抗乳腺癌作用的食物，如海马、鳖、眼镜蛇肉、抹香鲸油、蟾蜍肉、蟹、文蛤、牡蛎、玳瑁肉、海带、芦笋等。

2. 宜多食增强免疫力、防止复发的食物，包括桑葚、猕猴桃、芦笋、南瓜、大枣、洋葱、韭菜、薏米、菜豆、山药、香菇、虾皮、青鱼、对虾、蛇等。

3. 肿胀宜吃薏米、丝瓜、赤豆、芋艿、葡萄、荔枝、荸荠、鲫鱼、鲛鱼、海带、泥鳅、田螺等。

4. 胀痛、乳头回缩宜吃茴香、葱花、虾、海龙、抹香油鲸、橘饼、榧子、柚子等。

### （三）忌食

1. 忌烟、酒、咖啡、可可。
2. 忌辛椒、姜、桂皮等辛辣刺激性食物。
3. 忌肥腻、油煎、霉变、腌制食物。
4. 忌公鸡等发物。

### （四）食谱例

#### 紫茄猪瘦肉汤

[功能主治] 乳房硬块肿痛、乳头下陷、消瘦、神疲乏力、低热、食欲减退等症。

[原料配方] 紫茄2个（切片），猪瘦肉60g，鸡蛋1个，盐、味精、植物油适量。

[用法用量] 将紫茄与猪瘦肉放入锅中煎汤。然后将鸡蛋打破入汤调匀散开，熟时加入盐、味精、植物油即可食用。

#### 当归炖穿山甲肉

[功能主治] 乳房硬块肿痛、乳头下陷、消瘦、神疲乏力、低热、食欲减退等症。

[原料配方] 当归15g，川芎6g，穿山甲肉50g。

[用法用量] 将上料放入砂锅内武火煮沸，然后用文火隔水炖2小时，饮汤吃肉（肿块破溃者禁用）。

#### 香菇蒸螃蟹

[功能主治] 乳房硬块肿痛、乳头下陷、消瘦、神疲乏力、低热、食欲减退等症。

[原料配方] 香菇50g（水发）切丝，螃蟹1只（洗净去肠杂）。

[用法用量] 将上料放在盘上加适量味精、盐、油配料入锅内蒸熟服食，每日1次。

#### 佛手甲鱼汤

[功能主治] 适于乳腺癌等症。

[原料配方] 佛手10g,蛇舌草30g,半边莲20g,大枣10枚,甲鱼1只(约500g,去肠杂洗净切块)

[用法用量] 将前4味药用水浓煎2次,取汁300ml和甲鱼炖熟食用。

### 腊味萝卜糕

[功能主治] 适于乳腺癌等症。

[原料配方] 粘米粉250g,萝卜1500g,腊肉100g,虾米30g,白糖50g,生油2汤匙,生酱油2茶匙,芫荽30g,胡萝卜1个。

[用法用量] 将虾米浸透,剁成茸,腊肉切粒,萝卜去皮刨细丝,倒下烧热之锅中,加油与清水同煮,煮至萝卜完全变色时,加入炒熟虾米及腊肉,再加调料拌匀,连汁水盛起盆内,粘米粉撒于盆中之混合物,倒入已涂油的糕盆内,隔水猛火蒸1小时,适量食用。

### 青蛙金针木耳汤

[功能主治] 适于乳腺癌等症。

[原料配方] 青蛙2只(约150g),金针菜(干品)25g,木耳25g,生姜4片,红枣4枚。

[用法用量] 将青蛙宰杀干净,去内脏、皮及蛙头,放锅内用油、姜爆香;将金针菜、木耳泡发后洗净,与青蛙、红枣一齐放入锅内,加清水适量,武火煮沸后,文火煲1~2小时即成。调味饮汤。

### 莲子薏仁炖牡蛎肉

[功能主治] 适于乳腺癌等症。

[原料配方] 莲子20g(去芯),薏仁20g,牡蛎肉100g。

[用法用量] 将上料一起放入锅内,加水适量,加少许姜丝、油、盐,煮沸后转文火炖50分钟,即可食用。

### 灵芝腐丝汤

[功能主治] 适于乳腺癌等症。

[原料配方] 灵芝粉15g,豆腐皮2张,枸杞20g,番茄50g,水发香菇30g,猪排骨汤1000g。

[用法用量] 将猪排骨汤倒入砂锅内,入灵芝粉、豆腐皮丝、枸杞、香菇丝及适量精盐煮熟,再加入番茄、味精即可食。

### 党参鹧鸪汤

[功能主治] 补养气血,消症散结。

[原料配方] 党参20g,黄芪30g,红枣15枚,枸杞子10g,鹧鸪1只(约150g)。

[用法用量] 将鹧鸪宰好,去肠杂,斩块;其他用料洗净;将全部用料放入锅内,加清水适量,文火煮1.5~2小时。调味供用。

### 当归鲤鱼汤

[功能主治] 活血消肿。用于乳腺癌肿胀者。

[原料配方] 当归15g,牛膝10g,木通10g,茯苓15g,赤小豆100g,鲤鱼500g,葱、蒜、姜、食油、盐、米醋各适量。

[用法用量] 将药材洗净包好,与鲤鱼一起炖2小时。食汤,每日1剂,分2次饮用。

## 滋补汤

[**功能主治**] 补气养血。用于乳癌术后或放化疗后体虚者。

[**原料配方**] 熟地20g，大枣20g，女贞子10g，黄芪20g，鸡250g，食油、葱、姜、蒜、盐各适量。

[**用法用量**] 将药材洗净用纱布包好，与鸡块同炖2小时即可。食肉喝汤，每日1剂，分2次服。

## 猪血粥

[**功能主治**] 补血止血。用于乳腺癌红、白细胞下降。

[**原料配方**] 猪血100g，大米50g，枸杞子15g，食盐适量。

[**用法用量**] 将大米与猪血煮粥（1小时），熟时加入葱花、食盐。即可食用。

## 陈皮鸡

[**功能主治**] 适于乳腺癌中、晚期症见气血亏虚，血象下降，微有低热者食用，中老年久服，益寿延年。

[**原料配方**] 陈皮5g，当归10g，黄芪12g，花椒5g，生姜2片，鸡1只。

[**用法用量**] 将鸡宰杀弃毛，剁去头爪，洗净，从肛门口下方切一小口，取去内脏，然后取酱油、黄酒调匀，将鸡抹遍备用。炒锅置旺火上，放茶油或菜油适量，烧至九成热，下鸡，炸成金黄色捞出，投入沸水中煮3分钟，去浮油，将以上中药塞入鸡腹内，盛于瓦罐里，加清水适量，煮沸后，撇净浮油，煮

熟，撒入精盐煮2分钟，撒入葱花、料酒、鸡精，弃药渣食鸡喝汤。

## 其他食疗方

### 菊叶三七猪蹄汤

[**功能主治**] 活血、补血，解毒消肿。适于乳房钝痛，乳房肿块坚硬，乳头流出血性液体等症。

[**原料配方**] 菊叶三七（鲜品）20g，当归10g，王不留行8g，猪蹄250g，蜜枣5枚，生姜15g。

[**用法用量**] 将猪蹄洗净，在沸水中煮2分钟，捞出，在冷开水中稍浸一下，斩块；其他用料洗净，生姜拍烂；将全部用料放入锅内，加清水适量，文火煮2.5～3小时。调味供用。

[**注意事项**] 若无菊叶三七，可用景天三七8g或三七8g代替。

### 活血解毒方

[**功能主治**] 活血解毒，散结消肿。适于乳房酸楚难忍，病变处溃破，流暗红色液体，味异臭等症。

[**原料配方**] 露蜂房10g，穿破石（鲜品）25g，穿山甲（鳞片）15g，当归10g，猪瘦肉150g，生姜15g，红枣10枚。

[**用法用量**] 将猪肉洗净，去油脂，斩块；露蜂房去杂质；穿山甲先用清水浸渍1小时，去污水，洗净，备用；其他用料洗净，生姜拍烂；将全部用料放入锅内，加清水适量，文火煮1.5～2小时。调味供用。

### 肉桂鹿肉汤

[**功能主治**] 补养肝肾。适于乳房隐痛，肿块稍

硬，乳头内陷，并有水样液体流出等症。

[原料配方] 肉桂5g，熟地黄20g，淮山20g，冬虫夏草6g，鹿肉100g，红枣10枚。

[用法用量] 将鹿肉去油脂、洗净、斩块，其他用料洗净待用；将全部用料放入锅内，加清水适量，文火煮2.5～3小时。调味供用。

### 玫瑰黑豆塘虱鱼汤

[功能主治] 疏肝解毒，健脾和胃。适于神疲乏力，气短纳呆，乳房胀痛或溃破渗液，舌质淡黯，舌边有淤点，脉沉涩者。

[原料配方] 玫瑰花（去净蕊蒂）20g，黑豆30g，塘虱鱼150g，生姜8片，红枣8枚，陈皮5g。

[用法用量] 将塘虱鱼宰杀干净，放锅内用油、姜爆香；将黑豆、陈皮洗净，红枣去核，与爆香的塘虱鱼一齐放入锅内，加适量清水，武火煮沸后，文火煲1～2小时。调味饮汤。

## 六、宫颈癌

### （一）概述

宫颈癌是指发生在子宫阴道部及宫颈管的恶性肿瘤。早婚、早育、多产及性生活紊乱的妇女有较高的患病率。初期没有任何症状，后期可出现异常阴道流血。宫颈癌是由人类乳头瘤病毒（HPV）引起的，HPV病毒可直接通过皮肤接触传播，与性生活没有直接联系。血行转移比较少见，常见的转移部位是肺、肝及骨。当宫颈癌的症状出现三个月后就诊者已有2/3为癌症晚期。

### （二）宜食

1. 宜多吃抗宫颈癌作用的食物，如荠菜、甜瓜、菱、薏米、乌梅、牛蒡菜、牡蛎、甲鱼、海马等。

2. 出血宜吃补血、止血、抗癌的食品，鱼翅、海参、鲛鱼、黑木耳、香菇、蘑菇、淡菜、蚕豆、藕、薏仁、山楂、乌梅等。

3. 水肿宜吃鲟鱼、赤豆、鲤鱼、鲮鱼、泥鳅、蛤、鸭肉、莴苣、椰子浆等。

4. 腰痛宜吃莲子、核桃肉、薏米、韭菜、梅子、栗子、芋艿、甲鱼、海蜇、蜂乳、梭子蟹等。

5. 白带多宜滋补，如吃乌贼、淡菜、文蛤、蛏子、牡蛎、甲鱼、海蜇、鸽蛋、鸡肉、羊胰、雀、豇豆、白果、胡桃、莲子、芡实、芹菜等。

6. 带下多黏稠、气味臭时，宜食清淡利湿之品，如薏仁，赤小豆，白茅根等。

7. 宫颈癌晚期应选高蛋白、高热量的食品，如牛奶、鸡蛋、牛肉、甲鱼、赤小豆、绿豆、鲜藕、菠菜、冬瓜、苹果等。

### （三）忌食

1. 忌烟、酒及辛辣刺激性食物。

2. 忌肥腻、油煎、霉变、腌制食物。

3. 忌羊肉、韭菜、狗肉、胡椒、姜、桂皮等温热性食物。

4. 忌公鸡等发物。

5. 白带多水样时忌食生冷、瓜果、冷食以及坚硬难消化的食物。

6. 带下多黏稠，气味臭时，忌食滋腻之品。

## （四）食谱例

### 鳖甲乳没粉

[功能主治] 软坚散结，化淤止痛。本食疗方适于宫颈癌疼痛，对淤血内阻型宫颈癌疼痛尤为适宜。

[原料配方] 生鳖甲30g，乳香15g，没药15g。

[用法用量] 将生鳖甲、乳香、没药分别拣杂，生鳖甲洗净后晾干，并与晒干或烘干的乳香、没药共研为极细末，瓶装，防潮，备用。

### 蒲黄五灵脂煨乌骨鸡

[功能主治] 活血止痛。本食疗方适于宫颈癌疼痛，对淤血内阻型宫颈癌疼痛尤为适宜。

[原料配方] 蒲黄10g，五灵脂10g，乌骨鸡1只。

[用法用量] 先将蒲黄、五灵脂分别拣杂，晒干或烘干，研碎，放入多层纱布袋中，扎紧袋口，备用。将乌骨鸡宰杀，去毛及内脏，入沸水锅中焯透，捞出，用清水过凉，把药袋装入鸡腹，再将鸡放入砂锅，加水适量（以浸没鸡身为度），大火煮沸，烹入料酒，改用小火煨煮至乌骨鸡熟烂如酥，取出药袋，滤尽药汁，加葱花、姜末、精盐、味精、五香粉，再煨煮至沸，淋入麻油即成。

### 川乌艾叶蜜饮

[功能主治] 温经散寒，行气止痛。本食疗方适于宫颈癌疼痛，对寒性宫颈癌疼痛尤为适宜。

[原料配方] 制川乌20g，艾叶20g，蜂蜜30g，元胡20g。

[用法用量] 先将艾叶拣杂，晒干或烘干，切成碎末状，备用。将制川乌、元胡分别拣杂，洗净，晒干或烘干，切成片，同放入砂锅，加水浸泡片刻，大火煮沸，先煎煮1小时，加入艾叶碎末，拌匀，再煎煮20分钟，离火，用洁净纱布过滤，去渣，取汁放入容器，待其温热时，兑入蜂蜜，拌和均匀，即成。

### 薏仁芡实冬瓜汤

[功能主治] 健脾利湿。适于宫颈癌证属湿毒内阻，局部有溃疡或坏死，渗流黄臭液体，小腹坠胀，进食减少者；其他恶性肿瘤证属湿毒内阻者亦可使用。

[原料配方] 生薏仁50g，芡实50g，排骨100g，冬瓜500g。

[用法用量] 先将生薏仁、芡实洗净，用清水浸泡1小时；排骨斩件，冬瓜切块；先将生薏仁、芡实、排骨放入瓦煲用中火煮1小时左右，然后放入冬瓜再煮半小时，加入食盐，调味即可饮用。

### 龟苓汤

[功能主治] 健脾利湿，解毒抗癌。适于中晚期宫颈癌，证见体质虚弱，形体消瘦，进食减少，舌淡边有齿印，苔白腻，脉细滑；其他恶性肿瘤证属脾虚湿阻者亦可应用。

[原料配方] 金钱龟1只，鲜土茯苓250g，生薏仁50g，生姜3片。

[用法用量] 将金钱龟煮死或杀死后去肠杂洗净，斩块；土茯苓、生薏仁洗净切块，然后把全部用料一起放入瓦煲内，加清水2000ml，武火煮沸后，

文火煮 2 小时，调味即可饮用。

### 商陆粥

[功能主治] 利水消肿。适于宫颈癌晚期合并腹水者。

[原料配方] 商陆 10g，粳米 100g，大枣 5 枚。

[用法用量] 先将商陆用水煎 40 分钟，去渣取汁。然后加入粳米、大枣煮成粥。

### 首乌生地乌鸡汤

[功能主治] 滋阴补血。适于宫颈癌阴虚血亏，贫血，征见形体消瘦，面色萎黄无华，爪甲苍白，或阴道不规则出血者。

[原料配方] 何首乌 60g，生地 30g，乌鸡 500g，生姜 5 片。

[用法用量] 将乌鸡洗净斩件备用；将何首乌、生地洗净切片；把全部用料放入瓦煲内，加水适量，文火煮 2 小时，调味即可，饮汤食肉。

### 黄芪粥

[功能主治] 适于癌症体质虚弱、消化不良的患者。

[原料配方] 生黄芪 30g，生薏仁 30g，红小豆 15g，鸡内金 9g，金橘饼 2 枚，糯米 30g。

[用法用量] 将黄芪、生薏仁、红小豆、鸡内金、糯米分别洗净备用；先以水 1000ml 煮黄芪 30 分钟，捞去渣，放入生薏仁，红小豆煮 30 分钟，再放入鸡内金和糯米，煮熟成粥，分 2 次早晚服用。服后嚼金橘饼 1 枚，每日服 1 次。

## 七、卵巢肿瘤

### （一）概述

卵巢肿瘤是妇科常见病，从幼年到老年均可发生，根据恶性程度，分为良性、交界性和恶性肿瘤。卵巢位于盆腔中，其恶变不如浅表的组织易于觉察，发现时往往已属晚期，是威胁妇女健康最主要的恶性肿瘤。恶性肿瘤生长迅速，良性卵巢肿瘤发展较慢。

### （二）宜食

1. 宜多吃抗卵巢肿瘤作用的食物，如海马、甲鱼、龙珠茶、山楂等。

2. 出血宜吃羊血、螺蛳、淡菜、乌贼、荠菜、藕、蘑菇、马兰头、石耳、榧子、柿饼等。

3. 感染宜吃鳗鱼、文蛤、水蛇、针鱼、鲤鱼、麒麟菜、芹菜、芝麻、荞麦、油菜、香椿、赤豆、绿豆等。

4. 腹痛、腹胀宜吃猪腰、杨梅、山楂、橘饼、核桃、栗子等。

### （三）忌食

1. 忌烟、酒。

2. 忌葱、蒜、椒、桂皮等刺激性食物。

3. 忌肥腻、油煎、霉变、腌制食物。

4. 忌羊肉、狗肉、韭菜、胡椒等温热动血食物。

### （四）食谱例

### 大蒜枸杞饮

[功能主治] 消坚解毒，滋阴补精。适于甲状腺

癌症见阴虚毒热者。

[原料配方] 生大蒜1000g,枸杞茎叶150g,柠檬汁100g,38度白酒1800升,果糖3000g,柠檬香精50ml,苹果酸50g,清水6500ml。

[用法用量] 大蒜置蒸锅中蒸15～20分钟,除去恶臭。然后加入酒精,枸杞茎叶、柠檬叶。搅匀后在20～25摄氏度室温放置10～15天。浸泡后离心分离,将浸出液置蒸馏瓶中,于60～80摄氏度蒸馏,挥发除去酒精,并过滤馏出液。在滤液中加入果糖、柠檬香精、苹果酸、清水,混匀后再进行过滤,滤液即成大蒜枸杞饮料。

### 花参田三七汤

[功能主治] 活血益气,生血养阴。适于甲状腺癌气虚血瘀型的患者。一般可见有全身乏力,头晕目眩,形体消瘦,舌质青紫等症状。

[原料配方] 花旗参7g,田三七20g,淮山药25g,枸杞子28g,桂圆肉20g,猪瘦肉300g,清水4大碗。食盐、胡椒适量。

[用法用量] 花旗参等中药放入布袋扎紧,和肉放在一起,加入清水,先大火后小火,煮2小时,加入食盐、胡椒即可。捞除布袋,吃肉喝汤,每次1小碗,每天1次。

### 黑豆海参老鸭

[功能主治] 适用卵巢肿瘤体虚者。
[原料配方] 黑豆60g,海参60g,老鸭1只。
[用法用量] 海参用清水反复浸泡1天洗净(或再用少许食用碱水煮沸海参以去其灰味后再用清水浸泡),老鸭杀后去内脏,切成块,加水与黑豆、海参炖烂,盐调味服食。

# 八、子宫肌瘤

## (一) 概述

子宫肌瘤又称子宫平滑肌瘤,是女性生殖器最常见的一种良性肿瘤。多无症状,少数表现为阴道出血,腹部触及肿物以及压迫症状等。

## (二) 宜食

1. 饮食宜清淡,多吃瘦肉、鸡蛋、绿色蔬菜、水果等。
2. 多吃五谷杂粮如玉米、豆类等。
3. 常吃富有营养的干果类食物,如花生、芝麻、瓜子等。

## (三) 忌食

1. 忌食辣椒、麻椒、生葱、生蒜、白酒等刺激性食物及饮料。
2. 不食羊肉、虾、蟹、鳗鱼、咸鱼、黑鱼等发物。
3. 忌食桂圆、红枣、阿胶、蜂王浆等热性、凝血性和含激素成分的食品。
4. 忌食生冷、辛辣、酸涩食品。

## (四) 食谱例

1. 未孵出的带毛鸡(鸭)蛋4个,生姜15g,黄酒50ml。先将带毛鸡(鸭)蛋去壳、毛及内脏,加黄酒、生姜同煮熟,调味后服食。月经前每天1剂,连服数日。

2. 丝瓜籽 9g，红糖适量，黄酒少许。把丝瓜籽焙干，水煎取汁，加黄酒、红糖调服。月经前每天 1 次，连服 3 ~ 5 天。

上述两方适于腹中积块坚硬，固定不移，疼痛拒按，月经量多，行经时间延长，色暗有块。或面色晦暗，乳房有结块。

3. 银耳藕粉汤：银耳 25g，藕粉 10g，冰糖适量，将银耳泡发后加适量冰糖炖烂，入藕粉冲服。清热润燥止血。适宜月经量多，血色鲜红者。

4. 薏仁根丝瓜煎：薏仁根 30g，老丝瓜（鲜品）30g，水煎取汁，加红糖少许调味服食，每日 1 剂，连服 5 天。

5. 消瘤蛋：鸡蛋 2 个，中药壁虎 5 只，莪术 9g，加水 400g 共煮，待蛋熟后剥皮再煮，弃药食蛋，每晚服 1 次。散结止痛，祛风定惊之功效。适宜气滞血淤型。

6. 二鲜汤：鲜藕 120g 切片，鲜茅根 120g 切碎，用水煮汁当茶饮。滋阴凉血，祛淤止血之功效。适宜月经量多，血热淤阻型。

7. 白术 250g，苍术 250g，茯苓 250g，生姜 150g，大枣 100 枚。前 3 味洗净烘干，研细过筛，大枣去核，生姜研成泥后去姜渣。以姜枣泥调和药粉为膏，防腐贮存备用。早晚各服 30g，米酒送服。

3 ~ 7 方适于下腹包块，隐隐作痛，按之柔软，带下量多，色白黏稠，胸脘痞闷，怕冷，形体肥胖等症。

# 九、肾癌

## （一）概述

肾癌又称为肾细胞癌、肾腺癌，起源于泌尿小管上皮。肾癌约占成人恶性肿瘤的 80% ~ 90%，是成人最常见的肾脏肿瘤。男女之比约为 2∶1，可见于各个年龄段，高发年龄 50 ~ 70 岁。临床表现：无明显症状或体征，且其发现率逐年升高，大部分为早期病变，预后良好。定期体检很重要，典型局部症状：血尿、腰痛、腹部肿块"肾癌三联征"，在临床出现率已 <15%，常预示病变已至晚期。发病原因主要有吸烟、肥胖和高血压、长期接触金属镉、铅的工人、报业印刷工人、焦炭工人、干洗业和石油化工产品工作者、长期暴露于某种弱放射源、遗传（视网膜和中枢神经血管网状细胞瘤病、遗传性乳头状肾癌、遗传性平滑肌瘤病肾癌等）、饮食（高摄入乳制品、动物蛋白、脂肪，低摄入水果、蔬菜）等。

## （二）宜食

1. 蘑菇：包括香菇、冬菇、猴头菇等，主含多糖类成分，可调节人体"抗癌系统"免疫功能，从而抑制癌症生长和减轻癌症患者的症状。

2. 大蒜：主要成分大蒜素，为一种植物杀菌素，含硫和硒、锗，硒有抑癌的效能，锗可以预防胃癌，有机锗能促进血液循环，诱发体内干扰素，将巨噬细胞诱变为抗癌性巨噬细胞，增强病人病变细胞的抵抗力。大蒜素能阻止人胃中亚硝胺生成菌的生长，从而减少了亚硝胺的合成，减少了胃癌的发生。因此，将大蒜作为防治癌的常用食物。

3. 胡萝卜：对积食痞结有通便化滞之效。富含胡萝卜素，是"防癌系统"的营养成分。

4. 芦笋（龙须菜）：国外誉为最理想的保健食品，列为世界十大名菜之一。本品含有芦笋素，天门冬酰胺、天门冬氨酸及多种甾体等物质，对高血压、心脏病、心率过速、疲劳、水肿、膀胱炎、排尿困难等症均有一定的疗效。

5. 扁豆：有补脾除湿，消暑解毒等作用。本品仅用于脾气虚弱，湿浊内阻的胃肠道肿瘤，扁豆可刺激体内淋巴细胞转化为杀瘤细胞，能刺激免疫系统增进消化吸收功能。

6. 甘蓝（卷心菜）：补骨髓，利关节，壮筋骨，益脏器和清热痛。其中所含的成分吲哚－3－乙醛及黄酮类化合物，都可诱导肝脏中芸烃羟化酶活性提高 54 倍，使小肠黏膜此酶活性提高 30 倍，预示着抗癌力显著增强。

7. 鱼：含有 ω3 脂肪酸可降低胆固醇降低血管内的血小板凝集减少冠状动脉阻塞及心肌梗死机率，动物实验发现可抑大肠癌。

8. 十字花科蔬菜：花椰菜、芥菜、高丽菜、白菜、绿花椰菜等含有丰富的抗氧化维生素 C 及胡萝卜素，能对抗自由基对细胞的伤害。

9. 黄豆：黄豆中含"异黄酮类物质"对预防部份癌症的发生有帮助。而医学研究证实每天吃进 60 克的黄豆，可抑制乳癌、子宫内膜癌、卵巢癌及前列腺癌的生长。

10. 五谷杂粮：五谷杂粮含丰富能解除肠道中致癌物质的活性，丰富的纤维质已确定有防止肠癌发生的功效。

11. 含硒、硫等有机化合物的蔬菜：葱、蒜含丰富的硫、硒能帮助肝脏解毒及防止肝癌发生。

12. 含维生素 C 的食物：维生素 C 可减少体内自由基对细胞基因的伤害，避免细胞癌化。富含维生素 C 的食物包括葡萄柚、柑橘、柠檬等。

13. 红色蔬果：西红柿、木瓜、香瓜、番薯等都富含胡萝卜素，可抑制前列腺癌发生。

### （三）忌食

1. 肾癌患者不要偏食，也不要反复吃同一种食品。

2. 肾癌患者忌食发霉、熏焦食物及不洁净的水，对于肾癌的饮食禁忌应少食烫食、盐渍食物，不要酗酒、吸烟。

3. 肾癌患者一定不要吃牛羊肉、狗肉、鸡肉、鱼虾、辣椒等辛辣食物，肾癌的饮食禁忌，不要吃生冷的、油腻的、油炸的、腌制的、烟熏的食物等。

### （四）食谱例

#### 手术后食疗验方

1. 黄芪虫草炖老鸭：黄芪 30g，冬虫夏草 15g，老鸭 1 只，用布包黄，去鸭毛和内脏。将黄芪冬虫夏草纳入鸭腹，竹签缝合，加适量水炖至烂熟，少量盐调味，喝汤吃肉，分次服用。

2. 牛奶冰糖煮鸡蛋：牛奶 250g，冰糖 30g，鸡蛋 2 个。先用清水煮溶冰糖，倒入牛奶煮沸，即放鸡蛋，拌匀，煮沸即可。每天 1 次。

3. 龙眼猪骨炖乌龟：龙眼肉 30g，猪脊骨 300g，乌龟 1 只（约 105g~250g），将猪脊骨斩细。先用沸水烫乌龟使其排尽尿液，截去头爪，去除内脏，洗净切块。加适量水久熬，少量盐调味分次服用。

### 放疗期间食疗验方

1. 燕窝炖洋参：燕窝 6g，西洋参 9g。燕窝用温水泡过后去燕毛，西洋参切片，加清水适量，隔水炖 12 小时后服用。

2. 梨汁蔗浆荸荠露：雪梨汁 1 份，甘蔗汁 2 份，荸荠 1 份。三者和匀冷服，或加热后温服。

3. 黄芪枸杞煲水鱼：黄芪 30g，枸杞子 20g，水鱼 1 只（约 500g）。用纱布包黄芪，去鱼鳞及内脏，洗净切块。加水适量炖熟烂，去黄渣，油、盐少许调味分次服用。

4. 乌龟猪蹄人参汤：乌龟 1 只（约 150~250g），猪蹄 250g，人参 10g。先用沸水烫乌龟使其排尽尿液，截去头爪，去除内脏，洗净后与猪蹄均切块。加水适量，慢火炖烂熟，分次服用。

### 化疗期间食疗验方

1. 枸杞甲鱼瘦肉汤：枸杞子 30g，甲鱼 1 只（约 500g），猪瘦肉 150g。先放甲鱼在热水中游动，使其排尿后，杀死切开，去内脏，洗净切块，加清水适量，与枸杞子、瘦猪肉共炖烂熟，分 2~3 次服完。

2. 枸杞海参瘦肉煎：枸杞子 15g，海参 250g，猪瘦肉 100g。先将海参浸透，剖洗干净，然后与瘦猪肉均切成片状，加水适量共煮至烂熟，调味食用，分

次服完。

3. 香菇虫草炖鸡：香菇 20g，冬虫夏草 15g，未下蛋母鸡 1 只（约 1000g）。香菇去蒂，并去鸡毛及头脚和内脏，纳香菇、冬虫夏草入鸡腹，竹签缝口，加水适量慢火炖 2 小时，调味服食，可分 2~3 次服完。

4. 牛奶蛋清莲子糊：鲜牛奶 250ml，鲜鸡蛋 2 个，石莲子 50g。将石莲子磨粉，加水适量煮莲子粉成糊状，放入冰糖或白砂糖调味，再加入牛奶和鸡蛋清拌匀，煮沸即可服食。每日或隔日 1 次。

5. 内金谷姜兔肉汤：鸡内金 12g，谷芽 30g，生姜 3 片，兔肉 100g。加水适量共煲汤，少量盐调味，食汤吃肉，每日或隔日 1 次。

6. 砂仁淮山炖猪肚：砂仁 15g，淮山药 50g，猪肚 1 只。砂仁打破，猪肚洗净并祛除脂肪。将砂仁、淮山药纳入猪肚内，加水适量，慢火炖至猪肚烂熟，少量盐调味，喝汤或佐膳。

## 十、胰腺癌

### （一）概述

胰腺癌是消化道常见的恶性肿瘤之一，多发生于胰头部。腹痛及无痛性黄疸为胰头癌的常见症状。糖尿病患者长期大量吸烟，高脂肪高动物蛋白饮食者，发病率相对增高，本病多发于中老年人。发病原因首要危险因素为吸烟，糖尿病胆石病饮酒（包括啤酒）以及慢性胰腺炎等进食高脂肪高蛋白饮食和精制的面粉食品，胃切除术也是发生胰腺癌的危险

因素，其死亡率极高。

## （二）宜食

1. 多吃清淡易消化、低脂肪饮食，少吃多餐，如稀藕粉、米汤、西红柿汤、去渣绿豆汤、菜汁、稀面汤、豆浆等。

2. 多吃增强免疫、抗胰腺癌作用食物，如山药、菜豆、香菇、大枣等。

3. 多吃抗癌止痛作用的食物，如核桃、麦芽、韭菜、苦瓜等。

4. 多吃抗感染食物：绿豆芽、橄榄、乌梅、绿豆、赤豆、苦瓜等。

5. 多吃谷类（大米、面粉）及豆制品、蔬菜、水果等。

## （三）忌食

1. 忌油腻性食物及高动物脂肪食物，如肥肉、羊肉、肉松、贝类、花生、芝麻、油酥点心等。

2. 忌暴饮暴食、饮食过饱，蛋白质、糖也要适当控制。

3. 忌烟、酒及酸、麻、辛辣刺激性食物，如葱、蒜、姜、花椒、辣椒等。

4. 忌霉变、油煎炒炸、烟熏、腌制食物，如咸鱼、腌菜、核桃、花生、葵花子、芝麻、油炸食物、油酥点心、奶油、雪糕等。

5. 忌坚硬、黏滞不易消化食物、韭菜、芹菜等粗糙纤维多、对肠道刺激的食物如粗粮、玉米、糯米等。

## （四）食谱例

### 荠菜豆腐羹

[功能主治] 清热和脾，消肿解毒。

[原料配方] 佛甲草120g，荠菜180g，豆腐200g，净芦笋28g，黄豆芽汤750g，调料适量。

[用法用量] 佛甲草切段，装入纱布袋，加水适量，煎煮药汁，留用。炒锅烧热，加入黄豆芽汁、药汁、豆腐丁、芦笋片和盐，烧沸，放入荠菜，烧沸，加入味精、熟花生油，出锅即可。

### 猪胰海带汤

[功能主治] 补虚益脾，清热解毒，软坚散结。

[原料配方] 猪胰1条（约100g），淡菜30g，海带20g，肿节风15g，姜汁3g，调料适量。

[用法用量] 肿节风切段，装入纱布袋，加水煎煮药汁。猪胰洗净，沸水内氽一下。淡菜去毛，海带温水泡发后洗净。锅热放花生油，猪胰片煸炒，下姜汁，加入鸡清汤、药汁、淡菜、海带、料酒、盐、酱油，烧沸，小火烧熟透，味精调味，即可。

### 冬凌草糖浆

[功能主治] 清热解毒，散瘀消肿。

[原料配方] 冬凌草1500g，蔗糖适量。

[用法用量] 冬凌草入锅内，加水盖过药面，大火煮沸，文火煎熬，每2～3小时取药汁1次，过滤。煎煮2次的药汁合并滤液，加蔗糖适量，用文火浓缩至300ml，成糖浆即得。

### 白花蛇舌草茶

[功能主治] 清热解毒。

[原料配方] 新鲜白花蛇舌草25g，甘草10g，绿茶3g。

[用法用量] 先将前二味水煮片刻，用沸水冲泡绿茶，即可。

## 赤芍茶

[功能主治] 活血化瘀，凉血消肿。

[原料配方] 赤芍15g，甘草5g，绿茶3g。

[用法用量] 先将前2味水煎沸15分钟，以沸煎水冲泡绿茶，即可。

## 茯苓赤豆薏米粥

[功能主治] 健脾益胃，利水消肿。

[原料配方] 赤小豆50g，白茯苓粉20g，薏仁米100g。

[用法用量] 赤豆、薏仁米泡软。赤豆先下水煮，赤豆开花酥裂时，下入薏米继续煮直到熟烂成粥时，加入白茯苓粉拌匀，略煮片刻即可食用。

## 栀子仁枸杞粥

[功能主治] 清热利湿，凉血止血，除烦止渴。

[原料配方] 栀子仁5～10g，鲜藕6g（或藕节10～15节），白茅根30g，枸杞40g，粳米130g。

[用法用量] 将栀子仁、藕节、白茅根、枸杞装入纱布袋内扎紧，加水煮煎药汁。粳米下锅，下入药汁、清水，烧沸，小火煮烂成稀粥，可加蜂蜜适量调味，即可。

## 桃仁生地粥

[功能主治] 活血祛淤，滋阴清热。

[原料配方] 桃仁21g，生地30g，桂心10g，粳米100g，生姜1g。

[用法用量] 将桃仁去皮尖，桂心研末，用地黄、桃仁、生姜及适量酒，绞取汁。粳米下锅加水烧沸，下入桃仁等绞的汁，转用文火煮至米烂成粥，调入桂心粉末。早晚空腹食用。

## 田芋粥

[功能主治] 解毒消肿，排脓止痛。

[原料配方] 田芋50g，粳米100g，白糖适量。

[用法用量] 将粳米煮熟后，加白糖搅匀候凉。新鲜田芋，砸烂榨取其汁，调入粥中食用。

## 凉拌酸果

[功能主治] 开胃生津，通便利尿。

[原料配方] 黄瓜100g，白萝卜150g，生梨1只，苹果1只，樱桃10粒，白糖100g，白醋、精盐少许。

[用法用量] 黄瓜去瓤，白萝卜去皮，两者切条。白萝卜用精盐腌制约1小时，然后用冷开水漂淡，沥干水分。生梨、苹果去皮、核、切条；最后将五样果品一起倒入大碗内，加白糖、白醋拌匀，腌制约8个小时，即可。

## 清茶肉丸

[功能主治] 滋阴润燥，清热补血。

[原料配方] 猪肉茸250g，绿茶20g，盐、味精、淀粉适量。

[用法用量] 绿茶用80℃开水泡开待用。肉丸在

沸水中氽至熟透。绿茶汤烧开，肉丸捞出放入茶汤中。

### 赤豆鲤鱼

[功能主治]活血化瘀，理气散结，利水消肿。

[原料配方]大鲤鱼1尾（约1000g），赤豆50g，陈皮6g，玫瑰花15g。姜、盐、绿叶蔬菜、鸡汤各适量。

[用法用量]鲤鱼洗净，赤豆煮之开裂与陈皮放入鱼腹内。鱼放盆内加入姜、盐、赤豆汤、鸡汤、玫瑰花、蒸约60～90分钟，出笼放绿叶蔬菜入鱼汤即可

### 当归乌鸡汤

[功能主治]益气养血，补虚退热。

[原料配方]当归、枸杞各30g，人参10g，乌鸡1只（约500～700g），陈皮10g，葱姜酒盐各适量。

[用法用量]乌鸡洗净，将4味中药，葱姜切碎，料酒和盐放入鸡腹腔内。放入砂锅内，加清水适量，小火煨炖熟透，即可。

### 树根炖猪瘦肉

[功能主治]破血行瘀，消症瘕。用于胰腺癌，腹部疼痛等症。

[原料配方]猪瘦肉300g，桃树根120g，料酒15g，高汤750g，酱油100g，白糖10g，调料适量。

[用法用量]桃树根洗净切段，装入纱布袋。猪肉切块，放入锅内，中火烧至肉白时，放入调料、高汤、纱布药袋，再小火炖1小时多至肉酥烂，去纱布袋，即可食用。

### 胰海带汤

[功能主治]补虚益脾，清热解毒，软坚散结。

[原料配方]猪胰1条（约100g），淡菜30g，海带20g，肿节风15g，姜汁3g，调料适量。

[用法用量]肿节风切段，装入纱布袋，加水煎煮药汁。猪胰洗净，沸水内氽一下。淡菜去毛，海带温水泡发后洗净。锅热加花生油，猪胰片煸炒，下入姜汁，加入鸡清汤、药汁、淡菜、海带、料酒、盐、酱油，烧沸，小火烧熟透，味精调味，即可。

### 荠菜豆腐羹

[功能主治]清热和脾，消肿解毒。

[原料配方]佛甲草120g，荠菜180g，豆腐200g，净芦笋28g，黄豆芽汤750g，调料适量。

[用法用量]佛甲草切段，装入纱布袋，加水适量，煎煮药汁，留用。炒锅烧热，加入黄豆芽汁、药汁、豆腐丁、芦笋片和盐，烧沸，放入荠菜，烧沸，加入味精、熟花生油，出锅即可。

### 白皮煲兔肉

[功能主治]补中益气，行水消肿。

[原料配方]桑白皮30g，兔肉250g。食盐、味精少许。

[用法用量]桑白皮先用清水洗净，然后和兔肉（切成小块）一起，加水适量煲熟，加食盐少许，调

味即食。

# 十一、肠癌

## （一）概述

肠癌是胃肠道中常见的恶性肿瘤，发病率仅次于胃和食管癌，是大肠癌的最常见部分（占60%左右）。绝大多数病人在40岁以上，30岁以下者约占15%。男性较多见，男女之比为2~3∶1。早期肠癌的临床特征主要为便血和排便习惯改变，在癌肿局限于直肠黏膜时便血作为唯一的早期症状占85%，可惜往往未被病人所重视。肛检多可触及肿块；中、晚期肠癌患者除一般常见的食欲不振、体重减轻、贫血等全身症状外，尚有排便次数增多，排便不尽、便意频繁、里急后重等癌肿局部刺激症状。癌肿增大可致肠腔狭窄，出现肠梗阻征象。

## （二）宜食

1. 适量食用含不饱和脂肪酸的食物，如橄榄油、金枪鱼等。

2. 每日补充膳食纤维素35g以上。

3. 多吃富含膳食纤维素的食物：魔芋、大豆及其制品、新鲜蔬菜和水果、藻类等。

4. 用部分粗粮替代细粮。

5. 多吃新鲜蔬菜和水果，以补充胡萝卜素和维生素C。宜食黑木耳、大蒜、丝瓜、胡萝卜、魔芋、红薯、无花果、草莓、苹果、梨、香蕉、蜂蜜、绿色蔬菜等。

6. 可以吃一些具有抗肿瘤效果、增强免疫力的食物。

7. 适量食用核桃、花生、奶制品、海产品等，以补充维生素E。

8. 注意摄取麦芽、鱼类、蘑菇等富含微量元素硒的食物。

## （三）忌食

1. 少吃或不吃富含饱和脂肪和胆固醇的食物，包括：猪油、牛油、肥肉、动物内脏、鱼子等。

2. 植物油限制于每人每日20~30g左右（约合2~3汤匙）。

3. 忌食辣椒、胡椒以及煎炸食品。

## （四）食谱例

1. 向日葵杆内芯15g，玉米须20g（干品减半）。放到大杯中，用开水冲泡，代茶饮服。本品有利水除湿解毒功效，可改善肠癌病人大便里急后重症状。

2. 鲜猕猴桃2~3个，去皮生吃。本品富含维生素C，有清热解毒、利水消肿作用，可作为水果常吃。

3. 桃花瓣5g（干品2~3g），粳米50g。将粳米淘净，与桃花相和，共煮成粥。分2~3次食用。本品有消积导滞除满作用，并能润肠通便，对肠癌腹痛、便秘者甚为适用。本品虽无毒性，但有明显通便作用，故不可久服，便通即停。

4. 鲜山药100g（干品减半），扁豆15g。上两物加水800ml，同煮半小时，滤去其渣，加藕粉、白糖适量，煮成甜羹。本品补养气血，缓解疼痛，对肠癌便血有辅助治疗作用，可常服。

5. 生姜100g，当归30g，羊肉500g。先将生姜切成薄片，当归冲洗干净浸泡，加水500ml，共煎半小时，取汁备用。另将羊肉切成小块，用油盐、黄酒同炒微熟，加入生姜、当归汁，直至羊肉酥烂。本品可温补气血，能增强体力。可于冬季每周食用1次。

6. 枸杞子15g，鸽子1～2只。先将鸽子宰杀、脱毛、去内脏，洗净后加生姜，黄酒和盐、味精等调料适量，加水800ml煨汤，半小时后加入枸杞子，待鸽肉烂熟后，即可食肉喝汤。本品补肾气、增强体力之功效。可经常食用。

# 十二、骨癌

## （一）概述

骨癌是指骨骼系统与其他器官一样会罹患来自任何组织成分肿瘤或来自其他器官的转移性病变。犯及骨骼的肿瘤，可发生于骨细胞、骨骼的造血成分，软骨以及纤维性或滑膜成分。骨癌最典型的症状就是骨痛，晚上比白天明显的骨痛。病因可能与骨骼过度生长、慢性炎症刺激、遗传因素、特殊病毒的感染，骨内血液回流不顺畅及放射线照射等因素有关。骨癌易发生在12～20岁左右的年轻人，以原发性骨癌为常见，其次为50～60岁者，则以转移性骨癌及多发性骨髓瘤转移较多。

## （二）宜食

1. 宜多吃抗骨肿瘤作用的食物：山羊血、蟹、羊脑、海参、牡蛎、甲鱼、沙虫、鹿血、大叶菜、麦片、小苋菜、油菜子、沙枣、香芋、栗、野葡萄等。

2. 宜吃止痛消肿作用的食物：芦笋、藕、慈姑、山楂、獭肉、蟹、甲鱼、海蛇等。

3. 宜吃预防放疗、化疗副作用的食物：蜂乳、核桃、猕猴桃、银耳、香菇、大头菜、花粉等。

## （三）忌食

（1）忌烟、酒。

（2）忌辛辣刺激性食物，如葱、蒜、姜、花椒、辣椒、桂皮等。

（3）忌发物，肥腻食品。

## （四）食谱例

### 川乌头粳米粥

[功能主治] 适于骨碍寒性疼痛者（热性疼痛和癌性发烧患者禁用）。

[原料配方] 生川乌头5g，粳米100g，姜汁少许，蜂蜜适量。

[用法用量] 川乌头捣碎碾为极细粉末，煮粳米为粥，煮沸后加入川乌头粉末，文火慢煎，熟后与姜汁、蜂蜜一起搅拌均匀，稍煮1～2分钟即可。

### 地黄乌鸡汤

[功能主治] 适于骨癌热毒津枯疼痛者。

[原料配方] 乌鸡1只，生地黄30g，饴糖50g。

[用法用量] 乌鸡宰杀后去脏洗净，细切地黄，将地黄与糖和匀置入鸡腹，入铜器中，加适量水，复置锅中清蒸1小时左右即可。不用调味，食肉喝汤。

### 冬虫夏草粉

[**功能主治**] 冬虫夏草所含虫草素能有效吞噬肿瘤细胞，阻止肿瘤复发、转移的作用。

[**原料配方**] 选用天然虫草素含量较高的冬虫夏草，粉碎后服用。

[**用法用量**] 每次1.5g，每日2次，连续服用一个月大部分患者可取得良好的疗效。

### 参芪排骨汤

[**功能主治**] 可以缓解肿瘤患者的许多症状，如疼痛、厌食、咳喘、出血、腹泻、便秘等症。

[**原料配方**] 高丽参10g，黄芪10g，党参18g，山药18g，枸杞子15g，当归10g，陈皮5g，桂圆肉14g，猪排骨300g或整光鸡1只，清水适量。

[**用法用量**] 高丽参、黄芪等中药洗净后放入布袋中扎口，和排骨或鸡一起加水煮。先大火后小火，煮2～3小时。捞出布袋，加入盐、胡椒等调味品即可。每次1小碗，每天1次。

## 十三、白血病

### (一) 概述

白血病是一类造血干细胞异常的克隆性恶性疾病。其克隆中的白血病细胞失去进一步分化成熟的能力而停滞在细胞发育的不同阶段。在骨髓和其他造血组织中白血病细胞大量增生积聚并浸润其他器官和组织，同时使正常造血受抑制，临床表现为贫血、出血、感染及各器官浸润症状。

### (二) 宜食

1. 宜多吃抗白血病作用的食物：蟾蜍、苜蓿、蒜、小麦、胡萝卜、核桃、蒲公英、牡蛎等。

2. 发热宜吃豆豉、葱白、冬菜、蕹菜、李子、银杏、绿豆、苦瓜、菱、节瓜、海鳗、猪脊髓。

3. 肝脾肿大宜吃赤豆、李、大枣、裙带菜、甲鱼、甲鱼、海带、紫菜等。

4. 出血宜吃藕、葡萄、荠菜、党参、蘑菇、香菇、木耳、金针菜、鲛鱼等。

5. 贫血宜吃猪肝、黄鱼、海参、鲩鱼、香蕈、芝麻、蜂乳等。

6. 淋巴结肿大宜吃芋艿、栗、桑葚、核桃、荔枝、荸荠、羊肚、文蛤、牡蛎、甲鱼等。

### (三) 忌食

1. 忌咖啡、浓茶等兴奋性饮料。
2. 忌葱、蒜、姜、桂等刺激食品。
3. 忌肥腻、油煎、霉变、腌制食物。
4. 忌公鸡、猪面肉等发物。
5. 忌羊肉、狗肉、韭菜、胡椒等温热性食物。
6. 忌猪脚、鸡内脏及头脚、蟹、鲤鱼、鲫鱼等。
7. 忌烟、酒。

### (四) 食谱例

#### 冬虫夏草金钱龟汤

[**功能主治**] 冬虫夏草的这种吃法补益滋养的功效，是适于白血病患者的辅助食疗。

[**原料配方**] 冬虫夏草18g，金钱龟1只，精盐、黄酒、味精各适量。

［**用法用量**］将金钱龟宰杀，剖腹去内脏洗净，入沸水焯过；冬虫夏草洗净与金钱龟一起放入锅内，放入盐、黄酒，用文火煲成汤，加味精调味。

### 冬虫夏草金龟粥

［**功能主治**］对白血病等癌症辅助治疗的作用。

［**原料配方**］冬虫夏草5g，沙参6g，金钱龟500g，火腿末25g，粳米100g，调味品适量。

［**用法用量**］先将金钱龟肉放入锅内与葱姜炒香放黄酒，再与洗净的粳米、沙参、冬虫夏草一同放入锅内煮粥，待粥煮至浓稠时，加入生姜、火腿末、胡椒、葱段、食盐等调味料再煮10分钟即可使用。